W0255329

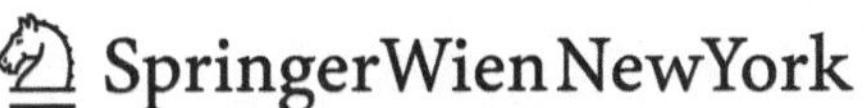

Norbert Bachl
Werner Schwarz
Johannes Zeibig

Fit ins Alter

Mit richtiger Bewegung jung bleiben

SpringerWienNewYork

Univ.-Prof. Dr. med. Norbert Bachl
Leiter des Zentrums für Sportwissenschaft und Universitätssport der Universität Wien

Mag. Dr. Werner Schwarz
Sportwissenschaftler; Lektor am Institut für Sportwissenschaft der Universität Wien; ehemaliger Cheftrainer der Schi-Langlauf- und der Mountainbike-Nationalmannschaft

Dr. med. Johannes Zeibig
Leiter der Abteilung für Sportmedizin in der Alpentherme Gastein

Das Werk ist urheberrechtlich geschützt.
Die dadurch begründeten Rechte, insbesondere die der Übersetzung, des Nachdruckes, der Entnahme von Abbildungen, der Funksendung, der Wiedergabe auf photomechanischem oder ähnlichem Wege und der Speicherung in Datenverarbeitungsanlagen, bleiben, auch bei nur auszugsweiser Verwertung, vorbehalten. Die Wiedergabe von Gebrauchsnamen, Handelsnamen, Warenbezeichnungen usw. in diesem Buch berechtigt auch ohne besondere Kennzeichnung nicht zu der Annahme, dass solche Namen im Sinne der Warenzeichen- und Markenschutz-Gesetzgebung als frei zu betrachten wären und daher von jedermann benutzt werden dürfen.
Produkthaftung: Sämtliche Angaben in diesem Fachbuch erfolgen trotz sorgfältiger Bearbeitung und Kontrolle ohne Gewähr. Insbesondere Angaben über Dosierungsanweisungen und Applikationsformen müssen vom jeweiligen Anwender im Einzelfall anhand anderer Literaturstellen auf ihre Richtigkeit überprüft werden. Eine Haftung der Autoren oder des Verlages aus dem Inhalt dieses Werkes ist ausgeschlossen.

© 2006 Springer-Verlag/Wien · Printed in Austria
SpringerWienNewYork ist ein Unternehmen von
Springer Science+Business Media
springer.at

Fotos: Peter Huber, BG Zehnergasse, Wr. Neustadt
Layout: Harald Sedlak, Springer-Verlag, Wien
Umschlagbild: Getty Images/Elderly Man Jogging/Geoff Manasse
Druck: Holzhausen Druck & Medien GmbH, 1140 Wien, Österreich
Gedruckt auf säurefreiem, chlorfrei gebleichtem Papier - TCF
SPIN: 11335863

Mit 67 Grafiken und zahlreichen Abbildungen

Bibliografische Information der Deutschen Bibliothek
Die Deutsche Bibliothek verzeichnet diese Publikation in der Deutschen Nationalbibliografie; detaillierte bibliografische Daten sind im Internet über http://dnb.ddb.de abrufbar.

ISBN-10 3-211-23523-X SpringerWienNewYork
ISBN-13 978-3-211-23523-2 SpringerWienNewYork

Geleitworte

Fit ins Alter

Österreich wird immer älter! So besorgniserregend dieser Trend aus volkswirtschaftlicher Sicht ist, so erfreulich ist doch der Umstand, dass die ältere Generation diesen wichtigen Lebensabschnitt aktiv, gesund und leistungsfähig genießen will. Unser einzigartiges Gesundheitssystem mit modernsten Behandlungsmethoden, bestmöglicher Betreuung und nicht zuletzt den neuen geschlechts- und alterspezifischen Vorsorgeuntersuchungen unterstützt die Österreicher dabei, entweder gesund zu bleiben oder so schnell wie möglich wieder gesund zu werden.

Gleichzeitig ist aber auch jeder Einzelne gefordert, sein Leben aktiv zu gestalten, auf den Körper und seine Warnsignale zu hören, den „inneren Schweinehund" zu überwinden und so schon in frühen Jahren den Grundstein für ein langes, gesundes Leben zu legen.

Abseits der Sicherstellung eines leistungsfähigen Gesundheitssystems im Rahmen weitreichender Reformen – einer Herausforderung der Politik – hat das Thema Gesundheitsförderung absoluten Vorrang. Hier ist persönliches Engagement gefragt, denn die eigene Gesundheit geht uns selbst wohl am meisten an. Das Wissen darüber wäre auch vorhanden, geben doch bei Studien 70 % der Befragten an, über Gesundheitsthemen gut informiert zu sein. Warum ist dann aber jeder dritte Österreicher und jede fünfte Österreicherin übergewichtig? Wieso sterben jährlich 40.000 Personen an Herz-Kreislauf-Erkrankungen – ausgelöst vor allem durch Bluthochdruck, Cholesterin, Zucker, Übergewicht, Bewegungsmangel und Rauchen?

„Ab heute wird alles anders", denken viele. Doch beim Blick aus dem Fenster auf das kühle Nieselwetter überlegen es sich die meisten dann doch anders und schlüpfen statt in die Hausschuhe ins Bett zurück, denn „morgen ist ja auch noch ein Tag". Was uns hindert, den ersten Schritt zu tun, ist der „innere Schweinehund". Er ist es auch, der uns den Lift statt der Treppen nehmen lässt, der uns das Päckchen Zigaretten doch noch ausrauchen lässt, bevor wir uns dann aber wirklich „das Letzte" kaufen.

„Gesundes Alter" beginnt nicht erst mit dem Pensionsantritt. Bei allem Stress im Beruf, den familiären Verpflichtungen, den Sorgen und Ängsten müssen wir so früh wie möglich Zeit für uns reservieren und diese in seelisches und körperliches Wohl investieren. Es gilt, Alltag und Freizeit aktiv zu gestalten – jenseits sportlicher Höchstleistungen oder dem gängigen Wettkampfdenken. Was zählt, ist der Spass an Bewegung, an Aktivitäten in der freien Natur und nicht zuletzt auch an gesunder Ernährung. So wird jeder seinen persönlichen Weg finden.

Ich beglückwünsche Sie zu Ihrer Entscheidung, mit diesem Buch Ihren persönlichen Weg zum „Active Aging" zu gehen und wünsche Ihnen viel Erfolg und Freude dabei.

Maria Rauch-Kallat
Bundesministerin für Gesundheit und Frauen

Aktiv, gesund und selbstbestimmt älter werden – Mehr Lebensqualität im Alter

Dank der Lebensumstände und auch der medizinischen Kunst werden heutzutage immer mehr Menschen immer älter. Die Folgen dieser so genannten Überalterung werden meist dramatisch dargestellt: sinkende Pensionen, steigende Sozialabgaben, überfüllte Altersheime und explodierende Krankenkassenprämien. Die steigenden Kosten für die Betreuung alter und kranker Menschen müssen auf die immer weniger Arbeitsfähigen aufgeteilt werden. Das sind die „Viren", die zur Zeit durch unser Denken geistern.

Können wir in unseren Gedanken aber nicht auch einmal eine andere Richtung einschlagen?

Da wäre zum Beispiel, dass die zunehmende Überalterung auch ein Glück ist. Denn die Menschen werden ja nicht nur älter, sondern leben auch gesünder. Mit der steigenden Lebenserwartung nimmt auch die Zeit zu, in der die Menschen produktiv sind, während die weniger produktive Zeit – die Jahre vor dem Tod – in etwa konstant bleibt. Das ist statistisch erwiesen und lässt sich eindeutig belegen.

Die Lohnsysteme müssen daher dem neuen Verlauf der Produktivität über die Lebenszeit angepasst werden, indem man beispielsweise die Steuersätze auf das Einkommen ab dem offiziellen Pensionsalter senkt. Die Angst, dass die Arbeitsplätze prinzipiell knapper werden und ältere Arbeitnehmer den jüngeren die Arbeitsplätze wegnehmen, ist meiner Meinung nach unbegründet. Die Arbeitsmenge an sich ist ja nicht begrenzt. Wenn die „Alten" aber ihr Einkommen wieder ausgeben, schafft ihre Nachfrage damit auch neue Arbeitsplätze. Es ist an der Zeit, über diese aktive Seniorengesellschaft zu sprechen.

Der Mensch ist bis ins hohe Lebensalter trainierbar!

Aktive Seniorengesellschaft heisst, dass man sich der Bedeutung von regelmäßiger Bewegung und ausreichender und ausgewogener Ernährung mit zunehmendem Alter bewusst wird. Dadurch bleibt die Funktionstüchtigkeit von Herz, Kreislauf und Durchblutung, von Muskulatur und Bewegungsapparat, von Stoffwechsel, Leber- und Nierenfunktion, von Koordination und Beweglichkeit und von Gedächtnisfunktion erhalten, wodurch Mobilität, Lebensfreude und Leistungszufriedenheit gewährleistet werden.

Als junger Mensch habe ich mir immer gedacht, wie macht das der Konrad Adenauer, dass er noch so jung aussieht. Ich habe dann einmal in seiner Biografie nachgelesen. Adenauer hat erst mit 50 Jahren mit seinem Training begonnen, und das hat ihn so jung gehalten.

Ich bin überzeugt, dass es in Zukunft nicht nur mehr ältere Menschen geben wird, sondern es entwickelt sich auch eine neue Generation von älteren Menschen mit neuen Werten und gesundheitlichen Verhaltensweisen. Die aktiven Senioren sind selbstbewusster, gesundheitsbewusster und verfügen über mehr Geld und mehr Möglichkeiten zur Erfüllung ihrer Bedürfnisse. Damit tut sich ein neues Potenzial für Wellness-Angebote und Fitness-Aktivitäten sowie neue Formen der Pflege und Prävention im Alter auf.

Ich freue mich über diesen Trend, denn alte Menschen gehören noch lange nicht zum viel zitierten „alten Eisen". Wir, die wir schon über viel Erfahrung verfügen, sind ein wichtiger Pfeiler unserer Gesellschaft. Wir haben das Wissen und können unser Wissen auch an nachkommende Generationen weitergeben. Für mich gibt es keinen Generationenkonflikt, sondern nur ein Miteinander mit unterschiedlichen Bedürfnissen.

Prim. MR Dr. Walter Dorner
Präsident der Ärztekammer für Wien

ZU DEN AUTOREN

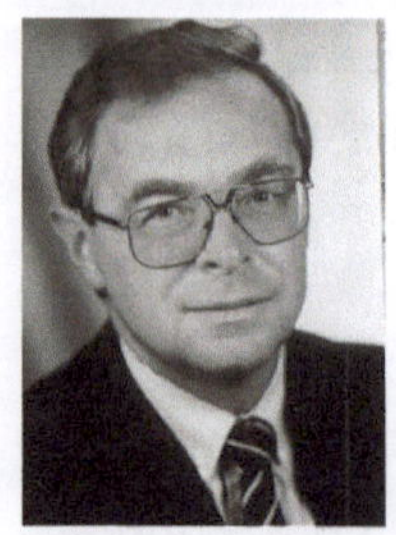

Univ.-Prof. Dr. med.univ. Norbert Bachl
Studium der Humanmedizin, Facharzt für Medizinische Leistungsphysiologie, 1991 Ernennung zum ordentlichen Univ.-Prof. für Sport- und Leistungsphysiologie an der Universität Wien, seit 1994 Vorstand des Instituts für Sportwissenschaften der Universität Wien, 1995–1998 Mitglied der Scientific Commission der International Federation of Sports Medicine (FIMS), seit 1997 Präsident der Europäischen Gesellschaft für Sportmedizin (EFSMA), ab 1998 Mitglied des Executive Committee's der International Federation of Sports Medicine (FIMS), 2002 Wissenschaftlicher Leiter der Section Sportmedizin beim 7. IOC World Congress on Sports Sciences Athen sowie Generalsekretär der Medizinischen Kommission des Europäischen Olympischen Komitees (EOC), 2003 Mitglied der Medical and Scientific Commission des Internationalen Olympischen Komitees (IOC), seit 2004 Dekan des Zentrums für Sportwissenschaft und Universitätssport, seit 2005 Vorstandsmtiglied der Anti-Aging-Akademie.
Autor und Herausgeber von zahlreichen Büchern und wissenschaftlichen Publikationen.

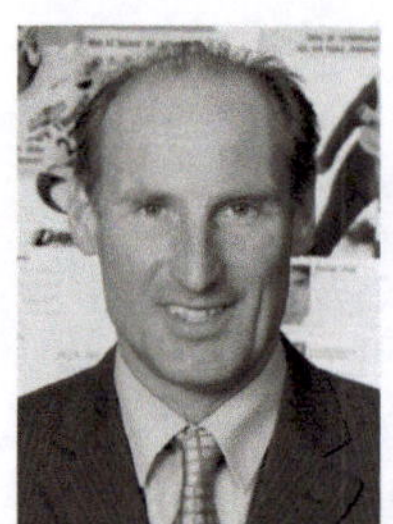

Mag. Dr. Werner Schwarz
studierte Mathematik und Sportwissenschaften, zurzeit Direktor des Bundessportgymnasiums Zehnergasse in Wiener Neustadt. Staatlich geprüfter Schilanglauf- und Mountainbike-Trainer. Er betreute als Cheftrainer die Österreichische Schilanglauf-Nationalmannschaft von 1988 bis 1992 und war in dieser Funktion auch bei den Olympischen Winterspielen in Albertville 1992 verantwortlich, Cheftrainer der österreichischen Mountainbike-Nationalmannschaft 1994 bis 1996. Trainer im Rahmen der Sportwissenschaftlichen Koordination am Institut für Sportwissenschaften, sowie Konsulent und Ausbildner der „UNIQA-Vital-Coaches".
Autor von zahlreichen Büchern, Publikationen in Tagungsbänden und Fachzeitschriften.

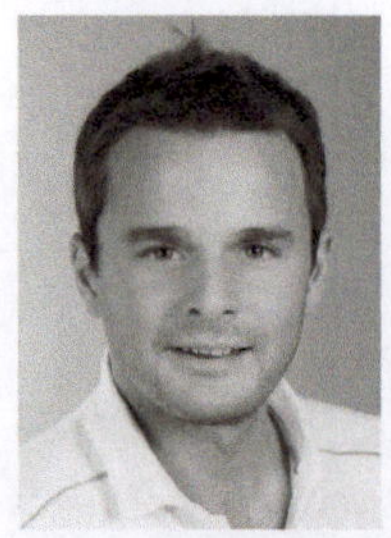

Dr. med. Johannes Zeibig
war zuerst am Olympiastützpunkt in Obertauern hauptsächlich mit der sportphysiologischen, medizinischen und mentalen Betreuung von Leistungssportlern betraut. Er ist und war in dieser Funktion unter anderem auch verantwortlich für die Rehabilitation von Skistars wie Hermann Maier oder Fredrik Nyberg. Zurzeit ist er Leiter des Zentrums für Gesundheit und Sport in der Alpen Therme Gastein, wo Leistungssportler und Private sich vor allem im Einzelcoaching seine Erfahrung zunutze machen. Diverse Diplome im Bereich Komplementär-, Sportmedizin, im Bereich Coaching und Mentaltraining sowie Referent bei der österreichischen Sportärzteausbildung.
Autor von Publikationen im Bereich Gesundheitsvorsorge, Sportphysiologie und -psychologie.
Der Autor ist für Anregungen und Fragen erreichbar unter johannes.zeibig@alpentherme.com, oder Alpen Therme Gastein, Tel.: +43 (0)6432-8293

Vorwort

Sie halten dieses Buch in den Händen, weil für Sie persönlich Fitness, oder das Altern an sich ein Thema sind. Vielleicht haben Sie sich schon mit Hilfe von Büchern, Kursen, oder auch persönlicher Beratung Unterstützung gesucht, wenn es darum ging, Ihr persönliches Wohlbefinden, Ihre Belastbarkeit, oder einfach die Lebensqualität in der kommenden Zeit zu verbessern. Das bedeutet, dass Ihr Interesse an den modernen und wissenschaftlich begründeten Methoden, gesund und fit ins Alter zu wachsen, groß genug ist, um dieses Buch zu lesen. Ganz gleich, wie alt Sie sind, wenn Sie körperlich inaktiv, vielleicht etwas übergewichtig sind, einen oder mehrere Risikofaktoren für Zivilisationserkrankungen aufweisen, hier finden Sie Lösungen für einen Weg zur Besserung Ihres Zustandes. Sind Sie vielleicht schon chronisch von einer dieser Erkrankungen betroffen dann wird dieses Buch eine Unterstützung sein. Je untrainierter Sie sind, desto mehr werden Sie von diesem Buch profitieren, da es Ihnen Strategien zur Wiedererlangung bzw. Festigung der Gesundheit im Rahmen eines gesunden und erlebnisreichen Alterns aufzeigt.

Auch wenn Sie regelmäßig körperlich aktiv sind, joggen, schwimmen, bergsteigen, Ski fahren und Tennis spielen, und sich nach Ihrer Pensionierung noch einmal ein großes „Erlebnis" gönnen wollen, wie z.B. den Kailash zu umrunden, einige 4000er zu bezwingen, einen Marathon zu laufen oder Helikopter Ski fahren zu gehen – auch dann sollten Sie in diesem Buch blättern, da auch die wichtigsten Grundlagen für eine gezielte Leistungssteigerung vermittelt werden.

Wenn Sie gerade erst das 30. Lebensjahr überschritten haben, eine Familie gründen bzw. gegründet haben, übermäßig stark beruflichem Stress ausgesetzt sind und überdies noch viele andere Reize auf Sie einströmen – auch dann sollten Sie zu diesem Buch greifen, da Ihnen lebensstilgestaltende Ratschläge vermittelt werden, die es erlauben, trotz Mehrfachbelastungen gesund zu bleiben und diesen Zustand verbunden mit Fitness und Freizeiterleben sowie höherer Lebensqualität auch mit zunehmendem Alter zu erhalten.

Die wachsende Zahl der Menschen über dem 50. Lebensjahr und die daraus resultierenden sozialen und gesundheitlichen Probleme stellen unsere Gesellschaft vor schwierige Aufgaben, deren Finanzierbarkeit zu einer Herausforderung für die bestehenden und künftigen Generationen wird. Mindestens genau so wichtig ist aber die subjektive Dimension im Erleben des „Älterwerdens" und der Wunsch, sich Gesundheit, Lebensfreude und hohe Lebensqualität bis ins hohe Alter zu erhalten. Die Menschen zu motivieren, ihnen zu zeigen, welche Möglichkeiten jeder von uns besitzt, um seine Lebenssituation zu verbessern, gesund und leistungsfähig zu bleiben und damit auch im Alltag seine Unabhängigkeit zu erhalten, ist Absicht dieses Buches. Allen Inhalten unterliegt das Grundprinzip der „Aktivität"! Da diese Aktivität als Lebensprinzip verstanden werden muss, sind im Sinne von Lebensstilbeeinflussungen auch Hinweise und Motivationshilfen zur psychischen Bewältigung des „Älterwerdens" sowie zur richtigen Ernährungsgestaltung integriert, wenngleich natürlich der Großteil des vorliegenden Buches sich mit der physischen Leistungsfähigkeit, deren Verhalten mit zunehmendem Alter, der Interaktion zwischen Risikofaktoren, Krankheiten und körperlicher Aktivität sowie der Schutzfaktorenwirkung von Bewegung, Sport und Training beschäftigt. Durch viele Abbildungen und Photographien werden die wichtigen Bewegungs-, Sport- und Trainingsinhalte vermittelt, durch einfache Handlungsanleitungen soll jeder Leser „seinen Weg finden", um mit Aktivität im Alltag und Sport und Training in der Freizeit seine Lebensqualität zu erhöhen.

Die Autoren sind daher dem Springer-Verlag Wien für die Einladung, dieses Buch zu schreiben sehr dankbar, da die Sportmedizin, die Leistungsphysiologie sowie die Trainingswissenschaften in den letzten Jahren viele neue Erkenntnisse gesammelt haben, welche nunmehr auch einem breiten Publikum im Sinne der Gesundheitsförderung vermittelt werden können. Für alle Fragen, Informationen, Anregungen und kritischen Stellungnahmen sind wir jederzeit offen.

Die Autoren möchten sich bei vielen Freunden und Mitarbeitern für alle Inputs sowie für die graphische Unterstützung, Schreib- und Korrekturarbeiten herzlich bedanken.

In diesem Sinn viel Freude mit diesem Buch! Lassen Sie sich durch die Autoren verleiten, Ihren persönlichen Active Aging Gesundheitsweg zu beschreiten!

Inhalt

Einleitung

Active Aging

Das im Buchtext verwendete Zitat von C. Weizsäcker „Krank macht ein ungelebtes Leben" beschreibt in einer eindrucksvollen Weise zwei Prinzipien, welche die Gesundheit des Menschen bestimmen. Zum Einen verdeutlicht es die große Bandbreite der persönlichen Auffassung dessen, was von jedem Menschen als „Leben" betrachtet und gewollt wird bzw. erreicht werden will und stellt daher auch die Subjektivität der Inhalte der jeweiligen Begriffe Leben und Gesundheit in den Vordergrund. Zum Anderen ist in diesem Zitat das Prinzip der Aktivität als ein Lebensprinzip enthalten. Dieses Prinzip der Aktivität, der Kreativität, des Gestaltens umfasst alle Lebensbereiche, von der Jugend bis ins Alter und erweitert die gedankliche Dimension des Lebens um die Inhalte des Belebens und Erlebens, des Gebens und des Nehmens, des Gewinnens und des Verlierens und noch anderer Dimensionen unseres menschlichen (Zusammen)Lebens.

Ohne die Vielschichtigkeit dieses Aktivitätsprinzips in allen Lebensbereichen umfassend darstellen zu können, ist es das Ziel des vorliegenden Buches, Ihnen schwerpunktmäßig die physische Aktivität als Grundprinzip der Gesundheit und Gesundheitsstabilität zu vermitteln, um mit zunehmendem Lebensalter vital, gesund und leistungsfähig zu bleiben und damit eine hohe Lebensqualität zu erhalten.

Bewegung ist Leben – Leben ist Bewegung

Lebensplanung ist Bewegungsplanung!

Der Weg – das Ziel:

My Way Active Aging – Was steckt dahinter?

Wie eine Symphonie hat das Leben verschiedene Abschnitte, wie die Geburt, die Kindheit, das Erwachen, die Liebe, die Familie/Lebenspartnerschaft, das Alter, den Tod. Diese „Symphonie des Lebens" wird in der Dauer ihrer Abschnitte für jeden Menschen wohl verschiedenartig verlaufen; unterschiedliche Schwerpunkte, Ziele, Erfolge und Schicksalsschläge werden auch Sie in den einzelnen Abschnitten erlebt haben. Daher lautet das Prinzip und das individuelle Konzept, welches zum „erfolgreich Altern" empfohlen wird: „My Way"!

„My Way" kann als Einladung an jeden Menschen – im Speziellen an Sie – aufgefasst werden, sich den jeweiligen Abschnitt seines Lebens bewusst zu machen. Dieser Prozess beinhaltet die Analyse von bereits gelebten Stationen zu jenen, die noch vor Ihnen liegen. My Way ist also die Aufforderung an Sie, zu einem bestimmten Zeitpunkt Ihres Lebens inne zu halten, in sich hinein zu horchen, zuerst analytisch zurück zu blicken, um danach im Sinn des „Active Aging" in die Zukunft zu schauen und Ihren Lebensstil entsprechend zu verändern. Es ist die Aufforderung, bewusster durch das Leben zu gehen, die eigenen Ressourcen zu erkennen, sie zu nutzen, und die jeweiligen Lebensbedingungen danach anzupassen. Uns allen muss bewusst sein, dass „My Way" am Friedhof endet. Doch ehe man dorthin muss, sollte das Leben noch lebenswert sein! Das Erkennen der „Ist-Situation" und das Erreichen der jeweils gesetzten Zielvorstellung sind durch einen Vorsatz, ein Wort und eine Konsequenz verbunden, nämlich „Ich will". Dies bedeutet: „Gesund Altern beginnt im Kopf", wo das „Prinzip der Aktivität" alle weiteren Schritte steuern muss.

Die Schwerpunkte des „My Way Active Aging Konzeptes" finden sich in den Anfangsbuchstaben des englischen Wortes für ALTER:

A G E

A **Aktivität: Bewegung – Sport – Training**

G **Gehirn: lebenslanges Lernen, neugierig bleiben**
G-Punkt: Synonym für erfüllte Partnerschaft;
Geselligkeit – Kommunikation – Heiterkeit – Zufriedenheit

E **Ernährung: alters- und aktivitätsentsprechende Versorgung mit den notwendigen Haupt- und Begleitnährstoffen, gezielte Substitution**

Da körperliche Aktivität, Sport und Training als besonders wichtige Schutzfaktoren für „Active Aging" gelten, werden sie neben kurzen Zusammenfassungen der anderen AGE-Inhalte in den folgenden Kapiteln dieses Buches auch schwerpunktmäßig behandelt.

Phänomen des Alterns

Das Alter ist ein höflicher Mann,
einmal übers andere klopft er an,
aber nun sagt niemand herein,
und vor der Türe will er nicht sein,
da klinkt er auf, tritt ein so schnell,
und nun heißt's, er sei ein grober Gesell.
(J.W. Goethe)

Wir Menschen haben zum Altern ein zwiespältiges Verhältnis. Als Kinder und Jugendliche würden wir gerne rasch alt und erwachsen werden, mit fortschreitendem Alter hingegen nimmt die Sehnsucht zu, jünger zu sein bzw. bleiben zu können. Daher ist die Frage nach dem „Warum" des Alterns und der sich aus der Antwort ergebenden Möglichkeiten zur Lebensverlängerung so alt wie die Menschheit. Wir wollen in einem optimalen gesundheitlichen Zustand alt werden (eigentlich jung bleiben!), der auch ein Genießen des Lebens bis zum späten Ende ermöglicht. Allerdings ist Altern für jeden Menschen so schicksalhaft wie der Ablauf der Zeit.

Wie würde nach dem jetzigen Stand des Wissens ein Mensch mit hoher Lebenserwartung „konstruiert" sein? Es müsste eine unfruchtbare oder vorsorglich sterilisierte, nicht rauchende (kaukasische) Frau sein. Sie ist relativ geringem Stress ausgesetzt, hat auf entspannte Art gelernt auf die (geringen) Belastungen des täglichen Lebens zu reagieren, sie bewegt sich im Alltag regelmäßig, sie hungert seit ihrer Geburt und hat Eltern, die selbst sehr alt geworden sind, aber zum Zeitpunkt ihrer Geburt jung waren. Sie würde gerade in ihrer Jugend mindestens acht Stunden täglich schlafen, gerne Distelöl, Fischöle, vernünftige Mengen an Vitamin E und Knoblauch essen, kalorienreiche Nahrung dagegen meiden und täglich mindestens einmal heftig lachen. Ihre Intelligenz wie auch ihr Einkommen sind nicht besonders hoch, obwohl sie nicht arm ist. Infektionskrankheiten würde sie im Erwachsenenalter mit allen Mitteln aus dem Weg gehen, im Kindesalter allerdings in Kauf nehmen. Sie würde sich regelmäßig waschen und ihre Zähne putzen. Ihr Melatoninhaushalt müsste bis in ein hohes Alter normal sein. Um keinen Unfall zu erleiden, würde sie selten das Haus verlassen, öffentliche Straßen und lange Reisen meiden und sich im Auto immer anschnallen. Am Sonntag würde sie zur Kirche gehen (tatsächlich: regelmäßige Kirchenbesucher haben eine höhere Lebenserwartung).

KALENDARISCHES – BIOLOGISCHES ALTER

Unser Organismus altert von Geburt an. Die Uhr tickt, Sekunde um Sekunde werden wir älter, niemand kann dem Altern entrinnen. Unsere Lebensenergien sind begrenzt, „der Tod ist quasi ein Lebensprogramm", wie es M. Reitz in seinem Buch „Prinzip Uhr-Gen" formuliert. Sie können davon ausgehen, dass die Lebenskraft eines Individuums von vorne herein begrenzt sei und auf die Phasen des optimalen Funktionszustandes innerhalb der spezifischen Periode der Fortpflanzung konzentriert ist. Danach treten alternsbedingte Beeinträchtigungen von Form und Funktion deutlich und zunehmend auf. Allerdings kann der Mensch als „privilegierte Spezies" bezeichnet werden, da dieser Prozess langsam voran schreitet und damit eine hohe Lebenserwartung verbunden ist. M. Reitz zitiert einen Satz des Zoologen August Weissmann aus dem Jahr 1982: „Ich halte den Tod in letzter Instanz für eine Anpassungserscheinung. Ich glaube nicht, dass das Leben deshalb auf ein bestimmtes Maß der Dauer gesetzt ist, weil es seiner Natur nicht unbegrenzt sein könnte, sondern weil eine unbegrenzte Dauer des Individuums ein ganz unzweckmäßiger Luxus wäre."

Ab wann genau sind Sie nun alt? Ab dem 50., dem 60. oder 70. Lebensjahr? Diese Frage ist bisher nicht eindeutig beantwortet. Das liegt daran, dass es bisher keine eindeutige Beschreibung und Festlegung biologischer Alterungsprozesse eines Menschen mit fortschreitendem Alter gibt. Sie werden vielmehr durchaus häufig Begriffe wie „deutlich gealtert", „jung geblieben" oder „jünger wirkend" finden bzw. kennen. An dieser Problematik sehen Sie, dass Altern ein sehr individueller Vorgang ist. Selbst in einer Familie können Alterungsprozesse unterschiedlich ablaufen. Etwa gleich alte Menschen, z.B. Geschwister, die kurz hintereinander geboren wurden, können deutlich unterschiedlich altern. Man hat deshalb versucht, in einer Definition eine willkürliche Festlegung zu treffen, die sagt, ab wann der Begriff „alt" verwendet wird, was auf Menschen zutrifft, die das 65. Lebensjahr vollendet haben. In Deutschland und auch in Amerika wird von einem „gewittrigen Patienten" erst ab einem Alter von 70 Jahren gesprochen.

Die Weltgesundheitsorganisation (WHO) definiert das Altern nach folgender kalendarischer Einteilung:

45-60 Jahre	Alternder Mensch (auch mittleres Alter)
60-75 Jahre	Älterer Mensch
75-90 Jahre	Alter Mensch
90-100 Jahre	Sehr alter Mensch
>100 Jahre	Langlebige

Der Ablauf von Alterungsprozessen kann mit den Begriffen „biologisches" und „kalendarisches" Alter deutlich beschrieben werden. Während das kalendarische Alter sich aus den tatsächlich gelebten Lebensjahren ergibt – also aus dem Geburtsjahr – gibt das biologische Alter Auskunft darüber, ob man im Vergleich dazu biologisch, also entsprechend der individuellen Lebenserwartung jünger oder älter ist.

Der erste Schritt im „My Way Active Aging Konzept": Testen Sie Ihr biologisches Alter, indem Sie den beiliegenden Fragebogen ausfüllen. Seien Sie ehrlich zu sich selbst. Natürlich kann man das biologische Alter mit EDV-unterstütztem Test exakter ermitteln, allerdings liefert das Ergebnis dieses Fragebogens doch einen gewissen Anhaltspunkt! Starten Sie jetzt!!

Wie ist Ihr Gefühlszustand?
- gelassen ❑ (6)
- meist ausgewogen ❑ (4)
- oft angespannt und überreizt ❑ (2)

Sind Sie sportlich aktiv?
- nein ❑ (0)
- 1–3 Stunden pro Woche ❑ (2)
- 3–5 Stunden pro Woche ❑ (4)
- >5 Stunden pro Woche ❑ (6)

Sind Sie Raucher?
- nein ❑ (8)
- ja, 3–4 Stück / Woche ❑ (4)
- ja, bis zu 10 Stück / Tag ❑ (2)
- ja, mehr als 10 Stück / Tag ❑ (0)

Achten Sie auf Ihre Ernährung?
- ich esse ungleichmäßig, wenig Obst und Gemüse und oft Fastfood ❑ (0)
- meist gesund ❑ (4)
- wenig Fleisch, viel Obst und Gemüse und Vollkornprodukte ❑ (6)

Ist Ihre Haut jung?
Wenn Sie die Haut des Handrückens mit zwei Finger nach oben ziehen, dann ...
- wird sie sofort wieder glatt ❑ (8)
- nach kurzer Zeit wieder glatt ❑ (4)
- dauert es einige Sekunden bis sie wieder glatt wird ❑ (0)

Gibt (gab) es schwere Krankheiten (Herz-Kreislauf-Beschwerden, Krebs, Diabetes) in Ihrer Familie?
- Keine ❑ (6)
- ja, 1 – 2 Fälle ❑ (4)
- ja, 3 – 4 Fälle ❑ (2)
- ja, mehr als 4 Fälle ❑ (0)

Ich trinke täglich ...
- weniger als 1 Liter ❑ (2)
- 1–2 Liter ❑ (4)
- 2–2,5 Liter ❑ (6)

Schlafen sie lange?
- weniger als 5 Stunden ❑ (2)
- 5 – 6 Stunden ❑ (4)
- 7 – 9 Stunden ❑ (6)

Kennen Sie Ihren Body-Mass-Index?
Berechnung: Gewicht(kg) / [Größe(m)]²
Bsp.: 80 kg / (1,80 m)² = 24,7
- 18 – 25 ❑ (6)
- 25 – 30 ❑ (4)
- unter 18 bzw. über 30 ❑ (2)

Haben Sie einen hohen Blutdruck?
- unter 120/80 mm Hg ❑ (6)
- zw. 121/81 und 140/90 mm Hg ❑ (4)
- zw. 141/91 und 150/95 mm Hg ❑ (2)
- höher als 151/96 mm Hg ❑ (0)

Trinken Sie viel Alkohol?
- täglich mehrere Gläser Wein, Bier und/oder Hochprozentiges ❑ (0)
- täglich nicht mehr als 2 Gläser Wein oder Bier, keine hochprozentigen Getränke ❑ (4)
- mehrmals pro Woche 1–2 Gläser Wein und/oder Bier ❑ (6)
- niemals ❑ (6)

Sie leben ...
- in einer glücklichen Beziehung ❑ (6)
- als glücklicher Single ❑ (4)
- als Single, aber nicht zufrieden damit ❑ (2)
- in einer unglücklichen Beziehung ❑ (0)

Sind Sie mental fit und aktiv?
- Was in der Welt passiert interessiert Sie weniger ❑ (0)
- Sie lesen viel und beschäftigen sich mit Denksportaufgaben ❑ (6)
- Sie haben Probleme mit dem erlernen von Neuem ❑ (4)

Summe

Ergebnis:

Durch diesen Test können sie Grundsätzliches über Ihren Lebensstil und Risikofaktoren in Ihrem Leben erfahren. Er sagt nichts über Ihre Lebenserwartung aus!

Weniger als 34 Punkte: Achtung! Sie sollten dringend Ihren Lebensstil verändern, denn Ihr biologisches Alter liegt ca. 10 Jahre über Ihrem tatsächlichen Alter.

34 – 45 Punkte: Vorsicht! Sie liegen 5–7 Jahre über Ihrem tatsächlichen Alter. Um dies zu ändern, sollten Sie einiges an Ihrem Lebensstil verändern.

46 – 55 Punkte: Alles Okay! Ihr tatsächliches Alter scheint in etwa mit Ihrem biologischen Alter überein zu stimmen.

56 – 66 Punkte: Prächtig! Sie liegen 5–7 Jahre unter Ihrem tatsächlichen Alter. Weiter so!

67 und mehr Punkte: Ausgezeichnet! Sie scheinen 10 und mehr Jahre jünger zu sein!

Das biologische Alter als Gradmesser für Vitalität, Leistungsfähigkeit, Leistungsbreite, Belastbarkeit und Lebensqualität ist für und von jedem Menschen beeinflussbar und drückt die komplizierte Vielschichtigkeit des Alternsprozesses aus (M. Reitz). Die Wissenschaft hat nachgewiesen, dass Schwankungen im biologischen Alter besonders deutlich im Jugendalter, und dann wieder ab etwa dem 40. Lebensjahr ausgeprägt sind. In der Jugend ist dies aus der Begrifflichkeit des akzelerierten (frühreifen) bzw. retardierten (spätreifen) Jugendlichen gut bekannt. Weniger wird Ihnen bekannt sein, dass dieses Phänomen des „länger jünger und dynamisch Bleibens", also biologisch jünger zu sein als es dem kalendarischen Alter entspricht, nicht nur mit zunehmendem Alter deutlicher wird, sondern vor allem gut beeinflussbar ist. Diese Beeinflussungsmöglichkeit betrifft das Gesamtsystem „Mensch", von seinen intellektuellen, psychoemotionalen bis hin zu physischen Fähigkeiten und Fertigkeiten. Wie wohl je nach Lebensart, Lebensinhalten, Lebenszielen und Selbstverwirklichung unterschiedlich gewichtet, gilt ein „Prinzip" als Voraussetzung, biologisch jünger zu bleiben: Nämlich das „Prinzip der Aktivität".

Gesundheit ist Leben (erleben sowie beleben!), Aktivität die Basis!

Carl Weizsäcker: „Krank macht ein ungelebtes Leben!"

Diese eindrucksvolle Formulierung zeigt Ihnen zum einen, wie unterschiedlich Leben, Lebensinhalte, Lebensqualität und Lebenszufriedenheit für jeden

Menschen sein können – daher auch die vorhin erwähnte Gewichtung. Das Zitat zeigt aber auch, dass im Gegensatz zu Passivität, dem Reagieren und Abwarten, dem mit sich geschehen Lassen, dem Jammern und der Unzufriedenheit, die Aktivität, also das Agieren, das Gestalten, das Verändern wollen, das positiv Denken und nach vorne Schauen jene Maßnahmen sind, welche Gesundheit und Lebenszufriedenheit ausmachen und letztendlich auch für eine hohe Lebenserwartung verantwortlich sind.

Das Ziel: gesund zu sterben

Hinsichtlich der Lebenserwartung, dem Altern und dem Tod hat jeder von uns folgende Wünsche: Ein langes gesundes Leben und einen schönen (schnellen) Tod. Die Realität ist aber zunehmend anders, nämlich: ein kürzeres, krankes Leben und ein langer (leidvoller) Tod!

Unser Ziel sollte es daher sein „gesünder zu sterben"!

Ein Blick in die Krankheitsstatistiken der Ärzte und Spitäler in Österreich zeigt jedoch, dass mehr als die Hälfte der Menschen „das zweite Drittel ihres Lebens dazu benützen müssen, die Sünden des ersten Drittels so gut zu machen, dass sie das dritte Drittel wenigstens anleben können"! Dem entsprechen die Zahlen zur Statistik der Todesursachen. Mit etwa 50 % dominieren Herz-Kreislauferkrankungen, insbesondere Herzinfarkte und Schlaganfälle, es folgen mit ca. 25 % bösartige Krebsarten, während die noch vor mehreren Jahrzehnten vorherrschenden Unfälle und Infektionserkrankungen nur mehr die verbleibenden 25 % ausmachen.

Gesundheit und Lebensqualität haben viele Dimensionen und werden von jedem Menschen anders empfunden bzw. anders erlebt. Allerdings sollten wir trotzdem egoistisch sein: Natürlich ist es oberstes Prinzip jeder Kommune, durch Prävention und umfassende Gesundheitsvorsorge die „Krankheitskosten" für die öffentliche Hand zu minimieren. Jeder von uns sollte dazu seinen Beitrag leisten!

Aber ist es ist nicht wesentlich wichtiger, die Lebensspanne so zu nutzen, dass wir in jedem Lebensalter das Potential haben, unser Leben nach unseren Wünschen und Sehnsüchten gestalten zu können! Dies bedarf einer gewissen Anstrengung, bedarf jener Aktivität, die lebens- und gesundheitsgestaltend, sowie gesundheitserhaltend bis ins hohe Alter wirkt. Dieses Prinzip der „Aktivität" beginnt in Ihrem Kopf und bedeutet, dass es im alltäglichen Leben, also jeden Tag, umgesetzt werden muss.

Form und Funktion – ein biologisches Grundgesetz!

„Alle Teile des Körpers, die eine Funktion haben, werden sich gesund und wohl entwickeln und altern langsamer, sofern sie mit Maß gebraucht und in Arbeiten geübt werden, an die man gewohnt ist. Wenn sie aber nicht benutzt werden und träge sind, neigen sie zu Krankheit, wachsen fehlerhaft und altern schnell."
(Hippokrates, etwa 400 v.Chr.)

Das Wissen um diese biologischen Gesetzmäßigkeiten ist alt. Die Effekte der Umsetzung werden durch das von Roux formulierte biologische Grundgesetz zwischen Form und Funktion beschrieben: Eine bestimmte Funktion beeinflusst die Form – eine bestimmte Form ermöglicht die entsprechenden Funktionen.

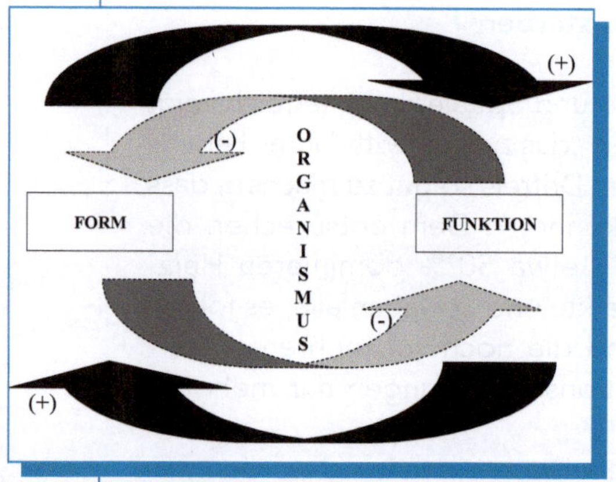

Abb. 1: Gesetzmäßigkeit zwischen Form und Funktion

Eines der besten Beispiele für diese Gesetzmäßigkeit ist die Muskulatur: Wenn Sie diese regelmäßig beanspruchen, also z.B. Krafttraining, führt dies zu einer Zunahme der Muskelmasse, was wiederum eine bessere Funktion, also eine höhere Kraftentwicklung mit allen ihren Auswirkungen hinsichtlich verbesserter Leistungsfähigkeit, verbesserter und schützender Gelenksführung sowie Unterstützung einer guten Haltung ermöglicht. Dieses biologische Grundgesetz gilt für alle Organe und Organsysteme des Menschen, vom Gehirn über das Herz, die Lungen, die Muskulatur, das Bindegewebe, die Knochen, das Hormonsystem, das Immunsystem, das vegetative Nervensystem, bis hin zu den in allen Geweben des menschlichen Organismus vorhandenen Rezeptoren, deren Sensibilität für die Hormon- bzw. Wirkstoffeffizienz verantwortlich ist.

Der Vergleich in Abb. 2 macht Ihnen deutlich, in wie vielen Lebensbereichen bzw. Lebenssituationen diese Gesetzmäßigkeit gilt. Ob langjährige Nicht-Inanspruchnahme wie z.B. körperliche Inaktivität im Alternsgang, ob krankheitsbedingte mehrwöchige Bettruhe oder Wegfall der Schwerelosigkeit bei mehrmonatigen Aufenthalten im Weltraum, also drei grundverschiedene Situationen, die Folgen sind die gleichen: Inaktivität bzw. Entfall des Schwerkraftvektors führen unweigerlich zu einer Organveränderung, im Falle der Muskulatur zu einer Atrophie mit deutlicher Funktionseinschränkung.

Dieser Prozess läuft anfangs sehr schnell ab. So tritt beispielsweise schon nach einer Woche Aufenthalt in Schwerelosigkeit ein Verlust der Kraft der Streckmuskulatur der Kniegelenke um etwa 25 % auf, nach 4 Wochen Aufenthalt auf einer Raumstation liegt der Kraftverlust der besagten Muskulatur bei etwa 50% und bleibt auf diesem Niveau, wenn nicht geeignete Gegenmaßnahmen getroffen werden. Die einzig geeignete Gegenmaßnahme: tägliches Training, insbesondere Kraft-Ausdauer- und Krafttraining, ergänzt durch Ausdauertraining mit einem Zeitaufwand von etwa eineinhalb bis zwei Stunden. Wird das Krafttraining dermaßen gestaltet, dass auch regelmäßig mit hohen Krafteinsätzen („high impact loads") gearbeitet wird, wie es unser Arbeitskreis in einer langjährigen Kooperation mit russischen Weltraummedizinern mittels der entsprechenden Test- und Diagnosegeräte auf der Raumstation MIR zeigen konnte, tritt auch nach sechs Monaten Aufenthalt in Schwerelosigkeit kein Kraftverlust auf (Abb. 3).

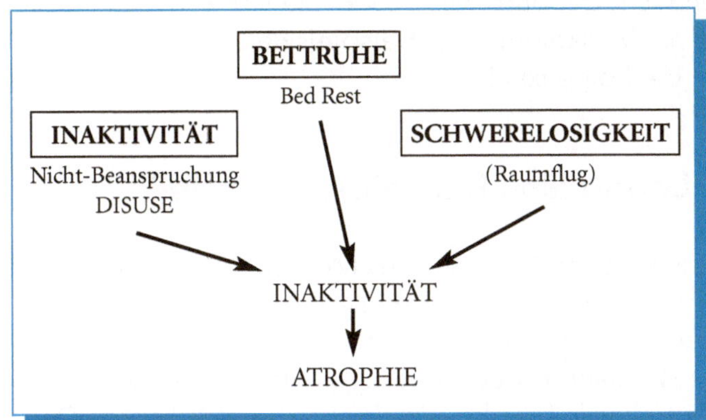

Abb. 2: Mögliche Ursachen von Inaktivität und Atrophie

Der anfängliche Kraftverlust, der bei allen Kosmonauten/Astronauten zu Beginn des Raumflugaufenthalts auftritt, wird durch besagtes Training ab dem 3. Monat zum Großteil (Defizit etwa minus 15 %), ab dem 5. Monat komplett kompensiert.

Sinngemäß gilt Gleiches für alle anderen Organsysteme, vom Herz-Kreislaufsystem bis zum Knochen, bei dem durch ein entsprechendes Training mit hohen Kraftbelastungen ebenfalls kaum eine Abnahme der Knochen-

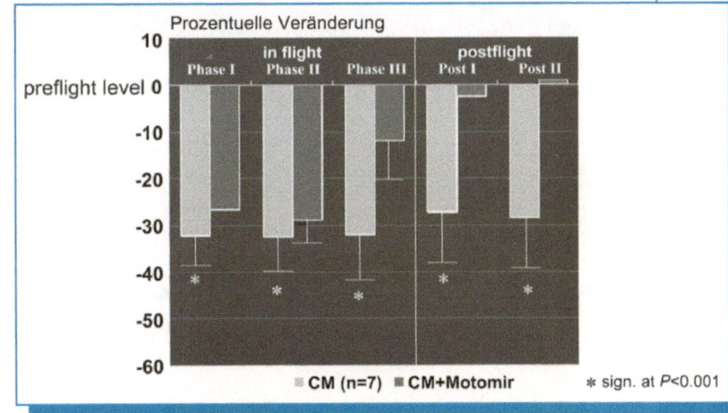

Abb. 3: Mittlere prozentuelle Veränderung der isometrischen Maximalkraft der Kniegelenks-Streckmuskulatur während (inflight) und nach (post flight) einem 6 Monate dauernden Aufenthalt auf der Raumstation MIR im Vergleich zu den Werten vor (preflight) dem Raumflug.

Helle Säulen: 7 Kosmonauten mit üblichem Training
Dunkle Säulen: 1 Kosmonaut mit zusätzlichem „high impact training" auf dem Dynamoergometer MOTOMIR (N. Bachl, R. Baron, H. Tschan, I. Kozlovskaya).

dichte nach dem Raumflug nachzuweisen war. Ähnliches ist vielen von uns als Folge einer Gips-Ruhigstellung von Extremitäten nach Unfällen und Operationen bekannt: Da die Muskulatur durch die „äußere Ruhigstellung" im Rahmen der Alltagsfunktion nicht benötigt wird, bildet sie sich schnell zurück. Einige Zentimeter Verlust an Muskelumfang, beispielsweise an der Oberschenkelmuskulatur können die Folge sein!

Lebenserwartung – Leben als „Energiesparmodell"

Wie alt, glauben Sie, kann ein Vertreter der „Spezies Mensch" theoretisch werden? Laut Aussagen der entsprechenden Experten liegt die Lebenserwartung etwa bei dem Siebenfachen des Knochenreifungsalters, was ein mögliches Lebensalter von etwa 115–125 Jahren bedeutet. Dass dies keine Fiktion ist, zeigen die „Lebensalter-Weltrekorde", welche in diesem Bereich liegen. Den absoluten Weltrekord hält nach Angaben von M. Reitz eine Französin mit 122 Jahren, 5 Monaten und 14 Tagen, danach folgt ein Japaner mit 120 Jahren und 237 Tagen. In einigen Enklaven, besonders im mittel- und zentralasiatischen Bereich, liegt das mittlere Lebensalter verschiedener Bevölkerungsteile zwischen 105 und 110 Jahren. Diese Lebensspannen sind weit von unserer mittleren Lebenserwartung entfernt, welche für Männer in Österreich derzeit knapp unter 76 Jahre (75,5), für Frauen knapp unter 82 (81,5) Jahre liegt. (Abb. 4)

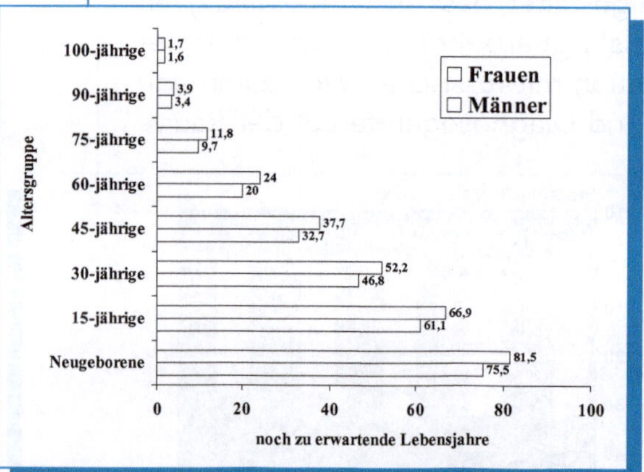

Abb. 4: Lebenserwartung: Statistik Austria

In den letzten Jahrzehnten ist die Lebenserwartung durch das Eindämmen von Seuchen und anderen Infektionserkrankungen, durch die Fortschritte in Diagnostik und Therapie von bestimmten Erkrankungen und Unfällen sowie die Verbesserung der hygienischen Umweltbedingungen, rasch angestiegen. Dass dieser Trend im gleichen Anstiegsausmaß weiter anhält, kann bezweifelt werden, da insbesondere in den letzten vier Jahrzehnten zunehmende Bewegungsarmut, Fehl- und Überernährung, Lebensgeschwindigkeit und Stressbelastung sowie Umweltrisken dramatisch angestiegen sind. Diese Faktoren, also Lebensstilfaktoren und Umweltfaktoren, spielen für Sie neben den Erbfaktoren eine wesentliche Rolle hinsichtlich der individuellen Lebenserwartung.

Ein Geheimnis der Langlebigkeit scheint auch im Umgang mit der Lebensenergie zu liegen, nach der das Leben als „Energiesparmodell" aufzufassen ist.

Wie schon im Zitat von Hippokrates angeklungen, formuliert es R. Prinzinger noch genauer: „Der, der seinen Energievorrat schnell verlebt, sei es durch eine hektische Lebensweise, exzessive Bewegung oder durch eine Stoffwechselleiden, wird nicht so alt wie ein Mensch, der seine Ressourcen schützen kann". Dem entsprechen zwei weitere Zitate „Tue regelmäßig etwas, habe aber immer das Gefühl, langsam zu sein" sowie „Je schneller man lebt, desto schneller ist man damit fertig"! Diesem pragmatischen Ansatz mit philosophischem Hintergrund entsprechen auch einige Theorien von Strategiemöglichkeiten zur Lebensverlängerung des Menschen, wie sie N. Reitz in seinem Werk „Prinzip Uhr-Gen" formuliert:

- Absenkung der Körpertemperatur – aus physiologischen und biochemischen Gründen unmöglich
- Absenkung der Stoffwechselaktivität – durch Kalorienverminderung im Tierversuch erfolgreich, für den Menschen auf jeden Fall empfehlenswert
- Absenkung der Entwicklung von „Freien Radikalen" – mit Antioxidantien in der Zellkultur erfolgreich, aus der Lebensempirie bestätigt
- Verbesserung der Schadenserkennung und -reparatur in der DNA des Erbguts – durch gentechnologische Maßnahmen theoretisch möglich, bisher Fiktion

Analysiert man die Lebensläufe von Menschen mit Lebensspannen jenseits der hundert Jahre, sind – wie schon erwähnt – regelmäßige physische Aktivität (auch im Arbeitsprozess), maßvolle Ernährung, geringer Zeitdruck sowie soziale Integration als Hauptkriterien zu finden, also ein hoher Anteil an Lebensstil – und Umweltfaktoren, natürlich auf der Basis einer ausreichenden medizinischen Versorgung. In diesen Lebensstilfaktoren liegt aber auch das Geheimnis für Ihr gesundes Altwerden, auch bei geringerer Lebenserwartung. Für jeden von uns ist das im Hinblick auf die eigene Lebensqualität und den Lebensgenuss von großer Bedeutung, für die öffentliche Hand, insbesondere Krankenkassen und Pensionskassen spielen natürlich Überlegungen hinsichtlich der Leistungsfinanzierbarkeit mit: Statistische Untersuchungen sowie Trendberechnungen zeigen, dass der Anteil der Altersgruppe über 60 im Jahr 1990 in den europäischen Ländern etwa zwischen 18 und 24 % betragen hat, im Jahr 2010 zwischen 24 und 28 % und im Jahr 2030 zwischen 32 und 38 % liegen wird. Dementsprechend wird auch der Anteil der über 85-Jährigen von derzeit etwa 2 % der Population auf etwa 5–8 % im Jahr 2040 anwachsen. Vor dem Hintergrund dieser Trendanalysen werden Strategien zum Erhalt der Lebensqualität, also der Weg zu einem „gesünderen Sterben", immer wichtiger. Daher boomen Spezialprogramme verschiedenster Inhalte, Substitutionspräparate bis hin zur kompletten Hormonsubstitution, welche unter den Begriffen „Anti aging", „Reverse aging", „Slow aging" oder „Forever young" angeboten werden. Allerdings könnten Ihnen diese Konzepte eine falsche Erwartungshaltung erzeugen, nämlich dass der Alternsprozess gestoppt werden kann. Tatsache hingegen ist, dass er durch die erwähnten Maßnahmen – wenn überhaupt – nur maskiert werden kann! Denn der Prozess des Alterns selbst ist unabänderlich, allerdings kann die Geschwindigkeit dieses Prozesses von zahlreichen Faktoren beeinflusst werden. Dies drückt sich – wie schon erwähnt - im Begriff des biologischen Alters aus. Während sich das kalendarische oder chronologische Alter durch einen einfachen Blick auf den Kalender errechnen lässt, spiegelt sich im biologischen Alter die Komplexität verschiedenster Faktoren im Alterungsprozess wider. Das biologische Alter kann somit als das „wahre Alter" eines Menschen angesehen werden und widerspiegelt, um wie viel „jünger" oder „älter" verschiedene Individuen mit selbem chronologischen Alter tatsächlich sind. Interne und externe Risikofaktoren können Ihren Alterungsprozess beschleunigen, Schutzfaktoren können ihn hingegen verlangsamen. So können schlechte Zeiten, wie Kriegs- oder Krisenzeiten mit Mangelversorgung und hohen psychischen Stressoren den Menschen belasten und im Zusammenhang mit individuellen Schicksalsschlägen den Alternsprozess fördern. Gleichgerichtet wirken Lebensräume bzw. Umweltbedingungen mit schlechter Lebensmittelversorgung, mangelhafter medizinischer bzw. hygienischer Infrastruktur. Auch Krankheiten, insbesondere solche mit hoher Wahrscheinlichkeit der erblichen Veranlagung, spielen eine wichtige Rolle. Nicht zu vergessen sind die Einflüsse, welche aus den Interaktionen eines Menschen mit seinem psychologischen und sozialen Umfeld bestehen. Dies ist wiederum ein Hinweis, dass „Lebensstilfaktoren" wesentliche Bestimmungsmerkmale sind, Sie jünger, gesünder, aktiver oder älter, kränker und gebrechlicher aussehen zu lassen. Dies ist im Folgenden auf der Basis verschiedener physiologisch-biologischer Zusammenhänge in den so genannten Lebens-Leistungskurven dargestellt:

Leben – Leistungsbeziehung

Den Zusammenhang zwischen dem „Lebensprinzip – Aktivität" sowie den Lebensleistungskurven (psycho-physische Kapazität eines Menschen) können Sie in Abb. 5 erkennen. Je aktiver Sie Ihr Leben gestalten, desto höher ist die Kapazität Ihrer Lebensleistungskurven und desto länger bleiben diese auch auf einem erhöhten Niveau. Daher wird auch die so genannte „disability threshold", also die Grenze von Lebensqualität und Selbständigkeit zu Hilfsbedürftigkeit und Gebrechlichkeit wesentlich später überschritten. Dieser Zeitraum ohne Pflegebedürftigkeit liegt dzt. bei ca. 72 Jahren für den Mann und ca. 77 Jahren für die Frau. Auch die Lebenserwartung bei einer aktiven Lebensgestaltung wird etwas höher angesetzt, was aber letztlich nicht das entscheidende Faktum ist, sondern die erhöhte Kapazität der Lebensleistungskurve bis kurz vor dem Tod, also eine hohe Lebensqualität, auch als „successful aging" Eingang in die Begrifflichkeit von Maßnahmen zur Beeinflussung des biologischen Alters gefunden hat. „Erfolgreich altern" oder auch „aktiv altern" können seitens ihrer Begrifflichkeit theoretisch auch falsch verstanden werden. Im Sinne der biologischen Grundgesetze jedoch drücken sie uneingeschränkt positive Veränderungen, also ein niedrigeres biologisches Alter verglichen mit dem chronologischen Alter aus. Da im Begriff des „Alterns" wohl oder übel immer eine negative Komponente eben durch eine schicksalhafte Verringerung der psycho-physischen Kapazitäten enthalten ist, liegt vielleicht gerade in dem Begriff des „aktiven Alterns" das Lebensprinzip der Aktivität mit all seinen Vorteilen.

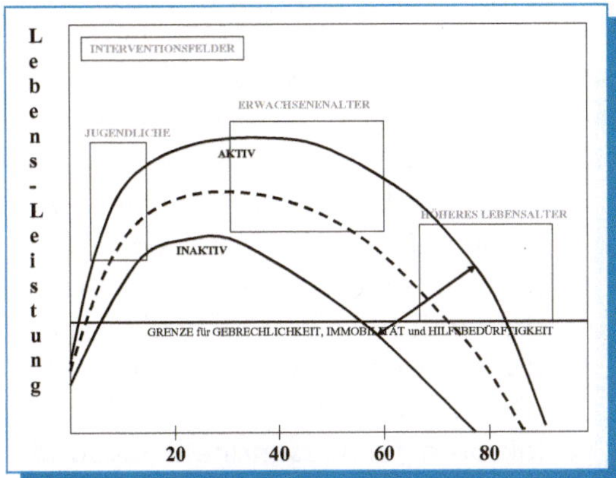

Abb. 5: Lebensleistungskurven

In Abbildung 5 sind auch die drei wesentlichen Interventionsfelder und deren mögliche Konsequenzen eingezeichnet. Die besten Lebensleistungskurven werden Sie beobachten, wenn das „Prinzip der Aktivität" von Jugend an lebenslang beachtet und eingehalten wird. Auf den Punkt formuliert könnte man auch sagen, „es ist nie zu früh mit Aktivität, insbesondere körperlicher Aktivität, zu beginnen". Die beiden anderen Interventionsfelder, also im Erwachsenenalter bzw. jenseits des 60. Lebensjahres zeigen Ihnen aber auch, „dass es nie zu spät ist, mit Aktivität, speziell körperlicher Aktivität, zu beginnen". Wenn auch die positiven Auslenkungen nicht im quantitativ gleichen Ausmaß erfolgen wie bei lebenslanger Beachtung dieses biologischen Grundprinzips, zeigen alle Interventionsstudien eindeutig, dass in jedem Lebensalter durch einen aktiven Lebensstil Verbesserungen möglich sind, welche beachtliche Auswirkungen auf die Lebensqualität nach sich ziehen.

Wie schon ausgeführt, spielen im Rahmen dieser Lebensleistungskurven körperliche Aktivität, Bewegung, Sport und Training eine wesentliche Rolle. Aus den epidemiologischen Untersuchungen (Krankheitsentstehungslehre und -verlauf) der letzten fünf Jahrzehnte ist erkennbar, dass es kaum einen anderen so mächtigen Schutzfaktor für Gesundheit, Gesundheitsstabilität, erfolgreiches Altern mit hoch bleibender Lebensqualität gibt als eben besagte lebenslange körperliche Aktivität, Sportausübung bzw. Training. Legt man diesen Lebensstil auf Parameter der allgemeinen Leistungsfähigkeit um, wie es z. B. die maximale Sauerstoffaufnahme eines Menschen ausdrückt, verlaufen die so genannten Lebensleistungskurven aus physischer Sicht gleichgerichtet wie im allgemeinen Beispiel aus Abb. 6. Die maximale Sauerstoffaufnahme stellt das Bruttokriterium der menschlichen (Ausdauer)Leistungsfähigkeit dar und beinhaltet die gesamte Sauerstoff aufnehmende, transportierende und verwertende

Kette von der Lunge über das Herz-Kreislaufsystem bis zur Muskulatur samt deren hormonellen und vegetativen Steuermechanismen. Diese Sauerstoffaufnahme wird als energetische Flussrate bzw. Leistung angegeben (VO_2-ml/kg Körpergewicht/min) oder in einem Vielfachen des Ruhestoffwechsels, einer so genannten Metabolischen Einheit (MET = Stoffwechseleinheit), welche 3,5 ml/kg/min. Sauerstoffaufnahme entspricht. In Abb. 6 können Sie eindeutig erkennen, dass die erhöhte Leistungsfähigkeit, also der so genannte „Fitnessvorteil", die wesentlichen Bestimmungsfaktoren für Gesundheit, Gesundheitsstabilität und hohe Leistungsfähigkeit bis ins Alter darstellen (Abb. 6).

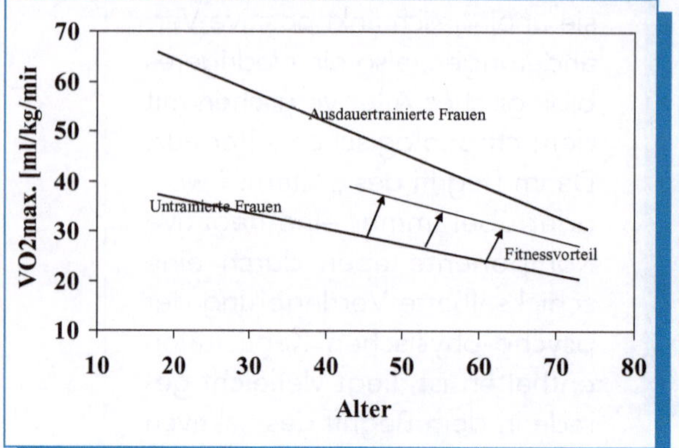

Abb. 6: Zusammenhang zwischen der maximalen Sauerstoffaufnahme als Bruttokriterium der Ausdauerleistungsfähigkeit und dem Lebensalter in Abhängigkeit des Trainingszustandes am Beispiel der Frau im Alternsgang (für Männer gilt die selbe Gesetzmäßigkeit).

Wie eng eine erhöhte körperliche Leistungsfähigkeit als Folge regelmäßiger Aktivität, Training und Sport mit der frühzeitigen Mortalität kombiniert ist, veranschaulicht Ihnen Abb. 7. Statistische Analysen aus vielen epidemiologischen Studien dokumentieren, dass ab einem Wert von etwa 25 ml/kg/min. max. Sauerstoffaufnahme das Sterblichkeitsrisiko deutlich ansteigt und bei oder unter etwa 20 ml/kg/min. den dreifachen Risikowert aufweist. Unter Berücksichtigung des schematischen Verhaltens der maximalen Sauerstoffaufnahme im Alternsgang beispielhaft für Frauen (Abb. 6), drückt sich das Risiko einer frühzeitigen Sterblichkeit in Folge lang dauernder körperlicher Inaktivität genau so dramatisch aus wie die Wirkung regelmäßiger körperlicher Aktivität als Lebensqualität erhaltender „Active Aging"-Schutzfaktor.

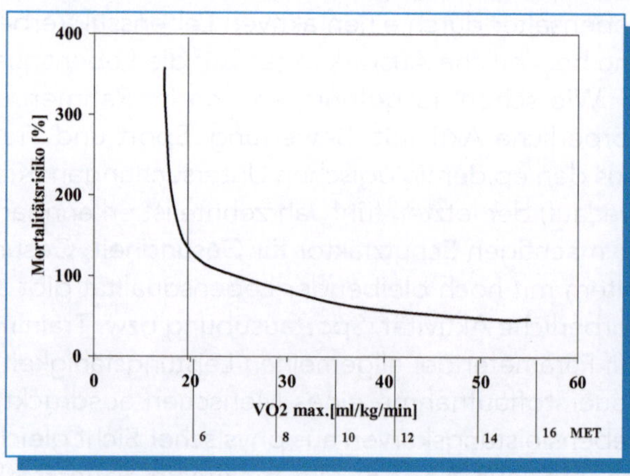

Abb. 7: Mortalitätsrisiko und maximale Sauerstoffaufnahme (1 MET = 3,5 VO2 (ml.kg-1.min-1)

Warum altern wir? – Alternstheorien

Wenn wir nicht so altern würden, wie wir es zurzeit tun, würden wir nach Meinung von Altersforschern noch länger als ca. 120 – 125 Jahre leben. Unsere Lebensspanne wäre nur durch Unfälle, Fremd- oder Selbsttötung und nicht durch alternsbedingte Krankheiten begrenzt. Die durchschnittliche Lebenserwartung hat sich zwar in der letzten Zeit in den Ländern der ersten Welt deutlich erhöht, das maximal erreichbare Lebensalter scheint dagegen seit sehr langer Zeit konstant bei etwa 120 Jahren zu liegen, und daran wird sich wohl in der nächsten Zukunft nicht viel ändern. Schon in der Bibel wird erwähnt, dass nicht wenige Menschen damals etwa 80 Jahre alt wurden. Aus der Biologie gibt es einige Hinweise, dass es tatsächlich mehrzellige und gleichzeitig „unsterbliche" Organismen gibt. Jede Art von Lebewesen ist durch eine charakteristische maximale Lebensdauer gekennzeichnet. Damit ist nicht etwa die durchschnittliche Lebenserwartung gemeint, sondern die maximal mögliche Lebensspanne eines Individuums einer bestimmten Art. Dieser Wert beträgt z.B. für eine Eintagsfliege einen Tag, für Hunde etwa 12 bis 15 Jahre, für Pferde etwa 30 Jahre und für den Menschen ca. 120 Jahre. Es soll in den USA eine Pflanze geben, deren Alter von manchen Forschern auf mehrere Millionen Jahre geschätzt wird. Hier stellt sich die spannende Frage, wodurch die maximale Lebensdauer festgelegt wird und welche Prozesse für das Altern verantwortlich sind. Von den mehr als 300 verschiedenen Theorien des Alterns sind die bedeutendsten in der Tabelle angeführt.

Theorie	Haupt-Thesen
Erblichkeits- oder genetische Theorie	Altern ist genetisch programmiert, d.h. Intensität und Geschwindigkeit des Alterns hängen von Erbeinflüssen ab
Mutationstheorie	Mit zunehmendem Alter werden Veränderungen (Mutationen) der genetisch festgelegten Erbinformationen immer häufiger und führen zu einem Funktionsverlust von Zellen und Geweben
Abnutzungstheorie und	Jeder Organismus verfügt bei Geburt über einen bestimmten Energievorrat und stirbt, wenn dieser Vorrat erschöpft ist
Stresstheorie	Stresssituationen können durch die Auslösung Stressbedingter Erkrankungen (z.B. Bluthochdruck) zu vorzeitigem Altern und verkürzter Lebenserwartung führen

Die „angewandte Altersforschung" ist überzeugt, dass die meisten Theorien, die es über das Alter gibt, einander beeinflussen und daher auch auf ihre Weise verbunden sind, allein deshalb, weil auch sämtliche biologische Prozesse im Körper verbunden sind.

1. Erblichkeits- oder genetische Theorie

Ist in unserem Körper ein genetisches Programm vorhanden, welches unsere Lebensdauer aus Gründen der Arterhaltung und Weiterentwicklung einschränkt?

Die Hypothese des „programmierten" Selbstmordes des Organismus existiert schon lange. Im Evolutionsprozess der Lebewesen macht es auch Sinn, dass das Individuum nach der Reproduktionsphase und einer Phase der Aufzucht des Nachwuchses stirbt. Je höher ein Lebewesen entwickelt ist, desto wichtiger wird dabei die Phase der Aufzucht zur Weitergabe von Kenntnissen und Lebenserfahrung. Das Sterben der Elterngeneration schafft schließlich den notwendigen Lebensraum für die Nachkommen. Zusammen mit den durch die Fortpflanzung möglichen Neukombinationen ist die Weiterentwicklung der Art gewährleistet. Die Annahme der „vorzeitigen Abnützungen" geht zwar davon aus, dass unsere Zeit auf Erden absolut beschränkt ist, wir aber durch alle schädigenden äußeren Einflüsse (Krankheiten, Fehlernährungen, Stress und Umweltbelastungen durch Gifte und Strahlen) auf unseren Körper immer vorzeitig sterben. Ein Alter von über 120 Jahren in einer geistig und physisch lebenswerten Verfassung zu erreichen, wäre durch Prävention und Vermeiden aller schädigenden Einflüsse möglich.

Unabhängig vom absolut möglichen Alter postuliert das genetische Modell des Alterns eine Vererblichkeit des Alterns, das heißt, dass es genetisch vorprogrammiert sei, wie alt wir tatsächlich werden. Erfahrungen aus Familienanalysen zeigen, dass bei Langlebigkeit von Eltern und Großeltern auch die Kinder ein hohes Alter erreichen können. Neue Studien von Forschern der Universität Leuwen in Belgien gehen davon aus, dass es ein so genanntes Altersgen gäbe, welches sich mit großer Wahrscheinlichkeit auf dem X-Chromosom, also dem „weiblichen" Geschlechtschromosom befindet.

2. Mutationstheorie

Die in den letzten Jahren entdeckten Telomere (Endstücke der Chromosomen) sichern die Stabilität bei der Verdoppelung eines DNA-Stranges, schützen daher die Enden der Chromosomen (unsere Erbsubstanz) und damit unsere genetischen Baupläne. Leider werden diese schützenden Endkarten bei jeder Zellteilung etwas kürzer und nach einigen Dutzend bis wenigen hundert Zellteilungen sind sie aufgebraucht. Die Zelle kann sich nicht mehr teilen, wird funktionsuntüchtig und stirbt ab. (Telomere Hypothesis of Aging, Wright 1995). Interessanterweise wurde festgestellt, dass bei Frauen, die tendenziell länger leben, die Telomere in bestimmten Zellpopulationen um etwa 3,5 % länger waren als bei gleich alten Männern. Dies wäre also auch eine Erklärung, warum Frauen älter werden als Männer.

Die Telomerase, ein Enzym, welches auch gerne als „Unsterblichkeitsenzym" bezeichnet wird, bewirkt eine Regeneration der Telomere und ist daher für die Geschwindigkeit des Abbaus und der Alterung unserer Erbsubstanz oder gar eines Aufbaus verantwortlich. In Versuchen mit Zellkulturen und mit Würmern konnten durch Zugabe von Telomerase zum Nährmedium bis zu 3-fach verlängerte Lebenszeiten erreicht werden.

Besonders hohe Telomeraseaktivitäten und damit theoretisch auch eine verlängerte Teilungsfähigkeit besitzen stark beanspruchte Zellen unseres Körpers, wie die der Haut, des Blutbildungssystems, des Darmtraktes und sinnvoller Weise der Keimdrüsen, die unser Erbgut weitergeben könnten. Diese Fähigkeit, sich besonders viele Male teilen zu können, ist bei diesen Zellen auch notwendig, da sie sich besonders häufig teilen müssen. Perfider Weise haben Krebszellen eine sehr hohe Telomeraseaktivität und es gelingt ihnen durch den entsprechenden telomeren Schutz eine hohe und zerstörerische Teilungs- und Wachstumsrate zu erreichen.

Zurzeit sind noch keine praktischen Anwendungen dieser in Telomere-Experimenten erfolgreichen Lebensverlängerung verfügbar. Bei der raschen Entwicklung der zur Anwendung notwendigen Genchirurgie ist dies möglicherweise lediglich eine Frage der Zeit.

Generell kann man wahrscheinlich zwei grundsätzliche Denkansätze, nämlich die „Schädigungstheorie" und die „Selbstmordtheorie" (das Vorhandensein eines Programms, welches unsere Lebensdauer einschränkt) unterscheiden. Dies würde wahrscheinlich den Kern der Sache treffen, zeigt allerdings auf dieser philosophischen Ebene für das betroffene Individuum keine praktikable Möglichkeit zur Lebensverlängerung auf. Von der Möglichkeit, alle schädigenden Einwirkungen auszuschalten bzw. zu neutralisieren oder gar der Veränderung des Lebensprogramms sind wir heute noch weit entfernt.

Eine komplette Vorbeugung aller Risken und die Vermeidung aller schädigenden Einflüsse sind unmöglich. Noch schlimmer, wir sorgen mit unserer Technologie dafür, dass trotz Umweltschutz und größerer Sensibilität für unsere Gesundheit unter dem Strich die krankmachenden Umweltbelastungen täglich zunehmen.

Jüngste Forschungen weisen darauf hin, dass die Telomere durch die Gabe von Hormonen repariert werden können. Es könnte also in naher Zukunft möglich sein, das passende Hormon zu finden und zu verabreichen, was wiederum dazu führen könnte, dass Genreparaturmechanismen ewig stattfinden. Allein dieser Ansatz zeigt, wie wenig die unterschiedlichen Theorien eigentlich trennbar sind.

3. Abnutzungs- und Stresstheorien

Schon 1882 führte der deutsche Biologe Dr. August Weismann diese Theorie an, die im Wesentlichen noch Gültigkeit hat. Alle Organe wie z.B. die Leber, der Magen, die Nieren, die Haut und noch viele mehr werden durch Gifte in unserer Nahrung und aus unserer Umgebung abgenützt. Die übermäßige Einnahme von Fetten, Zucker, Koffein, Alkohol und Nikotin trägt das ihre dazu bei. Die UV-Strahlung der Sonne, viele andere physische und emotionelle Stressfaktoren ebenso. Doch selbst wenn Sie niemals eine Zigarette angegriffen haben, nur maßvoll Wein konsumiert, die Sonne gemieden und nur gesunde Ernährung zu sich genommen haben, würde die Natur das Ihre zur Abnützung ihres Organismus beitragen. Die oben genannten Gifte würden das Ganze nur beschleunigen.

Der vorhin dargestellten Hypothese des programmierten Selbstmordes fehlen noch praktische Möglichkeiten zur Verhinderung dieses Selbstmordes. Dagegen eröffnen die Abnutzungstheorie und in gewisser Weise auch die Stresstheorie mit Ihrem Wissen um die Funktion und Gefahr von Giften, z.B. der **freien Radikale** bereits heute die Möglichkeit erprobter und wissenschaftlich abgestützter Therapien mit Vitalstoffen. Freie Radikale sind Moleküle mit einzelnen umgebauten Elektronen. Im Ruhezustand von Molekülteilchen sind Elektronen paarweise vorhanden und zusammen mit der positiven Ladung eines Moleküls in einem elektrischen Gleichgewicht. Chemische Reaktionen und damit alle biochemischen Vorgängen in unserem Körper, wie Energieproduktion, Aufbau von Zellmaterial und stoffwechselaktiven Enzymen beruhen normalerweise auf solchen elektrischen Ladungsdifferenzen. Nach dem Prinzip der Gegensätze, in diesem Falle positive und negative elektrische Ladungen von Teilchen, laufen Verbindungs- und Teilungsreaktionen ab. Leben ist nur durch dieses Prinzip möglich. Leider hat die Medaille auch hier eine Kehrseite. Schädigende Einflüsse auf den Organismus laufen nach dem gleichen Muster ab. Durch freie Radikale werden Zellwände, funktionelle Einheiten in der Zelle, welche z.B. Enzyme produzieren müssen, geschädigt. Am gravierendsten sind die Schädigungen der Erbsubstanz, welche die Erneuerung beschädigter und funktionsuntüchtig gewordener Körperzellen steuert. Solcher Art geschädigte Zellen können sich im schlimmsten Falle als Krebszellen unkontrolliert vermehren.

Ausgerechnet die lebensnotwendige Sauerstoffverwertung liefert einen beträchtlichen Anteil an Sauerstoffradikalen. Je größer der Energiebedarf bei einer Tätigkeit ist, desto größer ist der Anfall an Sauerstoffradikalen. Größerer Energiebedarf und dadurch größere Radikalenbelastung ist demnach auch beim Sport gegeben. Andererseits bewirkt Sport, wenn er sinnvoll ausgeführt wird, dass der Körper Systeme ausbildet, die besser mit der „radikalen Belastung" zurecht kommen. Das System der „Radikalfänger" wird gestärkt. Durch moderate Bewegung in sinnvollen Belastungsbereichen hält sich dabei der Schaden in Grenzen und kann durch geeignete Maßnahmen über verbesserte Vitalstoffversorgung weitgehend abgefangen werden.

Die Vitalstoffversorgung bezieht sich insbesondere auf Antioxidantien, welche den zerstörerischen oxidativen Prozessen entgegenwirken. Sie sind gewöhnlich in Lebensmitteln, insbesondere in Obst, Gemüse, aber z.B. auch im Rotwein enthalten. Im Tierversuch konnte bereits ein positiver Zusammenhang zwischen Antioxidantien und längerer Lebensdauer hergestellt werden, für den Menschen gibt es diese eindeutigen Nachweise jedoch noch nicht. Trotzdem werden Antioxidantien als Option zu einem längeren und aktiveren Leben angesehen.

Zwei weitere Beispiele der Abnützungstheorie sind die „Mitochondrien (Zellenorganellen)-Niedergang-Theorie" und die „Membran-Theorie". Die „Mitochondrien-Niedergang-Theorie" hängt eng mit der Funktion der freien Radikale zusammen: Die Mitochondrien sind die Kraftwerke jeder menschlichen Zelle und müssen das lebensnotwendige ATP (Adenosin-Triphosphat) bilden, eine energiereiche Substanz, welche für das (Über)Leben der Zelle und deren Zellfunktion wie Funktion im Zellverband lebensnotwendig ist. Da der menschliche Körper ATP nur in minimalen Mengen speichern kann, ist die permanente Produktion von ATP mittels oxidativer Prozesse der Energiegewinnung aus Kohlenhydraten und Fetten notwendig. Allerdings produzieren die Mitochondrien als Nebenprodukt permanent freie Radikale, welche – im Sinne der Theorie – einerseits die Effizienz der Mitochondrien, andererseits deren Anzahl mit zunehmendem Lebensalter vermindern. Daraus resultiert eine zunehmend schlechtere Organfunktion, die schlussendlich theoretisch bis hin zum Organtod weiterführen kann.

Abnutzungseffekte sind auch die Basis der „Membran-Theorie" welche die Alternsveränderungen der Zellmembran beschreibt, welche für den Transport von Nährstoffen in und von Stoffwechselendprodukten aus der Zelle verantwortlich ist. Als Abnutzungsfolge werden bindegewebige Veränderungen der Zellmembranen sowie Einlagerungen des Lipofuscins (Alternspigments) angetroffen, woraus Verschlechterungen der Membranfunktion der Zellen resultieren. Vermutungen gehen auch dahin, dass durch die Veränderung der Zellmembranen die elektrische Leitfähigkeit sowie die Wärmeleitfähigkeit/ Austauschfähigkeit beeinträchtigt wird.

Ein Teil der Alternsforschung konzentriert sich auf ein weiteres System, das für das Funktionieren unseres Organismus entscheidend verantwortlich ist:

Das neuroendokrine System

Dieses System ist ein kompliziertes Netzwerk von biochemischen Stoffen, die für die Freisetzung von Hormonen verantwortlich sind und von der haselnussgroßen Drüse, die Hypophyse genannt wird und mitten im Gehirn ihren Sitz hat, gesteuert werden. Der Hypothalamus kontrolliert verschiedene Kettenreaktionen, um andere Organe in unserem Körper zu steuern und Drüsen zu veranlassen, ihre Hormone freizusetzen. Diese wichtige Drüse reagiert auch auf die Hormonspiegel im Körper, um so die gesamte Hormonaktivität im Körper zu regulieren. Wenn wir älter werden, verliert der Hypothalamus langsam seine Fähigkeit präzise zu regulieren und auch die Organe „befolgen" die Steuerbefehle des Hypothalamus weniger genau. Die Ausscheidung von vielen wichtigen Hormonen wird so entsprechend weniger und ihre Effektivität nimmt ab. Dies trifft u.a. jene Hormone, die im Alterungsprozess eines jeden Menschen eine wichtige Rolle spielen, wie das Wachstumshormon (IGF-1 = Insulin like Growth Factor I), die Sexualhormone Östrogen (weibliches Geschlechtshormon) und Progesteron (Gelbkörperhormon) sowie Testosteron (männliches Geschlechtshormon), DHEA (Vorstufe von männl. Geschlechtshormonen), Melatonin, Androstendion und Pregnenolon.

Warum ist das so?

Eine Ursache für die Alternsveränderungen dieser Regelkreise könnte im Hormon Cortisol liegen, welches eines von wenigen Hormonen ist, die im Alter zunehmen können. Cortisol wird von den Nebennieren produziert, die, wie der Name schon sagt, in der Nähe unserer Nieren ihren Platz haben. Cortisol ist auch bekannt als eines der wesentlichen Stresshormone. Wenn Cortisol den Hypothalamus schädigt, setzt mit der Zeit ein Teufelskreis ein, der zu einem Anstieg des Cortisols an sich und zu einem kontinuierlichen Abfall der Hypothalamus- und Hormon-Aktivität im Ganzen führt.

Dem Körper fehlen dann zunehmend die regulierenden und schützenden Funktionen des neurorendokrinen Systems. Das Altern beschleunigt sich.

Im Rahmen einer „Hormon-Replacing-Therapie (HRT) können bei Vorliegen der entsprechenden klinischen Symptomatik die Hormone individuell auf ein Funktionsniveau um das 35.–40. Lebensjahr substituiert werden. Die Gabe von Wachstumshormon bewirkt einen Muskelaufbau, Körperfettreduktion, straffe Haut und Steigerung von Energie und Ausdauer und damit deutliche Gegenwirkungen zum Alternsprozess. DHEA hat stressmindernde und energiesteigernde Wirkung genauso wie einen positiven Effekt auf die Schlafqualität, die Immunabwehr sowie auf Gedächtnisleistungen. Bei Männern kann es die Muskelkraft steigern und den Körperfettanteil reduzieren, bei Frauen die Sexualität positiv beeinflussen. Östrogen und Progesteron, die weiblichen Geschlechtshormone, beugen vor allem der Osteoporose vor, verlangsamen aber auch die Hautalterung und vermindern das Risiko von Herz-Kreislauferkrankungen. Das männliche Geschlechtshormon Testosteron vermindert vor allem die Abnahme der Muskelkraft und fördert die sexuelle Leistungsfähigkeit. In Tierversuchen wurde nachgewiesen, dass die Sexualhormone auch das neuronale System vor einer Degeneration (Abnützung) schützen, für die Menschen gibt es jedoch noch keine ausreichenden Hinweise dafür. Melatonin regelt den menschlichen Schlaf- und Wachrhythmus und unterstützt zusätzlich die Abwehrkräfte, verlangsamt den Alterungsprozess und vermindert das Tumorwachstum.

So interessant die Hormonersatztherapie auch klingen mag, und so gut ihre kurzfristigen Effekte auch sein mögen, liegen derzeit kaum Erkenntnisse über Langzeitwirkungen bzw. Langzeitnebenwirkungen bestimmter Hormone bzw. Hormonkombinationen vor, zumal viele der genannten aufbauenden Hormone auch potenziell krebserregend sein können. Außerdem muss hinzugefügt werden, dass eine beständige Einnahme bestimmter Hormone notwendig ist, um den „Maskierungseffekt" in einem gewissen Ausmaß zu erhalten. Denn das schicksalhafte Altern bis hin zum Zelltod können auch Hormonersatzprogramme nicht verhindern. Eine Theorie, die praktisch von Bedeutung sein könnte, ist die so genannte

Cross-Linking-Theorie

Diese Theorie beruht auf der Tatsache, dass Zucker und Zuckerverbindungen unter der Gegenwart von Sauerstoff gerne mit Proteinen (Eiweiß) (z.B. Kollagen, welches ein wichtiger Grundbaustoff unseres Gewebes ist) Vernetzungen bilden, damit die Zellfunktionen beeinträchtigen und das Altern fördern. Dies kann zu verschiedensten Problemen führen:

Hat diese Bindung einmal stattgefunden, verliert das betroffene Protein die Fähigkeit, seine Aufgabe, die sie im Organismus ursprünglich hatte, mit der notwendigen Effizienz zu erfüllen. Je länger wir leben, desto größer ist die Wahrscheinlichkeit, dass sich diese Vernetzungen bilden.

Der so genannte Cross-Linking-Vorgang ist auch der Prozess, der Hämoglobin (den roten Blutfarbstoff) bei hohem Zuckerspiegel so verändert, dass sich an der Konzentration des durch Zucker veränderten Hämoglobin der Glukosespiegel der Vergangenheit ablesen lässt. (Routinediagnostik bei Diabetes mellitus II)

Größere Vernetzungen von Proteinen und Zucker tragen zu den altersbedingten Schäden, wie sie zum Beispiel beim Diabetes bekannt sind, bei. Diabetiker haben bis zu dreimal mehr durch Zucker verknüpfte Proteine in ihrem Körper, verglichen mit Gesunden.

Diese Komplexe können sowohl den Fettstoffwechsel negativ beeinflussen als auch ein Grund für die Abnahmen von Muskelgewebe im Alter sein. Auch bei der Alzheimer Erkrankung scheint sie eine Rolle zu spielen. Hemmstoffe, die diese Komplexe aufzulösen helfen, wurden bereits erfolgreich bei der Alzheimerschen Erkrankung erprobt. Auch bei der Entstehung des Grauen Star scheinen größere Protein-Glukosekomplexe eine Rolle zu spielen.

Die krankhafte Vernetzung von Eiweißstoffen dürfte auch für Herzvergrößerung im Alter, Bindegewebsveränderungen und Nierenerkrankungen verantwortlich sein.

Der Sinn und die Wirkung von hypokalorischer Ernährung (Ernährung mit wenig Energie) lässt sich unter anderem mit der Cross-Linking-Theorie erklären. Kalorienreduzierte Kost scheint die derzeit einzige sicher erkannte Methode zur Erhöhung der Lebenserwartung zu sein, die sich aus diesen Theorien ableiten lässt. Eine Ernährung mit wenig Nährwert senkt den Nüchtern-Glukosespiegel, was offenbar entscheidend für die Lebenserwartung und die geringere Bildung schädlicher Protein-Glukosekomplexe sein dürfte. Hungernde Hühner lebten um etwa ein Drittel länger und produzierten auch weniger Sauerstoffradikale. In den Mitochondrien der Hühner ließen sich weniger Mutationen (Veränderung der Erbsubstanzen) nachweisen. Die Körpertemperatur sank, was ein Hinweis auf die Herabsetzung des Energieumsatzes ist. Außerdem ist nachgewiesen, dass hypokalorische Ernährung das HDL (das „gute" Cholesterin) steigert und den altersbedingten Wachstumshormon-Verlust senkt.

Nach Schwerpunkten geordnet, fasse ich Ihnen die gängigsten Alternstheorien nach M. Reitz unter drei wesentliche Prinzipien zusammen:

1. **Altern als Folge von „Verlusten" in den Zellen bzw. in der Zwischensubstanz wie z.B. bei der Zellteilungsaktivität, Kooperation im Zellverband, Syntheserate sowie im genetischen Informationsspeicher, u.a.**
2. **Altern als Folge von „Zugewinnen" in den Zellen bzw. in der Zwischensubstanz, wie z.B. bei Cross-Linking, Anreicherung von Stoffwechselprodukten, welche Zellfunktionen beeinträchtigen. Antikörperbildung gegen körpereigene Zellen u.a.**
3. **Altern als Folge einer erblich bestimmten Programmierung („Altersgene des langen Lebens")**

Zusammenfassend kann festgehalten werden, dass nahezu alle Tipps und Tricks, um fit und gesund zu altern, die in den weiteren Kapiteln des Buches vorgestellt werden, auf der wissenschaftlichen Forschung im Bereich einer oder mehrerer Alternstheorien basieren.

Somit stellt sich die Frage, welche Veränderungen in unserem Organismus ablaufen, wenn wir älter werden.

Wichtige leistungsrelevante alternsbedingte Organ- und Funktionsveränderungen

Herz-Kreislaufsystem – Atmung

Herz:

- Zunahme von Herzgewicht (Einlagerung von brauner Pigmentierung in den Herzmuskelzellen)

- Zunahme von kleinen Bindegewebsherden im Herzmuskel
- zunehmende Einlagerung von Bindegewebe und Fettgewebe in den Muskelbündeln
- Alterung des Herzerregungssystems und bindegewebige Veränderungen des Reizleitungssystems
- bindegewebige Veränderungen und Versteifung des Klappengewebes
- Zunahme der Herzarbeit

Kreislauf:
- Anstieg des systolischen (oberer = höherer Wert) und des diastolischen (unterer = niedrigerer Wert) Blutdrucks
- Verlangsamung der Kreislaufregulation
- Abnahme der Elastizität der Arterien mit Wandverdickung und Wandschlängelung
- Abnahme des Blutvolumens, des arteriellen Sauerstoffdrucks sowie der maximalen arteriovenösen Sauerstoffdifferenz

Lunge:
- Abnahme der Alveolenzahl (Endverzweigungen der Bronchien) – Verringerung der Gesamtfläche für den Gasaustausch, bindegewebige Veränderungen des Strukturfasergerüstes
- geringere Elastizität der Lunge, Verdickungen an den Gefäßwänden der Lungenkapillaren (feinste Verzweigungen der blutführenden Gefäße der Lunge) – verminderter Sauerstoffaustausch, Einschränkung der Bewegungsfähigkeit und der Erweiterungsfähigkeit des gesamten Brustkorbes

Funktionelle Veränderungen im Alternsgang (Vergleich des 20.–30. Lebensjahres mit dem 75.–80. Lebensjahr):
Maximale Sauerstoffaufnahme: weniger als 40 bis 45 % (10 % pro Dekade beim Mann, 7 – 8 % bei der Frau)
Fassungsvermögen der Lunge: weniger als 40 bis 45 %
Maximale Ventilation („Belüftung"), maximales Atemminutenvolumen: weniger 50 bis 55 %
Maximale Herzfrequenz: 220 minus Lebensalter
Maximales Herzminutenvolumen: weniger als 40 %
Säure-Basenregulationsgeschwindigkeit im Blut: weniger als 70 bis 80 %

Schutzfaktor: Ausdauertraining

Die maximale Sauerstoffaufnahme (VO_2 in l/min. oder ml/kg/min.) gilt als Bruttoparameter der Ausdauerleistungsfähigkeit und damit der Funktionstüchtigkeit von Herz, Kreislauf, Lunge, der Muskulatur als „Sauerstoff umsetzendes Organ", des Energiestoffwechsels sowie der Steuerung durch das Hormon- und das vegetative Nervensystem („unwillkürliches" Nervensystem).

Ihre Abnahme mit zunehmendem Lebensalter ist schicksalhaft. Je höher der Maximalwert der Sauerstoffaufnahme in der Jugend ist, desto höher bleibt er auch mit zunehmendem Lebensalter (d.h. eine verbesserte Leistungsfähigkeit bleibt vorhanden). Die Abbildung 8 demonstriert eindrucksvoll, dass es „nie zu spät ist, mit Ausdauertraining zu beginnen", da mit geringem Aufwand eine Verbesserung der maximalen Sauerstoffaufnahme (Ausdauerleistungsfähigkeit) in jedem Alter zu erzielen ist. Abb. 8 (Pfeile)

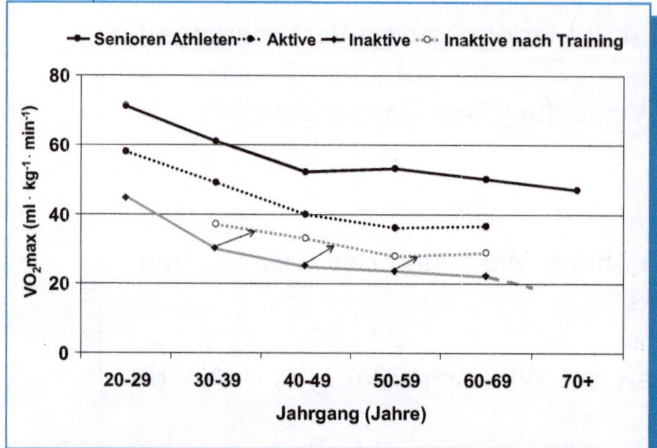

Abb. 8: Durchschnittliche maximale Sauerstoffaufname im Alter, nach W.W. Spirduso, 1995

Welche organischen Möglichkeiten bei Wettkampfsport mit zunehmendem Alter vorhanden sind, zeigen Ihnen beispielhaft die 10.000 m-Laufzeiten von Frauen und Männern zwischen dem 40. und dem 65. (75.) Lebensjahr (Tabelle 1) sowie die Marathon-Altersweltbestzeiten (Tabelle 2).

Tabelle 1: Bestleistungen österreichischer Seniorinnen und Senioren im 10 km-Straßenlauf, Stand 1. 3. 2003

Alter	Männer	Frauen
35-40	29:43	34:37
40-44	30:29	35:19
45-49	31:59	37:44
50-54	33:29	37:42
55-59	33:57	41:05
60-64	36:16	43:54
65-69	39:14	49:11
70-74	43:23	59:40
75 –79	47:14	
80-84	51:44	
85+	58:23	

Quelle: Österreichischer Leichtathletikverband

Tabelle 2: Marathon-Altersweltbestzeiten (nach Israel 1988) aus Weineck, 2000

Lebensalter	Sportler	erzielte Zeit im Marathon
42	J. F.	2:11:18
47	E. O.	2:20:54
50	J. F.	2:20:28
55	E. O.	2:26:35
59	J. G.	2:28:19
64	C. D.	2:46:45
65	M. M.	2:53:03
70	E. N.	3:08:45
75	F. T.	3:26:27
80	A. L.	3:52:30
90	A. L.	4:58:56
93	S.L.	6:07:13
95	C. J.	6:42:00
98	C. J.	7:33:00

Quelle: Österreichischer Leichtathletikverband

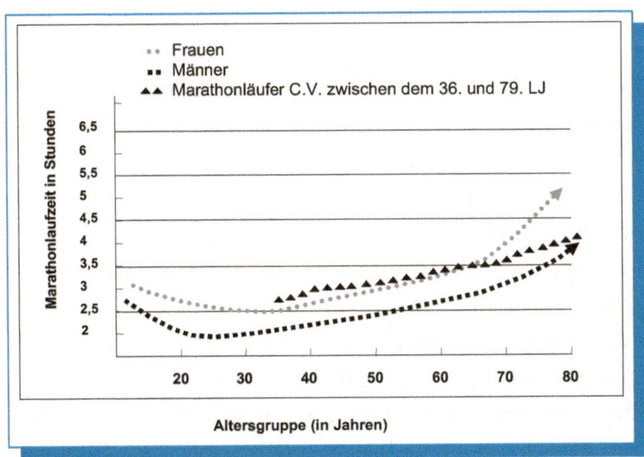

Abb. 9: Marathon-Laufzeiten im Alternsgang

Es ist eindrucksvoll festzustellen, dass 70-Jährige imstande sind, die Marathondistanz (also mehr als 42 km) in etwa 3 Stunden bzw. sogar knapp darunter zu laufen (Abb. 9). In der Literatur finden sich Werte von 4:58:56 für einen 90-Jährigen sowie 7:33:00 für einen 98-Jährigen Marathonläufer. Ein weiteres gut in der Literatur dokumentiertes Beispiel für die Leistungsfähigkeit in höherem Lebensalter zeigt die Lebensgeschichte des Athleten W.H., (Maud 1981).

Alter und sportliche Leistung

Name	W.H. Langstreckenläufer	Leistungsprofil
Alter	70 Jahre	1952 Olympische Spiele Helsinki Marathon: 10. Platz: 2:31:50
Geburtsdatum	1903	
Größe:	168 cm	Gewinner des KOMRADES Marathon
Gewicht:	67,7 kg	
Ruhepuls	52/min	1931, 50, 53, 54 (86,4 km) Rekord: 5:53
Blutdruck	108/72 mm Hg	1953: Brighton-London (160 km): 12:17
VO2max:	56,8 ml/kg/min	1953 – 24 h Run: 255,3 km
VEmax	165 l/min	
VK	4,7 l	
Tiffeneau:	73%	
Training:	6x/Woche 112 km/W	Marathon Rekord:
Trainingsperiode:	1926-1954, 1967-	Age 43: 2:31:50 Age 70: 3:06:24

Maud, 1981

In der Jugend siegte W.H. bei den Olympischen Spielen in Helsinki im Marathon mit einer Zeit von 2:31:50 und hat nach weiteren Marathon- bzw. Ultramarathonläufen dann seine berufliche Karriere begonnen. Allerdings hat er den Laufsport nie aufgegeben, sondern auch während dieser Zeit etwa drei Mal wöchentlich etwa anderthalb Stunden trainiert. Nach seiner erfolgreichen beruflichen Karriere begann er wieder mit Wettkampfsport und erzielte 1981 im Alter von 70 Jahren den damaligen Altersweltrekord mit 3:06:24 für den Marathon. Zu diesem Zeitpunkt wog er bei 168 cm Körperhöhe 67,7 kg, seine Ruheherzfrequenz betrug 52 Schläge pro Minute und die maximale Sauerstoffaufnahme 56,8 ml/kg/min. Für diese Leistung trainierte M.H. sechs Mal wöchentlich in einem Gesamtumfang von etwa 112 km pro Woche. Eindrucksvolle Zahlen, welche das Potential des menschlichen Organismus auch im höheren Lebensalter demonstrieren. Eigene Untersuchungen an 80-jährigen Radrennfahrern (Jahreskilometerleistung zwischen 15.000 und 26.000 km) zeigen, dass deren maximale Sauerstoffaufnahmen mit knapp über 40 ml/kg /min den Werten von untrainierten 20- bis 30-jährigen Männern entsprechen. Noch eindrucksvoller ist das Faktum, dass bei diesen hoch ausdauertrainierten Seniorenathleten die Elastizität (Dehnbarkeit) des Herzmuskels, bzw. des Klappengewebes etwa jenem untrainierter Dreißigjähriger entspricht.

Eine gute Leistungsfähigkeit hat aber auch Auswirkungen auf Ihr Hormonsystem, insbesondere auf jene Hormone, welche anabol, also „aufbauend" wirken. In Abb. 10a und 10b erkennen Sie dies aus Untersuchungen von E.T. Pöhlmann et al. 1994, am Beispiel des IGF I dargestellt. Die Abbildungen zeigen Ihnen, dass die Ruhespiegel dieses aufbauenden Hormons umso höher sind, je höher die maximale Ausdauerleistungsfähigkeit ist (Abb. 10a), sowie die Tatsache, dass eine trainingsbedingte Zunahme der maximalen Sauerstoffaufnahme auch mit einer Zunahme der Ruhespiegel dieses Hormons verbunden ist (Abb. 10b). Daraus resultiert eindrucksvoll eine weitere Beweisführung für die Effekte körperlicher Aktivität, Sport und Training, also einer verbesserten Leistungsbreite, Regulations- und Leistungsfähigkeit als Schutzfaktor bzw. „Active Aging Faktor" und einem gegenüber dem kalendarischen Alter daher erniedrigten biologischen Alter.

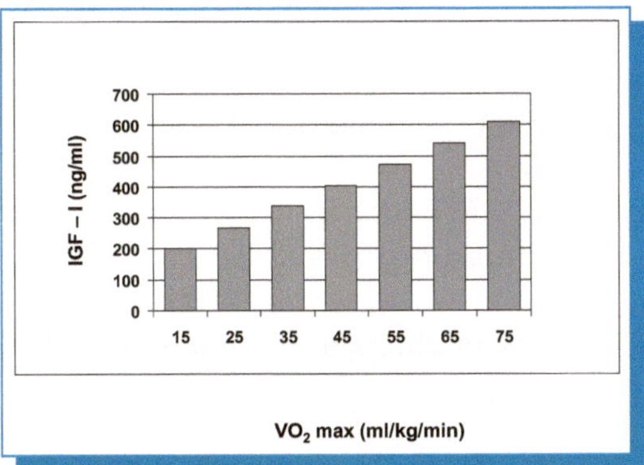

Abb. 10a: Basalspiegel des anabol wirksamen Hormons IGF I in Abhängigkeit der Leistungsfähigkeit (Eric T. Poehlman and Kenneth C. Copeland, 1994)

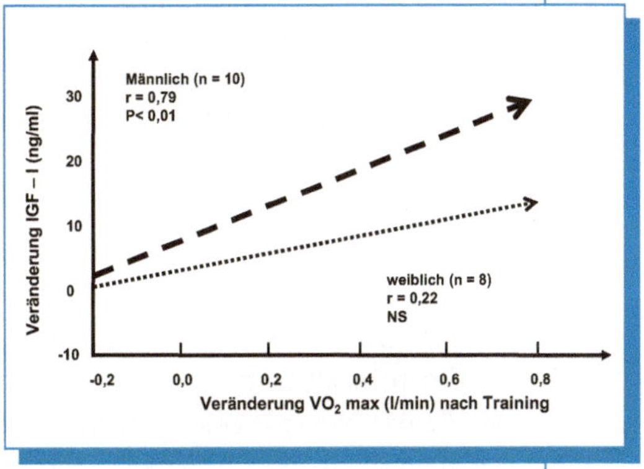

Abb. 10b: Veränderung des anabol wirksamen Hormons IGF I in Abhängigkeit des Leistungszuwachses (Eric T. Poehlman and Kenneth C. Copeland, 1994)

Regelmäßige körperliche Aktivität, Sport und Training dürfte nach neuesten Erkenntnissen aber auch noch eine wesentlich übergeordnete Wirkung haben. Dies betrifft die Verfügbarkeit von Stammzellen mit zunehmendem Lebensalter. Unser Körper wird permanent von Stammzellen, den so genannten „Progenitorzellen" regeneriert. Diese sind in allen Organen vorhanden und sind für die Erholung bzw. Zellerneuerung unserer Organe verantwortlich. Diese Regenerationsfunktion nimmt allerdings ab dem mittleren Lebensalter, insbesondere nach der Menopause bzw. Andropause (Wechseljahre der Frau bzw. des Mannes) ab. Dies dürfte auch mit ein Grund für die Alterungsvorgänge der Organe bzw. des Gesamtorganismus sein. Offensichtlich sind verschiedene Hormone, welche in den Keimdrüsen produziert werden, in die Stammzellsteuerung involviert, da der Organismus in der reproduktiven Phase offensichtlich bestrebt ist, einen optimalen Funktionszustand zu gewährleisten

(J.Huber 2004). Da bekanntlicherweise körperliche Aktivität, Sport und Training die Hormonproduktion und deren Interaktion, insbesondere der aufbauenden Hormone verbessern, kann angenommen werden, dass dadurch auch ein positiver Einfluss auf Zahl und Funktionen der Stammzellen mit zunehmendem Alter gegeben sein könnte. Tierversuche sprechen jedenfalls für diese These. Daraus würden verbesserte Zell- und Organfunktionen sowie Repairmechanismen resultieren, was wiederum als Vorteil im Hinblick auf „biologisch jünger" bezeichnet werden kann.

Bewegungsapparat

Muskulatur:

- Verminderung der Muskelmasse (ohne Training) jährlich um etwa 0,5–0,8 % bzw. auch darüber
- Abnahme der Anzahl der Muskelfasern
- Reduktion der Myofibrillen (für die Zusammenziehung der Muskeln verantwortlich)
- vermehrte Einlagerung von Bindegewebe und Fett; dadurch Kraftreduktion (allerdings unterschiedlich je nach Beanspruchung im Alltag)
- Abnahme der Muskelspannung
- Abnahme des Wasser- und des Kaliumgehalts, der Proteine und der Proteinbildung
- Abnahme der energiereichen Speicher
- Abnahme von aeroben und anaeroben Enzymen sowie der Kohlenhydratspeicher (Glykogen)
- Abnahme der aeroben und anaeroben Energieverwertung mit der Folge einer ineffektiveren Muskelkontraktion (höherer Energieverbrauch)

Knorpel (Bandscheiben-, Gelenkknorpel):

- Verlust an Wasser und Elastizität, daher auch Größenabnahme
- Verlust an Knorpelsubstanz bei gleichzeitiger Verminderung der Gelenksflüssigkeit erhöht die Bereitschaft für schmerzhafte Gelenksveränderungen und Arthrosen
- Auftreten von Verkalkung und Verknöcherungen an den Randpartien der Gelenkknorpel

Sehnen, Bänder:

- Verlust an Flüssigkeit
- Veränderung der Bindegewebszusammensetzung
- Verringerung der Elastizität und Dehnbarkeit (Abb. 20 und 21)
- geringere Toleranz bei Überlastung und erhöhte Verletzungsgefahr (Mikro- und Makrotraumen)

Knochen:

- Verlust an Mineralsalzen (bei Frauen ab dem 30.–35. Lebensjahr 0,75–1 %, ab der Menopause etwa 2–3 % pro Jahr, bei Männern über 50 etwa 0,4 %)
- Erweiterung der Spongiosamaschen (innere Knochensubstanz)
- Verschmälerung der Kortikalis (äußere Knochensubstanz), also insgesamt Abnahme der Knochendichte und Knochenmasse (der Knochen wird spröder, poröser und brüchiger und weniger belastungsfähig), die Knochenbruchgefahr (vor allem bei Frauen) erhöht sich (Schenkelhalsbrüche), Wirbelkörper können zusammengedrückt werden.

Funktionelle Veränderungen:

Verringerung der Maximalkraft und der Kraftanstiegsgeschwindigkeit (besonders ausgeprägt bei dynamisch positiv wirkender Kraft, bei schnellen Kontraktionen sowie bei Muskeln, welche selten bzw. über große Gelenkswinkel eingesetzt werden.

Schutzfaktor:

Krafttraining, insbesondere Kraftausdauer-, Aufbautraining, bei speziellen Fragestellungen Maximalkrafttraining: Erhöhung der Muskelmasse, der Muskelleistung, der Muskelkraft. Hintanhalten alternsbedingter qualitativ-negativer Veränderungen der Muskulatur.

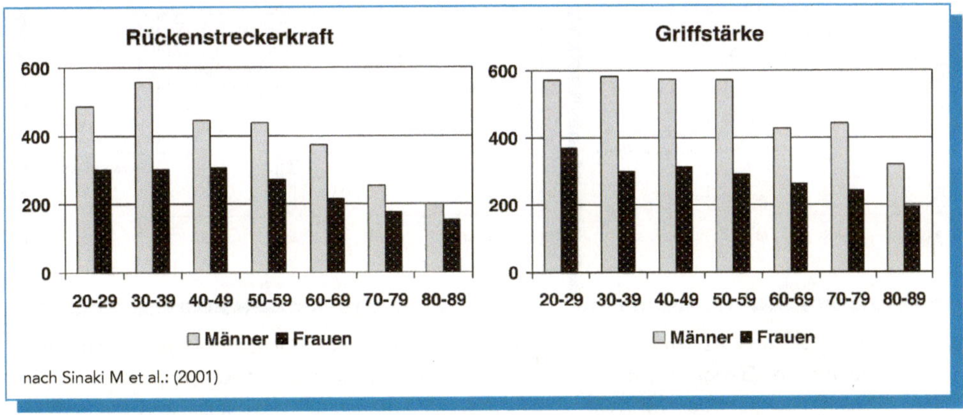

Abb. 11: Geschlechterunterschiede in der Muskelkraft während verschiedener Zeitabschnitte

Die Gesetzmäßigkeit zwischen Form und Funktion zeigt sich besonders ausgeprägt bei der Muskulatur, welche bei Nicht-Inanspruchnahme atrophiert, wie in Abb. 11a und 11b dargestellt ist. Die Effekte der Alltags-Inanspruchnahme können Sie aus dem Vergleich der Rückenmuskulatur sowie der Handmuskulatur oder der Oberschenkelmuskulatur (Abb. 12) erkennen.

Die im Alltag und bei der Berufsausübung benötigte Oberschenkel- bzw. Handmuskulatur zeigt eine deutlich ausgeprägte Abnahme ihrer Masse und daher der Muskelkraft erst etwa ab dem 55. bis 60. Lebensjahr, während hingegen die Rückenmuskulatur (wenn sie nicht regelmäßig beansprucht/trainiert wird) schon etwa ab dem 30. LJ kontinuierlich abnimmt. Bedenken Sie noch einmal, dass sich die Muskelmasse eines 70 Kilo schweren untrainierten Mannes zwischen dem 30. bis 70. Lebensjahr von 36 auf etwa 23 Kilo reduzieren kann. Zusammen mit anderen Faktoren (insbesondere Erkrankungen) resultiert daraus die in vielen Ländern existierende Erfahrung, dass etwa 5 bis 10 % der über 75 jährigen nicht mehr im Stande sind bzw. Schwierigkeiten haben, 400 m ohne Unterbrechung mäßig schnell zu gehen (Abb. 13a) bzw. ein Gewicht von 11 kg tragen oder aus einem Sessel ohne Zuhilfenahme der Arme aufstehen zu können (Abb. 13b).

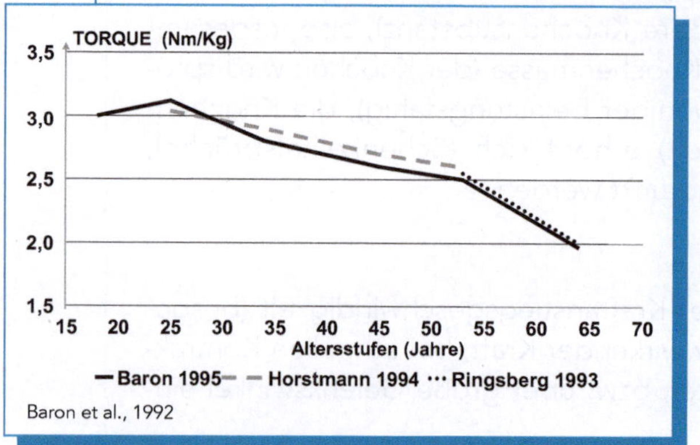

Abb. 12: Kräfteveränderungen im Quadrizeps im Vergleich zum Lebensalter

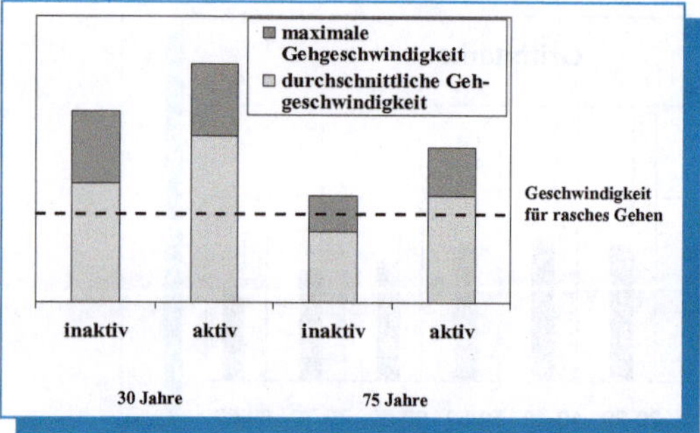

Abb. 13a: Relation der Geschwindigkeit für rasches Gehen und der maximalen Gehgeschwindigkeit bei körperlich Aktiven und Inaktiven im Alternsgang

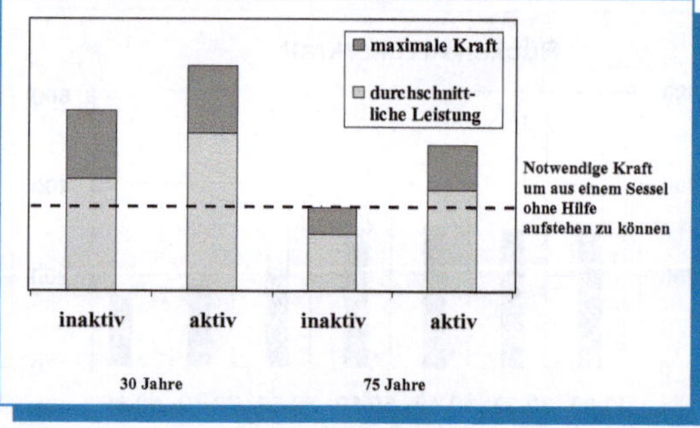

Abb. 13b: Relation der Geschwindigkeit für rasches Gehen und der maximalen Gehgeschwindigkeit bei körperlich Aktiven und Inaktiven im Alternsgang

Was dies im Hinblick auf Immobilität, Unselbständigkeit und Hilfsbedürftigkeit bedeutet, beweist die zunehmende Zahl an Pflegeanträgen und Hilfsbedürftigenzuschüssen. Demgegenüber ist zu betonen, dass sogar über dem 70. und 80. LJ mittels eines altersadaptierten Krafttrainings, verbunden mit den dadurch bedingten motorisch-koordinativen Verbesserungen, Kraftzuwächse mit bis zu 100 % von der Ausgangskraft möglich sind. Eine der eindrucksvollsten Studien in diesem Zusammenhang stammt von W.Frontera (Harvard

University), der eine Gruppe von 65-jährigen inaktiven Frauen und Männern im Alternsgang über 12 Jahre beobachtete. Er fand nach dieser Periode, also im Alter von etwa 77 Jahren, einen mittleren Kraftverlust (Unterschiede von – 17 % bis – 30 % bestanden je nach der im Alltag eingesetzten bzw. nicht eingesetzten Muskulatur) von etwa 24 %. Anschließend erfolgte 3x die Woche ein Kraftausdauertraining. Der Effekt war eindrucksvoll: Nach 12 Wochen!!! Kraftausdauertraining konnten 2/3 des 12-jährigen Kraftverlustes kompensiert werden! (Abb. 14)

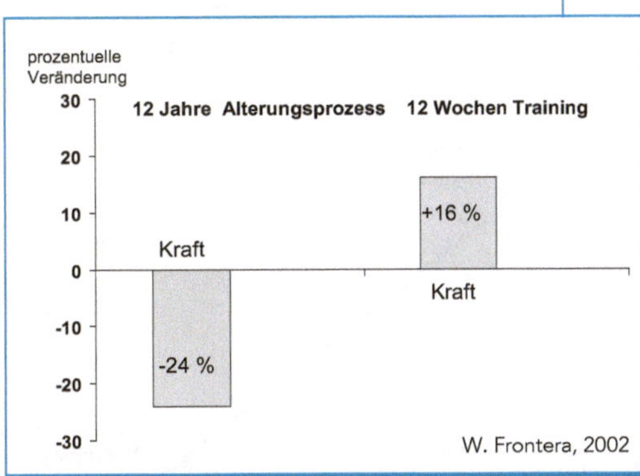

Abb. 14: Isokinetische Messung Knie-Streckung 60°/sec. Ausgangsalter

Da die Muskulatur nicht nur zum Schutz Ihrer Gelenksführung dient, sowie für Ihre gute Haltung verantwortlich ist, sondern auch eines der stoffwechselaktivsten Organe (daher ist bei einer höheren Muskelmasse auch ein höherer Grundumsatz gegeben) sowie einen wichtigen Eiweißpool des Organismus darstellt, zeigt sich umso mehr die Notwendigkeit eines lebensbegleitenden Kraft(ausdauer)trainings. Wie für das Herz-Kreislauf- und Atmungssystem ist festzustellen, dass es auch im mittleren bzw. höheren Lebensalter nie zu spät ist, mit Krafttraining zu beginnen. Ein Beispiel dafür sehen Sie in Abb. 15, in welcher Querschnitte durch den Oberarm von drei 57-jährigen Männer dargestellt sind, von denen der eine untrainiert ist, der andere regelmäßig schwimmt und der Dritte regelmäßige Kraft trainiert (Spiriduso Abb. 15).

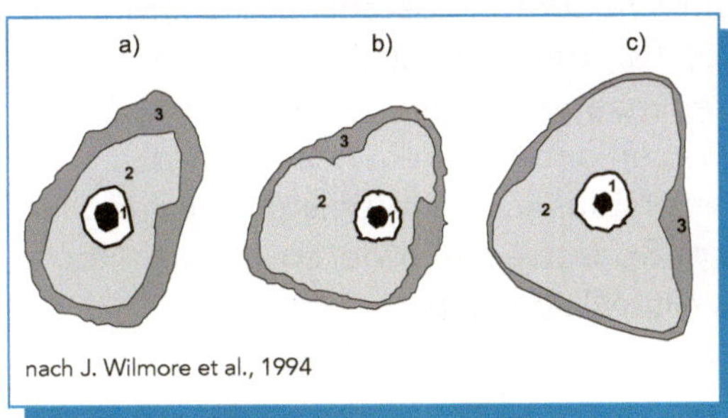

Abb. 15: Scann der Unterarme mittels Computertomographie bei drei 57-jährigen Männern (gleiches Körpergewicht) a) Untrainierter Mann, b) Schwimmer, c) Krafttrainierter Der Scann zeigt (1) Knochen, (2) Muskeln, (3) Unterhaut-Fett. Beachten Sie die Differenz der Muskelmasse zwischen den 3 Männern

Dazu kommt, dass sich regelmäßiges Krafttraining auch positiv auf den Eiweißstoffwechsel und das Hormonsystem auswirkt: In vielen Untersuchungen konnte nachgewiesen werden, dass körperliche Aktivität/Sport/Training mit einer gewissen Mindestintensität und -dauer (insbesondere Kraft- bzw. Kraftausdauertraining) positive Auswirkungen auf die Ausschüttung von aufbauenden Hormonen z.B. Wachstumshormon IGF 1, Testosteron sowie MGF (Mechanical Growth Factor – einer der wichtigsten

Wachstumsfaktoren für Massenzunahme des Muskels und Muskelregeneration) hat.

Neueste Untersuchungen von G. Goldspink, S.D.C. Harridge und M. Hameed an 74-jährigen Männern zeigen, dass ein Krafttraining (3x pro Woche, 3 – 5 Sets mit 8 – 12 Wiederholungen) im Stande ist, bessere Effekte in der Produktion von MGF zu bewirken als durch ein von außen zugeführtes Wachstumshormon. Die Bedeutung dieser Befunde liegt in der Durchbrechung des Teufelskreises von körperlicher Inaktivität, Muskelatrophie, Immobilität und Pflegebedürftigkeit (Abb. 16).

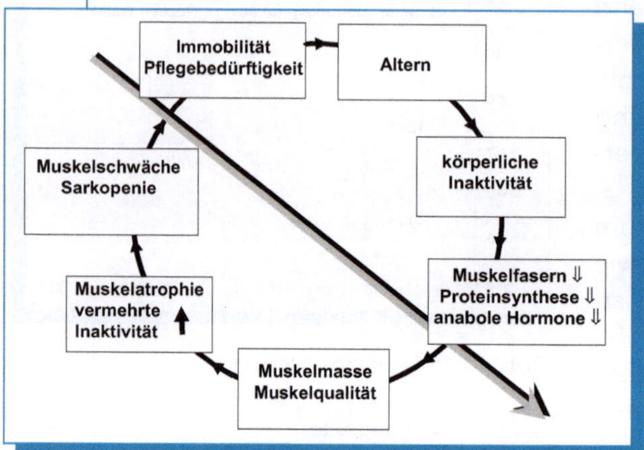

Abb. 16: Circulus vitiosus von körperlicher Inaktivität auf die Muskulatur

Die zunehmende Lebenserwartung, Auflösung des früher üblichen Familienverbandes mit der Folge eines Single-Daseins mit zunehmendem Alter weist umso mehr auf die Notwendigkeit entsprechender Leistungsvoraussetzungen zur selbständigen Bewältigung des Alltagslebens hin. Dies lässt sich beispielhaft aus den Unterschieden der Wiederholungszahl von Liegestützen (Abb. 17) bzw. der Sprunghöhe (Abb. 18), bei der neben der reinen Kraftentfaltung auch koordinative Fähigkeiten maßgeblich sind, zwischen trainierten (aktiven) und untrainierten (inaktiven) Frauen und Männern nachweisen.

Dass auch im höheren Lebensalter erstaunliche Kraftleistungen möglich sind, zeigt die Darstellung der 100 m-Sprintweltrekorde sowie der Hochsprungweltrekorde mit zunehmendem Alter (Tabelle 4).

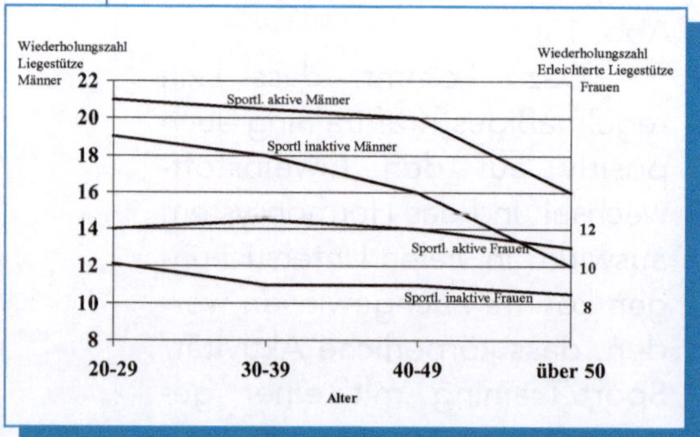

Abb. 17: Wiederholungszahl von Liegestützen von Frauen und Männern im Alternsgang; nach Beuker 1984.

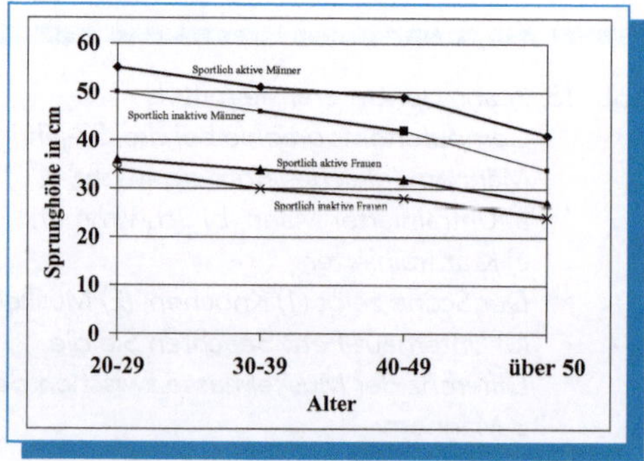

Abb. 18: Verhalten der Sprunghöhe von Frauen und Männern im Alterngang; nach Beuker 1984.

Tabelle 4: Bestleistungen im 100-m-Lauf und Hochsprung nach Lebensalter (nach Reckemeier, 1994 aus J. Weineck 2004)

	W 40 **40-44 J**	**W 45** **45-49 J**	**W 50** **50-54 J**	**W 55** **55-59 J**	**W 60** **60-64 J**	**W 65** **65-69 J**		
100 m Lauf	12,48	12,7	13,14	13,32	14,2	14,58		
Hochsprung	1,66	1,55	1,47	1,38	1,25	1,15		
	M 40 **40-44 J**	**M 45** **45-49 J**	**M 50** **50-54 J**	**M 55** **55-59 J**	**M 60** **60-64 J**	**M 65** **65-69 J**	**M 70** **70-74 J**	**M 75** **75- J**
100 m Lauf	10,7	11,0	11,3	11,7	11,9	12,5	13,1	13,64
Hochsprung	2,00	1,89	1,88	1,70	1,60	1,55	1,41	1,28

Wie bei der Ausdauerleistungsfähigkeit lässt sich auch für die Kraft, die Schnellkraft und die Schnelligkeit erkennen, dass Höchstleistungen von 70-Jährigen etwa jenen von untrainierten 20- bis 30-Jährigen entsprechen. Dies gilt beispielsweise für den 100 m-Sprint, den Hochsprung, bei dem neben der Kraft auch noch hohe Koordination und Kognitionsvoraussetzungen maßgeblich sind, sowie auch für das Gewichtheben, also reine Kraftsportarten. (Abb. 19)

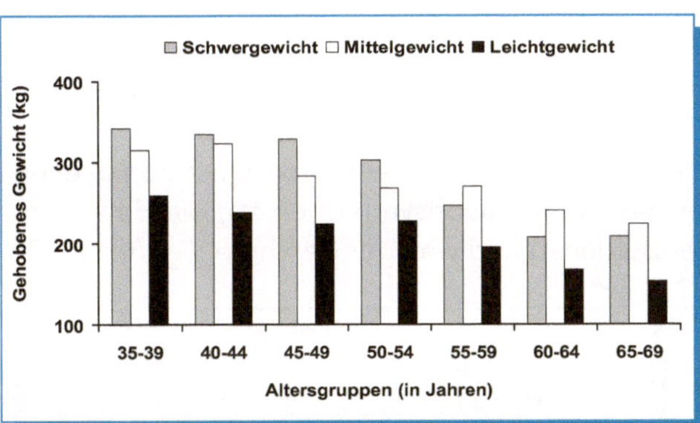

Abb. 19: Nationale Seniorenrekorde im Gewichtheben (Reißen) nach US Powerlifting Federation 1991, aus W. Spirduso, 1995

Neuromuskuläre Einheit

Neben der Abnahme der Muskelmasse und ihrer kontraktilen (zusammenziehenden) Funktion kommt es auch zu Veränderungen am Nervensystem und an jenen Nervenenden, die für die Musukelerregung verantwortlich sind. So nimmt die Nervenleitgeschwindigkeit um etwa 10 bis 15 % ab, die Anzahl der Nervenfasern reduziert sich um etwa 30 % ebenso wie die Zahl der motorischen Endplatten (Schaltstelle Nerv-Muskel), also der letzten Verbindungen der motorischen Nerven und der Muskulatur. Auch die Aktivität der Überträgersubstanzen an den motorischen Endplatten nimmt ab.

Hinsichtlich des Zentralnervensystems ist zu erwähnen, dass auch die Hirnmasse bis zum 80. LJ etwa 15 bis 20 %, bzw. sogar mehr abnehmen kann. Auch die Zahl der Nervenzellen sowie die Nervenverzweigungen werden abgebaut. Die Bildung von Botenstoffen ist reduziert, es kommt zu Einlagerung von Alterspigment und auch die Gehirndurchblutung wird vermindert. Besonders deutlich scheint dabei das Kleinhirn betroffen zu sein, welches für die Koordination von Bewegungsabläufen zuständig ist. Hinsichtlich geistiger Leistungen ist zu erwähnen, dass sich die Sehleistung durch den Wasser- und Dehnbarkeitsverlust der Augenlinse verändert, wodurch das Fokussieren in der Nähe (scharfes Sehen in der Nähe) nachlässt, ein Vorgang, der auch mit Akkomodationsabnahme oder Altersweitsichtigkeit bezeichnet wird. Darüber hinaus verschlechtert sich das Dämmerungssehen, in Einzelfällen kann es zum grauen Star (Linsentrübungen) kommen. Hinsichtlich des Hörvermögens ist festzustellen, dass mit zunehmendem Alter vor allem hohe Töne schlecht wahrgenommen werden, der hörbare Frequenzbereich sinkt von etwa 20000 Hz auf etwa 5000 Hz ab.

Funktionelle Einschränkungen:

Die Verlangsamung der informationsverarbeitenden Prozesse führt zu einer Verschlechterung der Gedächtnisleistung und der raschen Entscheidungsfähigkeit sowie der kognitiven Funktionen insbesondere im Hinblick auf schnelle, räumliche und zeitliche Orientierung. Hinsichtlich der motorischen Fähigkeiten nimmt mit zunehmendem Alter das Koordinationsvermögen ab, die Bewegungen werden langsamer, weniger zielgenau und weniger geschmeidig. (Abb. 22)

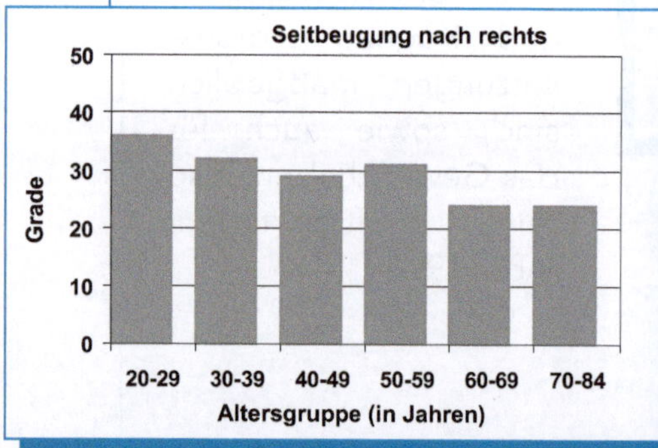

Abb. 20: Veränderungen der Beweglichkeit der Wirbelsäule bei Frauen im Alternsgang (nach D.K. Einkauf, 1987, in W. Spirduso, 1995)

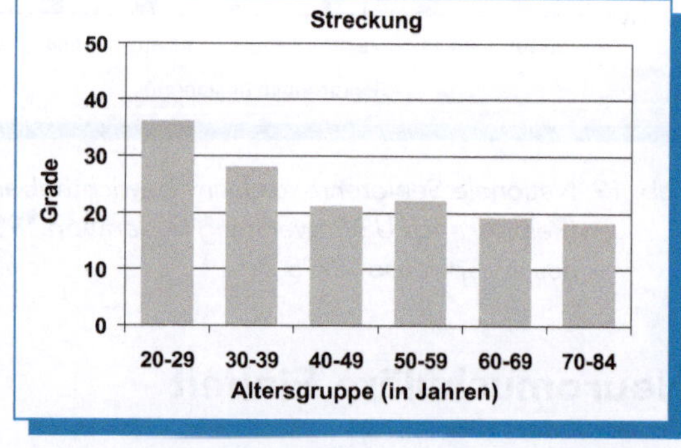

Abb. 21: Veränderungen der Beweglichkeit der MWirbelsäule bei Frauen im Alternsgang (nach D.K. Einkauf, 1987, in W. Spirduso, 1995)

Auch diese Veränderungen sind schicksalhaft, Sie können sie jedoch durch bestimmte körperliche Aktivitäten in ihrem Nachlassen deutlich reduzieren (Abb. 22).

Schutzfaktor:

Koordinations-, Beweglichkeits- und Gleichgewichtstraining entweder isoliert oder „spielerisch" im Rahmen verschiedener Ballspiele bzw. Ausüben von Sportarten mit hohen Gleichgewichts- und Koordinationsanforderungen wie z.B. alpiner Schilauf, zum Teil Schilanglauf oder Mountainbiken im Gelände u.a. Die hervorragenden Leistungen von über 70-jährigen Tennisspielern und Golfern sind ein Beispiel der Trainierbarkeit von koordinativen und kognitiven Funktionen. Dies können Sie auch aus Abb. 20 ersehen, welche zeigt, dass zwar die kognitiv-koordinativen Fähigkeiten mit zunehmendem Alter schicksalhaft abnehmen, andererseits bei regelmäßiger Inanspruchnahme durch körperliche Aktivität, Sport und Training gravierende Unterschiede zwischen inaktiven Untrainierten und aktiven Trainierten im höherem Lebensalter gegeben sind.

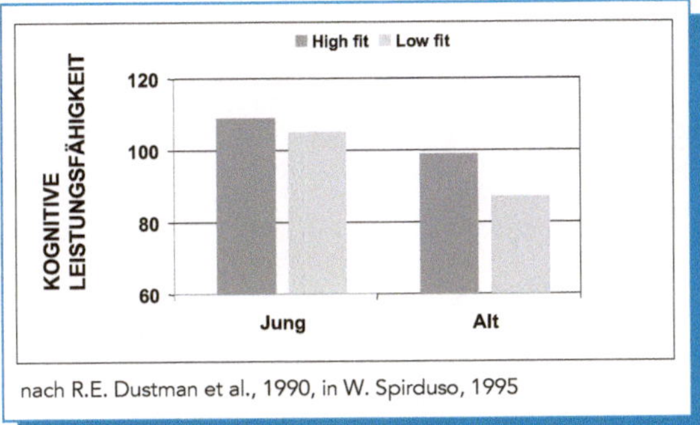

nach R.E. Dustman et al., 1990, in W. Spirduso, 1995

Abb. 22: Die kognitive Leistungsfähigkeit als Mittelwert mehrerer Tests von jüngeren und älteren Menschen mit niedriger und höherer Ausdauerleistungsfähigkeit

Neben diesen wichtigen leistungsrelevanten Organsystemen zeigen auch alle anderen die körperliche Aktivität steuernden und beeinflussenden Organe Alternsveränderungen. So erkennt man an den hormonbildenden Drüsen einen Masseverlust und sie produzieren weniger Hormone (ein Phänomen, welches sowohl die Hypophyse als Steuerorgan wie auch die Schilddrüse, die Nebennierendrüsen, die Bauchspeicheldrüse und die Keimdrüsen betrifft). Darüber hinaus ist die Effektivität der Immunabwehr (psycho-neuro-immunologische Achse) reduziert, die Wundheilung, die Wachstumsgeschwindigkeit von Haaren und Nägeln verlangsamt sowie die funktionelle Kapazität von Leber und Niere sowie des Verdauungssystems vermindert.

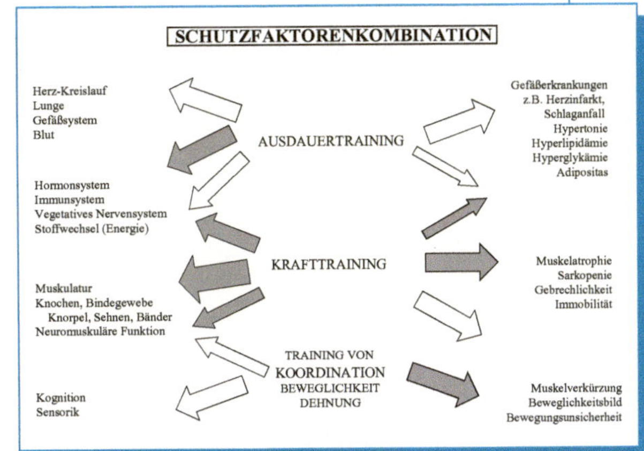

Abb. 23: Wirkung verschiedener Trainingsinhalte auf Organe und Organsysteme im Sinne von „Schutzfaktoren" gegen Risikofaktoren und chronische Erkrankungen

In Abb. 21 finden Sie die Schutzfaktorenkombination „körperliche Aktivität, Sport und Training" zusammengefasst, welche dazu verhilft, biologisch jünger zu bleiben und das Leben im Alternsgang unbeschwert genießen zu können.

ALTERN UND GESUNDHEIT

Die Uhr tickt „Risikofaktoren – Schutzfaktoren" im Alternsgang (Abb. 24)

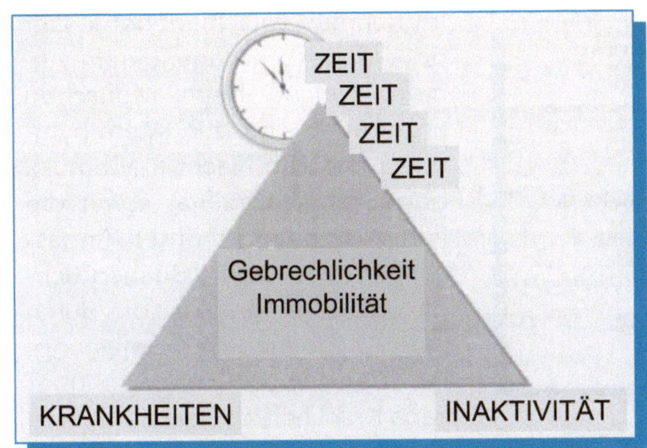

Abb. 24: Die Dreiecksbeziehung von Immobilität und Gebrechlichkeit: Zeit, Zivilisationserkrankungen, Inaktivität nach W. Spirduso, 1995

Auch Sie als Nicht-Mediziner wissen, dass Gesundheit – wie immer sie subjektiv empfunden wird – der wichtigste Baustein für die Lebenszufriedenheit ist, da sich in ihr Wohlbefinden, Agilität und Leistungsfähigkeit ausdrücken. Vor diesem Hintergrund muss die Gesundheitsdefinition der WHO „Gesundheit ist nicht nur ein Freisein von Krankheiten und Gebrechen, sondern ein Zustand völligen körperlichen, seelischen und sozialen Wohlbefindens" in Frage gestellt werden, da Gesundheit aus individueller Sicht durchaus unterschiedlich empfunden wird und darüber hinaus Zustände eines „völligen Wohlbefindens" in keinem der genannten Bereiche uneingeschränkt und langfristig realisierbar sind.

Vielmehr müssen wir davon ausgehen, dass immer wieder Störungen auf den Organismus eintreffen, ja eintreffen müssen, dass jedoch ein gesunder Organismus im Stande ist, diese Störungen auszugleichen. Basis dieser – vereinfacht ausgedrückt – Reagibilität (Reaktionsfähigkeit) unseres Organismus auf Störeinflüsse ist eine ausreichend gute Anpassungsfähigkeit, verursacht durch regelmäßige Inanspruchnahme unseres Organismus, also die erwähnte „psychophysische Aktivität", oder die „Lebensaktivität"!

„Gesund ist jedes Biosystem, welches Störungen auszugleichen vermag."

Gesundheit ist mit Reagibilität gleich zu setzen, was durch viele Beispiele belegbar ist. So ist die Herzfrequenz, welche scheinbar regelmäßig ist, durchaus unregelmäßig, wenn man sie mit einer Genauigkeit von einer Tausendstelsekunde misst. Bei Herzerkrankungen, bzw. vor Herzinfarkten verschwindet diese „Variabilität" (Veränderbarkeit der Frequenz), die Herzfrequenz wird starr. Ein weiteres Beispiel sind verschiedene Hormondrüsen, welche neben dem 24-Stunden-Rhythmus unterschiedliche Ausscheidungsraten haben.

Diese pulsatile Variabilität nimmt bei Erkrankungen ab. Ein Beispiel dafür ist das Hormon Calcitonin bei schwerer Osteoporose (Knochendichteverlust).

Variabilität, also scheinbare Unordnung in geordneten Systemen, ist demnach ein Zeichen von Funktionsbreite, die schematisch auch als „Gesundheits-Krankheitskontinuum" darstellbar ist.

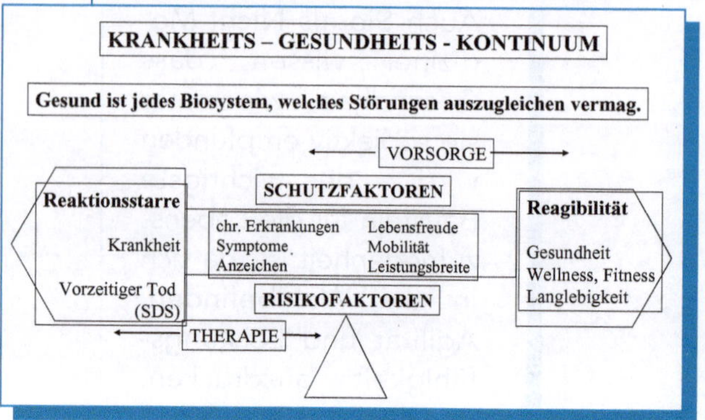

Abb. 25: Interaktion von Schutz- und Risikofaktoren auf Gesundheit und Krankheit

Im Rahmen verschiedener kürzer oder länger schwingenden Rhythmen, welche beim Menschen anzutreffen sind (z.B. Atemrhythmus oder Tag-Nacht-Rhythmus), bedeutet Reagibilität somit die Fähigkeit einer erhöhten Anpassungsbreite bzw. Beanspruchbarkeit, eine Fähigkeit die durch eine regelmäßige Belastung, induziert wird. Demgegenüber kann Krankheit als Reaktionsstarre aufgefasst werden, also einen Verlust oder eine Einschränkung der Ausgleichsmöglichkeit. Auf Zivilisationserkrankungen bezogen bedeutet dies, dass durch eine lebensstilbedingte übergroße Anhäufung von Risikofaktoren die Fähigkeit, Störungen auszugleichen bzw. Einseitigkeiten kompensieren zu können, verloren geht. Dies ist gerade im Alternsprozess von wesentlicher Bedeutung, da mit zunehmendem Alter Risikofaktoren durch Veränderung der Lebensweise oder durch die Umwelt auftreten (können), welche ohne Interventionsmaßnahmen zu manifesten Erkrankungen, insbesondere den so genannten Zivilisationserkrankungen führen können.

Vorbeugung als individuelle Gesundheitsstrategie im Altern

C. Cooper:
„1 Gramm Prävention ist mehr als 1 Kilogramm Therapie"

Aus der Sicht dieses Zitates liegt die Verantwortung für die Gesundheit, das Wohlbefinden, die Beweglichkeit und die Leistungsfähigkeit bei jedem Menschen selbst. Körperliche Aktivität und Sport in allen Lebensabschnitten, eine ausgewogene Ernährung, positives Denken, Zufriedenheit und soziale Integration sowie richtige Stressbewältigung und Entspannungsphasen sind auf der Basis der erblichen Veranlagung die individuell und variabel zu gestaltenden Mosaiksteine Ihrer persönlichen Gesundheitsstrategien im Alltag.

Gesundheit ist eben keine Frage des Zufalls, sondern Konsequenz individueller Gesundheitsstrategien.

Leider haben viele Menschen verlernt, diverse Warnsignale ihres Körpers zu beachten und entsprechend darauf zu reagieren. Auch Sie haben sicher schon öfter körperliche Hinweise ignoriert, mit Koffein, Nikotin, Alkohol, Medikamenten gedämpft, oder aber verdrängt. Wenn man die kleinen und größeren, immer wieder auftretenden Warnsignale seines Körpers ignoriert und über längere Zeit ohne Rücksicht auf die Gesetzmäßigkeiten zwischen Belastung und Entspannung sein Leben gestaltet, sowie keinen Raum für Innehalten und Zufriedenheit schafft, darf man sich nicht verwundern, wenn die Quittung in Form von Burn-out, psychosomatischen Störungen, dem Auftreten von Risikofaktoren bzw. Manifestwerden von Zivilisationserkrankungen mit Einschränkungen der Lebensqualität, Mobilität und Lebenszufriedenheit sowie vielfach frühzeitigem Tod die Folge sind (Abb. 26).

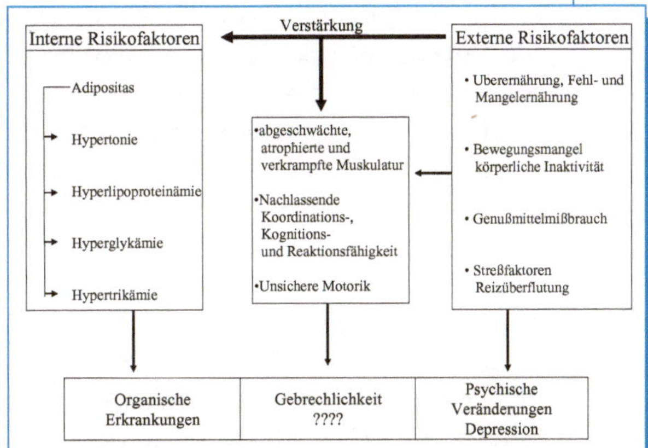

Abb. 26: Risikofaktoren und Folgen im Alternsgang – modifiziert nach G. Frey, 2004

In diesem Sinn fasste der amerikanische Epidemiologe F. W. Booth in einer 2002 erschienenen Publikation 25 verschiedene „Symptome" zusammen, welche durch einen inaktiven Lebensstil mit chronischem Bewegungsmangel verursacht bzw. in ihrem Auftreten beschleunigt und begünstigt werden: In neun große Gruppen geteilt, sollten Sie folgende Risikofaktorenkreise beachten:

1. Degenerative Herz-Kreislauferkrankungen
   Bluthochdruck, koronare Herzkrankheit (Angina pectoris = Durchblutungsstörung der Herzkranzgefäße, Herzinfarkt), Gefäßerkrankungen, Schlaganfall
2. Übergewicht und übergewichtbedingte Erkrankungen
3. Diabetes mellitus Typ 2 (Altersdiabetes)
4. Fettstoffwechselstörungen, insbesondere Erhöhung des Cholesterin, der Triglyzeride mit hohem LDL- („schlechtes" Cholesterin) und niedrigem HDL-Spiegel („gutes" Cholesterin)
5. Krebserkrankungen, insbesondere Brust- und Dickdarmkrebs
6. Beschwerden im Bereich des Bewegungsapparates, insbesondere der Wirbelsäule, hervorgerufen durch muskuläre Atrophie und allgemeine Muskelschwäche mit einer dramatischen Verschlechterung im zunehmenden Lebensalter bis hin zu Alltagsuntauglichkeit und Gebrechlichkeit

7. Osteoporose – erhöhtes Fallrisiko mit Bruchgefahr
8. Entwicklung von Depressionen
9. Frühzeitige Sterblichkeit

Die tödliche Kombination – das „Sedentary Death Syndrom" (SDS)

Aus der ursächlichen Beziehung von Bewegungsmangel und dem Auftreten dieser Symptome, Risikofaktoren bzw. Zivilisationserkrankungen, wurde von F. W. Booth und Mitarbeitern 2003 der Begriff des „Sedentary Death Syndrom" geschaffen, um auf die Dramatik der Inzidenz (Anzahl der Erkrankungen) und Prävalenz (Häufigkeit der Erkrankungen) der Zivilisationserkrankungen in weiten Bevölkerungskreisen hinzuweisen und als mächtigen Gegenspieler regelmäßige körperliche Aktivität, Sport und Training, also Bewegungsprävention, als den wohl wichtigsten Schutzfaktor gegenüber zu stellen.

Bewegung ist Leben – Leben ist Bewegung: Körperliche Aktivität war von je her die Voraussetzung zur Lebenserhaltung, bzw. zum Überleben notwendig. Das menschliche Erbgut ist daher so konzipiert, dass ein regelmäßiger Energieumsatz notwendig ist bzw. von unserem Organismus erwartet wird, um das normale Funktionieren der Gene, also Gesundheit und Gesundheitsstabilität, zu garantieren und die Leistungsvoraussetzungen und die Leistungsbreite unseres Körpers in einem optimalen Gleichgewicht zu halten sowie eine gute Reagibilität bei Störfaktoren zu gewährleisten.

Die Dramatik der Missachtung dieser Gesetzmäßigkeiten zeigt sich aus weltweiten Gesundheits-/Krankheitsstatistiken. So ist etwa ein Drittel der frühzeitigen, vermeidbaren Todesfälle durch körperliche Inaktivität, Überernährung bzw. Fehlernährung bedingt. Die Weltgesundheitsorganisation hat berechnet, dass in 15–20 Jahren 70 % der Todesfälle lebensstilbedingt sein werden, wozu als wichtigste Risikofaktoren körperliche Inaktivität, Rauchen, Übergewicht, Fehlernährung, Fettsucht sowie Alkoholmissbrauch gelten.

Als die wichtigsten Faktoren für die tödliche Kombination zum Entstehen eines „Sedentary Death Syndroms" gelten:

- erhöhter Blutzucker, Zuckerausscheidung im Harn
- niedriger HDL-Spiegel
- Übergewicht
- eingeschränkte körperliche Leistungsfähigkeit
- erhöhter Ruhepuls
- atrophe („schwindende") Skelettmuskulatur, erniedrigte Knochendichte

Dazu kommt, dass Risikofaktoren, wenn sie in höherer Zahl auftreten, sich nicht addieren, sondern potenzieren, was bedeutet, dass die Kombination einzelner

Risikofaktoren wesentlich schneller zu schwerwiegenden Erkrankungen bzw. frühzeitigem Tod führen kann. Dieses negative Phänomen ist ab der Lebensmitte umso bedeutsamer!

Zwei Beispiele: Fettleibigkeit ist bei 57 % der Personen anzutreffen, welche an Diabetes mellitus Typ 2 erkranken, bei 30 % von Gallenblasenerkrankungen, in 17 % bei Herz-Kreislauferkrankungen und Bluthochdruck, 14 % bei Arthrosen sowie 11 % bei Brustkrebs, Gebärmutterkrebs und Dickdarmkrebs.

Langjährige Bewegungsarmut und körperliche Inaktivität verursachen im mittleren bis höheren Lebensalter eine deutlich reduzierte Knochenmasse und Knochendichte, eine atrophe Muskulatur im Bereich der Extremitäten und des Körperstamms, schlechte Koordination und Beweglichkeit sowie eine eingeschränkte Wahrnehmungsleistung (Augen, Ohren und Gleichgewichtssinn). Die Folgen dieser Veränderung sind und werden mit zunehmendem Alter und ohne Bewegungs-Trainingsintervention immer gravierender: chronische Rückenschmerzen, Fehlhaltung, Gelenksüberlastung, erhöhtes Fallrisiko, erhöhtes Frakturrisiko, insbesondere Schenkelhalsfrakturen, darauf folgend Immobilität, Gebrechlichkeit, langfristige Krankenhausaufenthalte, hohe Krankheits- und Medikationskosten, Pflegefall, frühzeitiger Tod durch Begleitkombinationen. (Abb. 23)

Wie sich langjährige körperliche Inaktivität im Alternsgang, Verlust von funktionellen Fähigkeiten und Fertigkeiten, Verminderung der Leistungsfähigkeit, die entsprechenden psychischen Veränderungen sowie das Auftreten von Risikofaktoren bzw. (Zivilisations-) Erkrankungen verstärken, zeigt der „Teufelskreis der körperlichen Inaktivität" (Abb. 27).

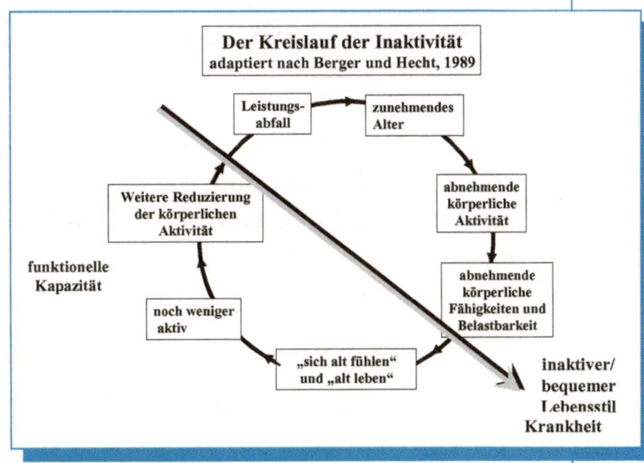

Abb. 27: Der „Teufelskreis" der körperlichen Inaktivität

Im Gegensatz dazu imponieren die Wirkungen des Schutzfaktorenkonzepts „körperliche Aktivität, Sport und Training". In einer eindrucksvollen Studie konnte Hakim 1998 diese Effekte nachweisen. Es handelt sich um eine so genannte prospektive Studie, d.h. dass ein Kollektiv von Menschen (bei dieser Studie Männer mit einem Lebensalter von etwa 60 Jahren) ab dem Beginn ihrer Pensionierung über die folgenden 12 Jahre beobachtet wurden. Das Ziel war die Beziehung zwischen Inaktivität und Aktivität zur Gesamtsterblichkeit zu evaluieren. Die Inaktiven, also jene Männer mit einer nicht nennenswerten Gehleistung pro Tag zeigten nach diesen 12 Jahren die höchste Sterblichkeitsrate. Demgegenüber war die Zahl jener, die starben, in der Gruppe mit einer Walking-Distanz von etwa 8 km pro Tag um etwa um die Hälfte reduziert. Die wichtigste Botschaft zeigt aber die mittlere Kurve. Bei jener Gruppe, welche eine mittlere Geh-Distanz von etwa 2,4 km pro Tag absolvierte, war eine Verminderung um etwa 40 % festzustellen. Diese Daten belegen imponierend, dass regelmäßige körperliche Aktivität, in diesem Fall Ausdauertraining mit mittleren Intensität, imstande ist, das Sterblichkeitsrisiko hinsichtlich der erwähnten Zivilisationserkrankungen, also die frühzeitige Sterblichkeit, welche in dem Begriff „Sedentary Death Syndrom" ausgedrückt wird, deutlich zu senken.

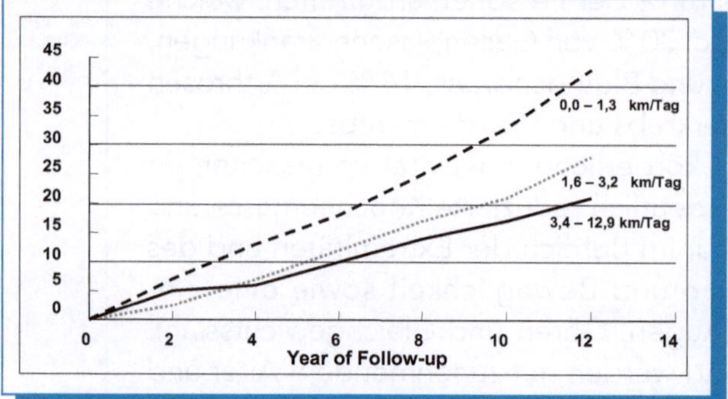

Abb. 28: Kumulative Sterblichkeitsrate und Gehleistung (Walking) pro Tag nach AA. Hakim et al., 1998

Altern und Zivilisationserkrankungen

RISIKOFAKTOR: Inaktivität

SCHUTZFAKTOR: körperliche Aktivität, Sport und Training

Erfolgreich altern heißt, dass Sie bereits in jungen Jahren darauf achten, dass man „es" hat, wenn man „es" braucht. Die Grundsteine für ein möglichst gesundes Altern werden schon in jungen Jahren gelegt – oder aber auch die Basis dafür, die Risiken für eine der so genannten Zivilisationserkrankungen zu erhöhen. Die Problematik dabei ist, dass viele der Zivilisationserkrankungen zunächst keine Beschwerden verursachen, ihre Spätfolgen jedoch meist mit einer großen Beeinträchtigung der Lebensqualität verbunden sind.

Zivilisationserkrankungen sind chronische Erkrankungen und daher durch ein langsames Fortschreiten und eine lange Dauer charakterisiert. Die Zahl der Menschen, die an einer oder mehreren Zivilisationserkrankungen leiden, nimmt in den „zivilisierten Ländern" stetig zu. Noch dramatischer ist die Tatsache, dass sie auf Grund eines „ungesunden Lebensstils", also Bewegungsmangel, Fehlernährung und übermäßigen psycho-sozialen Stress immer früher auftreten. Statistische Daten belegen, dass der Trend in beunruhigender Weise dahin geht, dass jüngere Menschen bereits an Zuckerkrankheit, Übergewicht, Gefäßveränderungen, Herz-Kreislauferkrankungen oder Skeletterkrankungen leiden. Diese Fakten können als „Zeitbombe" angesehen werden, wenn man bedenkt, dass bei gleichzeitig zunehmender Lebenserwartung und immer frühzeitigerem Auftreten von Zivilisationserkrankungen ein hoher Prozentsatz der Population immer „länger krank" lebt. Die Grundsteine für das immer frühere

Auftreten von Zivilisationserkrankungen werden bereits im Kindes- und Jugendalter gelegt. Dies ist darauf zurück zu führen, dass Bewegungsmangel und Ernährungsfehler bereits im Kleinstkind- und Kindesalter auftreten. Der österreichische Diabetesbericht 2004 weist nach, dass bereits jedes zehnte österreichische Kind übergewichtig, ungefähr jedes zwanzigste fettleibig/übergewichtig (Begriff nach Präferenz des Autors) ist. Querschnittsuntersuchungen an österreichischen Schulen weisen darauf hin, dass auch die Leistungsfähigkeit der Kinder und Jugendlichen, bezogen auf Ausdauer, Kraft, Beweglichkeit und Koordination, ebenfalls schlechter wird. Dies geht Hand in Hand mit einer stetigen Zunahme sitzender Tätigkeiten, insbesondere vor dem Fernsehschirm.

Unbewegtes Leben hingegen macht krank: Viele unserer Organe und Funktionssysteme „verrosten" – die Muskulatur atrophiert! Andere Systeme verlassen ihre normalen funktionellen Regelkreise und „entgleisen".

Die so genannten „Zivilisationserkrankungen" sind also abgesehen von einer erblichen Veranlagung „hausgemacht". Schon von Kindesalter an bewegen wir uns zu wenig, essen zu viel, zu fett, zu süß, ein zu hoher Prozentsatz konsumiert regelmäßig Nikotin und zu viel Alkohol. In Abb. 29 werden Sie sehen, dass die Zivilisationserkrankungen Frauen wie auch Männer betreffen, wenngleich Alter und Geschlecht mit eine Rolle spielen, ob und wann Mann/Frau erkrankt. (Abb. 29)

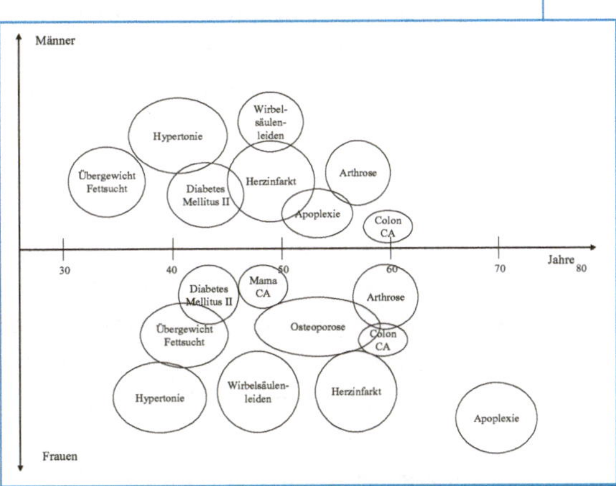

Abb. 29: Alters- und geschlechtsspezifische Schwerpunktverteilung in der Häufigkeit des Auftretens verschiedener Zivilisationserkrankungen

Verschaffen Sie sich im Folgenden einen Überblick über die wichtigsten Zivilisationserkrankungen, deren Risiko- und Schutzfaktoren.

Adipositas (Fettleibigkeit)

Expertenschätzungen zufolge ist in den westlichen Industrienationen bereits ein Drittel der erwachsenen Bevölkerung übergewichtig. Viele davon haben sogar einen BMI von über 30 und leiden somit an Adipositas.

Leider wird dieses krankhafte Übergewicht immer noch einerseits als Krankheit für sich aufgefasst bzw. andererseits als Risikofaktor für Folgeerkrankungen wie Herz- und Gefäßerkrankungen oder Diabetes mellitus Typ 2, aber auch Arthrosen u.a., unterschätzt.

Die Adipositas wird als eine über das Normalmaß hinausgehende Vermehrung des Körperfettes definiert, und entsteht meist infolge einer übermäßigen Kalorienzufuhr – vor allem in Form von Fett, aber auch in Form zu vieler Kohlenhydrate – in Kombination mit körperlicher Inaktivität. Vereinfacht ausgedrückt bedeutet dies: Wenn die mit der Nahrung und den Getränken aufgenommene Energiemenge den Verbrauch überschreitet, wird der Überschuss in Form von Triglyzeriden im Fettgewebe gespeichert. (medizin/akademie_2002/adipositas_2002)

Wenn dieser Überschuss beispielsweise „nur" bei 300 kcal/Tag liegt, bedeutet dies eine Gewichtszunahme von etwa einem Kilo pro Monat, bzw. 12 kg pro Jahr! (Die Konsequenzen sind bekannt: Diäten und Reduktionskostformen mit rascher Gewichtsabnahme, anschließend Rückkehr in die alte Lebensform und damit ein Jo-Jo-Effekt mit umso deutlicherer Gewichtszunahme).

Expertenschätzungen zufolge ist in den westlichen Industrienationen bereits ein Drittel der erwachsenen Bevölkerung übergewichtig (BMI über 25), etwa 8 – 12 % der Population haben sogar einen Body-Mass-Index von über 30 und leiden somit an Fettsucht. Statistische Zahlen belegen, dass der Prozentsatz an Übergewicht bei Kindern und Jugendlichen mit der Zahl der täglichen „TV-Konsumstunden" zusammenhängt. Chronische Inaktivität und Bewegungsfaulheit beginnt also schon im Kindesalter, und setzt sich – als gelebtes, weil erlerntes „Übungsprinzip" – bis ins Alter fort. Untersuchungen aus Italien verweisen in diesem Zusammenhang darauf, dass von den 18,5 % der Gesamtbevölkerung mit einem Lebensalter über 65 Jahren, etwa ein Drittel als „Single-Haushalt" wohnt, wobei interessanterweise der Prozentsatz der Geschiedenen höher liegt als der Verwitweten. Die allein lebenden Senioren in Italien verbringen laut dieser Studie mehr als 6 Stunden täglich vor dem Fernsehapparat! Mit den bekannten negativen Folgen! Manche

Tabelle 5: WHO-Klassifikation von Gewichtsbereichen und Risiko für Komorbiditäten bei Erwachsenen (WHO, 2000)

Klassifikation	BMI-Wert	Risiko für Komorbiditäten
Untergewicht	<18,5	niedrig (Risiko für andere klinische Probleme erhöht)
Normalgewicht	18,5–24,9	durchschnittlich
Übergewicht	≤25	
Präadipositas	25,0–29,9	erhöht
Adipositas, Grad I	30,0–34,9	moderat
Adipositas, Grad II	35,0–39,9	hoch
Adipositas, Grad III	≤40	sehr hoch

Soziologen sprechen in diesem Zusammenhang auch von der „Schuld der Kinder, die Eltern allein zu lassen"! Wenn auch die heutigen Lebensumstände die „Großfamilie" immer mehr zurückdrängen, zeigt sich doch die bedeutende Rolle und Notwendigkeit der sozialen Integration älterer Menschen, welche aber auch aktiv erarbeitet werden muss (und das schon in jungen Jahren!).

Zur Klassifizierung vom Körpergewicht wird heute üblicherweise der so genannte BMI (Body-Mass-Index) herangezogen. Ergänzend werden Bauch-, Taillen- und Hüftumfang gemessen.

Nach Angaben des National Research Council, 1989, kann man wohl auch eine Altersabhängigkeit d. BMI berücksichtigen, wie wohl natürlich prinzipiell gilt, dass es präventiv am günstigsten ist, auch mit zunehmendem Alter bei einem BMI unter 25 zu bleiben.

Alter	BMI
19-24	19-24
25-34	20-25
35-44	21-26
45-54	22-27
55-64	23-28
65 -	24-29

Bestimmung des Körpergewichts:

1. mittels BMI (= Body-Mass-Index)

Köpergewicht dividiert durch (Körpergröße in m)²

$$\text{BMI} = \text{Gewicht [in kg]} \div (\text{Körpergröße [in m]})^2$$

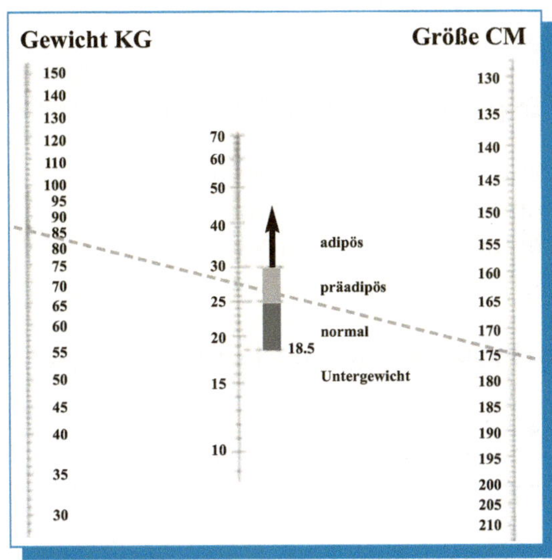

BMI-Tabelle

Mittels des BMI sind keine genauen Aussagen über die Körperzusammensetzung möglich. So können z.B. Krafttrainierte mit geringem Fettspeicher und größerer Muskelmasse einen höheren BMI, Models mit atropher Muskulatur daher relativ höherem Fettanteil niedrige BMI's haben. Zur genauen Analyse von aktiver und passiver Körpermasse können Hautfaltenmessungen, Bioimpedanzanalyse oder Infrarotreflektometrie verwendet werden.

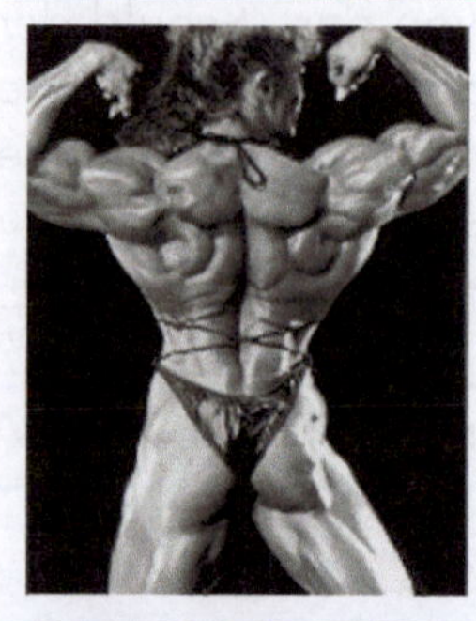

Körpergröße:	**162 cm**
Körpergewicht:	**78 kg**
Muskelmasse (inkl. innere Organe)	**54 kg**
entspricht Muskelanteil:	**70%**
Fettmasse:	**4 kg**
entspricht Fettanteil:	**5%**
BMI	**30**

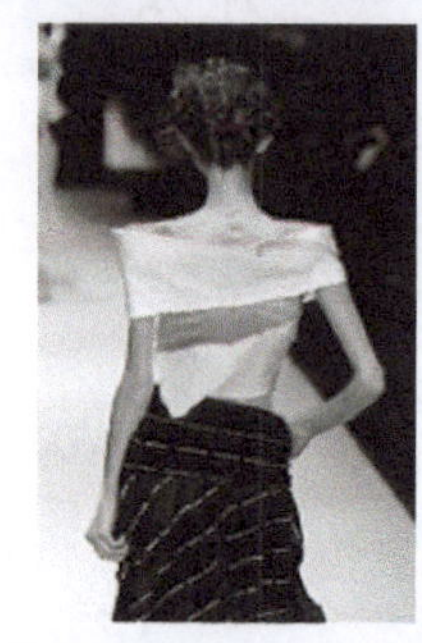

Körpergröße:	**180 cm**
Körpergewicht:	**69 kg**
Muskelmasse (inkl. innere Organe)	**32 kg**
entspricht Muskelanteil:	**46%**
Fettmasse:	**14 kg**
entspricht Fettanteil:	**20%**
BMI	**20**

Abb. 30: Einfluss der Muskelmasse auf den BMI

2. Messung des Bauchumfanges

Der Bauchumfang sollte

- bei Frauen unter 90 cm und
- bei Männern unter 100 cm liegen (Empfehlung des Lipidforum Austriacum®)

Die WHO geht bei einem Bauchumfang ≥80 cm bei Frauen und ≥94 cm bei Männern bereits von einem erhöhten Risiko der Begleiterkrankungen aus. Bauchumfänge von ≥88 cm bei Frauen und ≥102 cm bei Männern sollten auf jeden Fall nicht überschritten werden (WHO, 2000).

Tabelle 6: Zusammenhang zwischen Bauchumfang und Risiko für Begleiterkrankungen

Risiko	Durchschnittlich	Erhöht	Stark erhöht
Frauen	< 80 cm	80 - 88 cm	>88 cm
Männer	< 94 cm	94 – 102 cm	> 102 cm

So können Sie Ihren Bauchumfang messen:

- Immer morgens – vor dem Frühstück – unbekleidet – vor einem Spiegel
- Dort wo der Bauch den größten Umfang hat (meistens in Nabelhöhe) – immer an derselben Stelle!
- 1.Messung: Bauch ganz einziehen und messen
- 2.Messung: Bauch ganz hinausstrecken und messen
- 3.Messung: Bauch entspannen und in Mittellage messen
- Der dritte Wert ist der Wert, der dem Zielwert entsprechen sollte.
- Die anderen beiden Werte am besten auch notieren. Wenn die Differenz zwischen eingezogenem und hinausgestrecktem Bauch größer wird, ist das meist ein Zeichen, dass man auf dem richtigen Weg ist.

3. Verhältnis Taillenumfang-Beckenumfang (Waist-Hip-Ratio)

Zusätzlicher Quotient aus Taillen- und Hüftumfang, um den Typ der Fettleibigkeit charakterisieren zu können. Der Taillenumfang wird über dem Nabel, der Hüftumfang über dem Trochanter (Knochenvorsprung am oberen Teil des Oberschenkelknochens) gemessen.

Dieser Wert sollte bei Männern unter 1,0 (bzw. 0,9), bei Frauen unter 0,85 (bzw. 0,80) liegen.

Man spricht vom „Apfeltyp", wenn sich das Fett hauptsächlich im Bereich der Taille und des Bauches verteilt, die Waist-Hip-Ratio (WHR) liegt deutlich oberhalb der Normwerte, es besteht eine höhere Gefährdung, an Diabetes mellitus Typ 2, Bluthochdruck, Fettstoffwechselstörungen und Arteriosklerose (Gefäßverkalkung) zu erkranken als beim „Birnentyp", bei dem die Fettdepots z.B. an den Oberschenkeln und am Gesäß anzutreffen sind, wodurch der WHR-Quotient deutlich kleiner wird.

Wichtige Risikofaktoren für Fettleibigkeit/Übergewicht:

- **Bewegungsmangel**
- Falsche Ernährung
- Erbliche Veranlagung
- Hormonelle Erkrankungen

Wichtige Schutzfaktoren:

- **Regelmäßige körperliche Aktivität, insbes. Ausdauertraining – mindestens 30 min/Tag**
- Ernährungsumstellung

Nur eine konsequente und langfristige Ernährungsumstellung zusammen mit regelmäßiger körperlicher Aktivität ist im Stande, Übergewicht zu senken bzw. ein Normgewicht zu halten. Dazu ein Beispiel: Wenn Sie etwa 250 kcal pro Tag bei der Nahrung einsparen und 250 kcal pro Tag durch motorische Aktivitäten verbrennen, erreichen Sie in einer Woche eine Gewichtsreduktion von etwa

0,5 – 0,6 kg. Dies bedeutet: „Wunder" gibt es keine! Nur eine konsequente Lebensumstellung führt zum erhofften Erfolg.

Geschlechtsspezifische Unterschiede:
Generell tendieren beide Geschlechter mit zunehmendem Alter zu Übergewicht. Auffällig ist dabei, dass Männer einerseits häufiger und zudem bereits in jüngeren Jahren zu Übergewicht neigen. Frauen sind weniger häufig betroffen, dafür leiden hier deutlich mehr an echter Fettleibigkeit mit einem BMI von über 30.

Diabetes mellitus Typ 2

Ihnen wird diese Krankheit wahrscheinlich unter dem Namen „Altersdiabetes" ein Begriff sein. Heute erkranken jedoch zunehmend auch jüngere Leute an Diabetes mellitus Typ 2 (DM-II). Während DM-II in früheren Jahren treffend auch mit dem Begriff „Altersdiabetes" umschrieben wurde, werden seit Ende der 70er-Jahre zunehmend auch Fälle von DM-II bei Jugendlichen und sogar Kindern beschrieben. (Österreichischer Diabetesbericht 2004, S.60)

Dem European Health Report der WHO zufolge leiden in Europa 22,5 Millionen Erwachsene an Diabetes mellitus Typ 2. 80–95% entfallen auf Diabetes mellitus Typ 2. Auch in Europa entwickelt sich DM-II zusehends weg von einer Alterserkrankung, und betrifft in steigenden Zahlen Menschen in der ersten Lebenshälfte. (Österreichischer Diabetesbericht 2004)

Neben erblicher Veranlagung sind die wichtigsten Risikofaktoren für DM-II in den westlichen Industrienationen die häufig anzutreffenden Zustände Übergewicht, bzw. Adipositas und langjährige Bewegungsarmut. Ein gestörter Kohlenhydratstoffwechsel (pathologischer oraler Glukosetoleranztest), Insulinresistenz oder eben Diabetes mellitus Typ 2, erhöhte Blutfettwerte, Bluthochdruck sowie hormonell bedingte Fettsucht werden auch als vier Risikofaktoren bzw. Hauptsymptome für erhöhte Arterioskleroseneigung genannt, wobei als Synonyme metabolisches Syndrom (Zustand, wenn viele Stoffwechselvorgänge gestört sind) bzw. Syndrom X bzw. auch der Begriff des „tödlichen Quartetts" verwendet wird. Da vor allem die bauchbetonte, viszerale Fettverteilung mit Insulinresistenz verbunden ist, stellt diese Form der Adipositas die weitaus gefährlichere im Hinblick auf die Entstehung eines Typ-2-Diabetes dar.

Wichtige Risikofaktoren:
- Übergewicht bzw. Adipositas
- **Bewegungsmangel**
- Bluthochdruck
- Erbliche Veranlagung
- Alter
- Fettstoffwechselstörungen
- Hoher Alkohol- und Nikotinkonsum

Wichtige Schutzfaktoren:

- Ernährungsumstellung
- Gewichtsreduktion
- Regelmäßige körperliche Aktivität, insbes. Ausdauertraining, mindestens 30 min./Tag

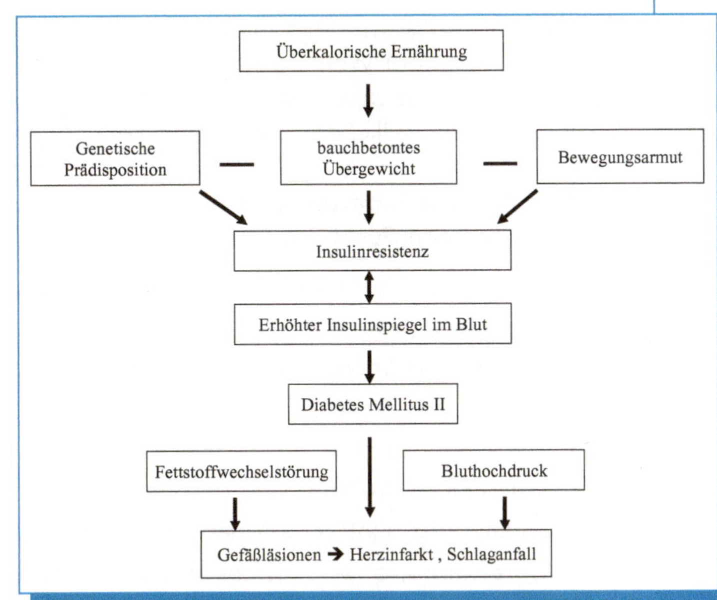

Abb. 31: Risikofaktor Überernährung und deren mögliche Folgen. Nach Rabensteiner in H. Zwick, 2004

Geschlechtsspezifische Unterschiede:
Generell steigt mit zunehmendem Alter bei beiden Geschlechtern die Wahrscheinlichkeit an Diabetes mellitus Typ 2 zu erkranken. Männer erkranken eher früher als Frauen. Lediglich der Anteil der Frauen ab 75 Jahren liegt über dem der Männer. Dies ist unter anderem auf die höhere Lebenserwartung der Frauen und damit auf den höheren Anteil älterer Frauen an der Bevölkerung zurückzuführen.

Herz-Kreislauferkrankungen

Herz-Kreislauferkrankungen, insbesondere Bluthochdruck, die koronare Herzkrankheit, der Schlaganfall und die periphere arterielle Verschlusskrankheit (PAVK) sind die Haupttodesursache in Österreich und in anderen Industriestaaten.

Geschlechtsspezifische Unterschiede:
Frauen sind im höheren Lebensalter häufiger betroffen als Männer – entgegen der weit verbreiteten Meinung, dies seien typische Manager- und somit Männerkrankheiten.

Allerdings ist es so, dass Männer bereits ab einem Alter von 35 Jahren gefährdet sind, einen Herzinfarkt zu erleiden. Das Risiko ist für sie in diesem Alter 20mal höher als für gleichaltrige Frauen.

Die Zahl für Herz-Kreislauferkrankungen bei Frauen steigt ab deren 55. Lebensjahr dann aber deutlich an und übersteigt die Erkrankungsfälle der Männer ab dem 70. Lebensjahr.

Risikofaktoren-Zusammenstellung für Herz-Kreislauf-Erkrankungen:
Nach Statistiken der Welt-Gesundheitsorganisation 2002 besteht für die koronare Herzkrankheit bzw. den Schlaganfall folgende Risikoverteilung, die von Ihnen in unterschiedlichem Ausmaß beeinflussbar ist.

Durch Lebensstiländerungen bzw. zusammen mit entsprechenden Therapien *massiv beeinflussbare Risikofaktoren:*

Bluthochdruck: ➤ koronare Herzkrankheit, Schlaganfall

Erhöhte Blutfettwerte: ➤ Gesamtcholesterin, LDL-Cholesterin, niedriges HDL-Cholesterin: koronare Herzkrankheit, Schlaganfall

Nikotinmissbrauch: ➤ Alle Herz-Kreislauf-Erkrankungen

Körperliche Inaktivität: ➤ erhöht das Risiko von Herz-Kreislauf-Erkrankungen, Schlaganfall um 50 %!!!

Übergewicht, Fettsucht: ➤ koronare Herzkrankheit, Diabetes mellitus Typ 2

Fehl/Überernährung: ➤ Verantwortlich für etwa über 30 % der koronaren Herzkrankheit und 11 % von Schlaganfällen und über 50 % des Diabetes mellitus Typ 2

Diabetes mellitus Typ 2: ➤ koronare Herzkrankheit, Schlaganfall

Andere durch Lebensstiländerungen bzw. Therapien *beeinflussbare Risikofaktoren:*

Psychosozialer Stress: (chronischer Berufs- bzw. Tagesstress, soziale Isolation, Ängstlichkeit): ➤ Herzerkrankungen, Schlaganfall

Depressive Stimmungsbilder, Depression: ➤ erhöhtes Risiko für koronare Herzkrankheit

Niedriger Lebensstandard: ➤ Herzerkrankungen, Schlaganfall

Alkoholmissbrauch: ➤ Herzerkrankungen

Spezielle Medikamente/Therapieformen: ➤ einige „Pillen" (zur Verhütung) bzw. Hormonersatztherapie können das Risiko von Herzerkrankungen erhöhen.

Lipoprotein a: ➤ erhöht das Risiko von Herzerkrankungen, insbesondere im Zusammenhang mit hohem LDL-Cholesterin.

Vergrößerung des linken Herzmuskels: ein wesentlicher Marker hinsichtlich des Risikos für Herzschwäche

Durch Lebensstiländerung und Therapie *nicht beeinflussbare Risikofaktoren:*

Alter: ➤ Altern ist einer der größten unabhängigen Risikofaktoren für Herz-Kreislauf-Erkrankungen; das Schlaganfall-Risiko verdoppelt sich jede Dekade ab dem 55. Lebensjahr.

Vererbung: ➤ Ein erhöhtes Risiko ist gegeben, wenn ein Verwandter ersten Grades koronare Herzkrankheit oder Schlaganfall vor dem 55. Lebensjahr (männlich) oder 65. Lebensjahr (weiblich) hatte.

Geschlecht: ➤ Erhöhtes Vorkommen der koronaren Herzkrankheit bei Männern als bei Frauen (vor dem Wechsel). Das Risiko für Schlaganfall ist für Frauen und Männer ähnlich.

Ethnische Unterschiede

Durch neue Forschungsergebnisse *zusätzlich zu berücksichtigende Risikofaktoren:*

Erhöhte Homozysteinspiegeln im Blut: ➤ gehen mit einem erhöhten Risiko für Herz-Kreislauf-Erkrankungen einher.

Entzündungen: ➤ Verschiedene „Entzündungsmarker" wie z.B. das C-reaktive Protein sind mit einem erhöhten Risiko für Herz- und Gefäßerkrankungen verbunden.

Veränderungen der Blutgerinnung: ➤ Der erhöhte Fibrinogenspiegel oder andere Parameter, welche die Dick-Dünnflüssigkeit des Blutes kennzeichnen, sind Risikofaktoren für Herz- und Gefäßerkrankungen.

Jetzt können Sie Ihr persönliches Risiko für Herz-Kreislauf-Erkrankungen testen. Beginnen Sie in ihrer Altersklasse und beachten Sie das unterschiedliche Altersscore, welches „mitzählt".

Auch wenn Ihr Score „höher" ist – verzweifeln Sie nicht! Ganz im Gegenteil: jetzt ist es Zeit, nach einem Check bei Ihrem Arzt mit dem „My Way Active Aging" zu beginnen!

Tabelle 7: Risiko-Check für Herz-Kreislauferkrankungen in Abhängigkeit des Lebensalters

Variable ▼

Alter	10-20	1 Punkt	21-30	2 Punkte	31-40	3 Punkte
Erbanlagen	Keine Herzerkrankungen in der Familie	1 Punkt	1 Verwandter mit Herz-und Gefäßerkrankung über 60 Jahre	2 Punkte	2 Verwandte mit Herz-und Gefäßerkrankung über 60 Jahre	3 Punkte
Körpergewicht	Über 2,5kg Untergewicht	0 Punkte	-2,5 bis +2,5 kg zum Normalgewicht	1 Punkt	3-9kg über dem Normalgewicht	2 Punkte
Nikotin	Nichtraucher	0 Punkte	Zigarre und/ oder Pfeife	1 Punkt	Bis zu 10 Zigaretten pro Tag	2 Punkte
Körperliche Aktivität	Intensive körperliche Aktivität im Beruf und in der Freizeit	1 Punkt	Moderate körperliche Aktivität im Beruf und in der Freizeit	2 Punkte	Sitzende Arbeit und intensive körperliche Aktivität in der Freizeit	3 Punkte

Ernährung: Cholesterin und Fettkonsum	Cholesterin unter 180mg/dl keine tierischen oder gehärteten Fette in der Nahrung **1 Punkt**	Cholesterin 181-205 mg/dl 10% tierische oder gehärtete Fette in der Nahrung **2 Punkte**	Cholesterin 206-230 mg/dl 20% tierische oder gehärtete Fette in der Nahrung **3 Punkte**
Blutdruck	100 systolisch **1 Punkt**	120 systolisch **2 Punkte**	140 systolisch **3 Punkte**
Geschlecht	weiblich unter 40 Jahre **1 Punkt**	weiblich 40-50 Jahre **2 Punkte**	weiblich über 50 Jahre **3 Punkte**

Erklärung der Variablen: *Erbanlagen* – zählen sie Eltern und Geschwister, die einen Herzinfarkt oder Schlaganfall hatten; *Nikotin* – wenn sie den Rauch tief inhalieren und eine ganze Zigarette ausrauchen, addieren sie einen weiteren Punkt. Ziehen sie keine Punkte ab, falls sie nicht tief inhalieren und/ oder nur eine halbe Zigarette rauchen; *körperliche Aktivität* – ziehen sie einen Punkt ab, wenn sie regelmäßig und häufig trainieren; *Cholesterinspiegel/Fettkonsum* – falls sie keinen aktuellen Cholesterinwert wissen, bestimmen sie ehrlich, wie viel gehärtete Fette sie zu sich nehmen. Dies sind für gewöhnlich tierische Fette (Butter, Schmalz, Schlagobers, Fett in Fleisch- und Wurstwaren). Falls sie viele gehärtete Fette zu sich nehmen, ist ihr Cholesterinspiegel vermutlich er- bzw. überhöht; *Blutdruck* –falls sie keine aktuellen Messwerte wissen, aber in letzter Zeit einen Gesundheitstest (z.B. für eine Versicherung) gemacht haben, ist ihr systolischer Wert vermutlich unter 140mmHg; *Geschlecht* – hier wird die Tatsache berücksichtigt, dass Männer 6-10 mal häufiger einen Herzinfarkt erleiden, als Frauen im gebärfähigen Alter (adaptiert von der Michigan Heart Association). Quelle: McARDLE, W. ; et al. (1996)

Tabelle 8: Risiko-Check für Herz-Kreislauferkrankungen in Abhängigkeit des Lebensalters, Fortsetzung

Variable			
Alter	41-50 **4 Punkte**	51-60 **6 Punkte**	61-70 **8 Punkte**
Erbanlagen	1 Verwandter mit Herz- und Gefäßerkrankung unter 60 Jahre **4 Punkte**	2 Verwandte mit Herz- und Gefäßerkrankung unter 60 Jahre **6 Punkte**	3 Verwandte mit Herz- und Gefäßerkrankung unter 60 Jahre **8 Punkte**
Körpergewicht	9,5–16 kg Übergewicht **3 Punkte**	16,5–22,5 kg Übergewicht **5 Punkte**	23–30 kg Übergewicht **7 Punkte**
Nikotin	20 Zigaretten pro Tag **4 Punkte**	30 Zigaretten pro Tag **6 Punkte**	40 oder mehr Zigaretten pro Tag **10 Punkte**
Körperliche Aktivität	Sitzende Arbeit und moderate körperliche Aktivität in der Freizeit **5 Punkte**	Sitzende Arbeit und wenig körperliche Aktivität in der Freizeit **6 Punkte**	Überhaupt keine körperliche Aktivität **8 Punkte**
Ernährung: Cholesterin und Fettkonsum	Cholesterin 231–255mg/dl 30% tierische oder gehärtete Fette in der Nahrung **4 Punkte**	Cholesterin 256–280 mg/dl 40% tierische oder gehärtete Fette in der Nahrung **5 Punkte**	Cholesterin 281–300 mg/dl 50% tierische oder gehärtete Fette in der Nahrung **7 Punkte**
Blutdruck	160 systolisch **4 Punkte**	180 systolisch **6 Punkte**	200 oder darüber systolisch **8 Punkte**
Geschlecht	männlich **4 Punkte**	männlich, kräftig und untersetzt **6 Punkte**	männlich, kräftig und untersetzt mit Glatze **7 Punkte**

Wählen sie zu jeder Variablen die für sie zutreffende Aussage und zählen sie die jeweiligen Punkte zusammen z.B.: Alter = 29 Jahre ➤ 2 Punkte; Erbanlagen = keine Herzerkrankungen in der Familie ➤ 1Punkt; Körpergewicht = Normalgewicht ➤ 1 Punkt; Nikotin =10 Zigaretten/Tag ➤ 2 Punkte; moderate körperliche Aktivität in Beruf & Freizeit ➤ 2 Punkte; Cholesterin = 200mg/dl ➤ 2 Punkte; Blutdruck =120 systolisch ➤ 2 Punkte; Weiblich unter 40Jahre ➤ 1 Punkt

➤ Gesamt 14 Punkte
plus 1 Punkt für Rauchen mit Inhalieren ➤ 15 Punkte
minus ein Punkt für regelmäßiges und häufiges Training ➤ 14 Punkte
Endergebnis: 14 Punkte = unterdurchschnittliches Risiko

Einstufung des Risikos nach Punkten:

6-11 Risiko deutlich unter dem Durchschnitt
12-17 Risiko unter dem Durchschnitt
18-24 durchschnittliches Risiko
25-31 mittelmäßiges Risiko
32-40 hohes Risiko ➤
41-62 sehr hohes Risiko ➤

„Suchen Sie Ihren Arzt auf" und stellen Sie Ihr Leben um!!

Bluthochdruck

Nach WHO-Definition von 1986 wird eine dauernde Erhöhung des Ruheblutdrucks auf Werte von systolisch über 140mmHg und diastolisch über 90 mmHg als Bluthochdruck bezeichnet. Nach dieser Definition leiden bis zu 25% der Erwachsenen in Industrieländern an Hypertonie.

Tabelle 9: Aktuelle Richtlinien

Kategorie	Systolischer Wert (mmHg)	Diastolischer Wert (mmHg)
Normal	<120	Und <80
Vorstufe zum Bluthochdruck	129-139	Oder 80-89
Bluthochdruck-Grad 1	140-159	Oder 90-99
Bluthochdruck-Grad 2	>160	Oder >100

Wichtige Risikofaktoren:

- Adipositas
- **Bewegungsmangel**
- Erbliche Veranlagung
- Starke psychische Belastungen (Stress)

Wichtige Schutzfaktoren:
- Gewichtsabnahme
- **Ausdauersport: regelmäßige körperliche Aktivität, insbesondere tägliches ausgedehntes Ausdauertraining (so lange wie möglich)**
- Änderung des Lebensstils (Verminderung bzw. Vermeidung von Stress, Ernährungsumstellung und weniger Salz verwenden)
- Regelmäßige Blutdruckkontrolle

Geschlechtsspezifische Unterschiede:
Der Anteil an Frauen, die an Bluthochdruck erkranken, ist in Österreich höher als der der Männer. Vor allem mit zunehmendem Alter steigt bei Frauen die Erkrankungshäufigkeit stärker als bei gleichaltrigen Männern.

Koronare Herzkrankheit (KHK)

Die Koronare Herzkrankheit ist durch arteriosklerotische Veränderungen (Verkalkung) Herzkranzgefäße verursacht, wobei ein oder mehrere Gefäße, zentral oder peripher betroffen sein können. Die Folge mangelnder Durchblutung ist eine mangelhafte Sauerstoffversorgung des Herzmuskels, woraus die so genannten „pektanginösen Schmerzen" resultieren. Die Minderversorgung des Herzmuskels mit Sauerstoff wird auch als Koronarinsuffizienz (= Schwäche der Herzkranzdurchblutung) bezeichnet, welche zu Beginn dieser Erkrankung zumeist unter Belastung gegeben ist.

Wichtige Risikofaktoren:
- Übergewicht, kalorien- und fettreiche Ernährung
- Bluthochdruck
- erhöhte Blutfettwerte
- Diabetes mellitus
- Nikotinmissbrauch
- Stress
- Alter
- Männliches Geschlecht

Wichtige Schutzfaktoren:
- Gesunde, ausgewogene Ernährung
- Gewichtsabnahme
- **Regelmäßige körperliche Aktivität, insbes. Ausdauertraining mindestens 30 min. täglich**
- Nikotinverzicht
- Lebensstiländerung (Stress!!)

Geschlechtsspezifische Unterschiede:
Männer sind v.a. ab dem 40.Lebensjahr weitaus häufiger betroffen als Frauen.

Beim Vorliegen von zwei Risikofaktoren ist das Risiko an einer KHK zu erkranken gegenüber einer Normalperson verdoppelt, beim Vorliegen von drei Risikofaktoren gar vervierfacht. (Münch/Reitz,1996)

Herzinfarkt

Beim akuten Herzinfarkt (Herzmuskelinfarkt) kommt es zu einem Verschluss eines Herzkranzgefäßes und damit zu einer Sauerstoffunterversorgung eines Herzmuskelbezirkes, der schließlich abstirbt. Lokalisation und Größe eines Infarktes sind davon abhängig, in welchem Herzbereich eines oder mehrere Herzkranzgefäßes verschlossen werden bzw. ob Verbindungsgefäße vorhanden sind oder nicht. Großflächige Herzinfarkte können mit einer deutlichen Einschränkung der Pumpleistung des Herzens einhergehen, ein zusätzliches Risiko bedeutet das Auftreten von Herzrhythmusstörungen. (Münch, 1996)

Wichtige Risikofaktoren:
- Koronare Herzkrankheit
- Bluthochdruck
- Übergewicht
- **Bewegungsmangel**
- Stress
- Nikotinmissbrauch

Wichtige Schutzfaktoren:
- Gesunde, ausgewogene Ernährung
- Gewichtsabnahme
- Lebensstiländerung
- **Regelmäßige körperliche Aktivität, insbes. Ausdauertraining mindestens 30 min. täglich**
- Nikotinverzicht

Geschlechtsspezifische Unterschiede:
Allgemein sind Männer weitaus häufiger von einem Herzinfarkt betroffen. Vor allem mit zunehmendem Alter steigt die Wahrscheinlichkeit zu erkranken für Männer stärker an als für Frauen. Bei Frauen starker Anstieg nach der Menopause, insbesondere zusammen mit Nikotinmissbrauch.

Schlaganfall

Der Schlaganfall ist ein Hirninfarkt bzw. eine Hirnblutung infolge arterieller Durchblutungsstörungen des Gehirns und liegt ca. 15% aller Todesfälle zu Grunde.

Die Ursache ist zu ~50% ein Thrombus (Blutpfropfen), also ein durch Arteriosklerose bedingter Gefäßverschluss.

Weitere 30–35% aller Schlaganfälle werden durch ein Blutgerinnsel ausgelöst, das in einer anderen Körperregion (z.B. im Herzen) entstanden ist. Auch hier liegt die Arteriosklerose als Primärursache zu Grunde.

Die restlichen 20–25% sind Hirnblutungen, die durch eine Zerreißung von – beispielsweise bei langjährigem, nicht oder schlecht behandeltem Bluthochdruck – bereits wandgeschädigten Gefäßen entstehen.

Wichtige Risikofaktoren:

- Bluthochdruck
- Koronare Herzkrankheit
- Diabetes mellitus
- Nikotinmissbrauch

Wichtige Schutzfaktoren:

- Gewichtsabnahme
- **Regelmäßige körperliche Aktivität, insbes. Ausdauertraining mindestens 30 min. täglich**
- Nikotinverzicht
- Blutdruckkontrolle

Geschlechtsspezifische Unterschiede:
Das Risiko für einen Schlaganfall nimmt bei beiden Geschlechtern mit zunehmendem Alter zu. Männer haben vom 60. bis zum 75. Lebensjahr dabei ein zweifach höheres Risiko als gleichaltrige Frauen, danach sind Frauen häufiger betroffen.

Erkrankungen des Bewegungsapparates: Unspezifische Rücken- und Kreuzschmerzen

Rückenschmerzen aller Art stehen auf Platz eins der Ursache für Krankenstände. Von „unspezifischen Rückenschmerzen" spricht man, wenn sich keine begründete Diagnose stellen, sich keine eindeutige Krankheitsursache festellen läßt und sich keine geschädigte Struktur findet. Etwa 80 Prozent aller Rückenschmerzen werden als unspezifisch eingestuft.

Wichtige Risikofaktoren (für eine Chronifizierung):
- Falsches Heben und Tragen von schweren Lasten
- **Unterentwickelte Rückenmuskulatur**
- **einseitige Arbeitshaltung, Bewegungsmangel**
- Depression
- Psychischer und sozialer Stress

Wichtige Schutzfaktoren:
- **Kräftigung der Rückenmuskulatur: Kraft-, Kraft-Ausdauertraining zweimal pro Woche, Koordinations- und Gleichgewichtstraining**
- Lernen und Üben des richtigen Hebens und Tragens von schweren Lasten
- Richtiges Sitzen (Beruf?)
- Vermeiden von einseitigen Belastungen
- **Regelmäßige körperliche Aktivität**
- Stressreduktion

Geschlechtsspezifische Unterschiede:
Mit zunehmendem Lebensalter treten vermehrt unspezifische Rückenschmerzen auf. Männer sind etwas öfter betroffen als Frauen. Die häufigsten Beschwerden treten zwischen 45 und 59 Jahren auf. Bedenklich ist jedoch, dass bereits 7,3 Prozent der Buben und gar 7,9 Prozent der Mädchen unter 14 Jahren über Rückenschmerzen klagen!

Wirbelsäulenschäden

Etwa acht Millionen Krankenstandstage in Österreich gehen mittlerweile auf das Konto von Wirbelsäulenleiden. Die meisten Wirbelsäulenschäden haben ihren Ursprung in zu wenig Bewegung und massivem Übergewicht; falsche Kopf- und Körperhaltung (einseitige Arbeitshaltung z.B. Telefonhörer auf einer Seite zwischen Ohr und Schulter eingeklemmt), Angespanntheit und Stress zählen zu den auslösenden Faktoren. Die häufigsten Wirbelsäulenschäden sind Skoliose, eine seitliche Verbiegung der Wirbelsäule, Erkrankung der Wirbelgelenke und Bandscheibenvorfall.

Wichtige Risikofaktoren:
- Adipositas
- **Bewegungsmangel – unterentwickelte Rückenmuskulatur**
- Falsche Kopf- und Körperhaltung
- Langes Sitzen
- Stress & Anspannung
- Psychische Belastungen, Sorgen und Kummer

Wichtige Schutzfaktoren:
- **Stärkung der Rückenmuskulatur: Kraft-, Kraft-Ausdauertraining mindestens zweimal wöchentlich, Koordinations- und Gleichgewichtstraining**
- **Regelmäßige körperliche Aktivität**
- „Aktives" Sitzen
- Vermeidung von einseitigen Belastungen
- Stressreduktion
- Reduktion des Körpergewichts
- Richtige Haltung lernen und üben

Geschlechtsspezifische Unterschiede:
Bei den Wirbelsäulenschäden gibt es geschlechtsspezifisch keine nennenswerten Unterschiede. Männer und Frauen sind zu etwa gleichen Teilen betroffen.

Die Erkrankungen beginnen bereits im Kindes- und Jugendalter, die meisten Menschen trifft es aber ab dem 45. Lebensjahr.

Bandscheibenvorfall

Bei einem Bandscheibenvorfall verlagert sich der Gallertkern (weiche Kern) der Bandscheibe durch eine Schwachstelle des ihn umgebenden Bindegewebsringes in den Wirbelkanal. Die Vorstufe des Vorfalls ist die Protrusion, bei der sich das Bandscheibengewebe nur vorwölbt, ohne durch die äußere Schicht auszutreten. Schmerzen treten dann auf, wenn durch den Bandscheibenvorfall Druck auf Nerven oder Rückenmark ausgeübt wird.

Wichtige Risikofaktoren:
- Adipositas
- **Unterentwickelte Rückenmuskulatur/Bewegungsmangel**
- Falsches Heben und Tragen von schweren Lasten

Wichtige Schutzfaktoren:
- Gewichtsabnahme
- **Stärkung der Rückenmuskulatur: Kraft-, Kraft-Ausdauertraining mindestens zweimal wöchentlich, Koordinations- und Gleichgewichtstraining**
- **Lernen und Üben des richtigen Hebens und Tragens von schweren Lasten**
- **Richtige Haltung lernen und üben, „aktives" Sitzen**
- **Regelmäßige körperliche Aktivität**

Geschlechtsspezifische Unterschiede:
Männer sind deutlich häufiger von Bandscheibenvorfall betroffen als Frauen, das Risiko einer Erkrankung steigt jedoch bei beiden Geschlechtern mit zunehmendem Alter.

Osteoporose

Osteoporose ist eine in ihrer Häufigkeit bei Frauen, aber auch bei Männern zunehmende, langsam fortschreitende Knochenerkrankung, welche mit einer Abnahme der Knochenmasse und der Knochendichte sowie mit einem verminderten Knochenmineralgehalt einhergeht. Diese Veränderungen bedingen eine Zunahme des Frakturrisikos, was bedeutet, dass schon harmlose Unfälle, bzw. Stürze, zu Brüchen, insbesondere Schenkelhalsbrüchen, führen können. Statistiken weisen aus, dass wesentlich mehr Frauen von Osteoporose betroffen sind als Männer, bei Frauen kann der Anteil an Osteoporose bis zu 90% ausmachen.

Sie müssen bedenken, dass eine adäquate Osteoporose-Prävention bereits in der Jugend beginnt, da in der Phase bis etwa zum 30. Lebensjahr die Knochenmasse zum jeweils individuellen Maximalwert aufgebaut wird. Dieser individuelle Maximalwert ist von körperlicher Aktivität und Sport abhängig, bzw. beeinflussbar. Daher ist das natürliche Bewegungsverhalten von Kindern und Jugendlichen ein Garant für eine Ausbildung einer adäquaten Knochenmasse. Dazu gehören auch höhere Kraft- und Stoßbelastungen (Zug und Druck auf den Knochen), also Belastungen, welche auch als „high impact loads" bezeichnet werden. Krafttraining stellt jenen Schutzfaktor dar, der im Rahmen des Alternsganges einen zu starken Abbau der Knochenmasse bzw. Knochendichte hintanhalten kann und spielt daher neben der hormonellen Situation bzw. einer entsprechenden Ernährung eine wesentliche Rolle. Wichtig darauf hinzuweisen, dass bei fortgeschrittener Osteoporose natürlich nicht jene Kraftbelastungen in der Bewegungstherapie gesetzt werden können, welche den besten Effekt haben, da ansonsten Verletzungs- bzw. Frakturgefahr besteht. Umso mehr zeigt sich daher die Wichtigkeit einer möglichst frühzeitigen Bewegungsprävention, um trotz der schicksalhaften Alternsabnahme der Knochenmasse bzw. Knochendichte nicht oder erst sehr sehr spät die Risikogrenze zur Frakturgefahr zu überschreiten.

Im Alternsgang wird ab ca. 30 Jahren mehr Knochenmasse abgebaut, als wieder aufgebaut.

Ist dieser Abbau krankhaft erhöht, kommt es zur Osteoporose.

Die häufigste Ursache für den erhöhten Knochenmasseverlust ist nach der Menopause (Wechseljahre) der Mangel an Östrogen, welches das Gleichgewicht von Knochenauf- und -abbau reguliert. Fehlt Östrogen, wird der Knochen verstärkt abgebaut.

Wichtige Risikofaktoren:

- **Chronischer Bewegungsmangel**
- Exzessiv betriebene Sportarten
- Rauchen – vermindert die Durchblutung in den kleinen Arterien, die die Knochen mit Nährstoffen versorgen

- Fehlernährung
- Alkoholmissbrauch
- Weibliches Geschlecht

Wichtige Schutzfaktoren:

- **Regelmäßige körperliche Aktivität, Bewegungsmix, Kraft-, Kraftausdauertraining; Sportspiele, Koordinations- und Beweglichkeitsübungen: ➤ tragen zur Vorbeugung eines Sturzes bei!**
- Ausgewogene Ernährung mit ausreichend Kalzium und Vitamin D
- Sonnenbestrahlung
- Lebensstiländerung

Geschlechtsspezifische Unterschiede:
Frauen sind weitaus häufiger betroffen als Männer. Besonders nach der Menopause, also ungefähr ab dem 55. Lebensjahr steigt, bedingt durch den Hormonmangel, die Wahrscheinlichkeit an Osteoporose zu erkranken.

Arthrose (Gelenkserkrankung)

Die Arthrose gehört zu den häufigsten Erkrankungen des Stütz- und Bewegungsapparates. Für das Entstehen von Arthrosen sind zweifellos auch erbliche Veranlagung („schwaches" Bindegewebe) verantwortlich. Allerdings wird die Arthrose als degenerative Gelenkserkrankung (Erkrankung durch Abnützung) massiv in ihrem Entstehen gefördert, wenn ein Missverhältnis zwischen Beanspruchung und Beschaffenheit bzw. Leistungsfähigkeit der einzelnen Gelenkanteile und Gewebe, im speziellen Fall des Knorpels, besteht. Nicht korrigierte Fehlstellung in den Extremitäten (Arme und Beine), einseitige Belastungen bzw. permanente Überbelastungen führen schlussendlich zu Arthrosen, im Übrigen den häufigsten Erkrankungen des Stütz- und Bewegungsapparates.

Wichtige Risikofaktoren:

- Übergewicht
- Fehlbelastungen (Gelenksmechanik)
- **Muskuläre Schwächung und/oder Dysbalancen**
- Fehlstellungen (Achsenfehlstellung)
- Stoffwechselerkrankungen
- Überlastung
- Genetische Faktoren (Qualität des Gelenkknorpels)

Wichtige Schutzfaktoren:

- Gewichtsreduktion
- Eventuell Bandinstabilitäten bzw. Knorpeldefekte sanieren bzw. behandeln

- Fehlstellungen nach Möglichkeit (z.B. durch Schuheinlagen) korrigieren bzw. spezielle gymnastische Übungen
- **Kraft-Kraftausdauertraining zur Muskelkräftigung: Muskulatur fängt einen Grossteil der Kräfte auf, die auf die Gelenke wirken, Koordinations- und Gleichgewichtsübungen**
- **Regelmäßige körperliche Aktivität**
- **Sportarten mit übermäßiger Gelenksbelastung meiden (z.B. Squash)**

Geschlechtsspezifische Unterschiede:
Bei Frauen treten Arthrosen im Allgemeinen häufiger auf als bei gleichaltrigen Männern.

Bei beiden Geschlechtern ist die untere Extremität weitaus stärker betroffen, wobei bei Frauen v.a. auch die oberen Extremitäten im Vergleich zu Männern wesentlich öfter degenerative Veränderungen (Abnützungserscheinungen) aufweisen.

Krebs

Mit weltweit mehr als 10 Millionen neuer Krebserkrankungen pro Jahr hat „der Krebs" – das Karzinom - eine zunehmende Inzidenz. Laut Hochrechnungen der WHO werden im Jahr 2020 etwa 15 Millionen Menschen pro Jahr von einer Krebserkrankung neu betroffen werden. In den Industriestaaten gelten Krebserkrankungen als zweithäufigste Todesursache nach den Herz-Kreislauferkrankungen, in den Statistiken führen Lungen-, Brust- und Darmkrebs, natürlich mit geschlechtsspezifischen Unterschieden (Abb. 41).

Die Risikofaktoren für die einzelnen Krebsgeschwüre sind je nachdem, welches Organ betroffen ist, unterschiedlich und auch in ihrem Risikopotential unterschiedlich gewichtet.

Wichtige Risikofaktoren: (siehe auch Tab. 7)
- Tabakkonsum/langjähriger Nikotinmissbrauch
- Übergewicht/Fettleibigkeit
- Falsche Ernährung
- Übermäßiger Alkoholkonsum
- **Bewegungsmangel/körperliche Inaktivität**
- Infektionen
- Hormonelle Störungen
- Radioaktive Strahlung

Wichtige Schutzfaktoren:
- Gesundheitsbewusste Ernährung
- **Regelmäßige körperliche Aktivität**

- Nikotinverzicht
- Alkohol in Maßen
- Lebensstiländerungen – Lebenszufriedenheit (psycho-neuro-immunologische Achse!)

Laut Statistischem Jahrbuch gab es in Österreich im Jahr 2002 19.106 Todesfälle mit Krebs als Ursache, wovon ~8% mehr Männer als Frauen betroffen waren.

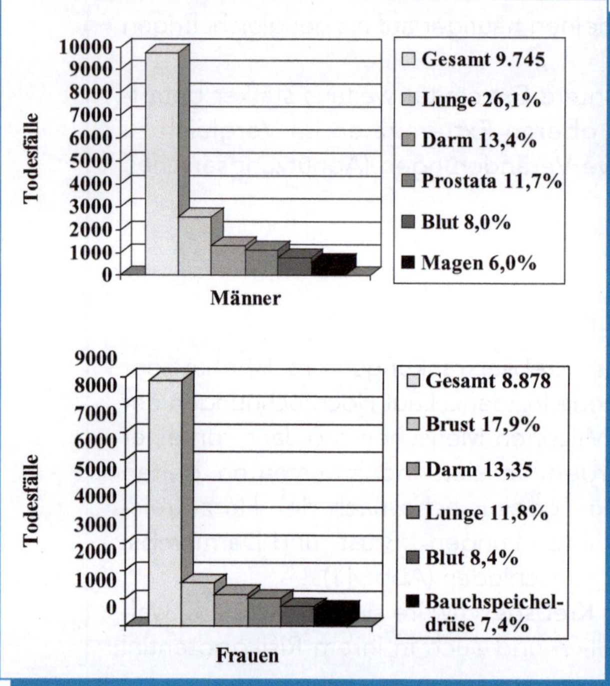

Abb. 32: Geschlechtsspezifische Unterschiede bei den gefährlichsten Krebsarten. Statistik Austria 2002

Bei den Männern stieg die Sterblichkeitsrate ab dem 40. Lebensjahr an und erreichte einen Gipfel zwischen dem 70. und dem 80. Lebensjahr. Darüber sank die Zahl wieder etwas, was wahrscheinlich mit der allgemeinen Lebenserwartung für Männer in Zusammenhang steht.

Bei den Frauen ist die Sterblichkeitsrate der unter 30-Jährigen wahrscheinlich aufgrund von Brustkrebs etwas höher als bei den Männern. Ab dem 4. Lebensjahrzehnt steigen die Zahlen auch bei den Frauen deutlich an. Die meisten Todesfälle, verursacht durch Neubildungen, sind in der Gruppe der über 80-Jährigen anzutreffen.

Brustkrebs

Der Brustkrebs ist nach wie vor die häufigste Krebserkrankung bei Frauen. Im Jahr 2000 gab es ca. 70 Neuerkrankungen pro 100.000 Frauen weltweit.

In Österreich war im Jahr 2002 das Mammakarzinom in 1.610 Fällen die Todesursache; davon waren 1.593 Frauen und 17 Männer betroffen. Durchschnittlich erkrankt jede 38. von 100.000 Frauen an Brustkrebs. Nach diesen Untersuchungen hatten etwa 10% aller Brustkrebspatientinnen eine familiäre Anlage, der Großteil der Erkrankungen ist nicht erblich bedingt.

Wichtige Risikofaktoren:
- „Westliche" Lebens- und Ernährungsweise
- Übergewicht/Adipositas
- **Bewegungsmangel**
- Weibliches Geschlecht
- Erbliche Anlage
- Hormonelle Ursachen
- Übermäßiger Alkoholkonsum

Wichtige Schutzfaktoren:
- **Regelmäßige körperliche Aktivität, insbes. ausgedehntes Ausdauertraining bzw. je nach individuellen Vorlieben ein Bewegungsmix**
- Gewichtsreduktion
- Umstellung von Ernährungs- und Lebensweise
- Regelmäßige Vorsorgeuntersuchung v.a. bei Fällen in der näheren Verwandtschaft

Geschlechtsspezifische Unterschiede:
Von Brustkrebs sind fast ausschließlich Frauen betroffen. Dafür ist es bei Frauen die mit Abstand häufigste Krebserkrankung. Von den in Österreich durch Brustkrebs bedingten Sterbefällen entfielen lediglich knapp 1,06% auf Männer. 17,94% aller Krebserkrankungen bei Frauen waren Brustkrebserkrankungen.

Dickdarmkrebs

Mit Dickdarmkrebs wird das Wachstum eines bösartigen Tumors im Dickdarm bezeichnet. Das kolorektale Karzinom entwickelt sich in vielen Fällen aus gutartigen Polypen der Darmschleimhaut. Diese Geschwülste verursachen in den ersten Stadien zumeist keine Krankheitszeichen, weshalb das Auftreten von Beschwerden (z.B. Blut im Stuhl) schon für bereits fortgeschrittene Krankheitsstadien spricht. Daher ist eine regelmäßige Vorsorgeuntersuchung mittels einer Darmspiegelung ab dem 50. Lebensjahr, v. a. bei Männern, sinnvoll!

Wichtige Risikofaktoren:
- Übergewicht/Fettleibigkeit
- „Westliche" Lebens- und Ernährungsweise: viel Fett ,viel konserviertes und rotes Fleisch, wenig Obst und Gemüse, wenig Ballaststoffe
- **Chronischer Bewegungsmangel**

Wichtige Schutzfaktoren:
- Gesunde Ernährung: frisches, nicht konserviertes Fleisch, Geflügel und Fisch, ballaststoff-, vitamin- und mineralstoffreich, Obst und Gemüse, wenig Fett

- **Regelmäßige körperliche Aktivität, Bewegungsmix mit Inanspruchnahme der Bauch- und der Rumpfmuskulatur (Unterstützung der Darmperistaltik = Darmbewegung – kürzere Transitzeit = Abführzeit)**
- Gewichtsreduktion

Geschlechtsspezifische Unterschiede:
Global sind Männer bei den Neuerkrankungen häufiger betroffen als Frauen. Durchschnittlich erkranken jährlich ca. 50 Männer und 30 Frauen pro 100.000 neu an Darmkrebs. Dennoch starben im Jahr 2002 in Österreich nur 0,6% weniger Frauen an Darmkrebs als Männer. Die Krankheit tritt selten vor dem 40. Lebensjahr auf.

Depression

Die Depression (auf die verschiedenen Erscheinungsformen endogener Depressionen wird nicht speziell eingegangen) ist eine psychische Erkrankung mit deutlich gedrückter, pessimistischer Stimmung, Antriebsminderung, geringem Selbstwertgefühl, Schlafstörungen, Appetitlosigkeit und Konzentrationsschwäche. Oft sind als erste Symptome depressive Stimmungsänderungen anzutreffen. In Abhängigkeit verschiedener äußerer Auslöser bzw. organischer Erkrankungen können diese Symptome chronisch werden und zu gravierenden Beeinträchtigungen des Lebens bzw. Alltags der betroffenen Person führen. Im Extremfall sogar zur Nichtbewältigung des Alltags oder gar zu Selbstmord.

Die Depression zählt zu den häufigsten psychischen Erkrankungen. Weltweit leiden etwa 121 Millionen Menschen unter Depressionen, also ca. 3–5% der Weltbevölkerung.

Wichtige Risikofaktoren:
- Erbliche Veranlagung
- Stress: psychisch, sozial, beruflich
- Alkohol- und Drogenmissbrauch
- Körperliche Beschwerden durch chronische Erkrankungen wie Herz-Kreislauferkrankungen, Krebs, …
- Andere psychische Probleme: Angstzustände, Essstörungen
- Pessimistische Persönlichkeit: geringe Selbstachtung, negative Lebensauffassung

Wichtige Schutzfaktoren:
- Verminderung von Stressfaktoren
- Professionelle Hilfe bei den ersten Anzeichen oder bei anderen bestehenden psychischen Problemen

- **Regelmäßige körperliche Aktivität, v. a. Ausdauertraining bzw. je nach individueller Vorliebe auch Bewegungsmix**
  - Stressabbau
  - Schutz vor chronischen Erkrankungen
  - hilft Süchte und andere psychische Probleme zu bewältigen

Geschlechtsspezifische Unterschiede:
Frauen haben ein größeres Risiko zu depressiven Phasen als Männer. Je nach Population erkranken durchschnittlich 5,8% der Männer und 9,5% der Frauen irgendwann in ihrem Leben an einer Depression.

Winterdepression

Es ist wichtig für Sie zu wissen, dass die Winterdepression klar von anderen Depressionsformen abzugrenzen ist.

Mangel an natürlichem Tageslicht gilt als Hauptursache für eine Winterdepression, auch bekannt als Lichtmangel-Depression, Seasonal Affective Disorder (SAD) oder jahreszeitlich bedingte immer wiederkehrende depressive Störung.

Die Symptomatik unterscheidet sich zu der aller anderen Depressionsformen in der Hinsicht, dass die Betroffenen vor allem unter einem verstärkten Schlafbedürfnis leiden. Trotz durchschlafener Nacht sind sie auch tagsüber müde, energie- und antriebslos sowie ständig gedrückter Stimmung. Auch „Heißhunger auf Süßes" tritt vermehrt auf.

Die Winterdepression beginnt üblicherweise in den Herbstmonaten, sobald die Tage kürzer werden und endet wieder in den Frühjahresmonaten mit Zunahme der Lichtintensität und der Sonnenstunden.

Die Winterdepression kann erstmalig bereits in der Pubertät auftreten, ab dem 3. Lebensjahrzehnt scheint das Risiko verstärkt. Am häufigsten beginnt die Winterdepression zwischen dem 10. und dem 30. Lebensjahr.

Was die Häufigkeit der Winterdepression betrifft, gibt es in der Literatur unterschiedliche Angaben. Die Zahlen aus dem Jahr 2004 in Österreich schwanken zwischen 3–5%.

Wichtige Risikofaktoren:
- Lichtmangel
- Weibliches Geschlecht
- **Bewegungsmangel**

Wichtige Schutzfaktoren:
- **Regelmäßige körperliche Aktivität im Freien, je nach Vorlieben Bewegungsmix**

- Lichttherapie
- Geselligkeit

Geschlechtsspezifische Unterschiede:
Frauen sind im Allgemeinen häufiger betroffen als Männer. Untersuchungen aus dem nordamerikanischen Raum zufolge sind bis zu 75% Frauen betroffen. Im mitteleuropäischen Bereich liegt das Verhältnis bei drei bis fünf betroffenen Frauen pro erkranktem Mann.

Körperliche Aktivität und Sport als Schutzfaktoren (10 Ziele) für Gesundheit, Fitness und Vitalität im Alternsprozess

Ihre 10 Ziele für ein gesundes Altern

(nach Empfehlung der Deutschen und Österreichischen Gesellschaft für Sportmedizin und Prävention)

1. Körpergewicht:

Ziele:

- Normalisierung des Gewichtes: BMI zwischen 25 und 29.9
- Fettabbau an Bauch und Hüften

Die Bilanz zwischen Kalorienaufnahme (Ernährung und Getränke) und Kalorienverbrauch (insbesondere durch **körperliche Aktivität, Sport und Training**) bestimmt über Gewichtszunahme bzw. -abnahme!

2. Ernährung:

Ziele: kalorienhydratangepasste (Stärkeprodukte bzw. Produkte mit niedrigem glykämischem Index – in einer Menge, wie man sie wirklich braucht), fettbilanzierte (ausgewogenes Fettverhältnis), ballaststoffreiche Kost mit ausreichender Eiweißversorgung, reich an Vitaminen, Mineralien und Spurenelementen, Antioxidantien und Phytosterolen (= mediterrane Kost).
Es gibt keine Gewichtsreduktion ohne Ernährungseinschränkung!
Für ein **gesundes „Sportausüben"** ist eine optimale Versorgung mit Haupt- und Begleitnährstoffen wichtig! Kein Überschätzen der motorischen Kalorien bei körperlicher Aktivität und Sport!

3. Zuckerstoffwechsel:

Ziele:

- Normalisierung des Blutzucker-Nüchternwertes
- Senkung des Insulinspiegels
- Erhöhung der Insulinsensibilität

Körperliche Aktivität und Sport können den Zuckereinstrom in die Zellen erhöhen und damit präventiv und therapeutisch einer Insulinresistenz entgegen wirken. Eine **tägliche Bewegungseinheit** fördert ganz besonders die Entwicklung dieser „Bewegungswirkung"!

4. **Fettstoffwechsel:**
Ziele:
- Gesamtcholesterin unter 200 mg/dl
- LDL-Cholesterin unter 100 mg/dl
- HDL-Cholesterin über 40 mg/dl (m), über 50 mg/dl (w)
- Triglyzeride unter 150 mg/dl

Der Fettstoffwechsel lässt sich durch **regelmäßige und langanhaltende ausdauerorientierte körperliche Aktivität** günstig beeinflussen. Erhöhte Fettstoffwechselparameter sind ebenfalls Risikofaktoren zu vielen Herz-Kreislauf-Erkrankungen.

5. **Blutdruck:**
Ziele: Blutdruck von unter 135/85 mm hg
Bluthochdruck ist ein entscheidender Risikofaktor für degenerative Herz-Kreislauf-Erkrankungen. **Regelmäßige körperliche Aktivität und Sport, insbesondere extensives Ausdauertraining** sind nachhaltig im Stande, den Blutdruck durch verschiedene Einflussfaktoren auf das vegetative Nervensystem und den Stoffwechsel zu erniedrigen bzw. stabil zu halten.

6. **Blutgerinnung:**
Ziele:
- Reduzierung der Gerinnungsneigung
- Verbesserung der Fließeigenschaften des Blutes

Durch **regelmäßiges ausgedehntes Ausdauertraining** können beide Ziele gefördert bzw. erreicht werden, wodurch ebenfalls der Entstehung arteriosklerotischer Veränderungen vorgebeugt wird.

7. **Immunsystem:**
Ziele:
- Steigerung der Infektabwehr
- Verminderung des Krebsrisikos

Regelmäßige körperliche Aktivität, insbesondere moderates Ausdauertraining vermag beide Ziele positiv zu beeinflussen und kann die Infektrate der oberen Luftwege senken. Epidemiologische Studien zeigen Schutzeffekte, insbesondere gegen Darm- und auch Brustkrebsrisiko (auch durch Mitbeteiligung der neuro-immunologischen Achse).

8. **Stütz- und Bewegungsapparat:**
Ziele:
- Kräftigung der Muskulatur
- Vermeidung muskulärer Dysbalancen und Einseitigkeiten
- Erhöhung der Knochenmasse
- Verminderung des Frakturrisikos

Unser „Fahrgestell" soll uns bis ins hohe Alter tragen und fortbewegen; Knochen, Gelenke, Sehnen und Muskeln müssen dafür gut zusammenspielen. **Kräftigungs-, Beweglichkeits- und Koordinationsübungen** können sowohl Haltungsfehlern, muskulärer Atrophie als auch Osteoporose vorbeugen und dadurch zusammen mit Spielsportarten zur Verbesserung der kognitiv-koordinativen Teilbereiche Mobilität, Beweglichkeit und Lebensqualität bis ins höhere Lebensalter erhalten.

9. **Rauchen:**
   Ziele: Vollständige Aufgabe des Rauchens
   Rauchen ist ein wesentlicher Risikofaktor für arteriosklerotische Herz-Kreislauf-Erkrankungen, genau so wie für das Entstehen von Lungenkrebs. Langfristiges Rauchen verringert die durchschnittliche Lebenserwartung gegenüber Nichtrauchern um etwa 10 Jahre! **Körperliche Aktivität und Sport** bieten viele positive Anreize, die vom Rauchen ablenken und bei der Aufgabe des Rauchens helfen.

10. **Psyche:**
    Ziele:
    - Verbesserung der Stimmungslage
    - Positiver Einfluss auf die Leistung des Zentralnervensystems

    Durch **körperliche Aktivität** können stimmungsaufhellende Botenstoffe freigesetzt werden. Sport treiben in der Gruppe kann durch die Gemeinsamkeit und die Kommunikation die Stimmungslage deutlich verbessern. Körperliche Aktivität und die erwünschte nachfolgende Erholungsphase (auch z.B. mit Sauna und anderen Wasseranwendungen) tragen wesentlich zu einer guten Entspannung und Gesundheitsstabilität bei (siehe psycho-neuro-immunologische Achse).

Kommen wir nun zurück auf das „My Way Active Aging" Bewegungs-, Sport- und Trainingskonzept:

„Unbewegtes Leben" macht krank: Viele unserer Organe und Funktionssysteme „verrosten", die Muskulatur atrophiert! Andere Systeme verlassen ihre normalen funktionellen Regelkreise und „entgleisen".

Bewegung ist Leben – Leben ist Bewegung: Körperliche Aktivität war von je her als Voraussetzung zur Lebenserhaltung, bzw. zum Überleben notwendig. Das menschliche Erbgut ist daher so konzipiert, dass ein regelmäßiger Energieumsatz notwendig ist bzw. von unserem Organismus erwartet wird, um das normale Funktionieren der Gene, also Gesundheit und Gesundheitsstabilität zu garantieren und die Leistungsvoraussetzungen und die Leistungsbreite unseres Körpers in einem optimalen Gleichgewicht zu halten sowie eine gute Reagibilität bei Störfaktoren zu gewährleisten.

Damit Sie länger gesund leben und biologisch jünger bleiben – also im Sinne des „Active Aging" müssen Sie aus der Sicht der präventiven Sportmedizin vier wichtige Funktionsbereiche verbessern.

1. **physische Leistungsfähigkeit** (Herz, Kreislauf, Atmung, Muskulatur, vegetatives Nervensystem)
2. **metabolische Leistungsfähigkeit** (= Stoffwechsel) (Muskulatur als Stoffwechselorgan, Intermediärstoffwechsel)
3. **kognitive Leistungsfähigkeit** (Kognition, Koordination, Gelenkigkeit und Gleichgewicht)
4. **psycho-emotionale Leistungsfähigkeit** (Zentralnervensystem, vegetatives Nervensystem, Hormon- und Immunsystem)

Inhalte:
Sechs Bereichs-Komponenten können – müssen – sollen Sie im Rahmen des „My Way Active Aging" Konzepts lebenslang mittels der Schutzfaktoren körperliche Aktivität, Sport und Training beeinflussen:

1. **Herz-Kreislauf und Atmung:**
   Ökonomisierung der Herzfunktion, verbesserte Gefäßverzweigungen und Durchblutung des Herzmuskels, verbesserte Kreislaufregulation, Blutdrucksenkung/Stabilisierung, Verbesserung der Fließeigenschaften des Blutes, Erhöhung der Sauerstofftransportkapazität, Verbesserung der Lungenfunktion und der Atemökonomie, erhöhte allgemeine Leistungsfähigkeit und Leistungsbreite (Ausdauerleistungsfähigkeit), verbesserte Reagibilität und Regenerationsfähigkeit, Erhöhung der maximalen Sauerstoffaufnahme als Bruttoparameter der Ausdauerleistungsfähigkeit.
   Schutzfaktor: Ausdauertraining

2. **Energiestoffwechsel:**
   Senkung des Nüchtern-Blutzuckerspiegels, Senkung des Insulinspiegels, Erhöhung der Insulinsensibilität, Verbesserung der Glukosetoleranz, Senkung von Cholesterin, Triglyzeriden und LDL-Cholesterin, Erhöhung von HDL-Cholesterin, verbesserte Substrat-Oxidation in der Muskulatur, besonders unter Belastung (Fett- und Kohlenhydratverbrennung)
   Schutzfaktoren: Ausdauertraining, Kraft-Ausdauertraining

3. **Muskulatur:**
   Erhöhung der muskulären Leistungsfähigkeit, der Kraftausdauer und Maximalkraft, Verbesserung der intermuskulären Koordination (besseres Zusammenspiel von sich kontrahierenden und erschlaffenden Muskeln sowie der entsprechenden Hilfsmuskulatur bei bestimmten Bewegungsabläufen) und der intramuskulären Koordination (verbessertes Ansteue-

rungsverhalten bei der Innervation), Vergrößerung der Muskelmasse bzw. Verhinderung eines übermäßigen alternsbedingten Muskelabbaus, verbesserte Gelenksführung, verbesserte Haltung, Vermeidung von muskulären Dysbalancen, verbesserter Muskelstoffwechsel, erhöhter Grundumsatz.
Schutzfaktoren: Krafttraining: je nach Alter und Ausgangslage, Leistungsvoraussetzung und Zielvorstellung; Training aller Komponenten, besonders von Kraftausdauertraining über Aufbautraining bzw. bei spezieller sportlicher Zielvorstellung bis zum Maximalkrafttraining.

4. **Vegetatives Nervensystem, Immunsystem, Hormonsystem:**
Verbesserung der Erholungsfähigkeit (verbessertes Wirksamwerden des Nervus Vagus = „Erholungsnerv"), geringere Inanspruchnahme des Stresssystems (Nervus Sympaticus) in Ruhe und bei submaximalen (auch psychischen und psychophysischen) Belastungen, niedrigere Ausschüttung von Katecholaminen (Stresshormonen), bessere Stresstoleranz, erhöhtes Wohlbefinden, erhöhte Belastbarkeit der Körperfunktionen und Reagibilität sowie Regeneration, verbessertes Immunsystem über die Beeinflussung der psycho-neuro-immunologischen Achse: PNI-Achse.
Wichtiger Einflussfaktor auf die PNI-Achse (psycho-neuro-immunologische Achse): Botenstoffe und Hormone, welche den jeweiligen psychischen Gegebenheiten entsprechen, verändern das vegetative Nervensystem und damit auch das Immunsystem im Sinne einer psychosomatischen Gesundheit oder psychosomatischen Krankheit.

Psychosomatische ⟷ somatopsychische Auswirkungen!
Schutzfaktoren: Bes. Ausdauertraining, bei individueller Vorliebe kombiniert mit „Bewegungsmix"

5. **Morphologische Veränderungen:**
a) Verminderung des Körpergewichts, Erniedrigung des Body-Mass-Index und des Bauchumfanges, Änderung der Körperzusammensetzung (weniger Fettmasse – mehr Muskelmasse), Verminderung der Bauchfett- bzw. Hüftfettsubstanz,
b) Erhöhung der Knochenmasse und der Knochendichte (Osteoporose-Prävention und –therapie)
Schutzfaktoren:
a) Ausdauertraining
b) Kraft- und Kraftausdauertraining, zusätzlich Spielsportarten im „Bewegungsmix"

6. **Beweglichkeit, Koordination, Kognition:**
Verbesserung des Gelenks-Bewegungsausmaßes, damit Erhöhung der Flexibilität, Verbesserung der Koordination, des Gleichgewichts und der

Balance, Verbesserung der Bewegungsgeschwindigkeit, Verbesserung der kognitiven Leistungsfähigkeit (Sehen, Hören, taktile Empfindlichkeit, räumliche Orientiertheit), erhöhte Agilität.

Schutzfaktoren: Spielsportarten, Koordinations- und Gleichgewichtsübungen, Dehn- und Kräftigungsübungen.

Funktionsbereiche der MAY WAY ACTIVE AGING Bewegungs-/Sport- und Trainingsinterventionen

Planen Sie Ihr „My Way Active Aging" Konzept als „3-Säulen-Programm"

Bewegung, Sport und Training je nach Ihren persönlichen Bedürfnissen

- Bewegung/Bewegter Alltag im Alter (siehe „Bewegungstrias")
- Active Aging mit Sport
- Mit Training fit im Alter

Um dieses „3-Säulen-Programm" alltagstauglich umsetzen zu können, wird bei allen „My Way Active Aging" Bewegungsempfehlungen auf folgende Voraussetzungen geachtet:

Bewegung, Sport und Training müssen nach folgenden Kriterien geplant und durchgeführt werden:

- individuell
- variabel
- situationsbezogen
- lustvoll
- lebensbegleitend

Die „Maxime" Ihres „My Way Active Aging" Bewegungskonzepts: „defizitorientierter Bewegungsmix"

Während in der Jugend und im mittleren Lebensalter in den meisten Fällen motorische Komponenten bzw. bestimmte Leistungsziele für Sportausübung und Training überwiegen, verschiebt sich die Wertigkeit bei langjährig inaktiven, bewegungsarmen und bewegungsunsicheren Senioren, speziell über dem 70. Lebensjahr, in Richtung Bewegungssicherheit bei guter Koordination als Voraussetzung für variable, situationsbezogene und lustvolle Bewegungsprogramme. Dies ist in Abb. 33 schematisch dargestellt.

Die Pfeile zwischen den motorischen Fähigkeiten weisen noch einmal auf die unterschiedliche individuelle Wertigkeit, z.B. mehr Ausdauertraining oder mehr Krafttraining, hin.

Allerdings deutet das Wort „Bewegungsmix" auf die Notwendigkeit einer gewichteten Gesamtheit aller Bewegungskomponenten im „May Way Active Aging Konzept" hin!

Suchen Sie Herausforderungen: Wehren Sie sich nicht gegen das Altern, versuchen Sie es auszutricksen, bleiben Sie biologisch jung.

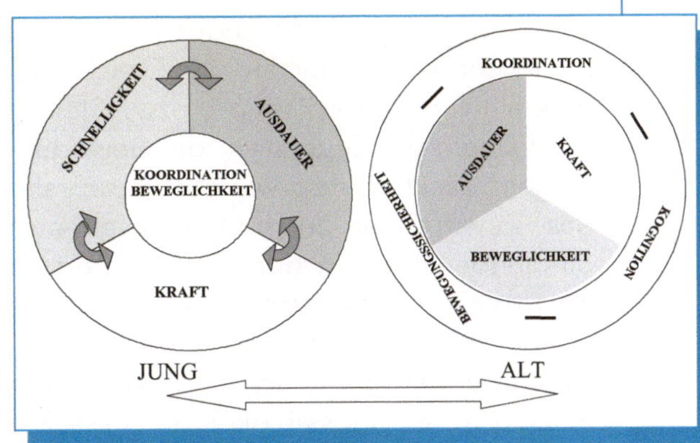

Abb. 33: Wertigkeit der motorischen Fähigkeit im Alternsgang; nach N. Bachl und W. Schwarz, 2000

Der Kreis schließt sich:

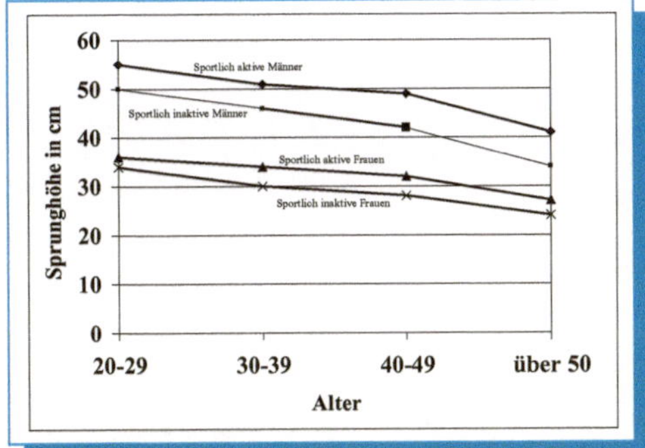

Abb. 34a: Age Simulator

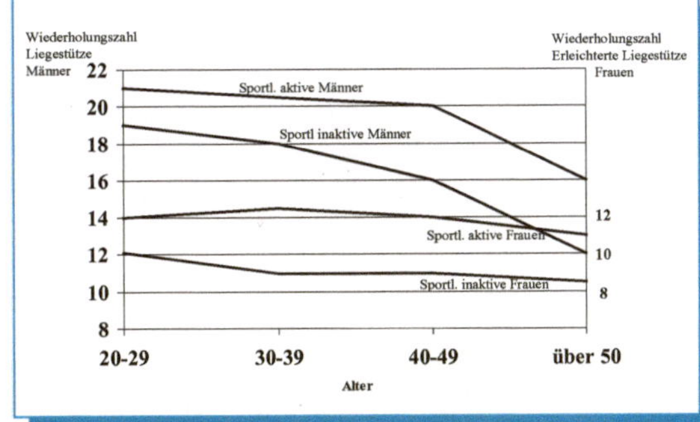

Abb. 34b: Leistungskenndaten einer 75-jährigen Frau mit und ohne „Age Simulator", nach H. Kührer und N. Bachl, 2005

Der Unterschied zwischen **biologisch jünger, aktiv, dynamisch, trainiert** bzw. biologisch älter, inaktiv, übergewichtig und unkoordiniert, lässt sich auch experimentell belegen und zwar mittels eines so genannten „Age Simulators", (N.Bachl, Institut für Sportwissenschaften der Universität Wien und T. Angeli, TU Wien). Bei diesem Age-Simulator werden altersbedingte Einschränkungen simuliert. Zwei Orthesen (orthopädischer Apparat zur Stabilisierung der Gliedmaßen) erschweren (höhere Muskelkräfte notwendig) und schränken die Beweglichkeit im Kniegelenk ein, so also ob eine atrophe, schwache Beinmuskulatur gegeben wäre. Ein Rucksack mit einem variablen Gewicht simuliert

Übergewicht, ein flottierendes Gewicht, welches beim Gehen bzw. bei anderen motorischen Aktivitäten im Gleichgewicht gehalten werden muss, simuliert eine allfällige Koordination, bzw. Gleichgewichtsschwäche. Schließlich sind auch durch ein Zugsystem die Bewegungsamplituden der Schultergelenke eingeschränkt ebenso wie das Gesichtsfeld durch eine spezielle Brille, sowie das Hörvermögen durch Ohrstöpseln erschwert (Abb. 34a). Mit diesem Age-Simulator lässt sich der große Unterschied in der Leistungsfähigkeit bzw. Belastbarkeit demonstrieren (Abb. 34b). Es handelt sich um eine aktiv lebende Frau im Alter von 75 Jahren, welche bei einem speziellen Laufbandtest mit zunehmender Gehgeschwindigkeit und Steigung eine sehr ansprechende maximale Leistungsfähigkeit aufweist. Mit dem Age-Simulator reduziert sich diese Belastbarkeit und Leistungsfähigkeit um mehr als die Hälfte.

Bedarf es weiterer Erklärungen? Versuchen Sie als mentale Hilfe des „May Way Active Aging" Bewegungskonzepts dieses Bild in Erinnerung zu behalten. Bedenken Sie, was es bedeutet, aktiv und agil zu sein bzw. bedenken Sie, welche Einschränkungen der Lebensentfaltung und Lebenszufriedenheit sich durch atrophe Muskulatur, Übergewicht und andere Beeinträchtigungen als Folge lang dauernder Inaktivität ergeben. Und noch einmal zur Erinnerung: Es ist nie zu spät zu beginnen, da bis ins hohe Alter die Trainierbarkeit erhalten bleibt.

My Way: Der Weg – das Ziel

Bewegung ist Leben – Leben ist Bewegung

Lebensplanung = Bewegungsplanung

IM KOPF BEGINNT'S – ICH WILL!

Aktivität ist das Grundprinzip von Gesundheit sowie das Grundprinzip aller Bemühungen mit zunehmendem Lebensalter gesund und leistungsfähig zu bleiben, also eine hohe Lebensqualität zu erhalten.

Ihr „My Way Active Aging" Startpunkt

Die sportmedizinische Untersuchung

Ihre „My Way Active Aging" Entscheidung beginnt mit einer sportmedizinischen Komplex-Untersuchung, welche durch die notwendigen Erweiterungen im Sinne des „My Way Active Aging" Konzepts als sportmedizinische Komplexuntersuchung auch eine Lebensstilanalyse beinhaltet. Generell sollten Sie beachten, dass aus der Sicht der Sportmedizin eine sportmedizinische Untersuchung, für jeden Sporttreibenden wohl eine der effektivsten präventivmedizinischen Methoden, ab dem 35. Lebensjahr einmal jährlich durchgeführt werden sollte.

Im Mittelpunkt der sportmedizinischen Untersuchung steht die Beurteilung der gesundheitlichen Befähigung zur Sportausübung sowie die Überwachung des Gesundheitszustandes, der so genannten „Gesundheitsstabilität", um frühzeitig und möglichst vor Auftreten von Symptomen diverse Gesundheitsstörungen bzw. Risikofaktoren zur Krankheitsentstehung erkennen und gegebenenfalls auch rechtzeitig behandeln zu können.

Empfohlene Inhalte dieser sportmedizinischen Untersuchung inklusive Lebensstilanalyse und Lebensstilberatung:

Familienanamnese (= Vorgeschichte): Wichtig, da durch eine genaue Familienanamnese Anhaltspunkte für familiäre Prädispositionen für bestimmte Herzerkrankungen wie z.B. Erkrankung des Herzmuskels, Rhythmusveränderungen, Rhythmusstörungen, Schlaganfall, Herzinfarkt, Diabetes mellitus, Bluthochdruck und andere gewonnen werden können.

Eigenanamnese: Die Fragen nach durchgemachten Erkrankungen, bestehenden Erkrankungen, bestehenden Therapien bzw. Medikamenteneinnahmen, Unfällen, ärztlichen Behandlungen, Operationen, Asthma, Allergien, Infektanfälligkeit, Beschwerden während und nach Belastung, Nikotin-, Alkoholkonsum, persönliche Einschätzung der eigenen Leistungsfähigkeit sind wichtig für den Sportarzt, um zusammen mit der klinischen Untersuchung (physikalischen Untersuchung) Indikationen bzw. Kontraindikationen für den Leistungstest und für das Training bzw. die Sportausübung erkennen zu können.

Trainingsanamnese: Eine ausführliche Trainingsanamnese bezogen auf die letzten Wochen und Monate bzw. Jahre dient dazu, um Bewegungs-, Sport- bzw. Trainingsgewohnheiten zu dokumentieren und Anhaltspunkte über individuelle Vorlieben sowie über die Effektivität des Trainingsprozesses (Aufwand-Nutzeneffekt) in der Vergangenheit zu erhalten.

Ernährungsanamnese: In der Praxis wird dies zumeist mit einem „Wochen-Recall" durchgeführt, um Anhaltspunkte über die Aufnahme von Haupt- und Begleitnährstoffen zu erhalten. Wichtig ist es, die Daten der Ernährungsanamnese mit jenen der Trainingsanamnese in Einklang zu bringen, um den Energiebedarf und den Nährstoffbedarf errechnen zu können.

Lebensstilanalyse: dient der Erfassung von Bewegungs-, Sport- und Trainingsgewohnheiten unter besonderer Berücksichtigung der Berufs- und Freizeitsituation, des Ernährungs- und Genussmittelverhaltens sowie der Erholung, Regeneration und Stressbelastung.

Die Lebensstilanalyse beinhaltet außerdem eine **Risikofaktoranalyse** sowie die Erfassung eines Lebenszufriedenheitsscores.

Biologisches Alter: Im Idealfall werden mit einer computerunterstützten Testbatterie (z.B. H-Scan nach Hochwald oder Ageon-SMT medical) die Unterschiede zwischen biologischem und chronologischem Alter erhoben (biologische Vitalitätsparameter).

- *Sensorik (Empfindsamkeit):* höchster hörbarer Ton, Akkomodationsfähigkeit des Auges, vibrosensitive Tiefensensibilität (Tastsinn) der Hand.
- *Aufmerksamkeit und Reaktion:* Reaktionstest auf akustischen und optischen Reiz.
- *Memorytest:* Messung der Merkfähigkeit einer numerischen Reihe unterschiedlich aufleuchtender Lämpchen.
- *Muskelphysiologie:* Reaktionsgeschwindigkeit, Muskelkoordination (Fingertapping).
- *Lungenfunktion:* FEV und FEV1.
- *Komplexe Tests* von Wahrnehmungs-Entscheidungs-Reaktionen.

Auch Fragebögen ermöglichen eine etwas ungenauere Beurteilung des biologischen Alters.

Anthroprometrische Untersuchung (Körpermessung): Messung von Körpergröße, Körpergewicht, Body Mass-Index sowie Bauchumfang bzw. das Verhältnis von Taillen- und Hüftumfang sowie der Körperkomposition: Absoluter bzw. prozentualer Anteil an Muskel- und Fettmasse sowie Zellmasse und Wassergehalt (bioelektrische Impedanzanalyse oder Infrarotreflektometrie). Im Idealfall wird die bioelektrische Impedanzanalyse (z.B. InBody3.0 Body Composition Analysis) segmental durchgeführt, was bedeutet, dass bezogen auf die aktive Körpermasse (Muskulatur) Seitenungleichheiten sowie das Verhältnis von Oberkörper und unteren Extremitäten erhoben werden kann.

Lungenfunktionsanalyse: Diese Untersuchung erfasst die Luftmenge, welche in Körperruhe maximal ein- und ausgeatmet werden kann (Vitalkapazität) bzw. die Geschwindigkeit, mit der dies möglich ist (Tiffeneautest) sowie in einer erweiterten Form die Geschwindigkeiten der Ausatmungsströmung zu verschiedenen Zeitpunkten (Flow-Volumen-Kurven) Herzfrequenzvariabilität: Erfasst die vegetative Ausgangslage: (Verhältnis von Sympathikus (Stressnerv) und Parasympathikus (Erholungsnerv) liegend sowie eventuell nach einem Stehversuch, charakterisiert die Stressbelastung des Herzens sowie die Gesamtreagibilität des Organismus (Powerspektrum).

Muskelfunktionstests: Die Muskelfunktionstests an den wichtigsten Muskelgruppen wie z.B. dem großen Brustmuskel, der Bauch- und der Rückenmuskulatur, dem großen und mittleren Gesäßmuskel, der Oberschenkelmuskulatur, der ischiocruralen Muskulatur (Muskulatur im Beckenbereich), den Adduktoren u.a. beschreiben allfällige Verkürzungen bzw. Abschwächungen und sind daher Ausgangspunkt für alle weiteren Trainingsempfehlungen hinsichtlich Mobilisieren, Dehnen und Kräftigen.

Knochenmasse: Altersabhängig, bzw. in Abhängigkeit der Anamnese bzw. Risikofaktoren ist die Messung der Knochenmasse bzw. der Knochendichte notwendig (DEXA, Ultraschall u.a. Methoden)

Blutuntersuchungen, Harnanalyse (Aufzählung wichtiger Parameter):

- Standardprogramm: rotes und weißes Blutbild, Serum-Enzyme, Kreatinin, (ev. Kreatininclearence), Blutzucker, Harnstoff, Harnsäure, Blutsenkung
- *Risikofaktoren zur Risikostratifizierung:* Fettstoffwechsel: Gesamt-, HDL- und LDL-Cholesterin, Triglyzeride
  Diabetes mellitus (Typ 2): HBAic, Glukosewert nüchtern, Glukosetoleranztest
  Lipoprotein a, Homozystein, Fibrinogen, C-reaktives Protein
- *Hormonanalyse:* FSH (Frau), LH, Testosteron (gesamt/frei), SHBG, Östradiol, Progesteron, DHEA, Cortisol, HGH bzw. IGF-I und IGF-BP3 (Bindungsprotein), Melatonin (Serum) oder Melatoninsulfat (im 24-h-Urin), Schilddrüsenhormone
- *Tumormarker:* prostataspezifisches Antigen (PSA) bzw. je nach Risiko ergänzende Immunmarker
- *Oxidationsstatus:* Totale oxidative und antioxidative Kapazität bzw. Einzelparameter

- *Immunologischer Status:* Differenziallymphozytogramm mit Bestimmung von T-Lymphozytem. CD4/CD8-Quotient und Natural Killercell-Aktivität

Beurteilung der Hautbeschaffenheit: eventuell Messung der Hautdicke, Beurteilung der Nägel und der Haare

Physikalische Untersuchung

Klinisch interne Untersuchung: Die klinische Inspektion, Perkussion (Abklopfen), Auskultation (Abhören) sowie Ruhe-EKG und Ruhe-Blutdruck sind wichtig, um Hinweise auf (Durchblutungs-) Störungen zu erhalten und mögliche Entzündungsherde ausschließen zu können. Bei allfälligen Verdachtsmomenten (zusammen mit EKG-Befundungen) sind weitere bildgebende Verfahren notwendig. Die Befunde sind Voraussetzung, um Indikationen bzw. Kontraindikationen für den Leistungstest bzw. die Sportausübung erheben zu können.

Orthopädische Untersuchung: Eine große Bedeutung kommt der sportärztlichen Untersuchung des Bewegungsapparates zu: Untersuchungen der großen Gelenke, der Wirbelsäule (Statik und Beweglichkeit) und der wichtigsten Extremitätenmuskeln, um Aussagen über die Beweglichkeit, über Fehlstellungen, Fehlhaltungen bzw. Ursachen für allfällige chronische Beschwerden bzw. Überlastungssyndrome verifizieren zu können.

Sportmedizinischer Leistungstest: Dieser findet im Labor üblicherweise auf einem Fahrrad- bzw. Laufbandergometer statt (für bestimmte Fragestellungen von Sporttreibenden können Spezialergometer bzw. trainings- und wettkampfbegleitende Untersuchungen ergänzend durchgeführt werden).

Die Ergometrie (also Leistungsmessung) dient der Erhebung der maximalen Leistungsfähigkeit des Sporttreibenden bzw. der symptomlimitierten maximalen Leistungsfähigkeit des Patienten. Die maximale Leistungsfähigkeit wird am Fahrradergometer in Watt bzw. Watt/kg Körpergewicht, am Laufbandergometer in km bzw. m/sec. angegeben.

Kardiozirkulatorische Beurteilung: Dazu werden das Belastungs- und das Erholungs-EKG, das Belastungs- und das Erholungs-Blutdruckverhalten sowie die Belastungs- und die Erholungs-Herzfrequenz herangezogen; das Belastungs-EKG zusammen mit dem Belastungs-Blutdruckverhalten gibt wichtige Anhaltspunkte über die Herz-Kreislauffunktion und dient zum Ausschluss allfälliger auftretender Symptome/Risikofaktoren/funktioneller und organischer Herzerkrankungen bei Belastung.

Aus der Herzfrequenz-Leistungskurve können Anhaltspunkte zur Intensitätssteuerung des Trainings erhoben werden.

Ventilatorische Beurteilung (Lungenfunktion): Mittels Analyse der Atemgase kann die Funktionseinstellung der äußeren Atmung erfasst werden sowie auf submaximalem Bereich und bei Ausbelastung der Sauerstoffumsatz/die maximale Sauerstoffaufnahme als Bruttokriterium der Ausdauerleistungsfähigkeit gemessen werden.

Metabolische Beurteilung (Stoffwechsel): Durch Messung von Milchsäure in Ruhe und nach Ende jeder Belastungsstufe sowie bei Ausbelastung und in der Erholung kann eine so genannte Milchsäure-Leistungskurve erhoben werden. Sie charakterisiert das Verhältnis von aerobem und anaerobem Stoffwechsel bei unterschiedlichen Belastungsintensitäten und ist derzeit die „state of the art-Methode" der Trainingssteuerung im Hinblick auf die Festlegung von Intensitäten und Trainingsmethoden.

Sportmotorische Tests, insbesondere hinsichtlich Kraft, Koordination und Gleichgewicht.

Trainingsberatung, Trainingssteuerung, Trainingsplanung: Nicht nur, wenn sportliche Ziele im Vordergrund stehen (z.B. ein Marathon, Radtouren, Trekking, etc.), sondern für jede „My Way Active Aging" Komplexuntersuchung im Hinblick auf gesundheitliche und präventive Aspekte ist der sportmedizinische Leistungstest Voraussetzung für die Trainingssteuerung. In diesem Zusammenhang denken Sie noch einmal daran, dass Sport, Bewegung und Bewegungstherapie ähnlich wie ein „Medikament" behandelt werden sollen: Bewegung und Sport müssen

indiziert sein
dosiert werden
kontrolliert werden.

Indikation bedeutet, dass der Sportarzt auf Grund der anamnestischen Daten sowie der erhobenen Befunde der sportmedizinischen Untersuchung jene Sportarten für den Patienten, für den Sportler aussucht, welche in der jeweiligen individuellen Situation möglich und sinnvoll sind und auch angenommen werden. Eine effektive Leistungssteigerung ist nur möglich, wenn das Training, die Bewegungstherapie mittels des Umfangs, der Dauer, der Häufigkeit, der Intensität dosiert wird. Eine Kontrolle der Leistungsentwicklung ist notwendig, um die Effektivität der Trainingsprogramme, bzw. die individuelle Reaktion des Sporttreibenden auf bestimmte Trainingsvorgaben beurteilen und verfolgen und gegebenenfalls Veränderungen der Trainingsplanung vornehmen zu können.

Sportmedizinische – präventivmedizinische Beratung = Lebensstilberatung
An Hand der erhobenen Befunde und der anamnestischen Daten wird zunächst ein „My Way Active Aging" Ziel (Lebensstil-Ziel) festgelegt, welches in einem bestimmten Zeitrahmen bzw. mit Teilzielen erreicht werden soll bzw. erreicht werden kann (je nach Lebensbedingungen). Dieses „My Way Active Aging" Ziel beinhaltet in den meisten Fällen die Integration von Bewegung, Sport und Training in den Alltag, bzw. in die zur Verfügung stehende Freizeit (Wochen-, Wochenend-, Monats-, Jahresfreizeit, z.B. Urlaube) unter besonde-

rer Berücksichtigung von Teilzielen und den notwendigen Motivationshilfen so wie die Einbindung vom Partner bzw. Familienmitgliedern in das „My Way Active Aging" Konzept. In das Bewegungs-, Sport- und Trainingskonzept werden Begleitmaßnahmen, insbesondere Stretching, Koordinations- sowie Kräftigungsübungen/Krafttraining integriert. Die familiäre Situation bzw. berufliche Probleme werden aus der Sicht von Stressbewältigung bzw. notwendigen Erholungs- und Regenerationsphasen diskutiert. Schließlich werden auf der Basis der Ernährungsanamnese, der Bewegungs- und Trainingsanamnese sowie allfälliger Nahrungsmittelallergien dem Gesundheitsziel (beispielsweise Gewichtsabnahme) entsprechende Ernährungspläne erstellt sowie allfällig notwendige Substitutionsmaßnahmen (z.B. Vitamine, Mineralstoffe, Spurenelemente, bzw. andere wichtige Begleitnährstoffe, allenfalls Hormone), sowie regenerationsfördernde Maßnahmen besprochen. Zuletzt werden Kontrollmethoden und Termine für Kontrolluntersuchungen vereinbart. Die erwähnten Maßnahmen sind sinnvoller Weise mit einer psychologischen Beratung zu kombinieren, insbesondere, wenn persönliche oder berufliche Probleme bestehen, um Lebensstiländerungen in ihrer Gesamtheit beeinflussen und stabile Verhaltensänderungen induzieren zu können.

Adressen, wo Sie die sportmedizinische Untersuchung speziell für Ihr „My Way Active Aging" Konzept durchführen können:

Österreichisches Institut für Sportmedizin
Auf der Schmelz 6
1150 Wien
Tel +43(1)4277/28701
Fax +43(1)4277/9287
www.sportmedizin.or.at
Email: info@sportmedizin.or.at

Alpen Therme Gastein
Sen-W.Wilflingplatz 1
5630 Bad Hofgastein, Österreich
Tel: +43(0)6432/8293-0
Fax: +43(0)6432/8293-14
E-Mail: info@alpentherme.com

Das „My Way Active Aging" Konzept
Im Kopf beginnt's – Psyche und Altern

„Adieu, sagte der Fuchs.
Hier ist mein Geheimnis. Es ist ganz einfach:
Man sieht nur mit dem Herzen gut.
Das Wesentliche ist für die Augen unsichtbar."
Antoine de Saint-Exupery, Der kleine Prinz

Wie wichtig ist unser Denken? Was haben Gefühle, Lachen, Träumen, Lernen und Lieben mit unserer Gesundheit zu tun?

Wer hat noch nicht Geschichten von alten Menschen gehört, die wenige Tage nach ihrem Lebenspartner verstorben sind? Oder von der Tante, die kurz nach dem Tod ihres Sohnes ihm mit „gebrochenem Herzen" „nachgegangen" ist? Von der medizinischen Wissenschaft wurden solche Fälle lange Zeit als Zufall abgetan.

In den letzten Jahren konnten Psychiater und Kardiologen beweisen, dass Stress im Bezug auf Herzkrankheiten ein größerer Risikofaktor ist als Rauchen. Es gilt als bewiesen, dass eine Depression nach einem Herzinfarkt den Tod eines Patienten in absehbarer Zeit exakter voraussagen kann als jede Messung der Herzfunktion selbst.

Vorreiter einer humanen Medizin, die die Zusammenhänge schrittweise und wissenschaftlich belegen konnten und wertvolle Zusammenhänge in ihre eigene Praxis umsetzen gibt es einige:

Der Neurologe Antonio Damasio, der bekannte Flow-Forscher Mihaly Csiksentmihalyi, der Psychiater Viktor Frankl, Dietrich Grönemeyer, der Radiologe und Bruder des bekannten Pop-Sängers, und Roman Braun, der anerkannte Kognitionsforscher und Mentaltrainer aus Wien sind nur einige wenige von zahlreichen Menschen, die auf systematische und seriöse Art uns Menschen „ins Herz" geschaut haben. Die Arbeit dieser Menschen ermöglicht es, aufgeschlossenen Menschen in Heilberufen Methoden zur Begleitung von Menschen anzuwenden und zu gebrauchen, die nicht nur sanfter und naturgemäßer sind als so genannte traditionelle Methoden, sondern oft weit wirksamer.

Die Methoden, die in der Praxis eingesetzt werden, nutzen auf ihre Art Mechanismen der Selbstheilung, die im Geist und im menschlichen Gehirn angelegt sind. Und obwohl sie in wissenschaftlichen Arbeiten bereits vielfach belegt wurden, gehören sie noch nicht zum Rüstzeug der Altersvorsorge und Medizin der westlichen Welt. Warum das so ist? Vielleicht, weil man die Mechanismen, auf denen ihre Wirksamkeit beruht, noch nicht so recht versteht.

An dieser Stelle möchten wir Ihnen gratulieren. Sie haben aus einem bestimmten Grund dieses Buch zur Hand genommen, um mehr über die Möglichkeiten, gesund und fit ins Alter zu kommen, zu erfahren. Dabei haben Sie schon den ersten und vielleicht wichtigsten Schritt getan! Ihr Unbewusstes hat so die Möglichkeit, Lernerfahrungen und Einstellungen zu gewinnen, die mit Bewegung und Ihrer Gesundheit zu tun haben. Und das ist gut so!

Dabei spricht viel dafür, dass sich Bewegung, maßvoll betrieben, allein schon überaus positiv auf unseren geistigen Zustand auswirkt:

Schon Platon beschreibt das, wofür die neuere Wissenschaft in unzähligen Untersuchungen den Nachweis erbracht hat: Körperliches Training ist eine erstaunlich gute Behandlung bei Angstzuständen, Stress, belastenden Lebensumständen, Angst oder Verzweiflung. Dies wurde nicht nur von Dr. LaPerrière von der Universität Miami eindrucksvoll untersucht. Auch die Funktion unseres Immunsystems (zur Abwehr von Infekten, aber auch Krebserkrankungen) hängt direkt von der Regelmäßigkeit körperlicher Betätigung ab. Doch damit nicht genug:

Depression zeigte die gleiche Verbesserung, ganz gleich ob mit einem modernen Antidepressivum behandelt oder bei regelmäßigem Jogging. Dies konnte in einer Studie von Wissenschaftlern der Duke-Universität belegt werden. Zu diesen und vielen anderen positiven Effekten von Bewegung auf Ihre Gesundheit mehr in den anderen Kapiteln.

Wir gehen einmal davon aus, dass Sie schon jetzt Wege zu finden beginnen, wie Sie Bewegung in Ihr Leben bringen werden.

Welche Rolle spielen nun unsere Gedanken, wenn es darum geht, uns körperlich und geistig wohl zu fühlen?

„Achte auf deine Gedanken, denn deine Gedanken erzeugen deine Gefühle.
Achte auf deine Gefühle, denn deine Gefühle erzeugen deine Handlungen.
Achte auf deine Handlungen, denn deine Handlungen erzeugen deine Gewohnheiten.
Achte auf deine Gewohnheiten, denn deine Gewohnheiten erzeugen deinen Charakter.
Achte auf deinen Charakter, denn deinen Charakter wirst du irgendwann einmal Schicksal nennen."

Dieser Spruch stammt aus einer Sammlung von Zitaten, Erzählungen und Sprüchen einer religiösen Bewegung des osteuropäischen Judentums, die im 18. Jahrhundert ihren Anfang nahm und unter dem Namen Chassidismus bekannt geworden ist. In einer fast unübersehbaren Fülle von legendären Erzählungen hat diese Bewegung ihren Niederschlag gefunden. Immer wieder beeindrucken uns Geschichten und Bilder gelebter Weisheit, wie es dieser Spruch zu Beginn auch tun könnte.

Viel Geld wird heute investiert und verdient, um jene Auswirkungen, die „das Schicksal" uns und unserem Körper hinterlassen hat, rückgängig zu machen. Hormontherapien, Antioxidantien, Wellness-Oasen mit Kurzzeiteffekten und vieles mehr dienen für jene Menschen als Auffanglager, die erkannt haben, dass sie einen gewissen Einfluss auf ihr Wohlbefinden und ihre Gesundheit haben.

Lesen Sie sich vielleicht den chassidischen Spruch nochmals von vorne durch. Könnten wir nicht einiges an Geld und Zeit sparen, würden wir uns jenem Faktor zuwenden, der unsere Gesundheit, unser Wohlbefinden und auch unser Glück ausmacht: unseren Gedanken?

Die Anti-Aging-Medizin mit ihren Hormonen, Spritzenkuren, Radikalfängern und immer neu auftauchenden Diäten konnte nicht immer halten, was sie versprach. Doch noch immer stehen die so genannten Lifestyle-Medikamente hoch im Kurs.

2003 warnten 51 US-Wissenschafter in einem gemeinsamen Artikel erstmals, dass die vollmundigen Versprechungen der Anti-Aging-Medizin nicht zu halten seien – manche der Substanzen könnten sogar zu ernsten Nebenwirkungen führen.

Die Zusammenfassung der Wissenschafter:

„Für keine der gegenwärtigen vermarkteten Erfindungen konnte nachgewiesen werden, dass sie das menschliche Altern verlangsamt, stoppt oder umkehrt."

Welche Faktoren sind es also, die den Alterungsprozess tatsächlich verzögern oder sogar zum Gewinn werden lassen?

Psychologische Studien kommen zu einem interessanten Schluss: Jenseits der 60 verringern sich Offenheit und positive Emotionen, die Einsamkeit nimmt zu, vor allem bei sehr alten Menschen ab 80. Viele empfinden den Ruhestand als quälenden Kompetenzverlust und fühlen sich von der Leistungsgesellschaft ausrangiert. Außerdem wird der alternde, zunehmend anfällige Körper nicht selten zum bestimmenden Faktor des letzten Lebensdrittels. Auf die so wichtige Bedeutung der Bewegung bzw. des Sports weisen die anderen Kapitel unseres Buches hin.

Wenn es um die psychische Verfassung geht, zeigen sich erhebliche Unterschiede in der Art des Alterns. Das Max-Planck-Institut in Berlin stellt fest: „Das fortgeschrittene Alter jenseits der 80 wird für die meisten Menschen zunehmend zur Belastung: emotional, geistig und körperlich. Trotz ihrer hohen psychischen Widerstandskraft beginnen die Ältesten der Alten zu leiden. Man will zwar alt werden, aber nicht so sehr alt sein."

Zum wesentlichsten Schluss kommt allerdings das Deutsche Zentrum für Altersforschung Heidelberg. Die Gründungsdirektorin Prof. Ursula Lehr: „Während Biologen und Mediziner vor allem die Abbauprozesse im Auge haben, ist das Altern aus psychologischer Sicht durchaus auch Zunahme und Gewinn. Ob es im Einzelfall als Gewinn oder Verlust erlebt wird, hängt von psychischen Ressourcen ab, die ein Mensch im Laufe seines Lebens entwickelt und von denen er dann im höheren Alter zehren kann." Psychische Alterungsprozesse laufen enorm individuell und unterschiedlich ab. So zeigten beispielsweise Untersuchungen an 100-Jährigen, dass so mancher 100-Jährige noch besser auf Belastungen reagiert und effektivere Problemlösungsstrategien hat als viele deutlich Jüngere. Altersforscher zeigen auch: In punkto Lebensfreude und Zufriedenheit gibt es enorme Unterschiede, und sie haben auch herausgefunden, welche Faktoren dabei eine Rolle spielen.

Der wahrscheinlich bedeutendste Altersforscher im deutschen Sprachraum, Professor Hans Thomae, der mehrere Generationen von Psychologen und Gerontologen prägte und über 300 Schriften zur Psychologie des Alterns verfasste, sagt über die Faktoren, die die Langlebigkeit bestimmen, in einem Interview:

„Sicherlich muss man den genetischen Einfluss stark berücksichtigen. Aber aus psychologischer Sicht ist wiederum Aktivität einer der wichtigsten Faktoren. Bedeutsam sind auch die Pflege von Sozialkontakten und das Vertrauen in andere und in die Gesellschaft ganz allgemein sowie das Akzeptieren von schwer zu beseitigenden Belastungen."

Faktoren der Langlebigkeit

Altern beginnt im Kopf

Das Glück Deines Lebens
Hängt von der Beschaffenheit
Deiner Gedanken ab.
(Marc Aurel)

Dass Depression – neben bereits bekannten Risikofaktoren wie Rauchen, Fettleibigkeit und einem zu hohen LDL-Cholesterin-Spiegel (schlechtes Cholesterin) – einer der häufigsten Auslöser für Herzkrankheiten ist, wurde kürzlich in mehreren Studien der Fachzeitschrift *Psychosomatic Medicine* nachgewiesen: Wer mürrisch und primär traurig gestimmt ist, fördert die Arterienverkalkung. Gute Laune dagegen ist gut für Herz und Gehirn – so die Wissenschaft.

Doch jetzt haben amerikanische Wissenschafter einen Zusammenhang zwischen dem Denken und Altern an sich entdeckt.

Die Forscher um Glenn V. Ostir der Universität von Texas in Gaveston hatten die über 65 Jahre alten Probanden, die zu Beginn der Studie keine

Gebrechen hatten, mehrere Jahre lang begleitet. Nach zwei, fünf und sieben Jahren bestimmten sie die Rüstigkeit der Senioren. Dabei untersuchten sie jeweils deren Gewichtsabnahme gegenüber der letzten Befragung, die Gehgeschwindigkeit und die Muskelstärke der Finger. Außerdem ließen sie die Probanden selbst einschätzen, wie häufig sie sich erschöpft gefühlt hatten. Auch die positiven Gefühle ermittelten die Forscher anhand von standardisierten Fragen. Dabei bewerteten die Testpersonen etwa, wie oft sie in einer Woche das Gefühl hatten, das Leben zu genießen oder hoffnungsvoll in die Zukunft zu blicken.

Die Wissenschafter ermittelten dann anhand verschiedener Faktoren wie Schulbildung, Familienstand und Gesundheitszustand das Risiko der Testpersonen, gebrechlich zu werden. Diese Vorhersagen verglichen sie mit ihren Testergebnissen und der positiven Grundhaltung der älteren Menschen. Dabei zeigte sich, dass Optimismus das Risiko körperlicher Gebrechen signifikant senkte.

Worauf dieser Effekt beruht, wissen die Forscher noch nicht. Sie spekulieren, dass gute Laune sich direkt auf den Hormonhaushalt und damit auf die Gesundheit auswirken könnte. Einen Hinweis liefert die Genforschung (siehe unten). Doch auch eine indirekte Wirkung ist denkbar, da fröhliche Menschen sozial und intellektuell aktiver sind. Auch andere Forscher beobachteten bereits einen Zusammenhang zwischen dem seelischen Wohlbefinden und körperlichen Erkrankungen: So können positive Gefühle etwa den negativen Einfluss von Stress – einer möglichen Ursache von Herz-Kreislauferkrankungen – teilweise wieder wettmachen.

Ein direkter Zusammenhang zum Risiko, einen Schlaganfall zu erleiden, wurde auch nachgewiesen: Bei den Befragten, die ihren Zustand als sehr positiv bewerteten, zeichnete sich innerhalb von sechs Jahren eine um zwei Drittel verringerte Schlaganfallhäufigkeit ab, verglichen mit denen, die sich lediglich «normal» fühlten. Im Vergleich zu diesen hatten aber Probanden mit depressiven Symptomen nicht deutlich mehr Schlaganfälle. Demzufolge scheinen also positives Denken und Fühlen den schützenden Effekt hervorzurufen. Das «good feeling» wiederum führen die Forscher auf regelmäßige Bewegung und einen gesunden Lebensstil zurück. Und wer sich gut fühlt, ernährt sich auch besser und treibt mehr Sport - ein positiver Kreislauf.

Neben den Genen und der körperlichen Gesundheit spielen also auch psychische Faktoren beim Alterungsprozess eine Rolle. Dass Gedanken einen direkten Einfluss auf die körperliche Gesundheit haben, indem sie das chemische Gleichgewicht des Körpers ändern, gilt als sicher. Unklar ist allerdings noch, wie das genau funktioniert. In Frage kommt derzeit ein direkter Mechanismus wie beispielsweise die Beeinflussung des Immunsystems. Denkbar ist auch ein indirekter Einfluss, weil Positivdenker meist ein intaktes soziales Netzwerk haben. Doch dazu später.

Eine zweite Studie, ebenfalls veröffentlicht im Fachblatt „Psychology and Aging", stützt die Forschungsergebnisse. Auch sie kam zu dem Schluss, dass sich die mentale Einstellung positiv auf die körperliche Stärke auswirkt. Forscher der North Carolina State University machten mit 153 Probanden unterschiedlichen Alters Gedächtnisübungen. Sie konfrontierten die Teilnehmer mit positiven und negativen Worten über das Altern. Verwirrt, schrullig, kraftlos oder senil waren die negativen Varianten, gebildet, aktiv, weise oder angesehen die positiven.

Die Gedächtnisleistung war deutlich niedriger, wenn die Teilnehmer negative Stereotype gehört hatten, so die Forscher. Zwischen jungen und älteren Probanden gab es dagegen kaum Unterschiede, wenn sie mit Positivem konfrontiert wurden. Der Schluss der Forscher: Werden ältere Menschen als kompetente und produktive Mitglieder der Gesellschaft angesprochen, verhalten sie sich auch dementsprechend. „Soziale Faktoren können die Gedächtnisleistung älterer Menschen extrem beeinflussen", erklärt der Studienleiter Prof. Thomas Hess im BBC-Interview. Der Prozess laufe relativ subtil ab. Menschen nähmen aus ihrer Umwelt negative Dinge wahr, z.B. dass sie nicht mehr auf der Höhe der Zeit sind, und verhielten sich dann entsprechend. Hess meint: „Wer negative Gedanken umwandeln kann, kommt als älterer Mensch viel besser klar."

Was aber, wenn negative Emotionen oder Gedanken uns doch nicht loszulassen bereit sind? Wenn das „positive Denken" uns nur frustrierter macht, weil's gerade eben nicht sein soll? Was, wenn bestimmte Überzeugungen oder Glaubenssätze Sie daran hindern, Ihre beste Seite zu leben?

In meiner Arbeit mit Patienten und Sportlern wende ich gerne eine Methode an, die die Menschen zuerst meist überrascht. Diese Interviewtechnik, genannt „der Triolog®", wurde von Roman Braun in Wien aus dem Umgang mit Begierden im Zen-Buddhismus, dem Exerzitienbuch des Ignatius von Loyola und der Konflikttheorie des Soziologen Niklas Luhmanns entwickelt. Bei dieser Übung, die als Selbstinterview oder auch im Dialog stattfinden kann, wird das eigene Denken einmal damit überrascht, dass ein Gefühl, das ursprünglich verschwinden sollte, doch vielleicht willkommen geheißen werden könnte.

„Wie bitte? Ich werde doch nicht etwas willkommen heißen, was ich loshaben will!" – wird der geneigte Leser einwenden. So wie im Krieg zwei Konfliktparteien weit stärker miteinander verbunden sind als in Friedenszeiten, tun sich Menschen, die mit ihren Gefühlen „im Krieg stehen" schwer, von diesen Gefühlen loszukommen. Die Psychologie kennt dieses Phänomen in Form der so genannten Gegenabhängigkeit: Nach der Pubertät überwinden viele Heranwachsende den dauernden Versuch, anders zu sein als einer oder beide Elternteile, nicht. Dadurch werden eine echte Loslösung und ein Selbstständigwerden verhindert. Die Koppelung ist zu stark. Sobald wir aber die Bedeutung der Eltern würdigen, können wir uns auch von ihnen verabschieden. Entwicklung wird möglich. Im Abschlussteil des Triologs® zielt eine wesentliche Frage dann auf den Sinn, den das letztendliche Loslassen für Sie machen wird. Sie werden gleich fühlen, welche Frage das ist.

Wählen Sie eine Überzeugung, ein Gefühl oder eine Emotion, von der Sie bis heute überzeugt waren, dass diese störend für Ihr derzeitiges Leben ist. Entspannen Sie sich und nehmen Sie während des folgenden Interviews Ihre eigenen, unmittelbaren Reaktionen und Gefühle einfach wahr:

Der Triolog®

1. Könntest Du diese Emotion willkommen heißen?
   Würdest Du?
   Was dann?
2. Wie fühlst Du Dich jetzt? Nimm dieses Gefühl und:
3. Könntest Du Dich in diesem Gefühl jetzt erkennen?
   Würdest Du?
   Wann?
4. Wie fühlst Du Dich jetzt? Nimm dieses Gefühl und:
   Könntest Du dieses Gefühl loslassen?
   Würdest Du?
   Wofür? … Ist das genug? ... Sicher?
   Was dann?
   Wann?
5. Zum Abschluss überprüfen Sie, ob das neu entstandene Gefühl und dazugehörige Ideen, Pläne und Glaubenssätze wirklich zu Ihrer Zukunft passen. Wenn nicht, beginnen Sie nochmals von vorne. Sie sind auf dem besten Weg: Der Konflikt hinter dem Konflikt existiert wahrscheinlich nicht mehr.

Die eigene Lebensgeschichte

Jeden Tag denke ich unzählige Male daran,
dass mein äußeres und inneres Leben auf der Arbeit
der jetzigen und der schon verstorbenen Menschen beruht,
dass ich mich anstrengen muss, um zu geben im gleichen Ausmaß,
wie ich empfangen habe
und noch empfange.
(Albert Einstein)

Auch die Lebensgeschichte dürfte den Stil des Alterns beeinflussen. Wir selber stellen immer wieder fest, dass vergleichbare Schicksalsschläge von Älteren oft völlig unterschiedlich erlebt und verarbeitet werden: Partnerverlust, einen Herzinfarkt oder den Umzug ins Altersheim empfinden manche als Katastrophe, andere als „späte Freiheit" oder als Beginn eines intensiveren Lebens angesichts des Todes. Nicht erst seit der Alternsforschung wissen wir, dass Erlebnisformen und Reaktionsweisen nicht primär vom Lebensalter abhängig sind. Welche Perspektive man letztlich einnimmt, hängt auch von den Ressourcen ab, die man aus seiner Lebensgeschichte mitbringt. Vor allem Menschen, die dem Alter positive Seiten abgewinnen können, schaffen es, Probleme aktiv zu bewältigen, auf andere Menschen einzugehen, Chancen zu ergreifen oder das Altern nicht nur als Beschränkung des eigenen Lebensraumes zu erleben.

Der Mensch als Gemeinschaftswesen

Es wächst der Mensch mit seinen größeren Zwecken.
(F. Schiller, Wallenstein, Prolog)

Als eine der größten psychischen Gefahren des Alterns gilt die Vereinsamung; vor allem Männer scheinen davon bedroht zu sein. Eine aktuelle Untersuchung aus Australien zeigte deutlich: Ältere Frauen haben stärkere soziale Netzwerke und pflegen mehr Kontakte. Während sich verheiratete Männer beim Aufbau und der Pflege sozialer Kontakte auf ihre Frauen verlassen können, bekommen Witwer große Schwierigkeiten. Ob Familie oder gute Freunde – das soziale Netzwerk ist entscheidend, denn es hat eindeutig mortalitätssenkende Effekte, also direkte Effekte auf die Senkung der Sterblichkeitsrate. Menschen, die sozial integriert sind, leben länger. Es konnte wiederholt gezeigt werden, dass Verheiratete im Durchschnitt glücklicher sind als Ledige, Verwitwete und Geschiedene. Die Ehe (oder ein vergleichbares Zusammenleben) stellt einen Schutz gegen Depressionen und andere seelische Störungen dar. Dies scheint bis zu einem gewissen Grad auch dann zu gelten, wenn die Beziehung eher gespannt oder unbefriedigend verläuft. Wenn der Schutz zusammenbricht, entsteht eine psychosoziale Risikosituation, die mitunter fatale Ausmaße erreichen kann. So steigt im Jahr nach dem Tod eines Ehepartners die Sterbewahrscheinlichkeit für die hinterbliebene Person.
Wer wenige Kontakte hat, wer sich zu früh zur Ruhe setzt und wer nicht liest und seine Hobbys nicht pflegt, wird mit großer Wahrscheinlichkeit nicht glücklich alt. Wie viele Aktivitäten ein Mensch jenseits der 60 noch pflegt, ist wiederum ein „Päckchen", das er aus der Jugend und dem mittleren Erwachsenenalter mitbringt. Eine Berliner Altersstudie zeigt, dass Extrovertierte und Menschen mit besseren kognitiven Fähigkeiten im Alltag aktiver sind. Und man ist umso beschäftigter, je mehr man es ein Leben lang war.

Auch konnte durch eine andere Studie belegt werden, dass jemand, der länger leben will, lieber geben als nehmen sollte. Wer als alter Mensch seine

Zeit, seine Kraft und sein Wissen anderen zur Verfügung stellt, kann sein Leben verlängern. Menschen, die Freunden, Nachbarn und Verwandten Unterstützung zukommen lassen, leben eindeutig länger. Von anderen Hilfe und Zuspruch zu bekommen wirkt nicht lebensverlängernd und schützt auch nicht vor einem frühen Tod. Eigenes soziales Engagement dagegen wirkt sich eindeutig lebensverlängernd aus. Ausschlaggebend dürfte sein, dass wir Zuwendung geben. Großzügigkeit und Interesse am Mitmenschen sind offensichtlich vielen Anti-Aging-Mitteln überlegen: Alte Menschen, die sich für die Nöte und Probleme ihrer Mitmenschen interessieren und nicht nur Unterstützung und Hilfe von anderen erwarten, haben nicht nur ein erfüllteres Leben – sie leben auch länger.

Gene sind flexibler als man glaubt

Es gibt keine heilende Kraft
außerhalb Deines Körpers.
(Isaac Jennings)

Wodurch werden nun das Altern und die psychische Entwicklung eher bedingt, durch die genetische Anlage oder die Umwelt? Bei der Beantwortung dieser Frage stößt die Forschung immer öfter auf erstaunliche Ergebnisse:

Eine strenge Gegenüberstellung ist längst überholt (siehe auch Kapitel „Warum altern wir?", „Alternstheorien, Seite 15). Unsere Gene – die Erbanlagen – sind flexibel und reagieren auf sich permanent verändernde äußere Bedingungen. Auch wenn sich die Entstehung von Erkrankungen eindrucksvoll über den Einfluss genetischer Faktoren erklären lässt, tatsächlich sind vererbbare, eine Krankheit verursachende Veränderungen (Mutationen) im Text eines Gens kaum zu finden. Äußerst selten sind die Fälle einer genetisch bedingten Alzheimer-Krankheit (von der nur etwa 1% aller Alzheimer-Kranken betroffen sind) und nur weniger als 5 % der Brustkrebspatientinnen erkranken tatsächlich im Zusammenhang mit einer Mutation in einem ihrer Gene daran.

Der entscheidende Schlüssel zum Verständnis zahlreicher psychischer Störungen liegt in der Frage, wodurch, wann und in welchem Ausmaß Gene aktiviert werden. Die Funktionen des Gehirns und die Regeln, nach denen sich psychische Störungen entwickeln, lassen sich nur verstehen, wenn wir die Situationen und Erfahrungen untersuchen, durch welche die Genaktivität gesteuert wird. Denn Gene reagieren auf Signale, die sie aus der Umgebung erhalten. Dies wird als „Regulation der Genaktivität" oder „Genregulation" bezeichnet. Die Aktivität unserer Erbanlagen steht unter dem Einfluss von „Genschaltern", das heißt von kurzen DNA-Sequenzen, die sich in unmittelbarer Nähe des jeweiligen Gens befinden. Genschalter dienen als Anlagerungsstelle für Signalstoffe (sogen. „Transkriptionsfaktoren"). Signale, die von außerhalb der Zelle (oder von außerhalb des Organismus) eintreffen, können veranlassen, dass Gene an- oder abgeschaltet werden. Gene agieren daher nicht automatisch, sondern unterliegen flexibel einer fortlaufenden, fein abgestimmten Steuerung durch Signale, die ihren Ursprung in der Umwelt, in einer anderen Region des eigenen Körpers oder in der unmittelbaren Umgebung der betroffenen Zelle haben können. Fast alle Körperfunktionen, die Ausgangspunkt von Erkrankungen werden können, beruhen in erster Linie auf der Regulation der Genaktivität: Schlaf-Wach-Rhythmus, Herzfunktion, Kreislauf und Blutdruck, Hormonsystem, Immunsystem, Schmerzverarbeitung, Steuerung der Magen- und Darmaktivität und vieles mehr. Zu den neurobiologischen Erkenntnissen der letzten Jahre zählt die Beobachtung, dass Interaktionen mit der Umwelt, und hier insbesondere zwischenmenschliche Beziehungen, zu den wichtigsten Quellen zählen, aus denen genregulierende Signale hervorgehen.

Die Erfahrungen, die wir mit uns und anderen Menschen machen, werden vom Gehirn in bioelektrische und biochemische Signale umgewandelt, die ihrerseits eine Kette weiterer Signale bis hin zu den Genen nach sich ziehen. Lernen, Lachen und auch emotionelle zwischenmenschliche Erfahrungen aktivieren die Gene von Nervenwachstumsfaktoren und vermehren die synaptische Verschaltung von Nervenzellen. Dagegen führen Bedrohung, Überforderung, insbesondere aber Gefährdung oder Entzug bedeutsamer Beziehungen innerhalb kürzester Zeit zur Aktivierung zahlreicher Gene, deren Produkte die verschiedenen biologischen Facetten der Stressantwort in Gang setzen. Den endgültigen Nachweis, dass psychischer Stress Gene reguliert, erbrachte kürzlich eine deutsche Gruppe um Angelika Bierhaus und Klemens Kirschbaum. Die Forscher konnten zeigen, dass durch den Trierer-Stresstest verursachte Belastungen einen der bedeutendsten genregulierenden Transkriptionsfaktor aktivieren. Die neurobiologischen Effekte von Beziehungserfahrungen können nachhaltiger Natur sein: Einmal durchgemachte schwer wiegende Erlebnisse können einen biologischen Fingerabdruck hinterlassen. Arbeitsgruppen um Michael Meaney und Charles Nemeroff konnten nachweisen, dass Neugeborene, bei denen belastende Situationen zu einer stärkeren Aktivierung des Transkriptionsfaktors führten, auch im Erwachsenenalter eine höhere CRH-Antwort auf Standardbelastung zeigten. Der Transkriptionsfaktor, welcher die Produktion des Stresshormons CRH reguliert, steuert wiederum die Aktivität des bekannten Stresshormons Kortisol.

Depressive Erkrankungen sind ein Beispiel dafür, wie ein erster, durch Beziehungserfahrungen ausgelöster und durch die Aktivierung von Genen in Gang gesetzter biologischer Prozess die Reizschwelle für weitere Genaktivierungen in der Folge herabsetzt. Studien belegen, dass das erstmalige Auftreten einer depressiven Phase im Leben eines Menschen fast immer durch ein schweres Belastungs- oder Verlustereignis ausgelöst wird. Ähnlich wie bei der Stressreaktion kommt es auch bei der Depression bei der Mehrheit der Patienten zu einer Aktivierung des sogenannten CRH-Transkriptionsfaktors, darüber hinaus aber auch zahlreicher weiterer Gene, die eine wichtige Rolle im Gehirnstoffwechsel spielen. Weitere, nach einer ersten Phase auftretende depressive Episoden werden dann möglicherweise durch harmlose Belastungsereignisse ausgelöst. Am Ende kann es sogar ohne konkreten Auslöser zu depressiven Erkrankungen kommen (was früher als „endogene Depression" bezeichnet wurde). Die Ergebnisse einer im Auftrag des US-amerikanischen National Institut of Mental Health durchgeführten Studie zeigen interessanterweise, dass eine psychotherapeutische Behandlung im Verlauf einer erstmalig aufgetretenen Depression – im Vergleich zu nur medikamentös behandelten Patienten – das Risiko, an weiteren Depressionen zu erkranken, deutlich senkt.

Da die gesamte Körperperipherie unter der koordinierenden Kontrolle des Gehirns steht, können Gene, die begleitend zu Beziehungserfahrungen oder anderen emotionalen Reaktionen aktiviert werden, im Körper vielfältige Veränderungen auslösen. Wie schon erwähnt, erhöhen z.B. unbehandelte Depressionen bei körperlich Gesunden deutlich das Risiko einer koronaren Herzkrankheit. Bei bereits bestehender Herzerkrankung führen unbehandelte Depressionen zu einer etwa dreifachen Erhöhung des Risikos einen Herzinfarkt zu erleiden oder am Herztod zu sterben. Ursächlich für diese Zusammenhänge ist der erst vor wenigen Jahren entdeckte Umstand, dass Depressionen – via Hirnstamm – die Fähigkeit des Herzens reduzieren und die Herzschlagfrequenz an die jeweilige Belastung anpassen.

Eine weitere Folge der Depression – generell bei allen schweren Stresszuständen zu beobachten – betrifft das Immunsystem. Das im Verlauf von Stress und Depression aktivierte CRH-Gen führt zum Anstieg des Stresshormons Kortisol. Kortisol ist der potenteste Hemmstoff des körpereigenen Immunsystems. Es ist nicht nur in der Lage, Gene zahlreicher Immunbotenstoffe abzuschalten, sondern deaktiviert auch körpereigene Abwehrzellen, die im Körper auftretende Tumorzellen abtöten. Das erklärt, warum Patienten mit unbehandelten Depressionen ein deutlich erhöhtes Risiko für bestimmte Tumorarten haben.

Diese wichtigen Zusammenhänge gehören wahrscheinlich zu den neuesten und bedeutendsten Erkenntnissen für den Menschen. In weiten Teilen der Psychiatrie, der Medizin und der Psychologie wird noch nicht im vollen Umfang erkannt, was die Daten der neueren neurobiologischen Forschung für unser Verständnis psychischer Erkrankungen bedeuten. Überraschenderweise werden aus der psychosomatischen Medizin kommende Modelle den tatsächlichen Beziehungen zwischen Genen und Umwelt, wie sie sich heute darstellen, am ehesten gerecht.

Gene führen kein autistisches Eigenleben, sondern reagieren auf sich ständig ändernde äußere Bedingungen. Umgekehrt finden Umgebungsbedingungen nur deshalb ihren Niederschlag in den psychischen und biologischen Strukturen des Organismus, weil sie in den Genen ihre Adressaten haben. Wie groß der Einfluss unserer Wahrnehmung als Filter für Umwelteinflüsse und deren Auswirkungen auf unsere Neurobiologie ist, können Sie in den nächsten Kapiteln lesen.

Die Art, wie man hinschaut – das Alter annehmen

Was immer wir uns selbst sagen,
wird für uns wahr werden und eintreffen.
Wahr wird für uns das,
worauf wir unsere Aufmerksamkeit richten.

Altern, das will im Grunde niemand. Runzeln, tiefe Furchen, schlaffe Haut, geistige Verwirrung - das sind die Attribute, mit denen viele das Altwerden assoziieren. „Negative Altersvorstellungen", das schreibt auch FAZ-Herausgeber Frank Schirrmacher in „Das Methusalem-Komplott", führen zu „selbstverschuldeter Unmündigkeit und einem Verlust an Denkfähigkeit schon im frühen Alter".

Dabei ist ein positives Selbstbild ein wichtiger Garant für erfolgreiches Altern. Zu diesem Resultat kommt auch eine im Sommer 2002 veröffentlichte amerikanische Studie. Demnach kann ein positives Selbstbild die Lebenserwartung offensichtlich effektiver steigern als die Senkung des Bluthochdrucks oder des Cholesterinspiegels, nämlich um 7,5 Jahre. So wurden Fragenbögen ausgewertet, die vor 23 Jahren in Ohio erhoben wurden. Gefragt wurde unter anderem danach, ob man sich mit Aussagen wie „Wenn Sie älter werden, werden Sie nutzloser" identifizieren kann. Die Befunde dieser Befragung wurden jetzt mit der erreichten Lebensspanne verglichen. Das Ergebnis: Die Befragten lebten umso länger, je positiver ihr Selbstbild war. Die psychologische Forschung zeigt, dass Menschen, die ein Gefühl von Optimismus, Selbstwirksamkeit und Handlungskontrolle haben, ihre Lebenschancen besser nutzen – und zwar unabhängig davon, wie gut ihre objektiv vorhandenen Ressourcen sind. Es gehört zum erfolgreichen Altern, die Realität zum eigenen Vorteil zu deuten, und die Qualität des Selbstbildes hängt von der Qualität der eigenen Gedanken (das heißt der Selbstgespräche) ab.

Der erste Schritt dorthin: Entdecken Sie, wie Sie mit sich selbst reden – schulmeisterlich oder freundlich? Seien Sie freundlich zu sich, lächeln Sie sich zu – die anderen werden es Ihnen ansehen!

In einer großen Alternsstudie von 1987 waren diejenigen, die sich subjektiv gesund fühlten, sicherer im Auftreten, aktiver, besser anzuregen, und ihre

Stimmungslage war deutlich positiver. Die objektive Diagnose hatte darauf keinen Einfluss. Umgekehrt galt: Wer sich krank fühlte, auch wenn es ihm objektiv gut ging, war eher schlechterer Stimmung, hatte weniger Freizeitinteressen, langweilte sich öfter und litt auch häufiger an Einsamkeit. Wer sich gesund *fühlt*, der reagiert auf Belastungen angemessener und zählt auch eher zu jenen, die sehr alt werden. Wer dagegen andauernd überzeugt ist, krank zu sein, wird eher depressiv, passiv und zählt häufiger zu den Menschen, die früher sterben.

Doch wie lässt sich das „positive Denken" herbeizaubern, wenn's gerade einmal nicht sein will? Wenn wir ein wenig niedergeschlagen sind, versuchen wir selbst oder andere, uns aufzumuntern mit Sätzen wie „Es wird schon nicht so schlimm sein" oder „Mach dir doch nichts draus". Wir haben getan, was wir konnten, nur helfen wird es nicht. Der Wiener Psychiater Viktor Frankl, Begründer der Logotherapie und Existenzanalyse, pflegte zu sagen: „Je mehr es einem um die Lust geht, umso mehr vergeht sie einem." Was er damit meinte, war: Wenn wir uns oder andere mit Lustvollem aufmuntern, macht dies zwar die Sache kurzfristig besser, danach aber ist die Unzufriedenheit noch größer – ähnlich wie beim Drogenkonsum. Der Bonner Neurologe Detlev Linke schrieb in seinem Buch „Das Gehirn": „Wir aktivieren das gleiche Areal im rechten Präfrontallappen unseres Gehirns für Altruismus (also wenn wir Gutes tun) und ebenso, wenn wir glücklich sind." Also: Gut sein macht glücklich. Freude empfinden wir, wenn wir Ursache sind für die Freude anderer! Wenden Sie diese späte wissenschaftliche Bestätigung eines humanistischen Prinzips an, ermutigen Sie sich, indem Sie andere ermutigen!

Dankbarkeit als Schlüssel

Man steht sich selber immer einige Schritte zu nah
und den Nächsten immer einige Schritte zu fern.
(Friedrich Nietzsche)

Im Zuge der Erziehung unserer Kinder lernen diese, „Danke!" zu sagen. Ist das Zauberwort ausgesprochen, geben sich die Erwachsenen zufrieden; auch wenn der Dank häufig nicht von Herzen kommt. Mit der Zeit weiß das Kind von selbst, „was sich gehört" – und dankt auch ohne Aufforderung. Außerdem können Dankbarkeitsempfindungen eher zu einem Reflex denn zu einem tief empfundenen Gefühl verkommen. Man zeigt sich erfreut, weil's höflich ist.

Was echte Dankbarkeit ausmacht und welch wichtige Ressource sie für das seelische Gleichgewicht ist, bleibt dagegen vielen Menschen verschlossen. Der Wert der Dankbarkeit, der bislang nur von Religionen oder in besinnlichen Traktaten gepriesen wurde, wurde jüngst auch von der psychologischen

Wissenschaft erkannt. Psychologen stießen auf die schützende und stabilisierende Funktion der Dankbarkeit.

Robert A. Emmons, Psychologieprofessor an der Universität von Kalifornien in Davis, hat sich forschend der Dankbarkeit angenommen, von der schon Cicero sagte, sie sei nicht nur die „größte aller Tugenden, sondern auch die Mutter von allen". Dankbarkeit, so die Erkenntnis der Forscher, ist eine wichtige psychologische Ressource, die einem das Leben unendlich erleichtern kann. Dieses Gefühl, tief empfunden, schützt vor Enttäuschungen, Verbitterung und nimmt den unvermeidlichen Nackenschlägen des Schicksals viel von ihrer Kraft. Wie neue Untersuchungen zeigen, sind dankbare Menschen zufriedener, glücklicher und sozialer als Personen, die sorgfältig alles Negative in ihrem Leben registrieren – das Positive aber übersehen.

In einer Studie führten Studenten zehn Wochen lang ein Tagebuch, in dem sie ihr emotionales Befinden, ihre körperlichen Beschwerden, ihr Gesundheitsverhalten und ihren Gesundheitszustand notierten. Einmal pro Woche sollten die Studierenden über ihr Lebensgefühl Auskunft geben sowie darüber, wie zuversichtlich sie in die kommende Woche blicken. Dann wurden die Testpersonen in drei Gruppen aufgeteilt: Ein Drittel wurde gebeten, Ereignisse aufzuschreiben, die sie am meisten beschäftigen; ein zweites Drittel sollte Stresssituationen notieren und ein weiteres Drittel wurde gebeten, fünf Dinge aufzulisten, für die sie in der vergangenen Woche dankbar waren. Emmons und sein Team entdeckten deutliche Unterschiede zwischen diesen drei Gruppen. „Die Dankbaren" waren insgesamt zufriedener mit ihrem Leben und blickten hoffnungsvoller in die kommende Woche als die Teilnehmer aus den beiden anderen Gruppen. Sie litten auch weniger unter körperlichen Beschwerden und investierten deutlich mehr Zeit für sportliche Betätigung als „die Gestressten". Wie deutlich beobachtet werden konnte, setzte Dankbarkeit keine paradiesischen Lebensumstände voraus, im Gegenteil, allen drei Gruppen sind ähnliche Lebensumstände vorausgegangen.

Weitere positive Wirkungen des Gefühls Dankbarkeit waren: „Die Dankbaren" berichteten über ein größeres psychisches Wohlbefinden und zeigten mehr prosoziales Verhalten. Sie halfen anderen bei persönlichen Problemen, boten häufiger emotionale Unterstützung an und engagierten sich sozial.

Weitere Ergebnisse zur Auswirkung von Dankbarkeit:
Religiösen Menschen fällt es leichter, dankbar zu sein, als nicht Religiösen. Menschen, die aufgefordert wurden, alles zu notieren, für das man Dankbarkeit empfand, verwirklichten in einem Zeitraum von zwei Monaten mehr Lebensziele als Menschen, die sich nicht in dieser Achtsamkeitsübung schulten.

Dankbare legen weniger Wert auf materielle Güter. Sie messen ihren eigenen und den Wert anderer nicht an Besitz, Status und Erfolg; sie sind nicht neidisch und teilen selbstverständlicher mit anderen als Menschen, denen Dankbarkeitsgefühle eher fremd sind.

Menschen, die wertschätzen, was sie haben und was ihnen widerfährt, „sind glücklicher, und ihre Fähigkeit, negative Ereignisse zu bewältigen, wächst ebenso wie ihre Immunität gegenüber Neid, Ärger, Ressentiment und Depression. Dankbarkeit und die damit verbundenen Handlungen stärken soziale Beziehungen und fördern Freundschaften. Das wiederum fördert die körperliche wie die seelische Gesundheit", fasst der Psychologe Robert Emmons die Ergebnisse seiner Forschungen zusammen und stellt fest: „Je dankbarer wir sind, desto mehr Anlass zur Dankbarkeit haben wir." Laut Aussage von R. Emmons hat die Dankbarkeit einen speziellen Platz in der Grammatik moralischen Lebens. Drei moralische Funktionen dieses Gefühls können definiert werden:

1. Dankbarkeit fungiert als moralisches Barometer (Dankbare Menschen registrieren, wie sich ihre Beziehungen verbessern lassen, wenn ihnen Gutes widerfährt).
2. Dankbarkeit wirkt als moralisches Motiv (Wer Dankbarkeit empfindet, verhält sich selbst sozialer).
3. Dankbarkeit ist ein moralischer Verstärker (Dankbare Menschen haben den Wunsch, sich „erkenntlich" zu zeigen, ihrerseits anderen Gutes zu tun).

Der humanistische Psychologe Abraham Maslov beklagte bereits Mitte der 50er Jahre: „Wenn zu viele Menschen nicht zu schätzen wissen, was sie haben" – so Maslov, – dann sei das „eine wesentliche Ursache menschlichen Übels, menschlicher Tragödie und menschlichen Leidens". Würden die Menschen dagegen ihre Segnungen zählen, würde dies das Leben sehr verbessern.

Nach Maslovs Motivationstheorie ist aber nicht jeder in der Lage, seine „Segnungen zu zählen". Nur „selbstverwirklichte" Menschen, die sich nicht von niedrigen Bedürfnissen leiten ließen, besäßen „die wunderbare Fähigkeit, die grundlegenden Lebensgüter mit Ehrfurcht, Freude, Staunen und sogar Extase immer wieder unverbraucht und naiv hochzuschätzen".

Viel ist darüber geforscht worden, in welcher Weise es die modernen Lebensumstände nicht unbedingt erleichtern, dankbar durchs Leben zu gehen. Einsparungsmaßnahmen und Umstrukturierungen sowie eine Zunahme der Scheidungsraten lassen die Verbitterung der Menschen, zumindest auf den ersten Blick, immer leichter entstehen. Niedergeschlagenheit, Selbstvorwürfe, Hoffungslosigkeit, diffuse körperliche Beschwerden und phobisches Verhalten werden oft als Folge von Rückschlägen beschrieben. Anders als beim posttraumatischen Stresssyndrom, unter dem Menschen nach Katastrophen leiden, sind sich verbitterte Menschen gar nicht im Klaren darüber, dass sie Hilfe brauchen, um ihre Kränkung zu überwinden. Hier bringt die von Viktor Frankl etablierte Logotherapie als geeignete Behandlungsmethode oft Lösung. In der Logotherapie wie auch im so genannten „Reframing" (= in einen neuen Rahmen setzen) des NLP – neurolinguisten Programmen wird den Menschen geholfen, negativen Ereignissen eine neue Bedeutung zu geben. Durch eine positive Umwertung des Ereignisses kann schrittweise die kognitive wie auch die emotionale Bewertung verändert und die Kränkung langsam aufgelöst werden.

Was aber tun, wenn man noch nicht zu den Dankbaren gehört? Die Forscher sind überzeugt davon, dass man Dankbarkeit lernen kann. Als eine geeignete Lernmethode kann ein Fünf-Schritte-Modell helfen:

1. Identifizieren Sie nicht dankbare Gedanken.
2. Erkennen und anerkennen Sie jene Teile Ihres Denkens, die diese Gedanken schicken, die Ihnen also wichtig sind.
3. Formulieren Sie dankbare Gedanken.
4. Ersetzen Sie die nicht dankbaren Gedanken durch die dankbaren Gedanken.
5. Übertragen Sie das innere Gefühl in Handlung.

„Dankbarkeit ist eine Pflicht, die erfüllt werden sollte, die aber zu erwarten keiner das Recht hat", sagte Jean-Jacques Rousseau. So wertvoll das Gefühl der Dankbarkeit sein kann, wenn man es aus sich heraus empfindet, so wertlos wird es, wenn es eingefordert wird. Menschen, die glauben, jemandem einen Dank schuldig zu sein, berichten in Studien über Ärgergefühle und Unzufriedenheit. „Jemandem etwas schuldig zu sein ist ein aversiver psychologischer Zustand", erklärt Emmons, „der mit Dankbarkeit nichts zu tun hat."

Dankbarkeit erfordert Aufmerksamkeit und Reflexion. Ohne rechte Aufmerksamkeit können wir immer wiederkehrende Ereignisse, von denen wir profitieren, nicht wahrnehmen.

Eine Methode der Selbstreflexion, die wir am Ende dieses Kapitels vorstellen werden, fasst verschiedenste Methoden der Selbstbetrachtung zusammen. Selbstbetrachtung – oder „Meditation" – bedeutet „nach innen schauen"; eine etwas poetischere Übersetzung könnte lauten: „Sich selbst mit dem geistigen Auge betrachten." Es ist so, als ob wir auf einem Berggipfel stünden und unser Zoom-Objektiv gegen ein Weitwinkelobjektiv austauschen. Wir freuen uns über das breitere Panorama, in dem unsere bisherige Sicht noch vorhanden ist, jetzt aber von vielem ergänzt wird, was uns vorher verborgen war, und das, was uns verborgen war, macht die Sicht so außergewöhnlich.

Selbstbetrachtung schafft die Grundlage, alle Beziehungen zu überprüfen, einschließlich der zu Eltern, Freundinnen und Freunden, Lehrern, Geschwistern, Arbeitskollegen, Kindern und Partnern oder Partnerinnen. Sie können einen bestimmten Zeitabschnitt prüfen, einen Tag oder einen Feiertagsbesuch bei Ihrer Familie. In jedem Fall gewinnen Sie eine realistischere Sicht Ihres Verhaltens von Geben und Nehmen in der jeweiligen Beziehung.

Sind wir bereit, unser Leben zu prüfen und uns anzusehen, wie oft wir versäumt haben, unsere Dankbarkeit für Empfangenes auszudrücken? Dies ist gefährliches Terrain, denn es ist nicht angenehm, sich einzugestehen, dass man undankbar gewesen ist.

Lernerfahrungen als Jugendgarantie

Wichtig ist, dass man nicht aufhört zu fragen.
Neugier hat ihren eigenen Seinsgrund.
Man kann nicht anders, als die Geheimnisse von Ewigkeit,
Leben oder die wunderbare Struktur der Wirklichkeit
ehrfurchtsvoll zu bestaunen.
Es genügt, wenn man versucht, an jedem Tag lediglich
ein wenig von diesem Geheimnis zu erfassen.
Diese heilige Neugier
soll man nie verlieren.
(Albert Einstein)

Die meisten Menschen verhalten sich oft ihr ganzes Leben lang nach einem sehr einfachen Strickmuster. Dieses Muster ist so einfach, dass Psychologen oft im Stande sind vorherzusagen, wie sich diese Menschen in der Zukunft verhalten werden.

In beinahe allen Studien über erfolgreiches Altern berichten die Menschen, die „es geschafft haben", ihr Leben lang neugierig gewesen zu sein, am Lernen ihre Freude zu haben und manchmal alte Strickmuster zu durchbrechen.

Eine Gruppe von Verhaltensforschern wurde einmal gefragt, was eigentlich der wirkliche Unterschied zwischen Ratten und Menschen sei. Dazu wurden zwei Labyrinthe gebaut; ein großes für die Menschen und ein kleines Labyrinth für die Kontrollgruppe, bestehend aus Ratten. Den Ratten brachte man bei, das Labyrinth zu bewältigen, um zum Käse zu kommen. Den Menschen brachte man bei, das große Labyrinth zu bewältigen, um 5-Dollar-Noten zu bekommen. Der Lernerfolg beider Gruppen war etwa gleich schnell. Das wirklich interessante Testergebnis erreichten die Forscher jedoch, als sie die 5-Dollar-Noten und den Käse entfernten und bemerkten, dass die Ratten nach einer gewissen Anzahl von Versuchen aufhörten, das Labyrinth zu durchlaufen, die Menschen jedoch hörten niemals auf!

In unserer Arbeit mit jungen und alten Menschen, mit Spitzensportlern, die wegen großer oder kleiner Probleme zu uns kommen, beobachten wir immer wieder, dass jene Menschen erfolgreich und glücklich leben, die bereit sind, neue Wege auszuprobieren, die offen für Experimente und Alternativen sind.

So sind Konsequenz, ein eiserner Wille, Ausdauer, aber auch die Fähigkeit, bekannte Pfade zu verlassen, wesentliche Voraussetzungen für ein erfolgreiches Altern. Sind Sie manchmal bereit, alte Pfade zu verlassen, um Neues auszuprobieren? Wer bereit ist, altbekannte Grenzen zu überschreiten, könnte sich einmal überlegen, ob manche Dinge tatsächlich so sind, wie sie scheinen, oder ob ein Ziel, das Sie sich vorgenommen haben, tatsächlich nur auf die eine Art und Weise zu erreichen ist.

Viele kennen das interessante Phänomen, das beim Betrachten sogenannter „Doppelbilder" auftaucht; Eines ist das Bild, in dem zwei Frauen zu sehen sind.

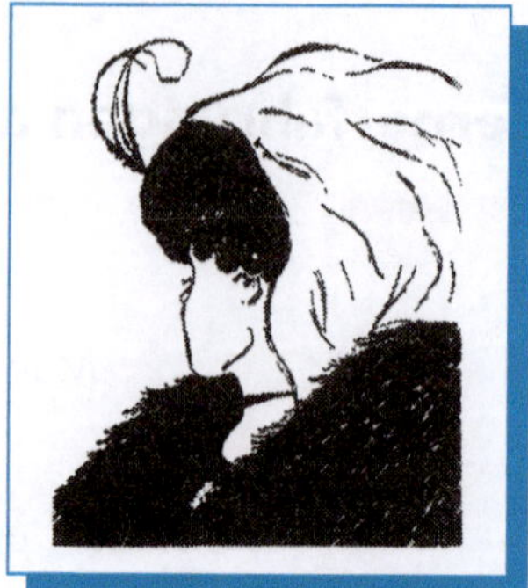

Abb. 35: Was sehen Sie? eine junge, oder eine alte Frau?

Eine junge und eine alte Frau. Die Übung verdeutlicht, dass zwei Menschen, die dasselbe sehen, sich dennoch uneinig sein können, wie sie das Gesehene tatsächlich verarbeitet haben. Wir sehen die Welt niemals so, wie sie ist, sondern so, wie wir gewohnt sind, sie zu sehen. Jeder sieht die Welt durch die individuelle Brille, die er sich aufgesetzt hat.

Offene, kongruente Neugier hilft Ihrem Gehirn, Lernerfahrungen zu machen. Neugier ist ein Zeichen von Jugend und Anteil am Leben. Wenn die Neugierde fehlt, haben wir mit dem Leben innerlich abgeschlossen.

Der Kybernetiker und Anthropologe Gregory Bateson liebte es, mit seiner Tochter zu philosophieren. Sie gab ihm durch ihre kindliche und klare Art zu denken oft Rätsel auf. Eines Tages fragte sie: „Sind Väter immer klüger als ihre Kinder?" Bateson antwortete: „Natürlich, Väter sind immer klüger." Sie blickte ihn eine Zeit lang ruhig an und fragte dann: „Wer hat eigentlich die Glühbirne erfunden?" „Das war Edison", antwortete Bateson. Die Tochter überlegte einige Sekunden und meinte schließlich: „Wieso hat dann nicht Edisons Vater die Glühbirne erfunden?"

Das Leben ist zu wichtig, um es ernst zu nehmen

Kein Reichtum ist mehr wert als die Gesundheit.
Und kein Glück mehr als ein fröhlich Herz.
(Sirach 30,16)

Wie steht es mit Ihnen? Wenn Sie glauben, lustvolles Lernen durchzogen mit Spaß und Lebensfreude, ist effektiver und noch dazu lebensverlängernd, können wir Ihnen nur gratulieren. Sie gehören zu jenen Menschen, die mit Erfolg und Freude altern. Und Sie sind damit am neuesten Stand der Forschung. Neurophysiologen wissen heute, dass Lachen genau jenes chemische Milieu in unserem Gehirn schafft, in dem die Bildung neuer Synapsen am besten verläuft – Lernen also überhaupt erst möglich wird. Gleichzeitig wirkt Lachen unheimlich entspannend. Man hat untersucht, dass nur zwei Minuten herzhaftes Lachen sämtliche Stressparameter des Körpers für mindestens eine halbe Stunde um 10 bis 15% senkt. Wir tragen Verantwortung für den Zustand unseres Körpers. Welchen Weg wollen Sie ihm zumuten? Wollen Sie Ihr Gehirn in einigen wenigen gewohnten Arealen im wahrsten Sinne des Wortes vor Ernst zermartern oder mit Freude wachsen lassen? Würzen Sie Ihr Leben durch ein freundliches Lächeln täglich! Sie werden sehen, es kommt zurück. Wagen Sie es auch, über sich selbst zu lachen – vielleicht gerade bei einem Missgeschick, Ihr Körper wird es Ihnen danken.

Freude hat einen hohen Stellenwert. Die Qualität unserer Wahrnehmung, der Selbstgespräche und die Fähigkeit, dem Gehirnstoffwechsel Lern- und Lacherlebnisse zu ermöglichen, entscheidet nicht zuletzt über glückliches oder mühseliges Altern. Und wer nicht verlernt hat zu lachen, wird jederzeit die Kompetenz haben, durch gute Planung seine Jugend zu bewahren.

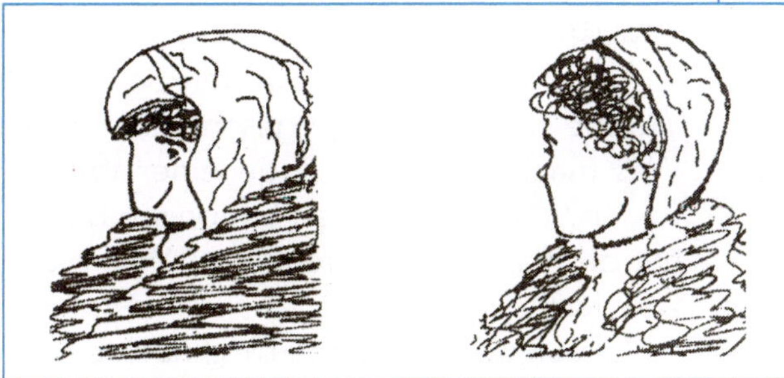

Abb. 36: Alt oder jung, es hängt davon ab, was zuerst in Ihrem Kopf war

Darma Singh Kalsa, ein Vorstandsmitglied des American Board of Anti Aging, konnte zeigen, dass durch Meditation der Stresshormonspiegel sinkt, der Wachstumshormon-Spiegel steigt, Blutfettwerte sowie der Blutdruck auf normale Verhältnisse sinken. Dafür sollte Zeit sein. Gönnen Sie Ihrem Körper täglich eine Zeit des mentalen Anti-Agings und der Regeneration!

Regeneration kostet Sie etwas - zumindest einen Termin täglich. Phasen der Be- und Entlastung sollten einander abwechseln, dann hat Ihr Körper Zeit für Regeneration, und die Haut „entspannt" sich. Es geht dabei nicht um das Streichen von Terminen, sondern um das absichtliche Einplanen von Entspannung. Tragen Sie diese Phasen als Termin mit höchster Priorität in Ihren Kalender ein, und halten Sie sie!

Vielleicht sagen Sie: „Alles schon probiert, ich habe trotzdem wenig Spaß in meinem Leben." Vielleicht ist es an diesem Punkt Zeit, sich Gedanken darüber zu machen, wohin der natürliche Zug Ihrer Energien Sie zieht.

Im folgenden Experiment wollen wir Ihnen die interessante Erfahrung ermöglichen, Ihre eigene Richtung zu erfahren und sie Ihnen zugänglich zu machen. Dieser Prozess ist die praktische Anwendung einiger philosophischer und psychologischer Modelle und des Wiener Trinergy-NLP®.

Dieser Prozess wird es Ihnen erleichtern, Ihre Motivation besser zu verstehen. Also lehnen Sie sich zurück, entspannen Sie sich, und stellen Sie sich ein paar Fragen…

Der Lebensfreude-Prozess

(Dieser Prozess wurde von Roman Braun, Wien, in Anlehnung an die Chaosforschung Benoit Mendelbrots entwickelt)

Lassen Sie jetzt einen ganz gewöhnlichen Tag ohne Besonderheiten an sich vorüberziehen. Welche schönen Dinge erleben Sie an einem solchen Tag Ihres Lebens? Was macht Ihnen dabei Freude? Was sind die kleinen Freuden des Alltags, die Ihnen das Leben versüßen? Auf welche kleineren oder größeren Genüsse freuen Sie sich immer wieder? Lassen Sie sich dabei Zeit, und bringen Sie das, was kommt, zu Papier. Denn es gibt viele Dinge in Ihrem Leben, die Freude machen. Wir tragen sie nur nicht oft genug über die Schwelle des Bewusstseins.

Und jetzt erweitern Sie den Zeitrahmen, den Sie überblicken, ein wenig. Welche schönen Dinge geschehen im Rahmen einer ganz normalen Woche? Was macht Ihnen im Zuge einer Woche Freude? Worauf können Sie sich freuen? Welche schönen Erlebnisse bieten sich Ihnen im Beruf, in der Freizeit, mit der Familie, mit Freunden? Was bietet sich am Wochenende? Halten Sie alles fest.

Lassen Sie nun Ihren Fokus noch einmal weiter werden, und betrachten Sie einen Monat Ihres Lebens. Welche Annehmlichkeiten können Sie im Lauf eines Monats genießen? Kleinere und größere erfreuliche Erlebnisse, die Ihr Leben lebenswert machen. Was nehmen Sie sich immer wieder vor und sind glücklich darüber? Bringen Sie alles zu Papier.

Der Blick wird weiter. Sie betrachten jetzt ein ganzes Jahr Ihres Lebens. Was an schönen Dingen kann Ihnen ein ganzes Jahr bieten? Welche erfreulichen Erlebnisse geschehen da? Was unternehmen Sie mit Kollegen, der Familie oder Freunden, das Ihnen Freude bereitet? Welche spannenden Dinge erleben Sie im Beruf oder Urlaub? Halten Sie auch das fest.

Und jetzt betrachten Sie Ihr ganzes bisheriges Leben. Welche Highlights finden Sie da? Welche schönen Dinge haben Ihr Leben so gestaltet, dass Sie es in vollen Zügen genießen können? Welche Ereignisse und Erfahrungen brachten Farbe in den Alltag, hoben die Stimmung, versorgten Sie mit positiven Gefühlen?

Aber wir wollen hier noch nicht stillhalten. Erweitern Sie Ihren Fokus nun auf das, was einmal Ihr ganzes Leben gewesen sein wird. Welche Momente des Glücks sehen Sie da? Wo in Ihrem Leben hat Spaß seinen Raum, welche Ereignisse sind Ursache für Lebensfreude? Was gibt Ihrem Leben Sinn? Bringen Sie alles Schöne, alle Freuden Ihres Lebens zu Papier, Sie betrachten einen wesentlichen Bestandteil Ihrer Persönlichkeit.

Nehmen Sie jetzt Ihr Blatt zur Hand, und vergleichen Sie die Freuden eines Tages mit den Freuden Ihres gesamten Lebens. Sie werden viele Übereinstimmungen entdecken. Was im Laufe eines Tages Freude bereitet, gibt auch dem ganzen Leben Sinn. Aus der Sicht des gesamten Lebens betrachtet, repräsentiert der liebevolle Kuss eines Partners oder Kindes beim Nach-Hause-Kommen einen Teil der Liebe zu ihm oder ihr, der wahrgenommen werden kann. Der kleine Mittagsspaziergang durch den Park verschafft Ihnen vielleicht das Maß an Entspannung und Meditation, das Ihr Leben lebenswert macht.

Sie finden auf Ihrem Blatt vielleicht auch Freuden, die einander widersprechen. Sie erhöhen Ihr Selbstverständnis, wenn Sie Gemeinsamkeiten und Widersprüche erkennen. Sehen Sie aufgedeckte Diskrepanzen als Chance, auf welche Art und Weise Sie diese befrieden können. Glückliche Menschen leben ihre Wünsche und Werte im Kleinen und im Großen gleichermaßen. Nutzen Sie diese Chance, Ihre Persönlichkeit fit fürs Alter zu machen.

Sie könnten auch überprüfen, ob die Notizen auf Ihrem Blatt mit einigen der nun folgenden Punkte zusammenpassen.

Wenn wir möglichst gesund oder zufrieden altern wollen, dürfen wir uns nicht nur auf unsere „guten Gene" oder die statistische Lebenserwartung verlassen. Sie haben es zu einem guten Teil selbst in der Hand, wie Ihr Leben im Alter aussieht.

Das My-Way-Konzept für „Aktives Altern"

Aus der Alternsforschung lassen sich **sechs Grundregeln** für ein langsames Altwerden herausdestillieren. Je früher Sie diese Grundregeln beherzigen, desto jünger werden Sie im Alter sein.

1. Aktiv bleiben

Diesem Punkt widmen sich andere Kapitel in unserem Buch ausführlicher. Unzählige Studien belegen: In jedem Lebensalter können Menschen ihre Lebensqualität durch Bewegung verbessern. Regelmäßige körperliche Aktivität verringert das Risiko von Herzkrankheiten, Diabetes, Osteoporose, Bluthochdruck, Herzinfarkt und verbessert die Herz-Lungen-Funktion ebenso wie die Muskelkraft. Es gibt kein Medikament und keine andere Maßnahme, die einen dem Muskeltraining vergleichbaren Nutzen für die Gesundheit besitzt.

2. Unabhängig sein und bleiben

Über sein Leben selbst bestimmen zu können, sich nicht abhängig zu machen von anderen, das ist in jedem Lebensalter wichtig. Ganz besonders gilt dies für den älter werdenden Menschen. Je weniger er Situationen der Hilflosigkeit und des Ausgeliefertseins erlebt, desto besser ist seine psychische und körperliche Verfassung. Wer bereits als junger Mensch auf seine Eigenständigkeit Wert legt, wird damit auch im Alter keine Probleme haben.

3. Verantwortung übernehmen

Auch wenn dieser Punkt auf den ersten Blick fast im Widerspruch zum zweiten Punkt erscheint, ausschlaggebend dürfte sein, dass wir Zuwendung geben.

Großzügigkeit und Interesse am Mitmenschen sind offensichtlich allen Anti-Aging-Mitteln überlegen. Sozialer Kontakt ist wichtig, weil wir beim Altwerden möglichst lange jung bleiben wollen.

4. Sich begeistern können, nie aufhören zu lernen und zu lachen

Mit den Jahren kommt auch immer mehr Gelassenheit ins Leben, was eine angenehme und begrüßenswerte Begleiterscheinung des Alterns ist. Jedoch zu gelassen und abgeklärt sollte man auch nicht werden. Um vital alt zu werden, muss man neugierig bleiben und sich seine Begeisterungsfähigkeit erhalten. Das Lachen folgt ganz von selbst aus einem gewissen Maß an Begeisterungsfähigkeit. Der Gedanke „Das ist nicht altersgemäß!" sollte einem fremd sein. Wer meint, er bräuchte bestimmte gesellschaftliche Entwicklungen nicht mehr mitzumachen (Beispiel Internet) oder sich für „zu alt hält", um eine neue Fähigkeit zu erlernen, gibt sich selbst auf und überlässt dem Alterungsprozess das Feld.

5. Dankbar und stolz sein

Stolz ist, richtig verstanden, eine positive Eigenschaft. Wer stolz ist auf sich – sein Äußeres, seine Leistungen, seine Kinder, seinen Partner, sein Handicap beim Golf oder seinen Aufschlag beim Tennis – hat ein starkes Selbstwertgefühl, und das wiederum bewahrt ihn vor Depressionen, vor dem Gefühl der Hilflosigkeit, verhindert krank machendes Grübeln und Selbstzweifel. Mit der rechten Aufmerksamkeit auf die Dinge, für die wir dankbar sein können, werden wir immer wiederkehrende Ereignisse, von denen wir profitieren, wahrnehmen.

6. Einzigartig sein

Je älter man ist, desto unverwechselbarer wird man. Unser Charakter, unsere Eigenschaften und unsere Lebenserfahrungen machen uns zu einem ganz besonderen Menschen. Nicht Konformität und Anpassung, sondern Individualität und Einzigartigkeit machen uns interessant für andere Menschen jeden Alters.

Der Anfang von allem: die richtigen Fragen

Wollen wir dauerhaft erfolgreich wachsen und damit glücklich altern, dann ist es gut, die Gewohnheiten eines glücklichen Charakters zu entwickeln. Wenn Sie dies erreichen wollen, dann achten Sie auf Ihr Fühlen, Denken und Handeln im Hier und Jetzt! Und nichts beeinflusst es so sehr wie die Fragen, die wir uns stellen.

Vielleicht können auch Sie abends nicht einschlafen, weil Problemgedanken in Ihrem Kopf kreisen, ohne Ende und Lösung. Ein negativer Prozess wird zum Teufelskreis, die Gedanken ziehen Sie in Ihre negative Gefühlswelt hinein. Der Alterungsprozess beschleunigt sich.

Dabei gilt es doch bloß, die richtigen Fragen zu stellen:

Die Abendfragen

Was habe ich heute alles getan?
Was habe ich heute für mich, für mein Leben getan?
Welchen Beitrag habe ich für andere geleistet?
Was habe ich heute gelernt?

Beantworten Sie sich jeden Abend vor dem Einschlafen diese Fragen. Sie sind nicht nur dazu geeignet, diesen Tag in Ruhe und Frieden zu Ende zu bringen. Sie geben Ihrem Unterbewusstsein und damit Ihrem Körper die Möglichkeit, optimal zu regenerieren und die nächsten Tage so zu gestalten, dass Sie Gelegenheit haben, aktiv und gesund nach Ihren Werten und Zielen zu leben.

Und wie steht es mit dem Morgenfrust? Wie steht es mit hinderlichen Fragen wie: „Warum immer ich?" Oder: „Was kommt heute auf mich zu?" Diese Fragen können Sie höchstens motivieren, die Decke noch höher über den Kopf zu ziehen.

Auch am Morgen können wir mit richtigen Fragen unser Leben positiv beeinflussen:

Die Morgenfragen

Worüber in meinem Leben bin ich glücklich?
Worauf in meinem Leben bin ich stolz?
Wofür in meinem Leben bin ich dankbar?
Wofür kann ich mich in meinem Leben begeistern?
Was in meinem Leben finde ich aufregend und spannend?
Wofür in meinem Leben stehe ich ein?
Wen liebe ich, und von wem werde ich geliebt?
Was ist zu tun, und was davon möchte ich heute tun?

Sie sehen, wie leicht es sein kann, mit richtigen Fragen das Fühlen, Denken und gesund Bleiben im Hier und Jetzt in die richtigen Bahnen zu lenken. Tag für Tag.

Und falls bei mancher Frage ein Zweifel auftaucht und die Antwort: „Da fällt mir nichts Positives ein" – gut so! Dies zu erkennen ist die Hälfte des Weges! Es liegt zum Großteil an Ihnen, dem nachzugehen und sinnvolle Schritte zu tun, um förderlichen Gedanken Raum zu schaffen. Wenn es sein soll, mit einem Trainer.

Für die meisten Menschen ist es am Beginn eines körperlichen Trainings selbstverständlich, sich einem Trainer anzuvertrauen und um Tipps zu fragen.

Psychologen und professionelle Mentalcoaches aufzusuchen ist in Europa dagegen Managern, Spitzensportlern und Menschen mit „richtigen" Problemen vorbehalten.

Falls Sie bei sich Denkmuster erkennen, die einem glücklichen Altern fühlbar im Wege stehen, beim modernen Mentaltraining brauchen Sie nicht zu fürchten, für 30 Jahre auf der Couch zu liegen. Gezielte Formen der Begleitung durch lösungsorientierte Gespräche helfen oft, Problematisches schon früher aus einer anderen Sicht zu betrachten.

Der My Way Active Aging Tipp zum Schluss: **„Wann?" „Jetzt!"**
Ganz egal, was Sie sich vorgenommen haben: Fangen Sie heute damit an!

Bewegung und Sport

1. Mit Bewegung, Sport und Training ins Alter

Es lohnt sich, **»fit im und fit für das Alter«** zu sein. Wie schon dargelegt, beträgt die Lebenserwartung in Österreich für Frauen 81,8 Jahre und für Männer 75,9 Jahre. Im Jahre 2000 waren 1,67 Millionen Österreicher älter als 60 Jahre (Statistik Austria, 2002). Im Jahr 2035 werden wahrscheinlich 2,7 bis 3,0 Millionen Österreicher älter als 60 sein. Noch eindrucksvoller zeigen die Zahlen für die Altersgruppe der über 85jährigen die zukünftige Altersstruktur auf. Im Jahr 2000 waren 40.000 Österreicher über 85, im Jahr 2035 werden es zwischen 500.000 und 600.000 sein (Statistik Austria, 2002). Diese Zahlen bestätigen einen Megatrend der Zukunft: *„alt werden"* und *„alt sein"*. Statistisch gesehen leben wir zu lange, um in den „Ruhestand" zu gehen und um diesen Lebensabschnitt alleine zu erleben. „Aktiv und gemeinsam alt werden" sollte eine Devise des *Altwerdens* sein. Hören wir auf, die Thematik „alt werden und alt sein" despektierlich, abwertend und respektlos zu deuten. Bringen wir Bewegung in den Alltag des *Altseins*.

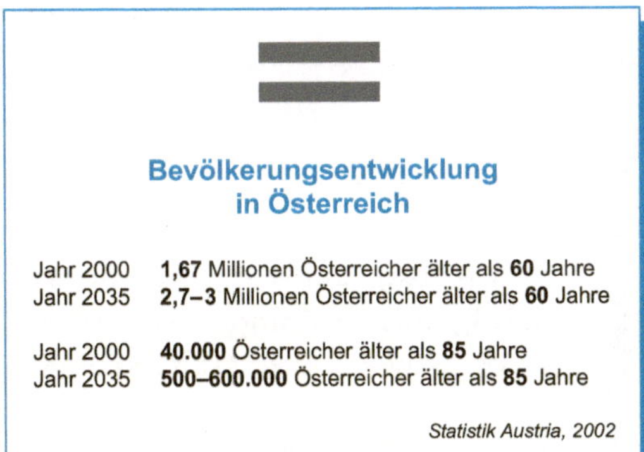

Abb. 37: Bevölkerungsentwicklung in Österreich

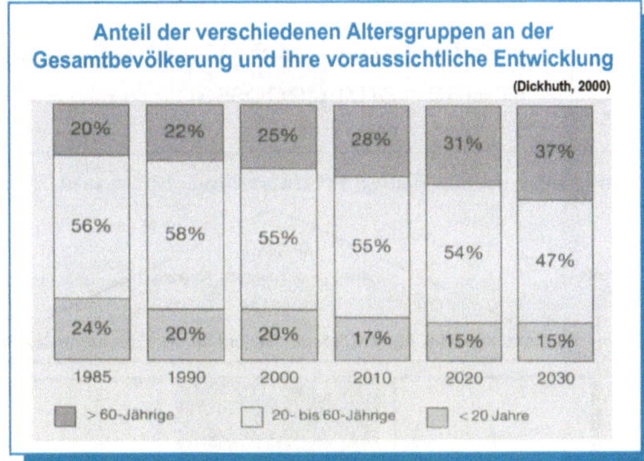

Abb. 38: Verteilung der Altersgruppen

Im Rahmen des **„My Way"-Programms** stellen wir Ihnen ein **»Drei-Säulen-Active Aging-Programm«** für Wohlbefinden und Fitness im Alter vor:

Die erste Säule und der erste Schritt – und dieser liegt so nahe – zu einem aktiven Leben ist ein **»bewegter Alltag im Alter«**: Haus- und Gartenarbeiten als Bewegungschance erkennen und nutzen, bei kleinen Bewegungsspielen wieder zum Kind werden, sich Bewegungsaufgaben im Alltag stellen und diese lösen – so bringen Sie Bewegung in ihren Alltag. Dabei müssen Sie sich keine Zeit für Vorbereitungen nehmen, Sie brauchen keine Sportbekleidung und auch keine Sportgeräte. Sie müssen auch nicht schwitzen und sich enorm plagen – Sie sollen nur bewegungsaktiv durch den Tag gehen. Im nächsten Kapitel geben wir einige Anregungen, wie Sie Bewegung in Ihren Alltag bringen können.

Die zweite Säule unseres Programms ist der Sport unter der Devise **»Active Aging mit Sport«**: Sportarten wie Nordic Walking, Radfahren, Schneeschuhgehen, Skiwandern, Schwimmen, Tischtennis erst einmal richtig lernen und dann mit Maß und Ziel ausüben – das bringt Schwung, Lust und Laune in Ihr Leben. Entspannungsprogramme sorgen für eine wohltuende Entschleunigung und für die notwendige Erholung nach den Belastungen durch den Alltag und nach dem Sport. Wir zeigen, welche Sportarten im Alter gut tun. Die dritte Säule des Programms steht für den Erhalt und den Ausbau der körperlichen Leistungsfähigkeit, um dem Altern Paroli zu bieten. Es ist der Schritt zum **»sportlichen Training im Alter«**: Im zugeordneten Kapitel wird das Ausdauer-, Kraft-, Beweglichkeits- und Koordinationstraining speziell unter dem Gesichtspunkt der biologischen und psychologischen Besonderheiten des fortgeschrittenen Alters in der Theorie erläutert und mit Trainingsmodellen für die Praxis ergänzt. Die wesentlichen Zielsetzungen des Trainings sind ein Zugewinn an Wohlbefinden und die Förderung der Gesundheit sowie die Verbesserung der Fitness. Diese Fitness im Alter steht für den Erhalt und die Steigerung der Mobilität, der Vitalität und der körperlichen Leistungsfähigkeit sowie der Belastbarkeit. Unter dem Titel **»Trainingsplanung für Sporteinsteiger im Alter«** werden die Active Aging-Sportarten in vier Trainingsstufen systematisch in eine Form gegossen.

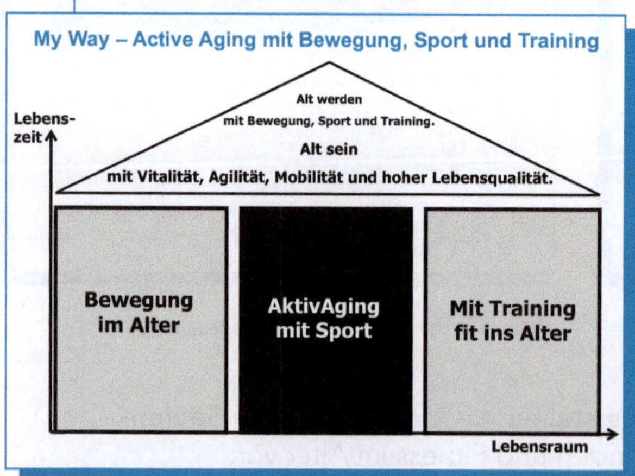

Abb. 39: Die drei Säulen des aktiven Alterns

Drei Säulen des „My Way" – *Active Aging-Programms:* **Bewegung in den Alltag, Schwung mit Sport, Erfolg mit Training** – als Träger eines aktiven Lebensstils. Räumen wir mit der falschen Vorstellung auf, dass Sie sich unerhört plagen müssen, tägliches schweißtreibendes Training auf sich nehmen müssen und viel Zeit investieren müssen um mit Wohlbefinden durch den Tag zu gehen, um fit zu werden, um fit zu bleiben und – speziell zum Thema – um fit ins Alter zu gehen. Es braucht nur wenig – Bewegung im Alltag – um vieles – Wohlbefinden und Dynamik – zu erreichen. Wenn Sie mehr Schwung ins Leben bringen wollen, ist Sport ein probates Mittel. Mit Training können Sie zielorientiert Ihre Starken ausbauen und Ihre Schwächen beseitigen. So können Sie Schutzfaktoren für Ihre Gesundheit, wie etwa eine kräftige Muskulatur und eine starkes Herz, aufbauen. Im Gegenzug minimieren Sie Risikofaktoren, die Ihr Wohlbefinden und Ihre Gesundheit gefährden. Solche Risikofaktoren sind zum Beispiel Übergewicht, hoher Blutdruck, hohe Blutfettwerte, verspannte Muskeln. Die Vorteile unseres *»Drei-Säulen-Programms«* liegen im leichten Einstieg, in der Selbstbestimmung und in der individuellen Anpassbarkeit. Sie bestimmen ob Sie die drei Schritte gleich hintereinander setzen, weil es jetzt für Sie an der Zeit ist, Ihr Leben deutlich zu ändern – oder – ob Sie sachte und behutsam Ihren Lebensstil in Richtung mehr Bewegung ändern und mit den nächsten Schritten noch warten. In jedem Fall können Sie noch viel erreichen.

Hören wir auch auf mit der unerträglichen Arroganz, dass Leistungserbringung ein Vorrecht der Jugend sei. Korrigieren wir die falsche Vorstellung, dass Bewegung, Sport und sportliches Training eine Sache der Jungen, Talentierten und Leistungsfähigen sei. **Bewegung** ist das Elixier des Lebens. **Sport** ist Bewegung, abgehoben von der Zweckorientierung des Alltags. Sportliches **Training** ist Sporttreiben unter der Zielsetzung der Einwirkung auf die Belastbarkeit und der Leistungsfähigkeit. Bewegung, Sport und Training sind besonders auch ein Thema im Alter. Wir wollen Sie zu Bewegung und Sport animieren und motivieren. Darüber hinaus informieren wir Sie in den folgenden Kapiteln über das »Was«, »Wann« und »Wie« des Sports und des Trainings im fortgeschrittenen Alter.

2. Drei Themen am Lebensweg des aktiven Alterns

Die Vertiefung in die Thematik „Fit im Alter" nach dem „My Way"-Konzept mit den drei Schritten zur Fitness »Bewegung, Sport und Training« führt zu den drei wesentlichen Begriffen Belastbarkeit, Leistungsfähigkeit und Trainierbarkeit. Es sind zentrale Begriffe der Sportwissenschaften und sie werden in diesem Buch unter dem besonderen Blickwinkel des Alters behandelt.

2.1 Belastbarkeit

Belastbarkeit ist die Fähigkeit des Organismus, Belastungen ohne Störungen der Gesundheit zu tolerieren. Im Sport sind die allgemein-organismische Belastbarkeit, die mechanische Belastbarkeit und die Belastbarkeit leistungsbestimmender Systeme zu unterscheiden (vgl. FRÖHNER, 1993). Die allgemein-organismische Belastbarkeit wird im Wesentlichen durch den Zustand komplex regulierender Systeme – vegetatives Nervensystem, hormonelles System, neuromuskuläres System – und durch das Funktionieren der physiologischen Grundprozesse geprägt. Die mechanische Belastbarkeit wird deutlich durch den Zustand des Stütz- und Bewegungssystems bestimmt. Eine grobe Abschätzung der Belastbarkeit im Alter in zu Gebot stehender Kürze lautet: Die allgemein-organismische Belastbarkeit vermindert sich im Alternsgang etwa ab dem 30. bis 40. Lebensjahr. Die Abbildung zur „Änderung der relativen Sauerstoff-Aufnahme im Alternsgang" soll exemplarisch für die Verminderung der Belastbarkeit des Systems Lunge-Herz-Kreislauf stehen. Die mechanische Belastbarkeit reduziert sich im fortschreitenden Alter ab dem 30. bis 35. Lebensjahr. Wichtige Gewebsstrukturen wie das Knorpel-, Binde-, Sehnen- und Knochengewebe sind im späten Erwachsenenalter (ab etwa 60/65 Jahre) deutlich weniger belastbar als in der Zeit des frühen Erwachsenenalters (18/20 bis 30/35 Jahre) (vgl. BAUR et al., 1994).

Wir empfehlen allen Sporteinsteigern einen Gesundheitscheck. Wer **über 35 Jahre** alt ist, soll vor Beginn eines sportlichen Trainings auf jeden Fall eine sportmedizinische Untersuchung und eine Klärung der Belastbarkeit im Hinblick auf die geplanten Sportarten und Trainingsbelastungen absolvieren. Eine ärztliche Untersuchung vor dem Sporteinstieg ist bei folgenden Beschwerden, Erkrankungen und Risikofaktoren in jeder Altersgruppe **unbedingt notwendig**: Herzerkrankungen, Herz- und Atembeschwerden, Herzrhythmusstörungen, häufige Herzerkrankungen in der Familie; Blutarmut, hoher Blutdruck, niedriger Blutdruck mit Neigung zu Kollaps; Übergewicht, besonders beim „Apfeltyp"; Fettstoffwechselstörungen, Zuckerkrankheit; Schilddrüsenerkrankungen; Leber- und Nierenerkrankungen; Lungenerkrankungen, starkes Rauchen; auffällige Atemnot bei körperlicher Belastung, Leistungsabfall oder ungeklärte plötzliche Leistungsschwäche; Wirbelsäulenbeschwerden, besonders mit Lähmungen oder Gefühlsstörungen der Arme oder Beine und andere orthopädische Beschwerden insbesondere Arthrose in den belasteten Gelenken (vgl. ZWICK, 2004, S. 34 f).

TRAINERTIPP

Lassen Sie Ihre sportliche Belastbarkeit vor dem Sporteinstieg und sowie nach Krankheiten und Verletzungen von einem dafür ausgebildeten Sportarzt überprüfen! Bei Einschränkungen durch verminderte Belastbarkeit klären Sie mit Ihrem Arzt, welche Bewegungsformen, welche Sportarten und welche Trainingsbelastungen Sie setzen sollen, um erstens keine Schäden durch die verminderte Belastbarkeit zu erleiden und zweitens um die Belastbarkeit durch richtig gesetzte Bewegungsreize wieder zu erhöhen.

Beispiel: Wenn Ihre Knochendichte vermindert ist und so die Belastbarkeit der Knochen reduziert ist sollten Sie Sportarten und Trainingsformen die verbunden sind mit Sturzgefahr, mit großen Stoß-, Druck- und Scherbelastungen meiden oder wenn Sie in der betreffenden Sportart sehr versiert sind, diese sehr behutsam betreiben. Derartige Sportarten wären zum Beispiel die Kampfsportarten wie Judo und Karate, die großen Rückschlagspiele wie Squash und Tennis, die großen Ballspiele wie Fußball und Handball, die Schneesportarten wie Schifahren und Snowboarden. Daneben bleiben Ihnen jedoch noch viele Möglichkeiten zu Bewegung, Sport und Training um sich fit zu halten und um die Belastbarkeit zu verbessern.

Sportarten und Trainingsformen, die Ihre Muskeln schonend kräftigen und so einen Reiz für die Festigung der Knochen setzen und daneben auch noch die schwachen Knochen gut abstützen, sollten Sie unbedingt in Ihr Sport- und Trainingsprogramm aufnehmen. Wandern, vom sportlichen Walking bis hin zum Weitwandern, Nordic Walking, Aqua Running und Aqua Aerobic, Skiwandern und Schneeschuhgehen im Winter, Low-Impact Aerobic und weitere sanfte Formen der Aerobic im Studio oder Verein. Vor allem aber sanfte Kraft-Trainingsformen wie funktionelle Kräftigung, Training mit dem Thera-Band, Pilates und noch vieles mehr stehen Ihnen zur Auswahl, um Sie fit und belastbar zu machen. Viele der benannten Sportarten und Trainingsformen werden in diesem Buch vorgestellt.

2.2. Leistungsfähigkeit

Unter der Leistungsfähigkeit versteht die Sportwissenschaft die maximal vorhandenen psycho-physiologischen Bedingungen des Organismus für eine nach Zeit und Intensität definierte konkrete Leistung (vgl. FRÖHNER, 1993). Wenn Sie alle möglichen Leistungsvoraussetzungen optimal einsetzen, erbringen Sie Ihre aktuelle Höchstleistung. Von dieser leiten sich die submaximalen und die Leistungen auf mittlerem und niedrigem Niveau ab. Im Alternsgang fällt die sportliche Leistungsfähigkeit ab dem Zeitpunkt des biologischen Höchstleistungsalters langsam ab. Im Leistungssport ist dessen Spanne im Alternsgang vom Anforderungsprofil der Sportart abhängig. In den Ausdauersportarten liegt das biologische Höchstleistungsalter um das 30. Lebensjahr. Siege bei Weltmeisterschaften wurden auch schon von über 40-jährigen errungen. Bei Frauen liegt das Höchstleistungsalter 2 bis 3 Jahre unter dem der Männer. Frauen gelangen im Vergleich zu den Männern gewöhnlich auch in kürzerer Zeit zu analogen Leistungen.

Im fortgeschrittenen Alter ist die zu erbringende maximale Leistung nicht das Maß der Dinge, die Belastbarkeit steht deutlich im Vordergrund. Die Erhaltung oder die Steigerung der sportlichen Leistungsfähigkeit im Alter bleibt jedoch neben der Sicherung der Belastbarkeit ein wichtiges Ziel. Beides, die Leistungserhaltung und –steigerung, ist bis ins hohe Alter mit richtig gewählten Belastungsformen und mit individuell angepasster Belastungsdosierung möglich. Der Ausspruch eines der Protagonisten der Sportmedizin, Wildor Hollmann, sagt, dass man mit sportlichem Training 20 Jahre lang 40 bleiben kann. Im übertragenen Sinn ist das so zu verstehen, dass mit zunehmendem Alter Häufigkeit, Umfang und Intensität des Trainings gesteigert werden müssen, um die Leistungsfähigkeit adäquat zu erhalten. Eine nachfolgende Abbildung zeigt, wie die Leistungsfähigkeit im Laufe der Reifung bis in die Spanne der biologischen Höchstleistungsfähigkeit ansteigt. Anschließend fällt sie leicht, jedoch kontinuierlich wieder ab. Im schlechtesten Fall fällt die Leistungskurve bis in den Bereich der so genannten „selbsttätigen Lebensuntüchtigkeit", der mit Pflegebedürftigkeit verbunden ist, ab. Die eingefügten Kurvenverläufe im Alter sollen andeuten, dass die sportliche Leistungsfähigkeit mit Sport und Training lange auf relativ hohem Niveau erhalten werden kann.

Dieser Leistungserhalt ist jedoch nicht ausschließlich als Selbstzweck zu verstehen. Vielmehr ist die erhaltene oder verbesserte Leistungsfähigkeit auch ein Gradmesser für die Bewältigung der Anforderungen des Alltags. Treppen dank kräftiger Beinmuskeln leichtfüßig hochsteigen, Ausrutscher dank guter Koordination korrigieren und so einen drohenden Sturz verhindern, Einkaufsmarathons dank guter Ausdauer leicht nehmen – das ist der Gewinn des Sports der im Alter zählt. Jede und jeder, wirklich alle, können in diesem Verständnis ein Gewinner im Seniorensport sein. Im Alter dank guter Kondition und Koordination die Anforderungen des Lebens leicht nehmen und diese Leichtigkeit des Seins – um beim tschechischen Autor Milan Kundera und seinem Buchtitel. *Die unerträgliche Leichtigkeit des Seins* eine Anleihe zu nehmen – bis ins hohe Alter genießen, ist die Devise.

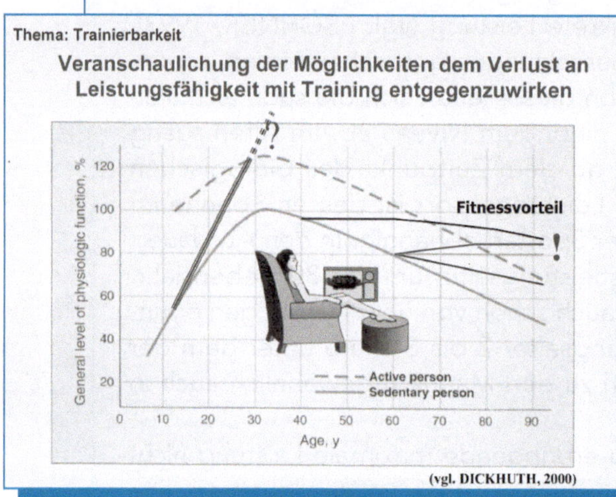

Abb. 40: Alternsgang der Leistungsfähigkeit und Einwirkung durch Training

Im Rahmen einer sportmedizinischen Leistungstestung und sportmotorischer Tests wird Ihre sportliche Leistungsfähigkeit erkundet. Die Ergebnisse zeigen Ihnen, in welchem Ausmaß Ihre konditionellen und koordinativen Fähigkeiten ausgeprägt sind. Verstehen Sie diese Leistungsdiagnose im Sinne einer Standortbestimmung. Auf Grund dieser Daten können Sie Ihre Stärken und Schwächen im Sport erkennen und so die passenden Sportarten und Trainingsformen zur Verbesserung der Leistungsfähigkeit wählen. Daneben werden im Rahmen der Leistungsdiagnostik auch die Steuergrößen zur richtigen Dosierung Ihrer Belastungen festgelegt.

TRAINERTIPP

Lassen Sie Ihre sportliche Leistungsfähigkeit im Rahmen einer sportmedizinischen Untersuchung neben der Belastbarkeit vor dem Sporteinstieg überprüfen! Diese Leistungsdiagnostik sollten Sie zumindest einmal jährlich wiederholen, um stets über den aktuellen Stand Ihrer Leistungsfähigkeit informiert zu sein. Im Training setzen Sie dann bei Ihren Stärken an, und bauen diese aus. Daneben setzen Sie aber auch Schritte, um Ihre sportlichen Schwächen zu minimieren oder sogar auszumerzen.

Beispiel: Die Leistungsdiagnostik einer 65jährigen Frau ergibt im Rahmen einer Radergometrie eine sehr gute Ausdauerfähigkeit, der Muskelfunktionstest brachte jedoch Abschwächungen der Bauch-, Schulter- und der hinteren Oberschenkelmuskulatur sowie Verkürzungen der Hüftbeuger- und der vorderen Oberschenkelmuskulatur zu Tage. Der erstellte Wochentrainingsplan beinhaltet zwei Ausdauereinheiten, eine am Fahrrad und eine mit Nordic Walking. Zwei weitere Trainingseinheiten werden der funktionellen Kräftigung und der anschließenden Dehnung gewidmet. Beim Krafttraining werden die Muskeln mit einer Serie zu 25 Wiederholungen belastet, die abgeschwächten Muskelgruppen werden mit 2 Serien zu 25 Wiederholungen bedacht. Das anschließende Stretchingprogramm mit 2 Dehnungen zu 20 Sekunden pro Muskelgruppe bringt ebenso eine erhöhte Belastung mit 3 Dehnungen zu 30 Sekunden für die verkürzten Muskeln. Das so erstellte Wochenprogramm wird über fünf Wochen inhaltlich beibehalten. Die Belastungszeiten werden von Woche zu Woche bis in die fünfte Woche um jeweils 5 Minuten pro Trainingseinheit gesteigert. In der sechsten Woche wird eine Erholungswoche mit nur einer Ausdauer- und einer Kraft-/Dehneinheit geplant. Dann wird dieser 6-Wochentrainingsplan inhaltlich modifiziert und zu einem neuen 6-Wochentrainingsplan umgebaut. Im neuen Plan werden die Kraft- und Dehnübungen gewechselt und beim Ausdauertraining wird die Dauer- mit der Fahrtspielmethode getauscht. Nach den nunmehr insgesamt 12 Wochen Training wird ein zweiter Muskelfunktionstest durchgeführt. Jetzt sollten die Verkürzungen und Abschwächungen beseitigt sein. Die Trainingsergebnisse lassen vermuten, dass die sehr gute Ausdauerleistungsfähigkeit erhalten blieb, diese wird in den nächsten Trainingsetappen ausgebaut.

2.3. Trainierbarkeit

Unter **Trainierbarkeit** verstehen wir die Reaktionen unseres Organismus auf richtig dosierte Belastungsreize mit kurz-, mittel- und langfristigen funktionellen sowie strukturellen Anpassungen und einer daraus resultierenden Einwirkung auf die sportliche Leistungsfähigkeit. Laut der so genannten „SCHULZ-ARNDT'schen Reizstufen-Regel" wirken schwache Reize auf die Lebenstätigkeit anregend, starke Reize bewirken Anpassungsvorgänge welche Strukturen stärken und Funktionen verbessern, zu starke Reize wirken schädigend auf die Strukturen des Gewebes und auf die Funktion der Organe. Die Trainierbarkeit sagt aus, was ein individuell richtig dosierter Belastungsreiz an Anpassung und darauf beruhender Leistungssteigerung bewirkt.

Beispiel: Ein 24jähriger und ein 61jähriger Mann beginnen als Untrainierte mit einem individuell dosierten achtwöchigen Krafttraining an 10 Stationen, pro Woche werden 2 Krafttrainingseinheiten absolviert. Vor dem Trainingseinstieg wird die Kraftleistung an den Stationen erhoben. Trainierbarkeit bedeutet in diesem Fall die Zunahme an Kraftleistung. Nach acht Wochen war der Zugewinn an Kraft beim 24Jährigen im Durchschnitt über die Messergebnisse an den 10 Stationen 44%, der des 61Jährigen war mit 38% nur wenig geringer. Beide Getesteten zeigten eine gute Trainierbarkeit. Nachfolgend werden Theorien und Studien vorgestellt, welche die gute Trainierbarkeit im Alter wissenschaftlich belegen.

Alle längerfristig entstehenden Trainingswirkungen beruhen auf dem biologischen Prinzip der aktiven Belastungskompensation durch funktionelle und strukturelle Anpassung der beanspruchten Organe und Gewebe. Dieser Mechanismus ist beispielsweise für die Zunahmen an Muskelmasse bei

Krafttraining verantwortlich, wenn jede Muskelfaser, sprich Muskelzelle, mehr an Eiweiß anbaut und so ihr Volumen vergrößert. Daneben vergrößert die Muskelzelle ihr Energiedepot und bindet mehr Wasser in der Zelle, was wiederum zu einer Straffung des Muskelgewebes führt. Eine Massenzunahme auf zellulärer Ebene ist aber auch für die Steigerung der Leistung zuständig, wenn, wie im Falle der Ausdauer, eine Zunahme der Muskelmasse als äußeres Merkmal der Hypertrophie nicht erkennbar ist. Die Steigerung der Ausdauerleistung beruht unter anderem auf der Hypertrophie eines Substruktursystems, des mitochondrialen Apparates der Muskelzelle. Dabei kann der Volumenanteil der Mitochondrien am Volumen der Muskelzelle von normal 3% auf bis zu 12% bis 15% bei gut Ausdauertrainierten zunehmen (vgl. SCHLICHT/SCHWENKMEZGER, 1995, S. 37). Für die Massenzunahmen auf zellulärer Ebene im Verständnis der Trainierbarkeit muss der Baustoffwechsel in der Zelle verstärkt werden. Dafür sind hauptsächlich die Eiweiße (Proteine) zuständig. Proteine sind im Verhältnis zur Lebensdauer einer Zelle kurzlebige Zellbestandteile. Die durchschnittliche Lebensdauer der Proteine der Muskelzelle beträgt 30 Tage. Dies bedeutet, dass unter normalen Aktivitätsbedingungen 3% bis 4% der Proteinmasse abgebaut und in derselben Menge durch neue Proteine ersetzt werden muss. Im Alter erhöht sich der Proteinabbau und der Anbau hält nicht mehr Schritt, wir verlieren Muskelmasse (vgl. YOUNG 1990). Abbildungen zu Studien von LEVELL (1993) und SINAKI et al. (2001) belegen den Verlust an Muskelmasse und an Muskelkraft.

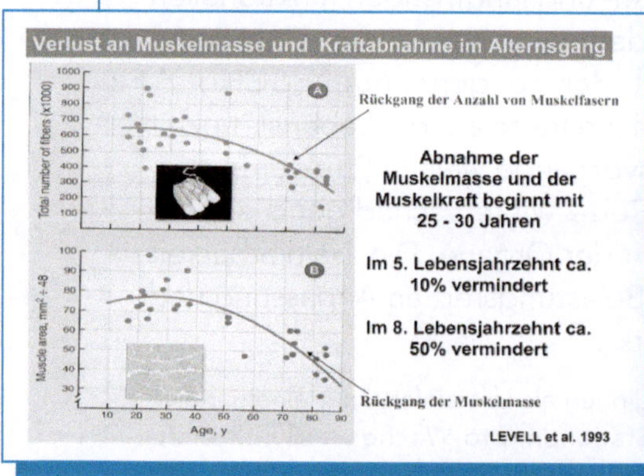

Abb. 41: Alternsgang der Kraftfähigkeit

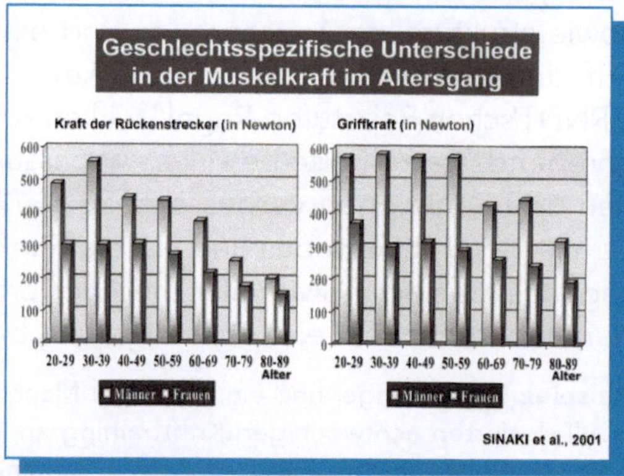

Abb. 42: Geschlechtsspezifische Kraftunterschiede im Alternsgang

Wie bereits beschrieben, belegen sportwissenschaftliche Studien (vgl. WESTCOT et al., 1998) eindrucksvoll, dass **die Trainierbarkeit bis ins hohe Alter gegeben ist**. Die Studien zeigen, dass dem im Alternsprozess vorgegebenen Ungleichgewicht von Proteinabbau und -aufbau sowie daraus resultierend dem Leistungsverlust unter Zuhilfenahme der »aktiven Belastungskompensation durch Hypertrophie« entgegengewirkt werden kann. Das heißt, die Trainierbarkeit als Funktion der aktiven Belastungskompensation und der Verstärkung der Strukturen als Folge von Anpassung an Belastung ist auch im Alter gegeben. Das heißt weiter, es ist bis ins hohe Alter eine Zunahme an Muskelmasse, eine Stärkung der Organe und eine Verbesserung der sportlichen Leistungsfähigkeit mit Bewegung, Sport und Training möglich.

Die oben stehende Abbildung belegt diesen Sachverhalt mehr als eindrucksvoll. WESTCOTT konnte in einer Trainingsstudie zeigen, dass über 50jährige Männer nach einem 8wöchigen Krafttraining ihre Muskelkraft um 40% steigerten. Die Konsequenz aus dieser Aussage: „Es ist nie zu spät, um mit dem sportlichen Training zu beginnen."

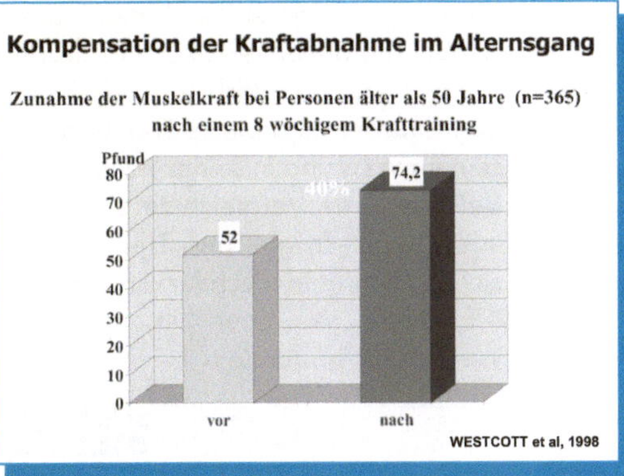

Abb. 43: Ausgleich der Kraftabnahme im Alternsgang durch Training

TRAINERTIPP

Nutzen Sie die Chance, die mit der Aussage der modernen Sportwissenschaft, dass die Trainierbarkeit bis ins hohe Alter erhalten bleibt, gegeben wird. Vergessen Sie den Spruch »Was Hänschen nicht lernt, lernt Hans nimmermehr«. Viele Bewegungen und Sportarten können Sie noch im Alter lernen. Daneben können Sie dank Ihrer erhaltenen Trainierbarkeit auch die Ausdauer, Kraft, Beweglichkeit, Schnelligkeit und auch die Koordination erhalten und verbessern. Aber bedenken Sie auch, dass Ihre Trainierbarkeit im Alter hinter der des frühen Erwachsenenalters liegt.

Als Konsequenz sollten Sie sich für das Erlernen neuer Bewegungen und Sportarten sowie auch für den Trainingsaufbau deutlich mehr Zeit als in jungen Jahren nehmen. Gönnen Sie sich weiters längere Regenerationspausen nach Belastung und Training.

Beispiel 1: Eine Woche Skiwandern und Skilanglaufen steht am Urlaubsplan. Die Enkelkinder sammeln mit ihrem Langlauflehrer am ersten Vormittag Bewegungserfahrungen bei Ski-Spielen am Schnee. Am Nachmittag wird die Grobform des Skilanglaufens gelernt und schon geht es in die Loipe. Am zweiten Tag noch einige neue Techniken und am dritten Tag die Feinformung. Ab jetzt geht es so richtig zur Sache in der Loipe. Die Eltern durchlaufen die gleichen Lernstufen, lassen sich jedoch mehr Zeit und üben länger. Am Nachmittag des vierten Tages geht es mit den Kindern über die Loipen ins hügelige Gelände. Die Großeltern gewöhnen sich mit ihrem Trainer am ersten Vormittag behutsam an das neue Sportgerät. Übungen im sicheren Stand mit Partnerhilfe sollen Stürze und Überforderung zu Beginn vermeiden. Am Nachmittag werden Bewegungserfahrungen zum Gleiten und Abstoßen gesammelt und eine kleine Skiwanderung im flachen Gelände krönt den Tag. Am zweiten Vormittag die Grobform des Skiwanderns lernen und dann eine größere Tour. Der Nachmittag ist der

Erholung gewidmet. Dank des Nordic Walking Trainings ist die Kondition gut, so dass am dritten Tag die ersten Skilanglaufschritte mit kräftigem Abstoß und Gleitphase auf einem Ski möglich sind. Am sechsten Tag läuft die ganze Familie eine schöne Skilanglauftour rund um den Hausberg. Für diese Tour und für die ganze Woche gilt: »Alle kommen ans Ziel, jeder auf seinem Weg und in seiner Zeit«.

Beispiel 2: Im Vergleich zu einem jungen Erwachsenen, dessen Mehrwochentrainingsplan aus 4 inhaltlich gleichen Trainingswochen mit jeweils 6 Trainingseinheiten besteht, nimmt sich ein älterer Mensch für die gleiche Trainingsaufgabe 6 Wochen Zeit und absolviert jeweils 4 Einheiten. Wie oben gilt auch beim Training: »Beide erreichen ihr Ziel, jeder auf seinem Weg und in seiner Zeit«.

TRAINERTIPP

Im Alter ist die »Behaltenskurve« einer entwickelten motorischen Fähigkeit verlängert. Das heißt, Sie erhalten im Alter eine erreichte sportliche Form vergleichsweise länger. In Konsequenz können Sie diesen Sachverhalt nutzen, indem Sie Mut zur »Sport- und Trainingslücke« zeigen. Das heißt, Sie können sich ruhig einmal 6 Wochen verstärkt dem Ausdauertraining widmen, ohne gleich den Verlust aller antrainierten Kraftfähigkeiten zu befürchten. Setzen Sie Akzente in Ihrem Training. Auf lange Sicht sollten in Ihrem Bewegungs-, Sport- und Trainingsprogramm die Ausdauer, Kraft, Beweglichkeit und vor allem die Koordination zum Zuge kommen.

Beispiel 3: Der Jahrestrainingsplan eines Seniors startet im Mai. 14 Wochen, zwei Mal sieben Wochen, steht moderates Ausdauertraining mit dem Fahrrad und mit Nordic Walking und als dritte Wocheneinheit Badminton zur Verbesserung der Koordination am Plan. Mit diesen Sportarten wird auch das Kraft- und Beweglichkeitsniveau erhalten. Dann folgen die nächsten 12 Wochen der Ausbau der Koordination mit zweimaligem Training pro Woche, einmal ein Tanzabend für Fortgeschrittene und einmal ein Koordinations-Parcours. Jetzt ist auch Zeit für den Einstieg ins Krafttraining mit einmal pro Woche funktioneller Kräftigung ohne Geräte. Im Herbst und Frühwinter wird über 14 Wochen beim Wandern, Walking und am Radergometer die Ausdauer trainiert. Die Kraft wird mit dem Thera-Band verbessert, die Koordination auf der Multifunktionsscheibe erhalten. In den letzten 12 Wochen stehen Skitouren und Schneeschuhgehen, Tischtennis und Low-Impact Aerobic am Jahresplan.

Zusammenfassung

Die Kernaussagen dieses Kapitels werden wiederholt und gestrafft wiedergegeben. Die Konsequenzen für die praktische Umsetzung des *»My Way-Active Aging-Programms«* werden dem jeweiligen Thema nachgestellt.

- Die **Belastbarkeit** vermindert sich im inaktiven Alternsgang etwa ab dem 40. Lebensjahr. Durch richtig dosierte Bewegung, Sport und Training wird die Belastbarkeit dem biologischen Gesetz der aktiven Belastungskompensation entsprechend erhöht. Dieser Sachverhalt gilt auch im fortgeschrittenen Alter. Zu beachten ist dabei, dass die Grenzen der organischen und der mechanischen Belastbarkeit nicht überschritten werden. Bei Bewegung und Sport auftretende Schmerzen und daraus resultierende Überlastungen und immer wieder auftretende Verletzungen deuten sehr oft auf ein Ungleichgewicht zwischen den gesetzten Anforderungen und der Belastbarkeit hin. Zumeist ist es dann angebracht die Belastungen zu reduzieren oder zu variieren, um das Gleichgewicht wieder herzustellen. Eine zu lange 'Bewegungsabstinenz' ist oft nicht anzuraten, da in Folge die Belastbarkeit noch weiter sinkt.

Praktische Konsequenzen:

- Wechseln Sie häufig die Aktivitäten und „Nicht-Aktivitäten" in Ihrem Tagesprogramm und legen Sie Pausen ein. Vom Sitzen am Schreibtisch zum Stehpult und zurück auf den Sitzball, vom Sitzen zum Gehen, vom Stehen zum Abstützen, vom Arbeiten zum Entspannen und so weiter. Damit beugen Sie Überlastung vor.
- Variieren Sie die Sportarten in Ihrem Wochenprogramm. Vom Rad zum Bergwandern, vom Laufen zum Schwimmen und so weiter. Damit beugen Sie einer unvollständigen Wiederherstellung der Belastbarkeit und folgender Überbelastung vor.
- Achten Sie auf die reduzierte allgemein-organismische Belastbarkeit, indem keine intensiven Belastungen im maximalen Leistungsbereich gesetzt werden. Dies gilt für den Bereich von 90% bis zur maximalen Herzfrequenz beim Ausdauertraining und für den Bereich von 80% bis zur maximalen Kraftleistung beim Krafttraining.
- Berücksichtigen Sie die reduzierte mechanische Belastbarkeit, indem Sie keine Belastungen mit großen Stoß-, Zug-, Druck- und Scherkräften absolvieren. Wählen Sie Ihre Sportarten unter diesem Gesichtspunkt aus.
- Schenken Sie der Erholung und der Wiederherstellung der Belastbarkeit nach Sport und Training besondere Beachtung. Wenden Sie Regenerationsmaßnahmen wie Sauna, Dampfbad, Vollbäder, Wechselduschen, Wärmepackungen, Massagen häufig und abgestimmt auf die Belastungen an.

- Die motorische **Leistungsfähigkeit** sinkt im inaktiven Alternsgang etwa ab dem 30. bis 40. Lebensjahr. Mit Bewegung, Sport und Training können Sie dem Leistungsabfall entgegen wirken, oder sogar Ihre Leistungsfähigkeit steigern.

Praktische Konsequenzen:

- Messen Sie sich nicht an ihren Maximalleistungen aus jungen Jahren oder an den Maximalleistungen anderer. Genießen Sie Sport für sich und mit anderen zu treiben.
- Wettkämpfe sind auch im Sport der Älteren das „Salz in der Suppe", gehören jedoch mit Training solide vorbereitet. Gehen Sie jedoch mit Maß und Ziel an die Sache heran.

- Die **Trainierbarkeit** bleibt im Alter erhalten. Sie ist die Basis, dass die Belastbarkeit und die Leistungsfähigkeit im Alter erhalten oder gesteigert werden können. Im Alter sind Ausdauer, Kraft, Beweglichkeit und Koordination gut trainierbar. Motorisches Lernen neuer Sportarten und Verbesserungen der Bewegungsabläufe im Rahmen eines Techniktrainings sind im Alter bei angepasster Methodik gut realisierbar.

Praktische Konsequenzen:

- Am „Active Aging"-Bewegungsprogramm sollten Koordinationsübungen wie Einbeinstand beim Schuhe anziehen, Jonglieren mit Tüchern, Zielwerfen mit kleinen Steinen, Balancieren von Plastikflaschen, Orientieren in dunklen Räumen und vieles mehr stehen. Die Übungen dauern nur wenige Minuten um trainingswirksam zu sein und werden über den ganzen Tag verteilt.
- Weiters sollten Kräftigungs-, Mobilisations- und Dehnübungen am „Active Aging"-Bewegungsprogramm über den Tag verteilt stehen. Denn auch bei diesen Übungen ist die Trainingswirksamkeit schon nach wenigen Minuten gegeben. Im nächsten Kapitel geben wir dazu einige Anregungen.
- Ausdauerwirksame Belastungen – sie sind eine wichtiger Teil des Gesamtprogramms – sind dem „Active Aging"-Sportprogramm vorbehalten, da eine Belastungssetzung über 12 Minuten geplant werden sollte.
- Beachten Sie, dass die Trainierbarkeit verzögert und die Wiederherstellung der Belastbarkeit im Alter verlängert ist. Berücksichtigen Sie dies, indem die Pausen zwischen den Sport- und Trainingseinheiten im Wochenprogramm verlängert werden. Nach anstrengenden Einheiten ist zumindest ein Tag Erholung zu planen. Ebenso werden die Pausen zwischen den Belastungsblöcken in den Trainingseinheiten im Alter verlängert. Bei einem Krafttraining beispielsweise planen wir für junge Sportler eine Minute Pause zwischen zwei Stationen, bei älteren werden zwei Minuten veranschlagt.

Active Aging bedeutet dem altersbedingten Rückgang der Belastbarkeit und Leistungsfähigkeit auf der Grundlage der vorliegenden Trainierbarkeit mit Bewegung, Sport und Training erfolgreich entgegenzuwirken. Die Minderung der Belastbarkeit und der Rückgang der Leistungsfähigkeit im inaktiven Alternsgang kann ausgeglichen und sogar angehoben werden. In diesem Verständnis können Sie mit Bewegung, Sport und Training tatsächlich biologisch jünger werden, die Gesundheit fördern und Fitness tanken.

3. Bewegung im Alltag

„Wenig hilft viel" – das ist die wichtigste Botschaft der modernen Sportwissenschaft. Sie müssen nicht unbedingt schwitzen, um fit durchs Leben zu gehen. Sie müssen nicht in die Sportbekleidung schlüpfen. Sie brauchen auch keine teuren Sportgeräte am Weg zur Fitness. Was Sie brauchen ist eine **positive Einstellung zur Bewegung**, die Lust an der Bewegung entdecken und die Last des vermeintlichen Plagens hinter sich lassen. Lassen Sie sich nicht von den Errungenschaften unserer technisierten und automatisierten Welt zur Trägheit und absoluten Bewegungsfaulheit verleiten. Sitzend im Lehnsessel, umringt von mehreren Fernbedienungen für Radio, Fernseher, Video, DVD-Player und sogar für die Verstellung des Lehnsessels, daneben das Mobiltelefon und der tragbare Computer mit E-Mailanschluss, können wir Minuten, Stunden und manche sogar Tage verbringen ohne nennenswerte Bewegung. Das einzige »mobile« ist das Mobiltelefon. So in den Sessel stillgesetzt verlieren wir an körperlicher Fitness und im Extremfall sogar die körperliche Mobilität.

Kräftige Muskeln, starke Knochen, feste Sehnen, bewegliche Gelenke sind eine »Hardware-Komponente«, die mechanischen Voraussetzungen für Ihre körperliche Mobilität. Leicht fließendes Blut, elastische und freie Arterien und Venen ihres Gefäßsystems, ein kräftiges Herz und eine freie Lunge sind die andere »Hardware-Komponente«, die organismischen und energetischen Voraussetzungen der Mobilität. Weiters sind da noch das Gehirn mit seiner unglaublichen Komplexität und die schier unermessliche Weite des Nervensystems mit den Synapsen als Schaltstellen zwischen den Nerven (als weitere »Hardware-Komponente«) für die steuernden Voraussetzungen der Mobilität. Und letztlich ist da noch die »Software« in unserem Gehirn; beispielsweise die für gespeicherte Bewegungsabläufe wie Essen mit Messer und Gabel, Gehen und Laufen, Bücken und Strecken, Werfen und Fangen oder Heben und Tragen. Jeder noch so leistungsfähige Großcomputer wäre mit der Speicherung des normalen Bewegungsrepertoires eines Menschen heillos überfordert. Aber diese »Hard- und Software« will gepflegt werden und diese Pflege ist der Gebrauch. „Use it or lose it – Brauche es oder verliere es" ist der gültige Grundsatz. Diese Devise gilt vom Muskel bis zu den Bewegungsprogrammen in unserem Gehirn. Der richtige Gebrauch ist Bewegung.

Dabei gilt es mit aller Deutlichkeit anzumerken, dass wir hier ganz allgemein von Bewegung sprechen. Wir verstehen in diesem Zusammenhang **«Bewegung»** als jegliche körperliche Aktivität, bei der Muskeln dynamisch eingesetzt werden um die Lage oder den Ort zu wechseln. Wir bewegen uns um Ziele zu erreichen, um Tätigkeiten zu verrichten oder auch nur um der Bewegung willen. Der Mensch ist ein Bewegungswesen, auch im Alter. Bewegung ist für die Entwicklung und für den Erhalt der körperlichen Leistungsfähigkeit sowie der Mobilität eine unabdingbare Notwendigkeit. Die Fitness als Ausformung der körperlichen Leistungsfähigkeit ist eine Säule der Gesundheit. In dieser Konsequenz ist Bewegung ein Bereich der Gesundheitsförderung und -erhaltung, neben anderen Bereichen wie Ernährung, Entspannung, positiver Lebenseinstellung, medizinischer Vorsorge und Versorgung.

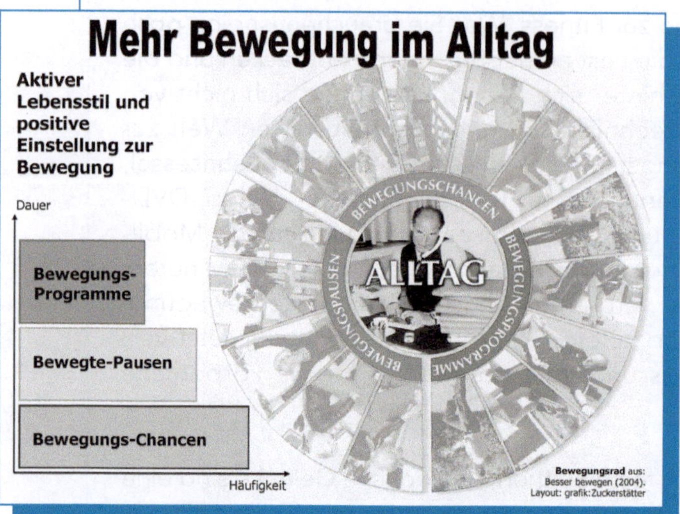

Abb. 44: Die Bewegungstrias und das Bewegungsrad illustrieren den Weg zum aktiven Lebensstil

Obwohl Bewegung gesund ist, uns Wohlbefinden bringt und auch Kosten erspart, bewegen wir uns zu wenig. Den mageren Bewegungszeiten gilt es entgegenzusteuern. Die Autoren haben daher auf der Grundlage sportwissenschaftlicher Erkenntnisse eine **„Bewegungs-Trias"** erarbeitet, die Ihnen helfen soll, mehr Bewegung in Ihr Leben zu bringen:

1. **Bewegungs-Chancen** im Alltag nutzen
2. **Bewegte-Pausen** im Alltag einlegen
3. **Bewegungs-Programme** in den Alltag einbauen

Trainingswissenschaftlicher Hintergrund

Die Begründung, warum auch schon kleine Bewegungsreize zum Erhalt und zur Steigerung der Belastbarkeit und der motorischen Leistungsfähigkeit beitragen, wird nach Erkenntnissen der Trainingswissenschaft entsprechend folgendermaßen gegeben:

- Schon kurze Bewegungssequenzen im Ungleichgewicht, in neuem Rhythmus, unter neuen räumlichen und zeitlichen Bedingungen oder unter deutlich geänderten Wahrnehmungsbedingungen wie beispielsweise geschlossenen Augen, sind trainingswirksame Belastungen zur Verbesserung der **koordinativen Fähigkeiten**. Diese sind die Gleichgewichts-, die Orientierungs-, die Differenzierungs-, die Rhythmisierungs- und die Reaktionsfähigkeit. Der Erhalt und die Verbesserung der koordinativen Fähigkeiten ist gerade im Alter ein äußerst wichtiges Anliegen. Die Begründung der Wichtigkeit liegt in der Unfallvorbeugung, besonders der Sturzprophylaxe, im Erhalt der motorischen Lernfähigkeit und im Erhalt der körperlichen Mobilität.
  - Koordinativ trainingswirksame Bewegungssequenzen sollen bewusst und mit größtmöglicher Konzentration vom Misserfolg bis zum Ausführungserfolg wiederholt werden.
- Jede Bewegung in einem Gelenk trägt zur Mobilität desselben bei. Mit Bewegungsausführungen über den gesamten Spielraum eines Gelenks fördern Sie die so genannte **Gelenkigkeit**. Diese ist neben der Dehnfähigkeit ein Faktor der Beweglichkeit.

  - Trainingswirksame Bewegungssequenzen zur Erhaltung und Verbesserung der Gelenksmobilität sind 15 bis 25 Wiederholungen von langsamen und weitgehend widerstandsfreien Übungsausführungen über den schmerzfreien Bewegungsraum in einem Gelenk. Für eine Mobilisationsübung braucht es etwa 20 bis 45 Sekunden. Es wirkt auch nur eine Mobilisationsübung, es muss kein ganzes Programm sein.
- Jede **Dehnung** eines Muskels bis an seine Dehngrenze zieht die elastischen Strukturen in der Muskulatur auseinander und trägt zur Entspannung in den Muskelstrukturen bei.
  - Trainingswirksame Dehnsequenzen pro Muskel sollten 20 bis 30 Sekunden in der schmerzfreien Dehnposition gehalten werden. Es sind 2 bis 3 Wiederholungen zu empfehlen. Es wirkt schon eine Dehnübung, es muss kein ganzes Programm sein.
- Bewegungen gegen einen erhöhten Widerstand fördern die **Kraftfähigkeit**. Die Kraft ist neben der Koordination, der Gelenksmobilität und der Dehnfähigkeit der Muskulatur eine der wesentlichen motorischen Fähigkeiten. Mit ausgewählten Bewegungen können Sie im Alltag die Kraft erhalten.
  - Eine funktionell trainingswirksame Kräftigung ist eine Übung, die die beteiligten Muskeln nach 25 bis 40 Wiederholungen sehr stark ermüdet. Sie müssen bei Ihren Bewegungsprogrammen im Alltag nicht zur totalen Ermüdung und dem folgenden erzwungenen Übungsabbruch kommen. Wir empfehlen 15 bis 25 Wiederholungen. Wie bei den vorhergehenden Absätzen gilt auch für die Kräftigung: Es wirkt auch nur eine Kraftübung zur Stärkung eben dieses Muskels, es muss kein ganzes Programm sein.
- Bewegungen über eine längere Dauer benötigen **Ausdauer**. Gönnen Sie sich Pausen vom Alltagsstress und füllen Sie diese mit einem flotten Spaziergang. Dabei steigt ihre Herzfrequenz, die Atmung wird tiefer und die Atemfrequenz erhöht sich.
  - Bei Sporteinsteigern und noch Ausdaueruntrainierten verbessert sich die Ausdauerfähigkeit, wenn Sie Ihre Alltagsbewegung, wie beispielsweise flottes Gehen oder Radfahren, über ca. 12 Minuten und länger durchhalten und wenn die Herz- und Atemfrequenz dabei merklich ansteigt. Die Belastung sollten Sie als mittlere Anstrengung verspüren. Mehr zur richtigen Intensitätssteuerung lesen Sie in einem folgenden Kapitel unter dem Titel *Ausdauertraining*.

Zum Schluss noch eine weitere Überlegung: Jeder Schritt und jede Übung verbraucht Energie, auch wenn der Schritt noch so klein und wenn die Übung noch so kurz ist.

3.1. Bewegungs-Chancen im Alltag nutzen

Der Alltag mit Beruf und Freizeit, aber auch im wohlverdienten Ruhestand bietet viele Möglichkeiten sich zu bewegen. Es liegt an Ihnen, diese Gelegenheiten für Aktivität und Bewegung zu erkennen und zu nutzen. Oft ist es gar nicht die viel zitierte Faulheit, die Sie den Lift holen lässt, oder die Sie bei kurzen Strecken ins Auto steigen lässt, sondern zumeist ist es Gewohnheit – nennen wir es sogar eine schlechte Angewohnheit – die uns die Technik anstelle der Muskeln benutzen lässt. Ändern Sie Ihre Passivitäts- in Aktivitätsgewohnheiten. Diese Lebensstiländerung ist für viele der Schritt zum Wunschgewicht, zu Wohlbefinden, zu verbessertem Körpergefühl, zum Spüren der eigenen Stärke sowie zu Aktivität und Dynamik.

Bewegungs-Chancen warten immer und überall auf Sie. Auch im fortgeschrittenen Alter finden Sie Chancen zur fitness- und mobilitätserhaltenden Bewegung. Suchen Sie ab jetzt nach diesen Chancen und werden Sie aktiv. Es liegt an Ihnen, ob Ihr »Bewegungsrad« läuft!

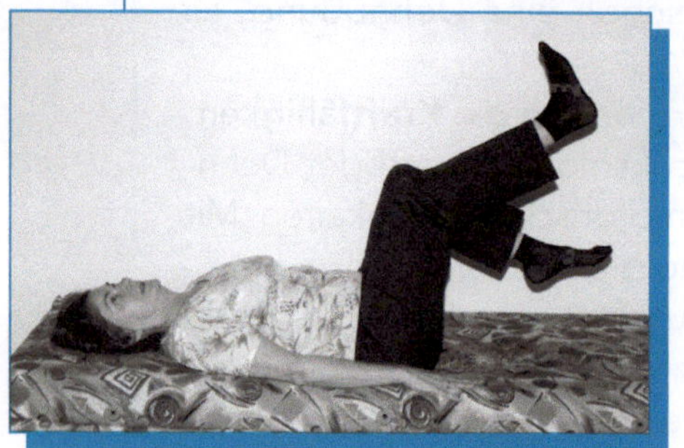

☞ Aufwachen – noch im Bett aktivieren Sie in Rückenlage liegend bei Radfahr-Bewegungen Ihren Kreislauf. 15 bis 25 Tretbewegungen im gedachten Kreis reichen um das Hüft- und das Kniegelenk zu mobilisieren. Dann noch 15 Mal mit den Ellbogen zum gegenüberliegenden Knie, liegende Cross Crawl wird diese wichtige Koordinations- und Kraftübung genannt, und Sie sind wach und aktiviert für das Aufstehen.

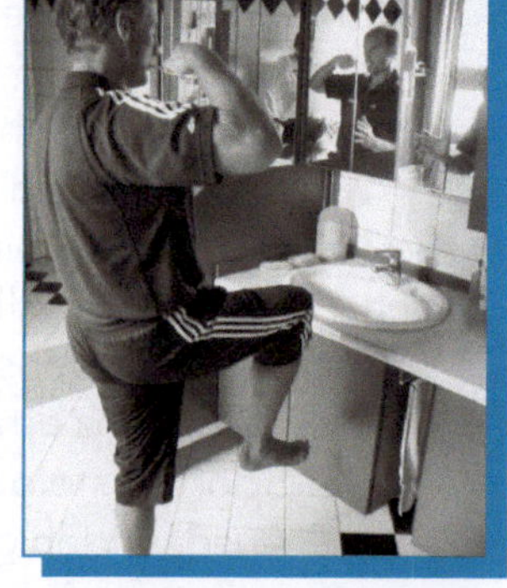

☞ Aufstehen – und schon nach dem ersten Glas Wasser, das Sie getrunken haben, verbessern Sie beim Zähneputzen im Einbeinstand Ihr Gleichgewicht und bei Kniebeugen kräftigen Sie Ihre Beinmuskeln.

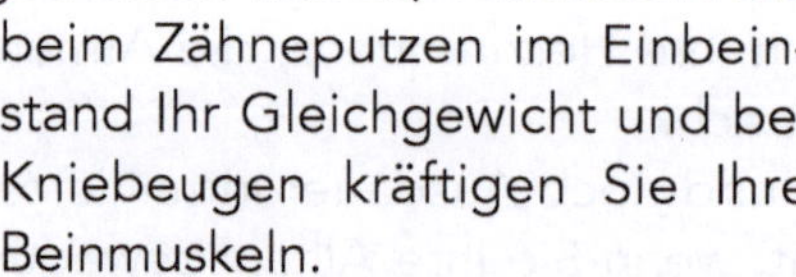

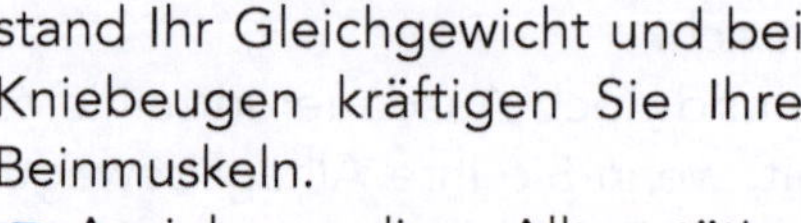

☞ Anziehen – diese Alltagstätigkeit kann zu einem Koordinationstraining umfunktioniert werden. Die Knöpfe mit der weniger geschickten Hand zuknöpfen, Hosen und Röcke mit einer Hand anziehen, die Schuhe im Einbeinstand schnüren; machen Sie sich einen Spaß und ein Training aus dem Anziehen.

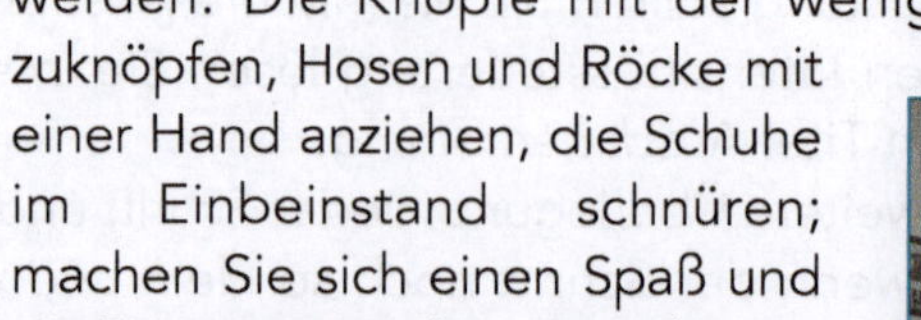

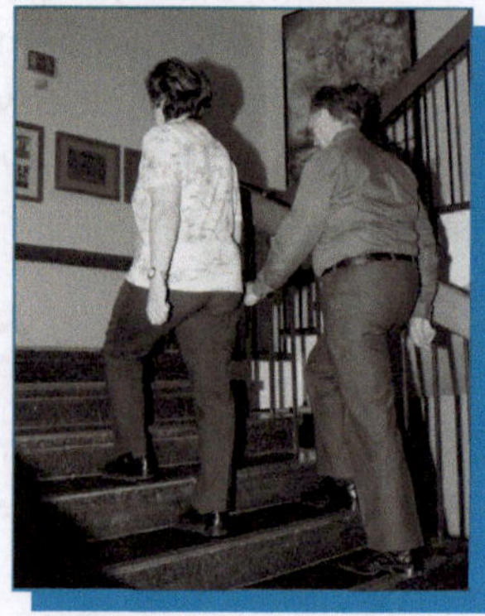

☞ Vormittags – auf dem Weg zur Arbeit oder zu Besorgungen suchen Sie nicht lange nach einem Parkplatz, sondern gehen ein Stück zu Fuß. Treppen werden flotten Schrittes genommen, mit dem Aufzug wären Sie sowieso langsamer. Jedes Tele-

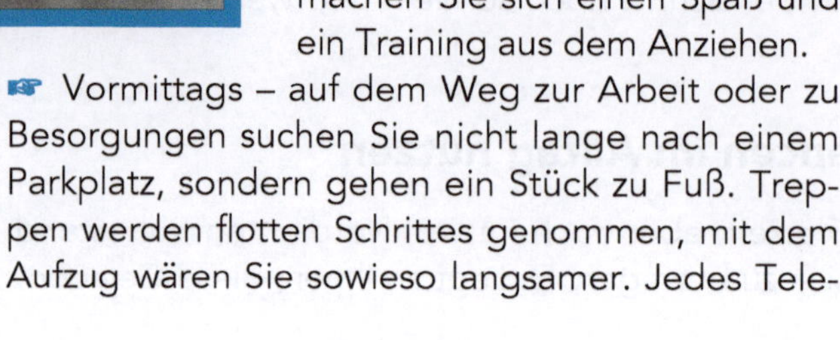

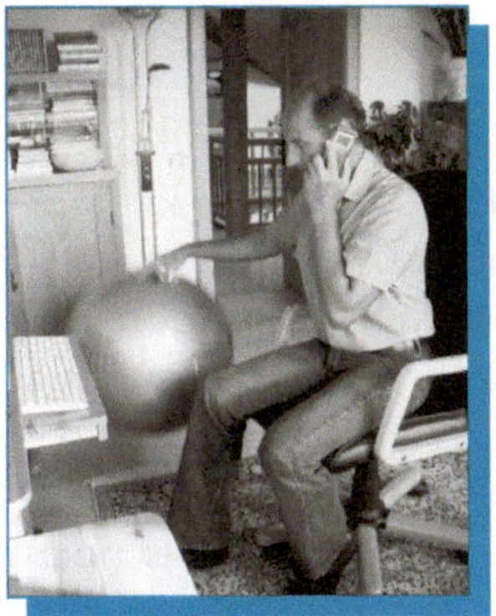

fongespräch ist eine Chance für eine kurze Pause vom Sitzen, die zum Gehen genutzt wird. Der Arbeitsplatz bietet neben dem Stuhl auch einen Sitzball, so wird aus dem passiven Sitzen ein Koordinationstraining. Besprechungen werden manchmal auch im Gehen abgehalten.

☞ Mittags – Frisches Gemüse und Salate werden zu Fuß vom Markt oder aus dem Garten geholt. Das Abräumen des Mittagstisches und das Trocknen des Geschirrs wird für Mobilisationsübungen genützt. Nach der Mittagsruhe mit Entspannung und Erholung einen Spaziergang mit oder ohne Hund einplanen, Treppen zur Kräftigung der Beine nutzen.

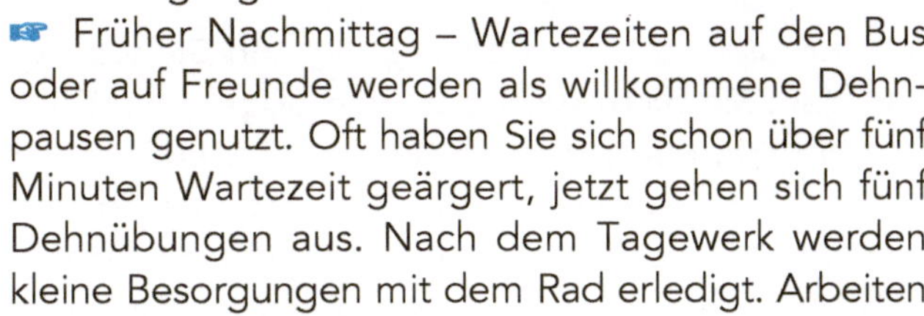

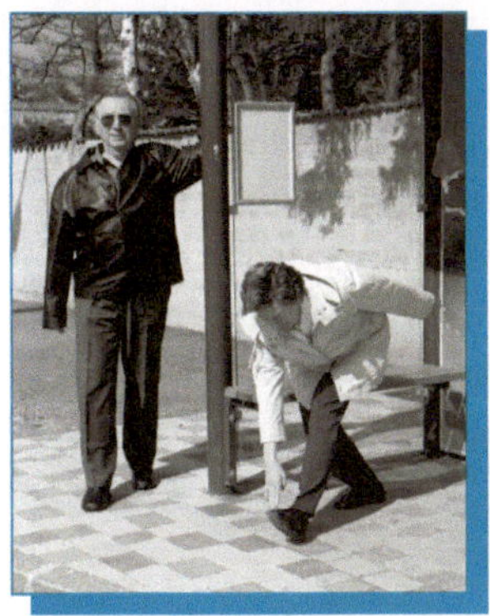

☞ Früher Nachmittag – Wartezeiten auf den Bus oder auf Freunde werden als willkommene Dehnpausen genutzt. Oft haben Sie sich schon über fünf Minuten Wartezeit geärgert, jetzt gehen sich fünf Dehnübungen aus. Nach dem Tagewerk werden kleine Besorgungen mit dem Rad erledigt. Arbeiten im Haushalt und Garten werden nicht als Last angesehen, sondern als willkommene Möglichkeit zur Bewegung betrachtet.

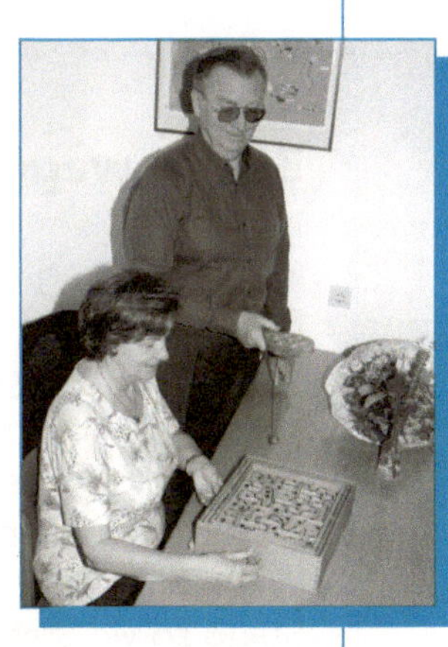

☞ Später Nachmittag – laut Forschungsergebnissen der Chronobiologie, dem Studium der Lebenszeiten in natürlichen Rhythmen und Zeitprogrammen, wie der Tages- und Jahreszeiten sowie Mondphasen und Gezeiten, durchleben wir im circadianen Rhythmus von ca. 24 Stunden um 17 bis 18 Uhr ein zweites Hoch. Die manuelle Geschicklichkeit ist in dieser Spanne am Gipfelpunkt (vgl. SCHOLZ, 2004). Nützen Sie die Hochphase zur Lösung kniffeliger Bewegungsaufgaben wie kleine Reparaturen im Haus und Garten. In netter Gesellschaft oder auch alleine können Sie Ihre Geschicklichkeit aber auch bei Spielen wie Jonglieraufgaben, Kugel-Labyrinth, Wurf- und Fangspiele für Alt und Jung verbessern. Schon ein kleiner Anstoß bringt Sie und die Ihren in Bewegung.

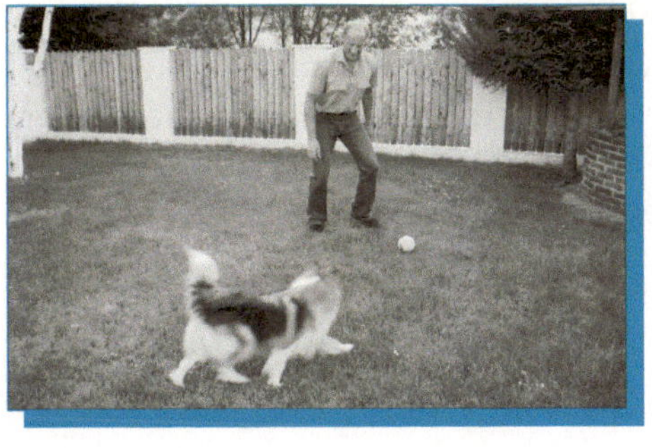

☞ Abend – die Dunkelheit für Orientierungs- und Gleichgewichtsaufgaben nutzen und dabei noch elektrischen Strom sparen. Wechselbäder oder kneippsche Güsse mit Gelenksmobilisation und Dehnung verbinden.

☞ Schlafvorbereitung – mit Dehnungs- und Entspannungsübungen die Nachtruhe optimal vorbereiten. Meiden Sie jedoch anstrengende Belastungen unmittelbar vor dem Schlafengehen (vgl. SALETU/SALETU-ZYHLARZ, 2001). Anderseits sprechen einige Chronobiologen auch von einem mitternächtlichen Kreativitäts-Hoch zwischen 23 und 1 Uhr (vgl. SCHOLZ, 2004). Wenn Sie noch nicht müde sind und der Schlaf auf sich warten lässt, versuchen Sie es mit einem Solotanz zu Ihrer Lieblingsmusik. Wenn ein Partner vorhanden ist und der jetzt auch noch Lust zur Bewegung hat, ist auch ein Tänzchen zu zweit angesagt. Manchmal ist es aber auch sehr schön, mit einem guten Buch den Schlaf zu empfangen und mit der Aktivität auf den nächsten Morgen zu warten.

TRAINERTIPP

Seien Sie rund um die Uhr in Bewegung und Sie werden am Abend überrascht feststellen, dass Sie nicht erschöpft und abgespannt sind, sondern dass Sie sich rundum wohl fühlen und mit dem abgelaufenen Tag zufrieden sind. Bewegung hat Ihre Muskulatur gekräftigt, Ihre Organe gestärkt und Ihren Geist geweckt. Darüber hinaus haben Sie bei jedem gesetzten Schritt Energie verbraucht, was sich am Abend in Ihrer täglichen Energiebilanz positiv auswirkt.

3.2. Bewegungs-Pausen im Alltag einlegen

Gleich vorweg – es sind keine Pausen von Bewegung, sondern Pausen für Bewegung gemeint! Machen Sie es sich zur Angewohnheit Ihre Sitz- oder Stehtätigkeit ungefähr stündlich für **fünf Minuten** zu unterbrechen, um durch körperliche Aktivität neue Energie zu schöpfen. Passen Sie dabei Ihr Bewegungskurzprogramm den aktuellen Erfordernissen und Beanspruchungen an. Wenn Sie angespannt arbeiten, entspannen Sie sich mit Dehnen und Strecken. Wenn Sie müde sind, aktivieren Sie Ihren Kreislauf mit Gehen oder Laufen am Stand sowie Standsprüngen. Spüren Sie, dass Ihre Kreativität nachlässt, setzen Sie eine Pause, welche Sie mit koordinativ anspruchsvollen Übungen füllen. Das diese Kurzprogramme bei richtiger Ausführung auch tatsächlich trainingswirksam sind, haben wir unter dem Titel „Trainingswissenschaftlicher Hintergrund" in der Einleitung zu diesem Kapitel bereits festgehalten und begründet. Nachfolgend finden Sie **Anregungen**, wie Sie Bewegungspausen effektiv gestalten können:

»Die kräftigenden Neun«

Wenn Sie müde sind und spüren, wie Sie die Kraft verlässt, aktivieren Sie Ihre

Muskeln während einer Pause vom Alltag mit Bewegung – »Die kräftigenden Neun« sind angesagt:

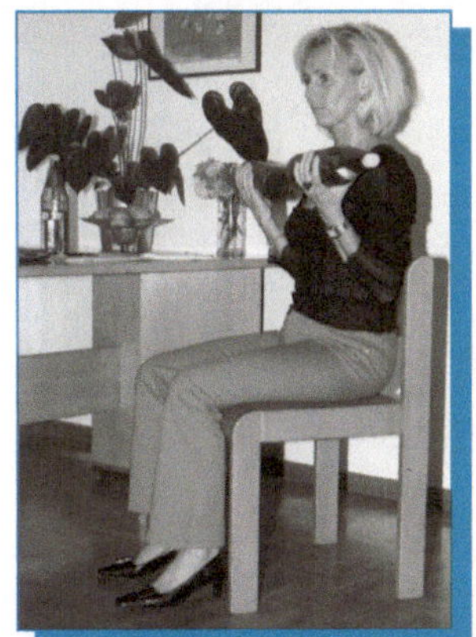

(1) Oberarmbeugen: Aktiver Sitz mit angespannten Bauch- und Rückenmuskeln. Arme im Ellbogen beugen und Flaschen 15- bis 25mal zur Schulter führen. Bitte Plastikflaschen wegen der verminderten Bruchgefahr verwenden. Die Flaschen so weit mit Wasser befüllen, dass die letzten Wiederholungen die Muskeln deutlich ermüden.

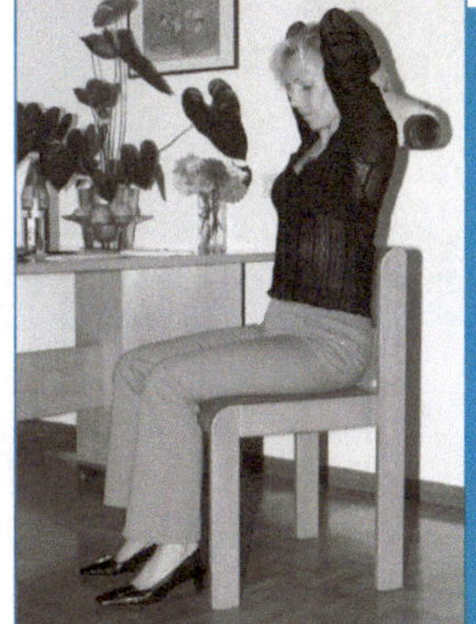

(2) Oberarmstrecken: Aktiver Sitz wie oben. Arme zeigen zur Decke. Die Unterarme durch Beugung im Ellbogen nach hinten unten führen. Die Oberarme bleiben am Kopf. 15- bis 25mal beugen und strecken.

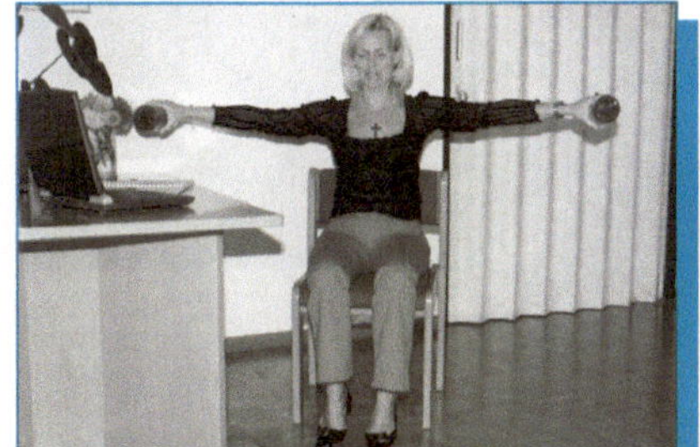

(3) Armheben – seitlich: Aktiver Sitz. Schulter nach unten und nach hinten ziehen. Arme bei tief gehaltenen Schultern 15 bis 25 Mal seitlich heben und senken.

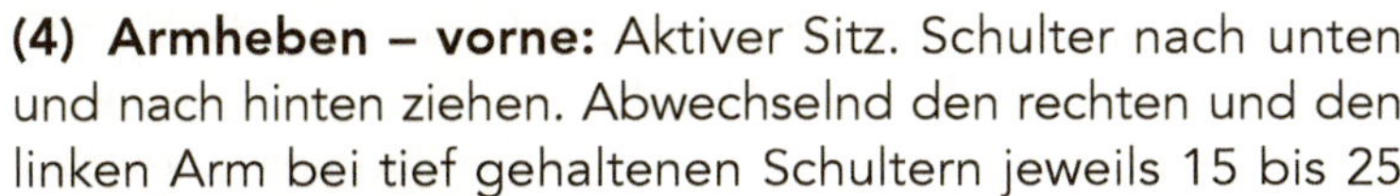

(4) Armheben – vorne: Aktiver Sitz. Schulter nach unten und nach hinten ziehen. Abwechselnd den rechten und den linken Arm bei tief gehaltenen Schultern jeweils 15 bis 25 Mal nach vorne heben und kontrolliert langsam wieder senken.

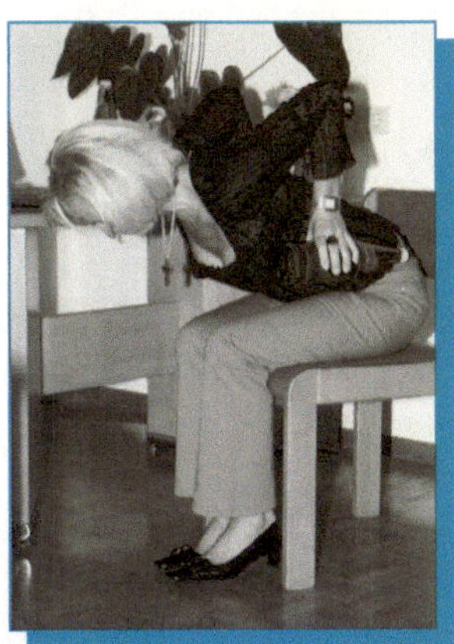

(5) Armziehen: Im Sitzen den Oberkörper weit vorneigen und mit der Brust den Oberschenkel berühren. Arme nach unten strecken. Durch Bewegung in der Schulter und Beugung im Ellbogen die Flasche bis zum Oberschenkel hochziehen und wieder senken. Diese Ausführung 15 bis 25 Mal wiederholen.

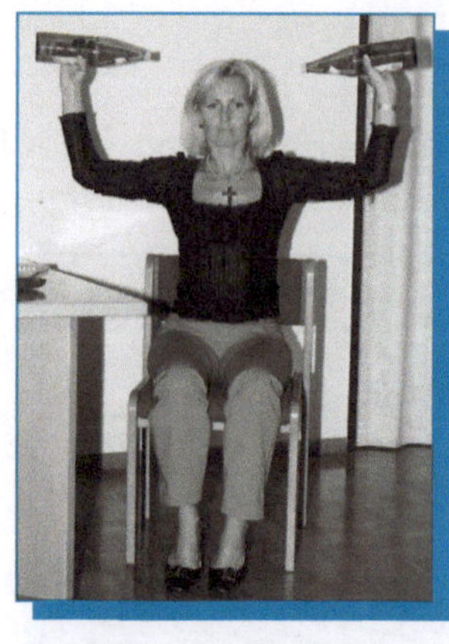

(6) Schulterdrücken: Aktiver Sitz mit intensiv angespannten Bauch- und Rückenmuskeln. Flasche 15 bis 25 Mal nach oben drücken und wieder senken.

(7) Beinstrecker: Aktiver Sitz auf der vorderen Stuhlhälfte. Abwechselnd das rechte und linke Bein jeweils 20 bis 30 Mal strecken und beugen. Achten Sie auf einen sicheren Sitz und darauf, dass der Stuhl nicht kippt.

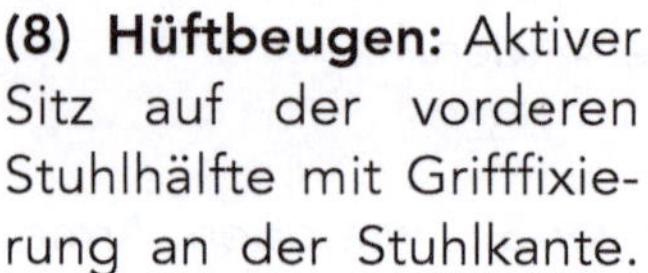

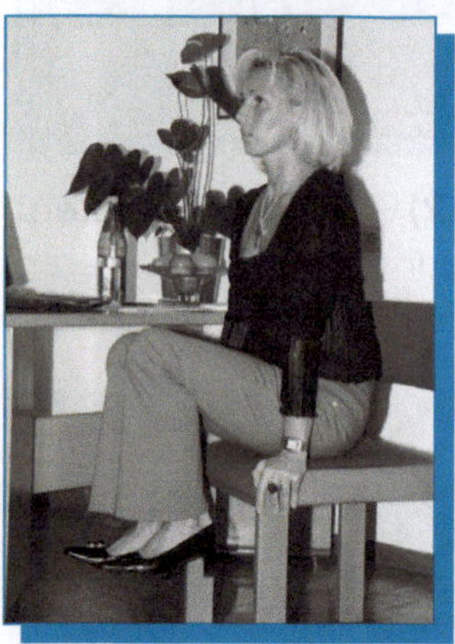

(8) Hüftbeugen: Aktiver Sitz auf der vorderen Stuhlhälfte mit Grifffixierung an der Stuhlkante. Die Fersen stehen im Lot unter den Knien. Beugen Sie 15 bis 25 Mal in der Hüfte und heben Sie dabei die Füße ca. 10 Zentimeter vom Boden ab.

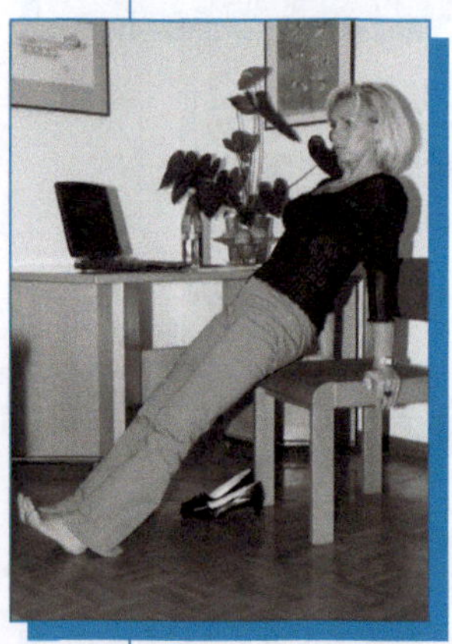

(9) Hüftstrecken: Aktiver Sitz an der Stuhlkante mit Grifffixierung an der Stuhlkante. 15 bis 25 Mal das Gesäß vom Stuhl abheben und die Hüfte strecken. Aktiver Sitz auf der vorderen Stuhlhälfte mit Grifffixierung an der Stuhlkante. Beachten Sie, dass der Stuhl nicht kippt. Wenn Ihre Handgelenke bei dieser wichtigen Übung schmerzen, gibt es eine gute Alternativübung. Lehnen Sie sich mit dem Rücken an die Wand, so dass die Fersen 25 bis 50 Zentimeter von der Wand entfernt sind. Jetzt Strecken Sie in der Hüfte und entfernen das Gesäß von der Wand.

»Die dehnenden Sieben«

Wenn Sie angespannt arbeiten; wenn Sie spüren, dass durch langes Sitzen oder Stehen alle Muskeln verspannt sind und nichts mehr locker von der Hand geht, dann entspannen Sie sich mit Dehnen, mit Recken und Strecken – »Die dehnenden Sieben« sorgen für Abhilfe:

(1) Seitlicher Nackenbereich: Aufrechter aktiver Sitz, Schultern tief, Blick gerade aus. Kopf mit der

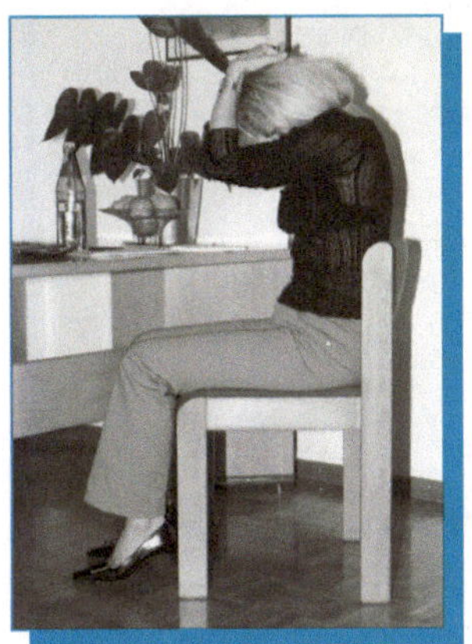

Hand am Ohr zur Seite ziehen, bis ein deutliches Dehngefühl zu spüren ist. Die Dehnung 20 sec. halten und dann die Seite wechseln.

(2) Hinterer Nackenbereich: Ausgang wie oben. Kopf nach vorne rollen und 20 sec. die Dehnposition halten. Atmen sie ruhig und bewusst während der Dehnung weiter.

(3) Hinterer Schulterbereich und Armrückseite: Sitz wie oben. Rechten Arm vor der Brust zur Seite halten und mit dem linken Arm die Dehnung verstärken. Nach 20 sec. Dehnen die Seite wechseln.

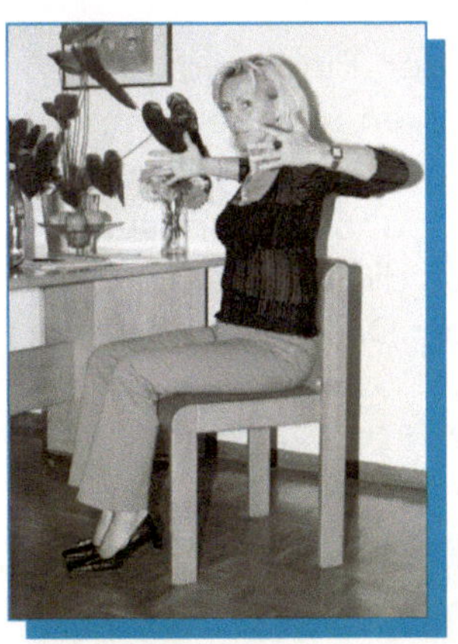

(4) Vorderer Schulterbereich und Brust: Sitz wie oben. Ellbogen kräftig nach hinten ziehen, dabei den Rücken gerade halten und ruhig atmen. 20 sec. die Dehnung halten, dann die Arme ausschütteln und die Dehnung wiederholen.

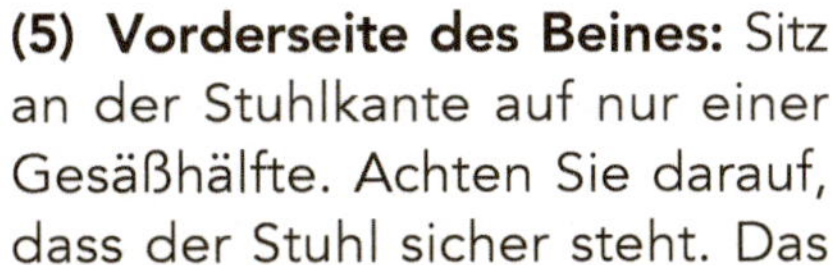

(5) Vorderseite des Beines: Sitz an der Stuhlkante auf nur einer Gesäßhälfte. Achten Sie darauf, dass der Stuhl sicher steht. Das linke Bein gerade in Verlängerung zum Rücken nach unten strecken und nach hinten ziehen. Nach 20 sec. Seitenwechsel.

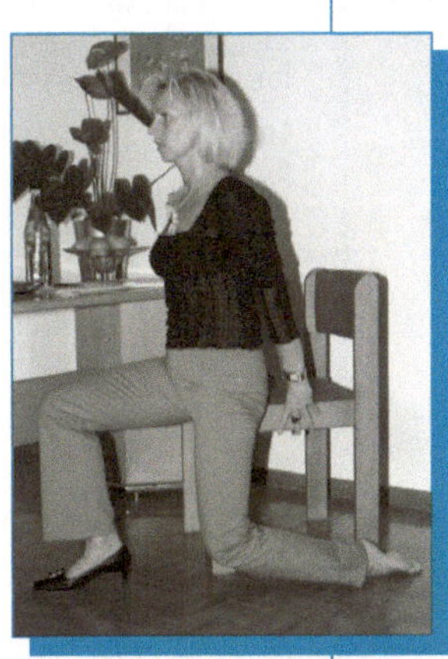

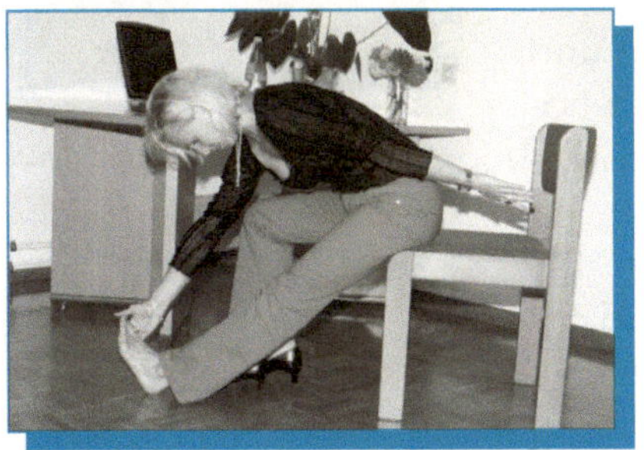

(6) Rückseite des Beines: Sicherer Sitz auf der Stuhlkante. Bei geradem Rücken den Oberkörper nach vorne neigen. Das linke Bein ist gestreckt und der rechte Arm zieht zum linken Fußballen, 20 sec. dehnen und die Seite wechseln.

(7) Hals- und Brustwirbelsäulenbereich: Aktiver Sitz bei geradem Rücken. Vom Kopf bis zum Brustbein vorrollen und die Dehnung 30 sec. halten. Aufrollen, entspannen und die Dehnung wiederholen.

»Die gefinkelten Fünf«

Sie spüren, dass Ihre Kreativität, dass Ihre Konzentration schwindet. Machen Sie eine Pause vom angestrengten Suchen nach Lösungen und fordern Sie Ihre Bewegungssteuerung der rechten und der linken Körperhälfte heraus. Dadurch werden Ihre Gehirnhälften wieder enger miteinander verschaltet und es stellen sich die Lösungen oft leicht ein. Legen Sie eine Pause ein und probieren Sie die folgenden Koordinationsübungen – »die gefinkelten Fünf«:

(1) Fingertwist: Daumen und kleiner Finger im ersten Übungsteil 10 Mal abwechselnd strecken und beugen, mit beiden Händen seitengleich und im gleichen Rhythmus. Im zweiten Übungsteil, der unmittelbar ohne Übungsunterbrechung auf den ersten folgt, werden die Daumen und die kleinen Finger gegengleich – rechter Daumen und linker Kleinfinger strecken und dann wechseln – gestreckt und gebeugt. Im unmittelbar folgenden dritten Übungsteil wieder zurück zu 10 seitengleichen Wiederholungen.

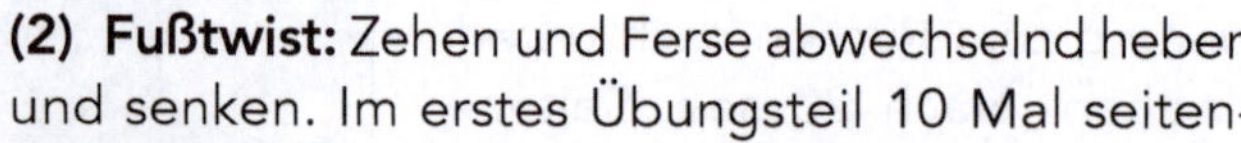

(2) Fußtwist: Zehen und Ferse abwechselnd heben und senken. Im erstes Übungsteil 10 Mal seitengleich. Im zweiten Übungsteil, der unmittelbar ohne Übungsunterbrechung auf den ersten folgt, werden die Fersen und Zehen 10 Mal gegengleich gehoben und gesenkt. Im dritten Übungsteil wieder 10 seitengleiche Wiederholungen.

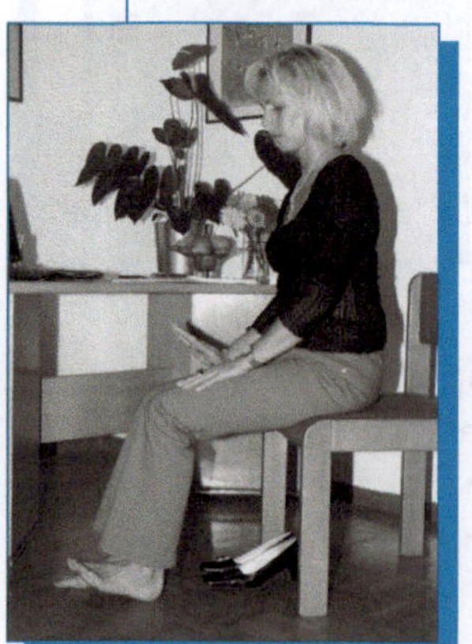

(3) Sitztanz: Fuß und Hand im ersten Übungsteil 10 Mal gegengleich hochklappen und wieder senken. Im zweiten Übungsteil 10 Mal gleichseitig heben und senken. Im dritten Übungsteil wieder 10 gegengleiche Wiederholungen.

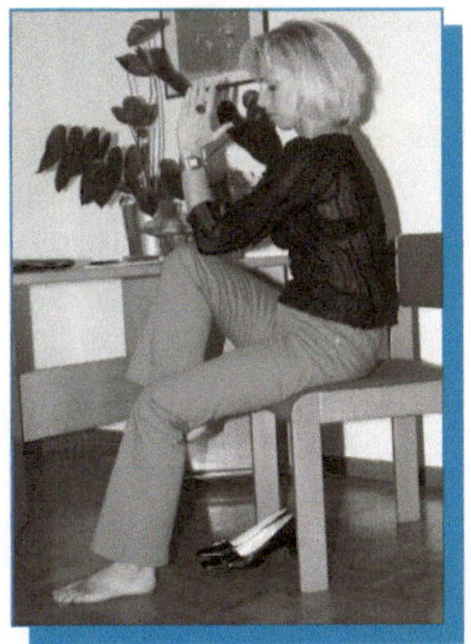

(4) Sitz-Crawl: Im ersten Übungsteil rechtes Knie und linken Ellbogen zusammenführen, dann das linke Knie zum rechten Ellbogen, jeweils 5 Wiederholungen. Im unmittelbar folgenden zweiten Übungsteil das rechte Knie zum rechten Ellbogen und dann das linke Knie zum linken Ellbogen führen, je 5 Wiederholungen. Im dritten Übungsteil wieder je 5 Mal zur Diagonalen bewegen.

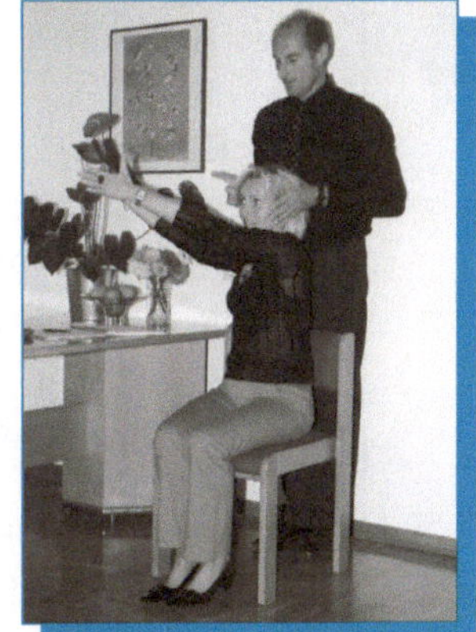

(5) Liegende-Acht: Geschlossene Handflächen und gestreckte Arme in Vorhalte. Aus dieser Position zeichnen Sie mit den Zeigefingern eine „Liegende-Acht" vor Ihrer Brust. Beginnen Sie mit dem aufsteigenden Teil der Achterschleife. Der Kopf bleibt gerade ausgerichtet, die Augen verfolgen ohne Kopfbewegung die Hand bei deren Weg auf der Achterschleife.

3.3. Bewegungs-Programme in den Alltag einbauen

Der Mensch ist ein Gewohnheitstier. Machen wir uns diese Tatsache zunutze und setzen wir dabei auf Erkenntnisse der modernen Sportwissenschaft. Die Morgenstunden eignen sich hervorragend für Kraft- und Ausdauerprogramme, das Tagestief will zur Mittagszeit mit Aktivierung und Mobilisation überwunden werden, abends lässt es sich optimal dehnen und dabei entspannt sich auch die Psyche. Für Bewegungsprogramme brauchen Sie mehr Zeit und Raum im Vergleich zu den »Bewegungspausen« aus dem vorigen Kapitel. Für die folgenden Programme sollten Sie sich **10 bis 15 Minuten** Zeit nehmen. Im Rahmen der Bewegungsprogramme können und sollen Sie individuelle Übungen, die besonders gut zu Ihnen passen oder die für Sie besonders wichtig sind, einbauen. Das könnte zum Beispiel eine Morgengymnastik am offenen Fenster, ein Wirbelsäulenprogramm mit einem Partner oder eine abendliche Entspannung mit Yoga sein. Nachfolgend schlagen wir ein Kräftigungs-, Mobilisierungs- und Dehnprogramm vor.

»Kräftigungsprogramm am Morgen«

Beginnen Sie den Morgen mit Kräftigungsübungen, und machen Sie Ihr Kraftprogramm zum Morgenritual. Dann ab in die Dusche und ein ausgiebiges Duschbad, vielleicht sogar Wechselduschen, um so richtig in Fahrt zu kommen. 1 Minute warmes Wasser, dann 10 Sekunden kaltes Wasser auf die Haut. 3 bis 5 Mal wechseln und kalt aufhören – so aktiviert kann der Tag kommen.
Wir haben fünf Kraftübungen, bei denen die wichtigsten Muskelgruppen gestärkt werden, speziell für ältere Sporteinsteiger und für Ungeübte zusam-

mengestellt. Bei allen fünf Übungen wird im Text aber auch die Übungsvariante für Fortgeschrittene vorgestellt. Wählen Sie die Variante, bei der Sie zumindest 15 Wiederholungen korrekt und schmerzfrei ausführen können. Nach erfolgreichem mehrwöchigem Morgentraining dreimal pro Woche bis sogar täglich, wenn Sie Lust und Laune haben, werden Sie die Kraftverbesserung spüren und von den Einsteiger- zu den Fortgeschrittenenvarianten wechseln können.

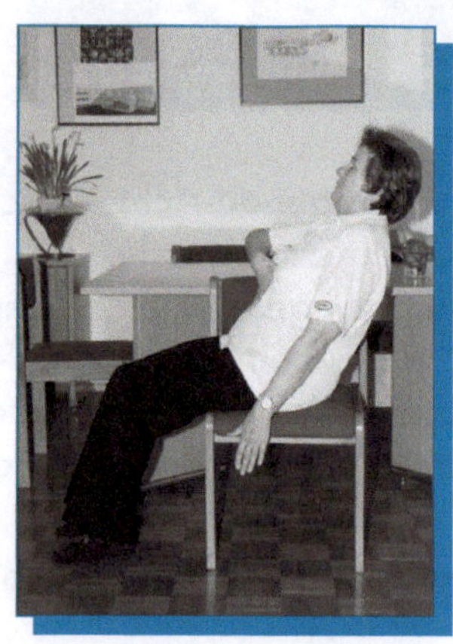

(1) Bauch-Sitzpendel: Sitz auf der Bettkante, auf einer Tischkante oder am Vorderrand eines sicher stehenden Stuhls. Füße fest in den Boden drücken, Beine anspannen, aufrechter Sitz und Blick nach vorne richten. Geben Sie den Daumen an den Unterrand des Brustbeins und den Zeigefinger an den Nabel. Die Distanz der beiden Finger darf sich während der Übungsausführung nicht ändern und der Rücken soll stets gerade ausgerichtet bleiben. Der Oberkörper pendelt bei kräftiger Bauchmuskelaktivität langsam so weit nach hinten, dass die Fingerdistanz gehalten werden kann. Aus der hinteren Pendelposition führen Sie den Oberkörper bei kräftiger Bauchmuskelaktivität so weit nach vorne, dass der Oberkörper wieder im Lot ist. Die Pendelamplitude bestimmt bei der Einsteigervariante den Schwierigkeitsgrad. Wählen Sie diesen so, dass Sie 15 bis 25 Wiederholungen zustande bringen. Die Fortgeschrittenenvariante sind die so genannten **Sit-ups:** Rückenlage, die Beine sind im Knie 90° gebeugt, die Fersen berühren fest den Boden und die Zehen sind hochgezogen. 15 bis 25 Mal aus der Rückenlage den Oberkörper anheben bis die Schulterblätter keinen Bodenkontakt mehr haben. So kräftigen Sie Ihre gerade Bauchmuskulatur.

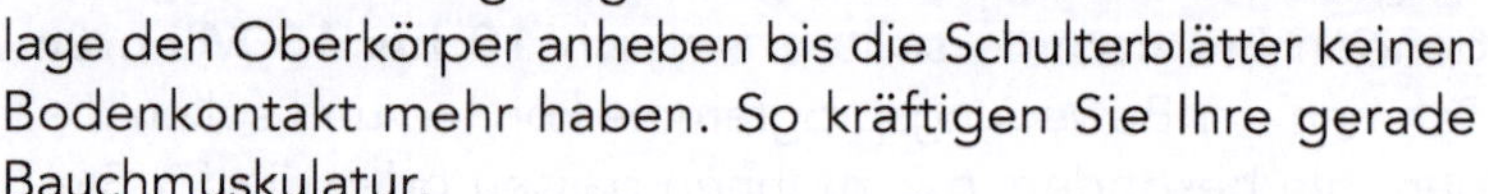

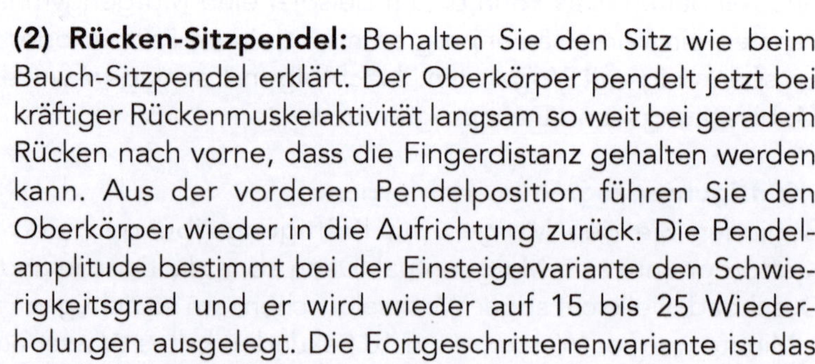

(2) Rücken-Sitzpendel: Behalten Sie den Sitz wie beim Bauch-Sitzpendel erklärt. Der Oberkörper pendelt jetzt bei kräftiger Rückenmuskelaktivität langsam so weit bei geradem Rücken nach vorne, dass die Fingerdistanz gehalten werden kann. Aus der vorderen Pendelposition führen Sie den Oberkörper wieder in die Aufrichtung zurück. Die Pendelamplitude bestimmt bei der Einsteigervariante den Schwierigkeitsgrad und er wird wieder auf 15 bis 25 Wiederholungen ausgelegt. Die Fortgeschrittenenvariante ist das **Oberkörperheben:** In der Bauchlage berühren Nase, Kinn, Brust, Bauch, Becken, Arme und Beine den Boden. Die Arme liegen am Rumpf an und die Damen berühren die Oberschenkel. Um Ihre Rückenmuskulatur zu kräftigen heben Sie aus der Bauchlage den Oberkörper 15 bis 25 Mal für nur wenige Zentimeter vom Boden ab. Der Blick bleibt zum Boden gerichtet, dass es zu keiner Überstreckung im Halsbereich kommt. Es kommt nicht darauf an, dass Sie den Oberkörper besonders hoch heben, sondern dass die gesamte Rückenmuskulatur und das Gesäß angespannt werden.

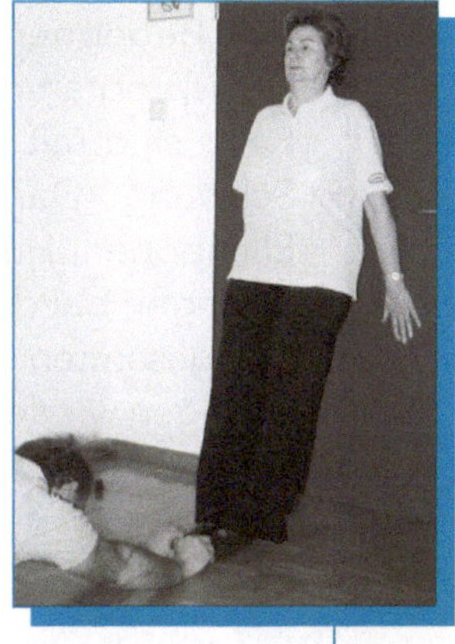

(3) Stand-Lehne: Lehnen Sie sich mit dem Rücken an eine Wand, so dass der Hinterkopf, die Schulterblätter und das Gesäß die Wand berühren. Mit den Füßen stehen Sie bei gestreckten Beinen 50 bis 75 Zentimeter vor der Wand. Bei kräftiger Gesäßmuskelaktivität und Anspannung der Muskulatur an der Oberschenkelhinterseite strecken Sie den Körper von den Schultern bis zu den Füssen 15- bis 25-mal ganz durch. Die Fortgeschrittenenvariante ist der **Beckenlift:** Nehmen Sie eine Rückenlage wie bei den Sit-ups ein. Jetzt allerdings sollen die Füße von der Ferse bis zu den Zehen am Boden aufliegen. Heben Sie 15- bis 25-mal das Becken aus der Rückenlage bis zur Streckung in der Hüfte.

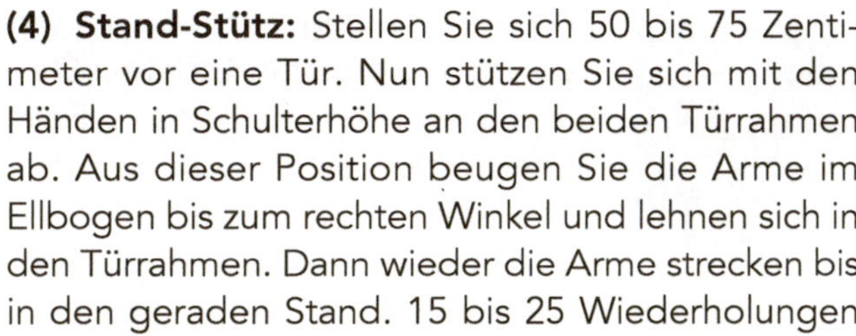

(4) Stand-Stütz: Stellen Sie sich 50 bis 75 Zentimeter vor eine Tür. Nun stützen Sie sich mit den Händen in Schulterhöhe an den beiden Türrahmen ab. Aus dieser Position beugen Sie die Arme im Ellbogen bis zum rechten Winkel und lehnen sich in den Türrahmen. Dann wieder die Arme strecken bis in den geraden Stand. 15 bis 25 Wiederholungen kräftigen die Arm-, Schulter und Brustmuskulatur. Fortgeschrittene können den **Knieliegestütz** ins Programm nehmen. Achten Sie dabei besonders darauf, dass Sie kein Hohlkreuz machen.

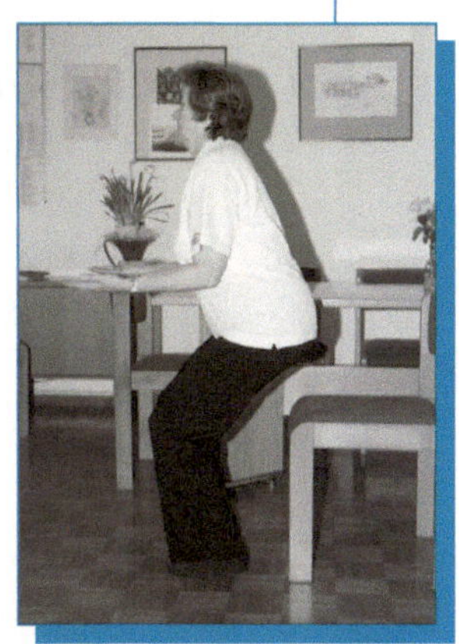

(5) Sitz-Standwechsel: Nehmen Sie auf einem Stuhl Platz und halten Sie den Rücken gerade. Aus dem Sitz wechseln Sie ohne Armschwung und bei angespannter Rumpfmuskulatur in den Stand und langsam wieder in den Sitz zurück. 15 bis 25 Wiederholungen für eine kräftige Beinmuskulatur. Um die geforderte Wiederholungszahl zu erreichen können Sie sich auch mit den Armen leicht vom Stuhl abdrücken. Fortgeschrittene können die **Sitzkniebeuge** ausführen. Dazu greifen Sie an einer fixen Verankerung in Hüfthöhe, beispielsweise an die Schnalle einer offenen Tür und lehnen sich zurück. Bei aufgerichtetem Oberkörper beugen Sie in der Hüfte und im Knie bis jeweils 90°. Aus dieser „Sitzstellung" strecken Sie im Hüft- und Kniegelenk und schieben den im Lot stehenden Oberkörper 15- bis 25-mal in die Höhe.

»Mobilisierungsprogramm am Nachmittag«

Eine Stunde nach dem Mittagessen macht sich das Nachmittagstief bemerkbar. Begegnen Sie diesem aktiv mit Bewegung. Ein fünfminütiges Aktivierungsprogramm mit Standschritten oder Walking; wenn Sie schon besser in Form sind mit Laufschritten am Stand oder Jogging, bringt den Kreislauf in Schwung. Danach mobilisieren Sie die großen Gelenke wie Schultern, Ellenbogen, Hüfte und Knie, aber auch die Wirbelsäule. Absolvieren Sie dazu Übungen bei denen Sie bewusst, langsam und mit geringem Krafteinsatz über den gesamten schmerzfreien Gelenksspielraum bewegen. Diese Mobilisationsübungen wiederholen Sie jeweils 20- bis 30-mal. Ausgewählte Übungen hierfür sind beispielsweise beidseitiges Armkreisen, Windmühlkreisen, diagonaler Armzug wie beim Skilanglauf, gegengleiches Arm- und Beinpendel im Einbeinstand. Abschließend noch 100 flotte Schritte. Folgende Übungsabfolge aktiviert Sie und bringt Sie für die Anforderungen am Nachmittag richtig in Schwung:

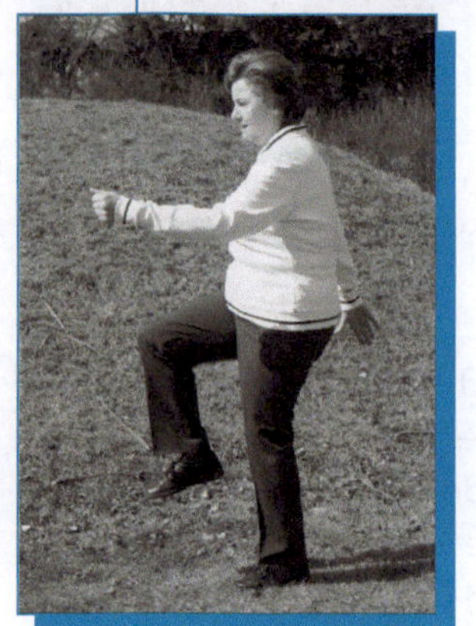

(1) Aktivierung 1: Standschritte – Imitieren Sie die Gehbewegung am Stand. Ziehen Sie dabei die Knie richtig hoch und begleiten Sie diesen Beineinsatz mit einem kräftigen gegengleichen Armeinsatz. Der Kreislauf kommt so in Schwung, Sauerstoff erreicht vermehrt Ihre Zellen und der Organismus stellt sachte auf Leistungserbringung um.

(2) Aktivierung 2: Standlauf – Fortgeschrittene Sportler können vom Gehen auch zur Imitation des Laufes im Stand übergehen.

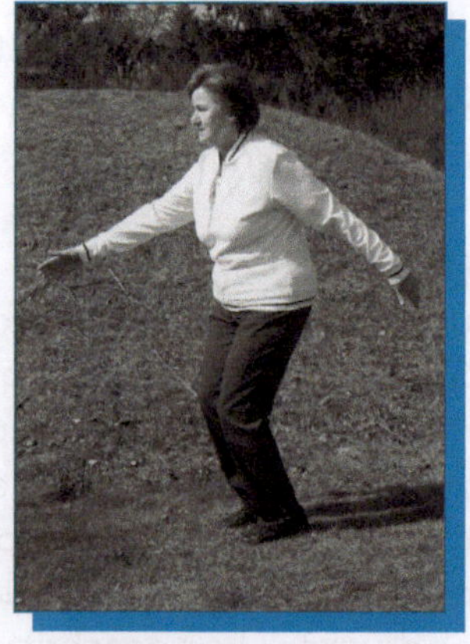

(3) Mobilisierung 1: Armpendeln im Beidbeinstand – schwingen Sie mit den Armen parallel zur Blickrichtung nach vorne kräftig vor und zurück. Bei den ersten 15 Schwüngen sollen die Daumen stets nach vorne zeigen. Bei den nächsten 15 Schwüngen zeigen die Daumen vorne nach außen und in der hinteren Endposition nach innen.

(4) Mobilisierung 2: Beinpendeln im Einbeinstand – sichern Sie Ihren Einbeinstand indem Sie sich zum Beispiel an einem Baum oder an einem Geländer anhalten. Im stabilen Einbeinstand schwingen Sie mit möglichst gestrecktem

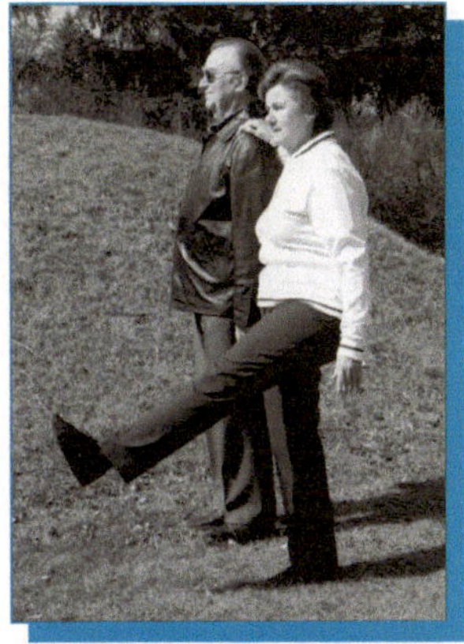

Bein vor und zurück. Achten Sie darauf, dass die Füße während der Pendelbewegung gerade nach vorne gerichtet sind.

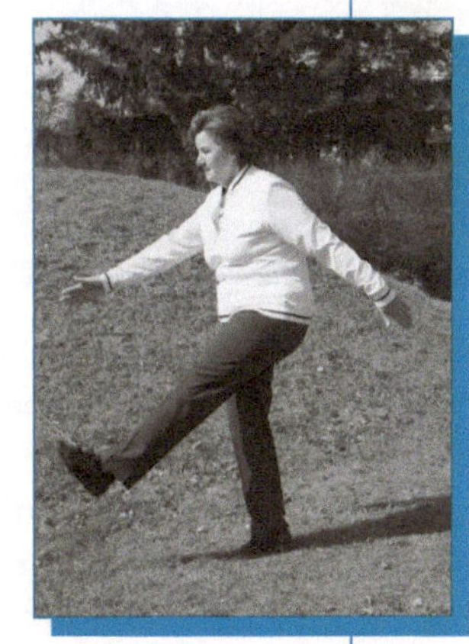

(5) Mobilisierung 3: Gegengleiches Arm- und Beinpendeln im Einbeinstand – also Arm vor, Bein zurück und umgekehrt auf jeweils beiden Seiten.

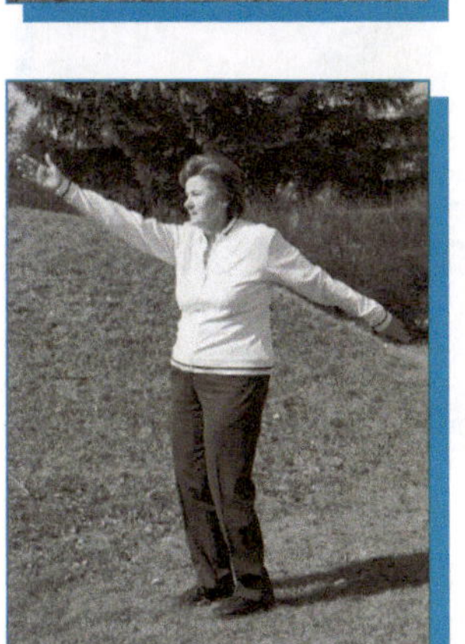

(6) Mobilisierung 4: Windmühlkreisen – der rechte Arm kreist nach vorn, der linke nach hinten und umgekehrt. Versuchen Sie, die Arme beim Kreisen gestreckt zu halten und den Armkreis auch weit nach hinten zu führen.

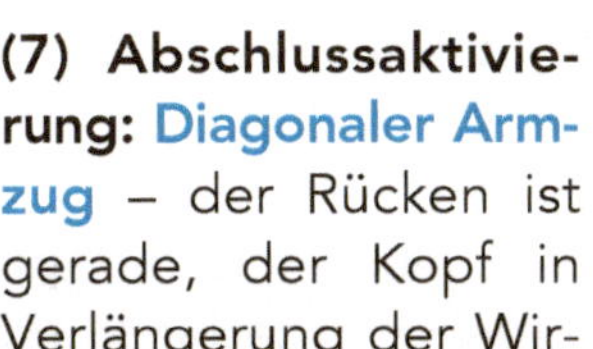

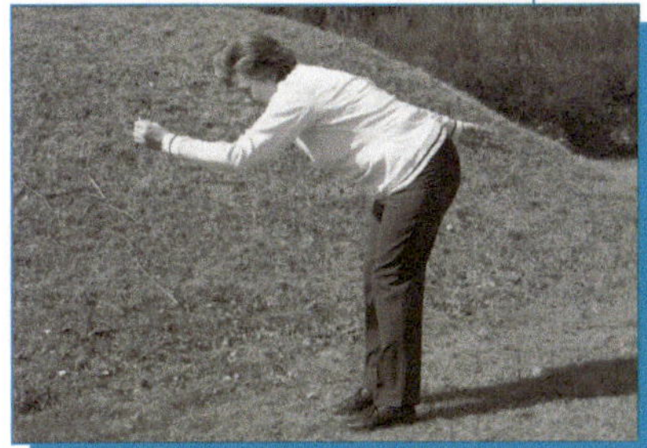

(7) Abschlussaktivierung: Diagonaler Armzug – der Rücken ist gerade, der Kopf in Verlängerung der Wirbelsäule, der rechte Arm zieht nach vorne oben, der linke nach hinten oben und umgekehrt. Blick auf den Boden und Knie leicht beugen.

»Dehnprogramm am Abend«

Am Abend lässt sich unsere Muskulatur optimal dehnen. Bei ruhiger Musik wenden Sie sich konzentriert der Entspannung Ihrer Muskulatur sowie der Erholung Ihrer Psyche zu. Jeweils zwei Mal über 20 Sekunden werden die tagsüber hauptsächlich beanspruchten Muskeln gedehnt. Nehmen Sie dabei eine sichere Dehnposition ein, so dass die zu dehnende Muskulatur gerade noch nicht schmerzt. Bei der Dehnung achten Sie auf eine ruhige Atmung und erleben Sie das Nachlassen der Spannung. Sie werden erkennen, wie sich auch die Psyche entspannt, der Körper auf Erholung umstellt und sich ein Gefühl der Leichtigkeit einstellt.

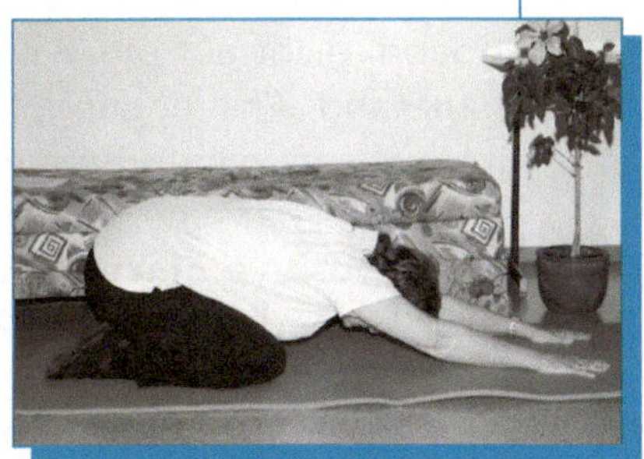

(1) Brust: Kniestand, das Gewicht über das Gesäß nach hinten in Richtung der Fersen verlagern, während die Hände am Boden so weit wie möglich nach vorn greifen. Blick auf die Matte, die

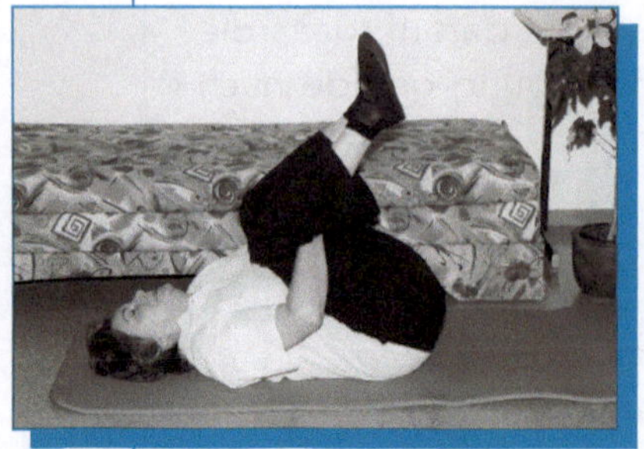

Handflächen bleiben am Boden. In dieser Position nun den Oberkörper zum Boden nach unten drükken und die Dehnung im Brustmuskel und in der Schulter spüren.

(2) Rücken: Aus der Rückenlage beide Knie zur Brust ziehen und die Arme in den Kniekehlen verschränken. Dabei werden der Gesäßmuskeln und die Muskulatur im unteren Rückenbereich rund um die Lendenwirbelsäule gedehnt.

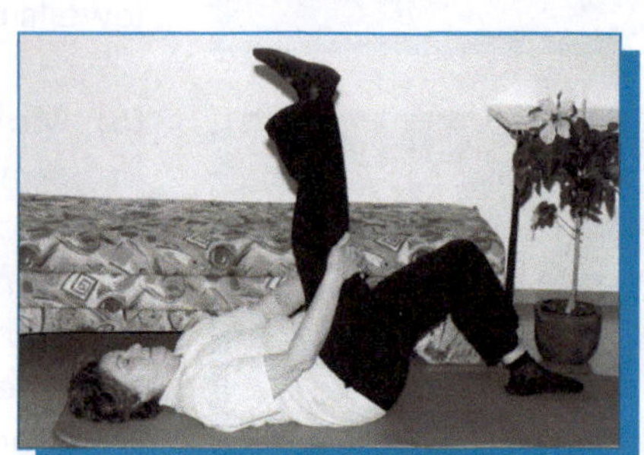

(3) Oberschenkel-hinten: Rückenlage, ein Bein mit beiden Händen am Oberschenkel fassen und zum Körper ziehen. Die Dehnung soll vom Gesäß bis in die Zehen spürbar sein.

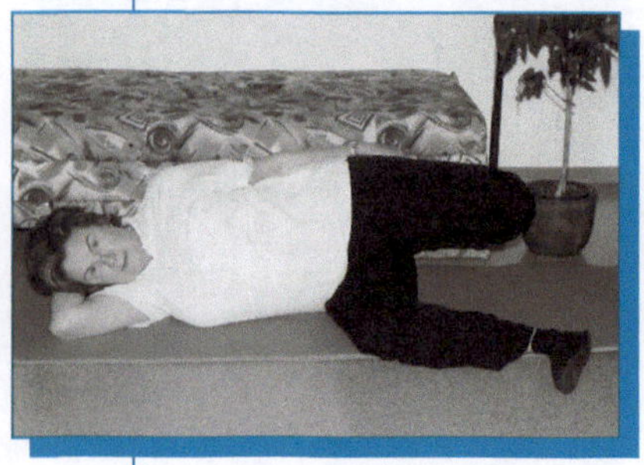

(4) Oberschenkel-vorne: Seitenlage, bodennahes Bein anwinkeln, der Kopf ruht auf dem Arm, das andere Bein leicht anheben und am Knöchel fassen, den Unterschenkel an den Oberschenkel heranziehen, dadurch wird die Vorderseite des Oberschenkels gedehnt.

(5) Rumpf: Rückenlage, die Beine abgewinkelt zur Seite legen, beide Schultern bleiben am Boden liegen, die Arme werden zur Seite ausgestreckt, der Kopf wird von den Beinen weggedreht.

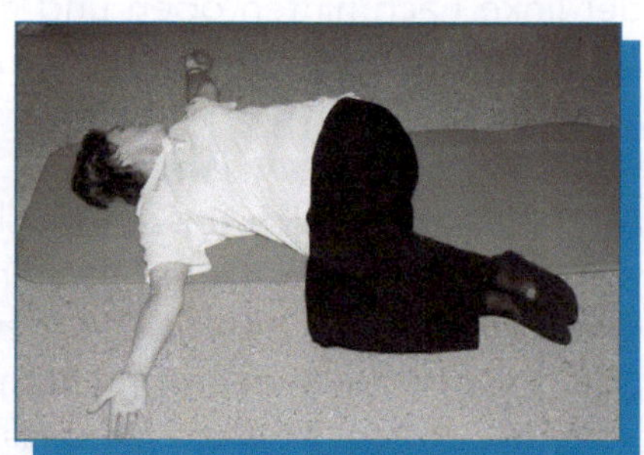

Zusammenfassend kann gesagt werden:
„Wenig hilft viel" – das war der Einstieg in das Kapitel. Wenig bezieht sich dabei nicht auf ein Wenig an Bewegung, sondern auf ein Wenig an Zeitaufwand, Anstrengung, Platz- und Gerätebedarf. Sie müssen nicht unbedingt schwitzen, nicht in die Sportbekleidung schlüpfen, um fit durchs Leben zu gehen – war eine Kernaussage. Für noch Inaktive und Bewegungsfaule wird eine **positive Einstellung zur Bewegung** und eine **Lebensstiländerung hin zur körperlichen Aktivität**, eingemahnt. Der vorgeschlagene Weg geht über eine „Bewegungs-Trias", die helfen soll, mehr Bewegung ins Leben zu bringen: **Bewegungs-Chancen** im Alltag nutzen, **Bewegte-Pausen** im Alltag einlegen

und **Bewegungs-Programme** in den Alltag einbauen, soll zur Devise werden.

Die Begründung, warum auch schon kleine Bewegungsreize zum Erhalt und zur Steigerung der Belastbarkeit und der motorischen Leistungsfähigkeit führen, wurde gegeben:

- Schon kurze Bewegungssequenzen im Ungleichgewicht, in neuem Rhythmus, unter neuen räumlichen und zeitlichen Bedingungen sind koordinativ trainingswirksam.
- Jede Bewegung in einem Gelenk trägt zur Mobilität bei. Trainingswirksame Bewegungssequenzen zur Erhaltung und Verbesserung der Gelenksmobilität sind 15 bis 25 Wiederholungen von langsamen und weitgehend widerstandsfreien Übungsausführungen.
- Jede Dehnung eines Muskels bis an seine Dehngrenze zieht die elastischen Strukturen in der Muskulatur auseinander und trägt zur Entspannung in den Muskelstrukturen bei.
- Eine funktionell trainingswirksame Kräftigung ist eine Übung, welche die beteiligten Muskeln nach 25 bis 40 Wiederholungen sehr stark ermüdet. Es wirkt auch nur eine Kraftübung zur Stärkung eben dieses Muskels, es muss kein ganzes Programm sein. In diesem Verständnis ist Treppensteigen über jeweils zwei Stufen mit insgesamt 50 Schritten für viele Menschen als krafttrainingswirksame Bewegungssequenz zu werten.

Als weiteres Motiv zu mehr Bewegung im Alltag wird die Steigerung des Energieverbrauchs bei körperlicher Aktivität angeführt. Jeder Schritt und jede Übung verbraucht Energie, auch wenn der Schritt noch so klein und wenn die Übung noch so kurz ist.

Mit einem Mehr an richtig gesetzten Bewegungsaktivitäten im Alltag können Sie genau diejenigen Fähigkeiten, welche im inaktiven Alternsgang mit einem Rückgang bedroht sind wie die Koordination, die Gelenksmobilität, die Dehnfähigkeit der Muskulatur und die Kraftfähigkeit erhalten und bei niedrigem Ausgangsniveau sogar verbessern. In diesem Verständnis ist **Bewegung eine Säule ihres *„Active Aging"-Programms.***

4. Active Aging mit Sport

Wagen wir den Schritt von der Alltagsbewegung zum Sport, wo Bewegung zum Selbstzweck betrieben wird. Betrachtet man die Zahlen, erkennt man, dass Österreich noch kein Land der Sportler ist. Laut einer Studie von WEISS und Mitarbeiter mit dem Titel „Sport und Gesundheit" aus dem Jahr 2000 geben 60 % der Österreicher an, 1- bis 2mal monatlich Sport zu treiben. Sie sind also als sportlich **„inaktiv"** zu bezeichnen. 22 % gaben bei der Befragung an, 1- bis

2mal wöchentlich Sport zu treiben und sind folglich als **„moderat aktiv"** zu bezeichnen. Sportlich **„hoch aktiv"** mit 3mal wöchentlich Sport oder mehr sind 18 % der Österreicher. Im Rahmen dieser Studie wurde auch abgeschätzt, wie hoch der gesundheitsökonomische Nutzen von sportlicher Aktivität der Österreicher ist. Der Nutzen von Sportausübung durch vermiedene Krankheitsfolgen wurde dabei mit 567 Millionen Euro angegeben. Wenn man von dieser Summe die abgeschätzten Kosten von Sportausübung, die durch Sportunfallfolgen entstehen, in der Höhe von 302 Millionen Euro abzieht, bleibt ein **gesundheitsökonomischer Nutzen von 265 Millionen Euro durch sportliche Aktivität.** Dieser Nutzen lässt sich in erster Linie dadurch erklären, dass Sportverletzungen meist kürzere und kostengünstigere Behandlungen nach sich ziehen als Bewegungsmangel-Krankheiten (vgl. WEISS, 2000).

Wir sind beim Begriff »Sport« angelangt. Im *Sportbrockhaus* ist zu lesen: „Sport [engl.], Sammelbezeichnung, für die an spielerischer Selbstentfaltung (...) und an Leistungsstreben orientierten Formen menschlicher Betätigung, die der körperlichen und geistigen Beweglichkeit dienen und sie weiterentwickeln. Diese Tätigkeiten, die in den meisten Fällen um ihrer selbst willen und aus Freude an der Überwindung von Schwierigkeiten ausgeübt werden, sind gewöhnlich regelgebunden und werden im freiwilligen Wettkampf und in eigens dafür bestimmten Organisationsformen gepflegt" (BROCKHAUS 1984, S. 488).

Ein Privileg des Alters ist »zu wissen, was man will«. Suchen Sie sich die Sportarten, die Sie ins Alter begleiten **auch – aber nicht nur** – nach Ihren Neigungen und nach Ihren Interessen aus. Daneben ist Ihre Belastbarkeit ein wichtiges Kriterium bei der Wahl Ihrer Sportarten. Der Verminderung der allgemein-organismischen Belastbarkeit, im Besonderen des Lunge-Herz-Kreislauf-Systems sowie der mechanischen Belastbarkeit im Besonderen der Knochen-, Knorpel-, Bindegewebe-, Sehnenstrukturen (vgl. DICKHUT, 2000) ist bei der Planung des ***„Active Aging"-Sportprogramms*** zu entsprechen. Achten Sie bei Sportarten, die mit intensiver organischer Anstrengung wie Höhenbergsteigen, Tiefseetauchen, Bergläufen, Bergzeitfahren mit dem Straßenrad oder Mountainbike und ähnlichem verbunden sind, auf eine sehr gute Vorbereitung durch einen langsamen und behutsamen Trainingsaufbau, bei dem auch Ihre Belastbarkeit gesteigert wird. Lassen Sie sich die Verbesserung der Belastbarkeit von einem Arzt bestätigen. Auch bei Sportarten mit hoher mechanischer Belastung durch Stoß-, Druck-, Zug- und Scherkräfte wie zum Beispiel Weitspringen, Hürdenlaufen, Squash, Judo und vergleichbaren Sportarten ist auf eine sehr gute Vorbereitung zu achten.

Neben deutlichen Zeichen der Überlastung wie Schmerzen und Funktionsstörungen sollten Sie bei der Sportausübung auch Ihrem Empfinden und Ihrer Befindlichkeit stets große Beachtung schenken. Die Sportwissenschaft empfiehlt eine Belastungseinschätzung nach dem Anstrengungsempfinden, gegliedert in eine mehrstufige Skala. Das Anstrengungsempfinden ist das subjektive

Empfinden einer Person darüber, wie anstrengend eine vorgegebene Leistungserbringung ist. Es wird mit einer numerischen Skala erfasst, die BORG-Skala genannt wird und in RPE-Stufen („Rate of perceived exertion") gegliedert ist. Von der BORG-Skala wurden seit der Einführung vor über 40 Jahren Versionen mit verschiedenen Skalierungen veröffentlicht. Es gibt eine Version mit einer 20-stufigen Skalierung, daneben eine 12- und eine 10-stufige Gliederung. In einer 2004 erschienenen Publikation bespricht BORG eine 20-stufige Skala. Dem Wert 7 entspricht dabei eine Anstrengung, die als sehr, sehr leicht empfunden wird. Der Wert 9 steht für eine sehr leichte Anstrengung, 11 für eine recht leichte, 13 für etwas anstrengend, 15 steht für anstrengend, 17 für sehr anstrengend, 19 für sehr, sehr anstrengend (vgl. BORG, 2004). Im Bereich des gesundheitsorientierten Sporttreibens eignet sich die BORG-Skala für Trainingsempfehlungen. Üblicherweise wird Sporteinsteigern ein Beginn mit einem PRE-Wert von 11 empfohlen. Bei gewonnener Sporterfahrung kann die Belastung auf 13 bis 14 gesteigert werden (vgl. LÖLLGEN, 2004).

Zusammenfassend ist festzuhalten, dass Sportarten für Einsteiger im fortgeschrittenen Alter vier wichtige Bedingungen erfüllen müssen:

- ✔ Moderat dosierbare allgemein-organismische Belastung im Bereich von 50 bis 80% der maximalen Herzfrequenz.
- ✔ Abschätzbare Belastungsdosierung entsprechend des Anstrengungsempfindens im Bereich von ca. 9 bis 14 der 20-teiligen BORG-Skala.
- ✔ Geringe Sturzgefahr und Fremdeinwirkung. Mannschaftsspiele wie Fußball und Basketball können durch Regeländerungen altersgerecht modifiziert werden.
- ✔ Moderate mechanische Belastungen, die durch den Bewegungsablauf der Sportart vorgegeben sind. Das sind Sportarten mit wenig Stopp-, geringen Beschleunigungs- und kurzen Flugphasen. Beispiele für derartige Sportarten sind Walking, Nordic Walking, Schwimmen und Aquajogging, Radfahren, Skiwandern und Skilanglaufen.

Ihrer Belastbarkeit und den individuellen Neigungen entsprechend ausgewählte Sportarten können und sollen Sie bis ins hohe Alter begleiten. Ihrer Leistungsfähigkeit angepasste Intensität, Dauer und Wiederholung der Sportausübung ist die Basis, dass Sport die Lebensfreude und Lebensenergie mehrt und damit zur Steigerung der Lebensqualität in allen Altersstufen beiträgt. In diesem Verständnis ist **Sport neben Bewegung eine weitere Säule ihres *„Active Aging"-Programms.***

4.1. Eine Auswahl von Sportarten für Ältere

Nachfolgend geben wir eine unvollständige Auflistung von Sportarten, die Sie bei Ihren Sporteinstieg im fortgeschrittenen Alter ins *»Active Aging-Sportprogramm«* aufnehmen können. Bitte beachten Sie, dass der Einstieg in eine Sportart dem motorischen Lernen und dem Techniktraining zu widmen ist. Zuerst gilt es also die Sportart zu erlernen und dann beim Techniktraining bewusst anzuwenden, um die Bewegungen sicher und richtig auszuführen.

- **Walking:** Gehen mit schneller Schrittfrequenz und angepasster Schrittlänge, deutliche Betonung des Armeinsatzes, immer und überall möglich, die Ausdauersportart bei geringer Kraftfähigkeit der Beinmuskulatur und/oder bei Übergewicht.
- **Nordic Walking:** Walking mit Stockeinsatz, bewirkt eine höhere Muskelbeteiligung und damit einen hohen Energieverbrauch, der Stockeinsatz erfolgt grob skizziert hinter dem Körper, bei richtigem Stockeinsatz werden die Gelenke der Beine und die Hüfte geschont, die Rumpf-, Rücken-, Schulter- und Armmuskulatur wird dynamisch belastet.
- **Laufen:** Die Ausdauersportart für Belastbare und für Sporteinsteiger mit guter Relation von Körpergewicht zur Kraft der Beinmuskulatur. Im Unterschied zum Walking gibt es eine Flugphase mit beiden Füßen ohne Bodenkontakt, bei der Landung in die Stützphase treten hohe Kraftspitzen mit dem Zwei- bis Dreifachen des Körpergewichtes auf, bei kräftigen Muskeln und guter Lauftechnik sind diese Kraftspitzen zu bewältigen, 70 % eingesetzte Muskeln sorgen für einen hohen Energieverbrauch. Der langsame Lauf wird auch „Jogging" genannt.
- **Nordic Running:** Der Lauf mit Stockeinsatz mit dem Vorteil des hohen Muskeleinsatzes bis zu 90 % bringt einen Ganzkörpertrainingseffekt und gesteigerten Energieverbrauch im Vergleich zum Laufen. Es braucht eine Lernphase um die Arm-/Beinkoordination zu beherrschen und gute Kraftfähigkeiten der Bein- und Armmuskulatur. Lernen Sie unter fachmännischer Anleitung, die Bein- und Armbewegung mit Stockeinsatz zu koordinieren. Erleichtert wird die Bewegungsausführung beim Berglaufen mit Stockeinsatz. Bergab nützen Sie die Stöcke als Abstützhilfe.
- **Inlineskating:** Die Trendsportart auf Rollen hat sich zu einer beliebten Ausdauersportart entwickelt. Technische Beherrschung und langsame Rollen vorausgesetzt, lässt sich die Ausdauer bei optimaler Schonung der Gelenke gut trainieren. Das aktive Mitschwingen der Arme um die Beinarbeit auszugleichen gibt einen guten Trainingseffekt auf Rumpf- und Rückenmuskulatur. Lassen Sie sich beim Material gut beraten und in der Technik unterweisen. Informieren Sie sich, wo Inline-Skating erlaubt ist. Das Wichtigste zum Schluss: Skaten Sie immer mit Schutzbekleidung und Helm.
- **Nordic Blading:** Inlineskating mit Stockeinsatz und für Fortgeschrittene. Mit langsamen Rollen und guter Technik erzielen Sie gute Trainingswirkungen,

verbrauchen Energie und sind koordinativ stark gefordert. Nur mit Schutzbekleidung und Helm ausüben.

- **Ski-Rollern:** Skilanglauf in der klassischen und in der freien Technik auf der Straße, wo es erlaubt ist. Das Sommertrainingsgerät der Skilangläufer setzt sich immer mehr durch, weil 90 % der Muskeln optimal dynamisch eingesetzt werden.
- **Radfahren:** Laut aktuellen Umfragen eine der beliebtesten Sportarten der Österreicher. Rhythmischer Einsatz der Beinmuskulatur ohne Kraftspitzen bewirkt den Trainingseffekt. Bei richtiger Radeinstellung werden die Gelenke gering belastet. Die zahlreichen Radwege laden Sie zum Natur genießen, Sehenswürdigkeiten bewundern, Geselligkeit erleben und Ausdauertraining ein.
- **Mountainbiken:** Über Stock und über Stein – Radfahren im Gelände. Mit der richtigen Rad- und Schutzausrüstung lassen sich bergauf und bergab schwierige Wege befahren. Ein gut ausgebautes Tourennetz in Österreich ermöglicht es, sich am Rad zu erproben und die Natur zu erfahren. Achten Sie auf die richtige Gangwahl, wenn Sie im Ausdauerbereich bleiben wollen.
- **LowImpact-Aerobic:** Die Trendsportart der 80er Jahre aus Amerika hat sich auch in Österreich wegen ihrer vielen Vorzüge etabliert. Zu passender Musik in einem Rhythmus von ca. 130 Schlägen pro Minute wird der gesamte Körper von den Zehen- bis zu den Fingerspitzen bewegt. Ein Instruktor leitet zum abwechslungsreichen Ausdauertraining gekoppelt mit Koordinations-, Kraft- und Beweglichkeitstraining an. Zu beachten ist, dass jeder eine seinem Leistungsniveau entsprechende Aerobicklasse wählt. Die gängigsten Aerobicformen sind LowImpact, High/LowImpact, Stepaerobic, FightingFit, Bauch-Bein-Po, Fatburning. Für Sporteinsteiger im fortgeschrittenen Alter ist die LowImpact-Aerobic zu empfehlen, da hier nur Schrittkombinationen und Bodenübungen am Programm stehen und Sprünge fehlen.
- **Schwimmen:** Wenn Sie das Brust-, Rücken-, Delphin- und/oder Kraulschwimmen beherrschen, lässt sich im Wasser ein hervorragendes Fitnesstraining absolvieren. Im Rückenstil ist ihre Wirbelsäule im höchsten Maße entlastet und daher ist diese Technik hervorragend zur Rückentherapie geeignet. Richtig Schwimmen und vor allem richtig Rückenschwimmen will gelernt sein. Zur Anmerkung: es geht in diesem Zusammenhang nicht um Baden, sondern tatsächlich um Schwimmen im Sportverständnis. Übrigens sind die meisten Pulsuhren wasserdicht.
- **Aquajogging:** Mit einer speziellen Schwimmweste in aufrechter Position frei schwebend mit den Beinen und Armen im Wasser die Laufbewegungen nachahmend, setzen Sie eine für die Gelenke äußerst schonende Ausdauerbelastung. Das bekannte Aerobic wurde von findigen Fitnesstrainern auch ins Wasser verlegt und wird dort unter dem Titel „Aqua-Aerobic" angeboten. Die Vorteile von Aerobic und die des Wassers vereinigen sich zu einem gesunden Ganzkörpertraining mit viel Spaß und Schwung.

- **Schneeschuhgehen:** Dieser Winterfitnesstrend ist genau das Richtige für Sporteinsteiger im fortgeschrittenen Alter. Zwei brettähnliche Schneeschuhe unter winterfesten Schuhen, zwei Walking-Stöcke mit Schneeteller und warme Wanderkleidung sind die Grundausrüstung, noch etwas Schnee und los geht's. Wie beim Nordic Walking wird die Beinbewegung diagonal mit der Armarbeit koordiniert. Bei diesem idealen Ganzkörpertraining werden Ausdauer und Kraft optimal entwickelt. Dazu gibt es oft wunderschöne Naturerlebnisse und Wintergenuss pur. Die Ruhe und Weite der Winterlandschaft ist Balsam für die gestresste Seele und das oft überstrapazierte Herz.
- **Skiwandern:** Das Nordic-Walking auf Langlaufskiern zeichnet sich durch Abdruck und Gleiten auf zwei Skiern aus. Sie müssen das Gleichgewicht nicht auf einem Bein halten und die geforderte Abdruckkraft hält sich in Grenzen. Auch Skitourengehen ist ein hervorragendes Ausdauertraining.
- **Skilanglauf:** Abdruck auf einem Ski, nachfolgendes Gleiten auf dem anderen Ski und ein darauf abgestimmter Stockeinsatz sind die Anforderungen im Diagonallauf, dazu noch Doppelstockschübe im Flachen und rasante Schussfahrt bergab. Mit der Ausrüstung für die freie Technik den Ein- und Zweitaktschlittschuhschritt in die Loipe setzen. Das ist Skilanglauf, ein komplettes Ausdauer-Workout am Schnee.
- **Indoor-Fitness:** Gegenwärtig hat sich eine Anzahl von Sportgeräten etabliert, mit denen man unabhängig von Wind und Wetter zu Hause, im Verein oder in einem Studio trainieren kann. Mit so genannten „Cardio-Geräten" können Sie Ihre Ausdauer verbessern und viel Energie verbrauchen. Die gängigsten Geräte dieses Typs sind das Laufband, das Radergometer, das Sitzradergometer, diverse Steppgeräte mit und ohne Armeinsatz, verschiedene Varianten von Crosstrainern für diagonale Arm- und Beinbewegungen. Der wesentliche Vorteil dieser Trainingsgeräte liegt in der exakten Steuerung der Belastung. Am Fahrradergometer können Sie unter anderem die Watt und Pedalumdrehung permanent ablesen. Am Laufband lässt sich Geschwindigkeit und Bandneigung vorgeben. Viele Spitzensportler absolvieren einen Teil ihres Trainings auf „Ergometergeräten" um die Ausdauerbelastung exakt zu dosieren. Daneben steht eine große Anzahl von Geräten mit denen die Kraft- und die Koordination trainiert werden können. Die meisten der Indoor-Fitnessgeräte sind auch für Sporteinsteiger geeignet.
- **Tanz:** Mit Fug und Recht gehört der Tanz in eine Auflistung der besten Sportarten zur Steigerung und auch zum Erhalt der Fitness von älteren Menschen. Sowohl die Partnertänze wie Walzer und Tango, als auch die Gruppen- und die Volkstänze und auch die Solotänze fordern und fördern alles, was die komplette Fitness auszeichnet. Die konditionellen Fähigkeiten Ausdauer, Kraft, Schnelligkeit und Beweglichkeit werden bei ent-

sprechender Tanz-, Musik- und Partnerwahl altersgerecht und mit Genuss entwickelt. Die koordinativen Fähigkeiten wie Orientierungs-, Differenzierungs-, Reaktions-, Gleichgewichts- und vor allem die Rhythmisierungsfähigkeit kommen am Tanzparkett voll zum Zug. Daneben sind Kreativität, Kognition und besonders die Emotion im Spiel.

- **Tischtennis:** Die Einsteiger-Rückspielsportart im fortgeschrittenen Alter für Zuhause oder im Verein. Der Ball ist leicht, die Schläger sind handlich und ohne großen Kraftaufwand zu führen, es sind keine großen Sprünge sowie schnelle Starts und Stopps notwendig, beim Spiel besteht keine große Verletzungsgefahr und Gegnerberührung ist nahezu ausgeschlossen – ideale Bedingungen für den Sporteinstieg. Noch dazu werden die im Alter so wichtige Kognition und Koordination stark gefordert. Einen kleinen Ball der schnell fliegt, treffen, auf die Aktionen des Gegenspielers reagieren und diese sogar erahnen und vorwegnehmen, die Flugkurven aufgrund der Spielerfahrung blitzschnell berechnen und den Schläger an die richtige Stelle führen, den Ball treffen und den Partner bei seiner Aktion beobachten – das sind kognitive und koordinative Fähigkeiten die Sie Stunden später vielleicht vor einem Unfall in der Küche beim Zubereiten einer Jause bewahren.
- **Badminton:** Die Rückspielsportart für sporterfahrene Ältere. Für Badminton als Spielsportart für Ältere sprechen der leichte Ball, der leicht zu fassende und ohne großen Kraftaufwand zu führende Schläger sowie die bei guter Einschulung schnell zu erlernende Grundtechnik. Wie beim Tischtennis werden die Kognition und die Koordination stark gefordert. Da bei dem Spiel über das 1,55 Meter hohe Netz jedoch auch Läufe zum Federball, Sprünge, Starts und Stopps gefragt sind, wird auch die Kondition gut gefördert. Im Leistungssport gilt Badminton als anstrengendste Rückschlagsportart. Der Spieler ist fast im Dauereinsatz, die effektive Spielzeit beträgt 50% der Matchdauer. Im Fitnessport können Sie bei etwas Spielerfahrung und bei guter Spieltechnik beim Badminton gemeinsam mit ihrem Partner das Spieltempo und damit die Belastung sehr gut dosieren. Versuchen Sie es einmal mit »kooperativer« Spielgestaltung, in dem der Federball zugespielt wird und die Spielidee darin besteht, gemeinsam möglichst lang zu spielen. Wenn Sie Lust und Laune haben wechseln Sie und ihr Partner auf die »kompetative« Spielgestaltung. Jetzt steht der Wettkampf gegen den Partner im Vordergrund und die Spielidee ist, den anderen zu Fehlern zu verleiten und selbst möglichst wenig zu machen. Bei allen Rückspielsportarten sind beide Spielideen umsetzbar und im Alter haben auch beide ihren Reiz. Beginnen und beenden Sie die Sportspieleinheiten mit Ihren Partnern jedoch stets mit einen Spiel »miteinander« und räumen Sie dem »gegeneinander« Spielen nur eine vereinbarte Zeit ein.
- **Tennis:** Die Rückspielsportart für konditionell und koordinativ geübte Ältere. Der relativ schwere Schläger erfordert einen kräftigen und vor allem belast-

baren Spielarm. Der Tennisball fliegt oft schnell über das Netz und trifft daher mit relativ großer Wucht auf den Schläger. Im Gegensatz zum Federball wird der Tennisball während seines Fluges über das Netz durch den Luftwiderstand nur wenig gebremst, daher ist Tennisspielen schwer zu erlernen und ausreichende Kraftfähigkeiten sowie koordinative Fähigkeiten sind eine Lernvoraussetzung. Wenn Sie jedoch mit Tennis alt geworden sind und die Spieltechnik beherrschen, ist es bis ins hohe Alter eine hervorragend fordernde und die Fitness fördernde Sportart.

- **Golf:** Die sanfte Fitnessalternative für Spielernaturen und auch hervorragend als Einsteigersportart bis in das hohe Alter geeignet. Beim Golfen geht es vom Standpunkt der körperlichen Belastung relativ gemütlich zu. Die Herzfrequenz pendelt bei geübten Golfern zwischen 90 und 120 Schlägen pro Minute, was auf eine extensive aerobe Belastung schließen lässt. Doch der komplexe Bewegungsablauf fordert dem Golfer bei jedem Schlag hohe intellektuelle Leistungen ab.

Tabelle 11: Belastung bei den Rückschlagspielen im Vergleich; die Daten sind Durchschnittswerte von Spitzenathleten und wurden bei Wettspielen erhoben (eigene Studienergebnisse und Studie der deutschen Sporthochschule in Köln). Je höher die Pulsfrequenz und die Laktatkonzentration, desto höher ist die körperliche Beanspruchung bei der jeweiligen Sportart (vgl. KNEISSLER, 2005).

Sportart	Spielzeit (min:sec, Durchschnitt)	Gesamte Laufleistung	Pulsschläge pro Minute	Laktat-Konzentration
Tischtennis	20:11	300 – 350 m	137 – 172	1 – 3 mmol/l
Badminton	16:23	850 – 1.250 m	162 – 187	2 – 6 mmol/l
Tennis	78:21	1.950 – 2.150 m	129 – 162	2 – 4 mmol/l
Golf	258:00	8.000 – 9.000 m	90 – 117	1 – 2 mmol/l

- **Mannschaftsspiele:** Die Mannschaftsspiele wie Basketball, Handball, Fußball, Baseball, Football eignen sich wegen zwei wichtiger Gründe weniger gut als Sportarten für Ältere und gar nicht für ältere Sporteinsteiger. Erstens, die hohe Verletzungsgefahr durch direkten Kontakt mit Gegenspielern und Mitspielern. Zweitens, die intervallartig geforderten intensiven Belastungen, die bis in den anaeroben Stoffwechselbereich mit hohen Herzfrequenzspitzen gehen können. Versierte Sportler im fortgeschrittenen Alter mit Sportspielerfahrung können bei entsprechender Umsicht Ihre Sportspiele natürlich weiter ausüben.

Tabelle 12: Belastung bei den Mannschaftsspielen im Vergleich, die Daten sind Durchschnittswerte von Spitzenathleten und wurden bei Wettspielen erhoben (Studie der deutschen Sporthochschule in Köln). Je höher die Pulsfrequenz und die Laktatkonzentration, desto höher ist die körperliche Beanspruchung bei der jeweiligen Sportart. Laktatwerte über 4 mmol/l deuten eine anaerobe Belastung an (vgl. KNEISSLER, 2005).

Sportart	**Spielzeit** (in Minuten)	**Gesamte Laufleistung**	**Pulsschläge** pro Minute	**Laktat-Konzentration**
Volleyball	40 – 120	bis 900 m	150 – 170	2 – 3 mmol/l
Basketball	48	3.500 – 4.500 m	160 – 178	4 – 9 mmol/l
Handball	60	4.700 – 5.600 m	165 – 175	4 – 9 mmol/l
Feldhockey	70	5.500 – 6.500 m	170 – 174	5 – 8 mmol/l
Fußball	90	8.500 –10.300 m	159 – 175	3 – 7 mmol/l

- **Bewegungsspiele:** „Keine(r) ist zu alt zum Spielen" untertitelt Bärbel Schöttler ihr Buch mit dem Titel „Bewegungsspiele 50plus" (SCHÖTTLER, 2002). Wir können ihr nur Recht geben. Dazu kommt noch, dass im Bewegungsspiel so unheimlich viel an Wichtigem und Positivem für die älteren Menschen steckt: Mobilität – Raum und Zeit in und mit Bewegung erschließen, Kognition – Erkennen und Merken mit und in Bewegung, Kreativität – Erproben und Erfahren, Koordination – Bewegungen steuern und kontrollieren, Kondition – Bewegungen kräftig, schnell, gelenkig und ausdauernd machen können. Spielen Sie so oft wie möglich, aber wählen Sie Spiele, die Sie in Bewegung bringen. Die bestimmenden und gemeinsamen Merkmale von Bewegungsspielen sind körperliche Aktivität, Spielgerät, Spielform wie Einzel-, Gruppen- oder Mannschaftsspiele und Spielregeln. Eine nahezu unüberschaubare Zahl von Bewegungsspielen wartet darauf, von Ihnen entdeckt und gespielt zu werden: Prellball, Korbball, Tchoukball, Völkerball, Indiaca, Ultimate-Frisbee, Softballspiele mit dem Fuß und der Hand, Hockeyspiele, Merkspiele, Kreativitätsspiele, Geschicklichkeitsspiele, Fangspiele, Wurfspiele und viele mehr (vgl. SCHÖTTLER, 2002). Gespielt kann im Wohnzimmer, im Garten, im Vereinslokal, in der Sporthalle und an vielen weiteren Orten werden. Und noch etwas ganz Wichtiges: **aus Mitspielern werden oft Freunde fürs Leben.**

Trainingstipps zur Auswahl der Sportart für ihr »*Active Aging-Sportprogramm*«:

- Viele Sportarten und Sportspiele lernen und ins Bewegungsrepertoire aufnehmen.
- Die Sportarten abwechselnd und abgestimmt auf Zeit und Raum, auf Interessen und Neigungen einsetzen.
- In einigen Einheiten unmittelbar nach dem Aufwärmen ein Techniktraining durchführen.

- Versuchen Sie mehrere Sportarten in einer Einheit ähnlich wie beim Duathlon oder Triathlon einzusetzen. Die Sportwissenschaft spricht in so einem Fall von einem Koppeltraining.
- Wenn Sie mit einem Partner Sport treiben, können Sie Leistungsdifferenzen durch den Einsatz verschiedener Sportarten ausgleichen. Der Leistungsschwächere fährt mit dem Rad, während der Fortgeschrittene daneben mit den Inlineskates rollt. Auch ein Wechsel der Sportgeräte im Sinne eines Koppeltrainings ist möglich.

4.2. Energiebedarf bei Bewegung und Sport

Jede körperliche Aktivität steigert Ihren Energieverbrauch um ein Mehrfaches Ihres Grundumsatzes. So steigt zum Beispiel beim Nordic Walking der Energieverbrauch bei entsprechend hohem Tempo bis zum 8fachen des Grundumsatzes an. Pro Stunde können so bis zu 750 Kilokalorien (kcal) an Energieverbrauch verbucht werden.

Der Energiebedarf setzt sich aus verschiedenen Komponenten zusammen: dem Grundumsatz, der nahrungsinduzierten Thermogenese (Steigerung des Energieumsatzes nach Nahrungsaufnahme), dem Bedarf für körperliche Aktivität, für Schwangerschaft, Stillperiode und Wachstum (vgl. BIESALSKI et al. 1999, S. 33). Der **Grundumsatz** (GU) bezeichnet den Energiebedarf unter strikten Ruhebedingungen, ohne Verdauungsarbeit und unter thermoneutralen Bedingungen von 27 bis 31° C Umgebungstemperatur. Der Grundumsatz hängt unter anderem vom Geschlecht, vom Lebensalter, von der Stoffwechselgrundeinstellung und von der Körperkomposition ab. Eine sehr grobe Abschätzung ihres Grundumsatzes erhalten Sie mit folgender Faustformel:

Grundumsatz (GU) pro Stunde = Körpergewicht in kg x kcal.

Der Grundumsatz ist bei Frauen niedriger und vermindert sich bei beiden Geschlechtern mit fortschreitendem Alter. In der unten stehenden Abbildung werden Berechnungsformeln vorgestellt, die diese beiden Parameter ins Kalkül ziehen. Die Berechungen ergeben den Grundumsatz pro Tag in Joule (J), der Maßeinheit für alle Energieformen, wie chemische, elektrische und kinetische Energie. Lange wurde die Kalorie (cal) als Einheit der Energie genommen. Sie ist definiert als die Wärmeenergie, die 1 Gramm Wasser bei normalem Atmosphärendruck zugeführt werden muss, um die Temperatur von 14,5 auf 15,5° Celsius zu erhöhen. Die Umrechnung: 1 cal = 4,184 J oder 1 J = 0,239 cal. Eine Berechnung des Grundumsatzes unter Berücksichtigung von Alter und Geschlecht ist mit den Formeln, die Sie in Abb. 45 finden, möglich:

Rechenbeispiel: Bei einem Körpergewicht von 80 kg berechnet sich Ihr Grundumsatz für eine Stunde in Ruhe sehr grob nach der Grundformel mit 80 kcal. Der Grundumsatz pro Tag für Sie beträgt 80 x 24 = **1920 kcal**. Die genauere Berechnung mit der WHO-Formel für einen 65jährigen Mann lautet: GU = 0,049 x 80 + 2,459 = 6,379 MJ/Tag. Die Multiplikation mit

239 ergibt gerundet **1525 kcal**. Ein gleich schwerer 25jähriger Mann hat einen berechneten Tagesgrundumsatz von **2073 kcal**. Das ist eine Verringerung um 548 kcal in 40 Jahren. Für eine 80 kg schwere 65jährige Frau berechnet sich der Tagesgrundumsatz mit **1385 kcal**. Eine 25jährige Frau mit 80 kg Körpergewicht verbraucht in Ruhe **1763 kcal**. Es ist augenscheinlich, dass die Grundformel den Tagesgrundumsatz bei Ruhe sehr stark dem der jungen Männer annähert. Für Ältere und im Besonderen für ältere Frauen kommen so relativ große Abweichungen zustande, die den Energieverbrauch falsch abschätzen lassen.

Energiebedarf: Die Berechnung des Grundumsatzes

	Formel für die Berechung des Grundumsatzes (GU) in MJ/Tag	
Altersgruppe	Frauen	Männer
10 – 18 Jahre	GU = 0,056 x kg KG + 2,898	GU = 0,074 x kg KG + 2,754
19 – 30 Jahre	GU = 0,062 x kg KG + 2,036	GU = 0,063 x kg KG + 2,896
31 – 60 Jahre	GU = 0,034 x kg KG + 3,538	GU = 0,048 x kg KG + 3,653
über 60 Jahre	GU = 0,038 x kg KG + 2,755	GU = 0,049 x kg KG + 2,459

Anmerkung: Die Berechnung ergibt den Grundumsatz in MJ/Tag.
Durch Multiplikation mit 239 erhält man den Grundumsatz in kcal/Tag.

Aus: BIESALSKI et al. (1999), S. 34

Abb. 45: Die Berechnung des Grundumsatzes unter Berücksichtigung des Geschlechts und des Lebensalters (nach Vorgaben der Weltgesundheitsorganisation WHO aus dem Jahr 1985) (aus: BIESALSKI et al. 1999, S. 34)

Zum Grundumsatz addiert sich Ihr **Arbeitsumsatz** (AU) für die absolvierten Aktivitäten des Alltags und der **Leistungsumsatz** (LU) für sportliche Betätigung. Den Energiebedarf für unterschiedliche körperliche Aktivitäten können Sie unter anderem als Mehrfaches des Grundumsatzes grob abschätzen. Die Multiplikation Ihres Grundumsatzes mit einem „Energie-Faktor" für die jeweilige Aktivität oder Sportart ergibt Ihren Energiebedarf bei eben dieser Betätigung. Für ruhiges Stehen wird zum Beispiel der „Energie-Faktor" 1,4 angegeben. Für Büroarbeit wird das 1,3- bis 1,6-fache, für Hausarbeit das 1,8- bis 3,7-fache des Grundumsatzes angegeben (vgl. BIESALSKI et al. 1999, S. 35). In einer nachstehenden Abbildung wird der Energieverbrauch bei ausgewählten Alltagsaktivitäten grob abgeschätzt.

Der Energieverbrauch beim Sport wird von der gewählten Sportart, von der Belastungsintensität, der Belastungsdauer und von Ihrem Grundumsatz bestimmt. Diese vier Parameter sollen daher in eine Energiebedarfsberechnung einfließen. Eine weitere Abbildung gibt einen Überblick zum Energiebedarf bei ausgewählten Sportarten mit verschiedenen Intensitäten. Eine wichtige Anmerkung zum Energieverbrauch beim Sport: Nach der sportlichen Aktivität kehrt der Energiebedarf nicht sofort zum Grundumsatz zurück. Es wird Energie benötigt, um die Erholungsprozesse einzuleiten und am Laufen zu halten. Dieser **„Nachbrenneffekt"** lässt den Energiebedarf nach sportlicher Betätigung langsam über die Dauer von mehreren Stunden vom Leistungsumsatz auf den Grundumsatz absinken.

Energieverbrauch bei Alltagsaktivitäten

Körperliche Aktivität	Energiebedarf (Mehrfaches des Grundumsatzes)	Energiebedarf einer 55jährigen Frau mit 65 kg Gewicht (kcal pro Stunde)	Energiebedarf eines 60jährigen Mannes mit 85 kg (kcal pro Stunde)
Ruhebedingungen (Grundumsatz)	1,0	57,24	77,01
Ruhiges Sitzen	1,2	67	92
Ruhiges Stehen	1,4	80	107
Gehen (3 – 8 km/h)	2,0 – 10,0	114 – 572	154 – 770
Büroarbeit	1,3 – 1,6	74 – 91	100 – 123
Hausarbeit	1,8 – 3,7	103 – 211	138 – 284
Arbeit in der Leichtindustrie	2,0 – 3,6	114 – 206	154 – 277
Arbeit in der Landwirtschaft	2,1 – 7,0	120 – 400	161 – 539
Arbeit im Bauwesen	2,9 – 6,2	165 – 354	223 – 477
Bügeln	2,3	131	177
Haus aufräumen	2,5	143	192
Einkaufen	3,5	200	269
Spielen mit Kindern	4,0	228	308
Auto waschen	4,5	257	346
Rasen mähen	6,0	343	462
Grabarbeiten, Schaufeln	8,5	486	654
Möbelpacken	9,0	515	693

Abb. 46: Grobe Abschätzung des Energiebedarfs bei ausgewählten Alltagsaktivitäten. In der zweiten Spalte der Tabelle ist der „Energie-Faktor" für die zugeordnete Tätigkeit angeschrieben. Dieser Zahlenwert gibt an, das „Wie-Vielfache" des Grundumsatzes bei der jeweiligen Tätigkeit verbraucht wird (vgl. BIESALSKI et al. 1999). In der dritten und vierten Spalte wurde der Energieverbrauch exemplarisch für eine 55- und 60jährige Person auf der Grundlage der weiter vorne gezeigten WHO-Grundumsatzformel berechnet.

Ein Rechenbeispiel zur groben Berechnung des Energiebedarfs beim Sport:
Sie bringen 70 kg auf die Waage. Ihr Grundumsatz beträgt grob abgeschätzt mit der Standardfaustformel pro Stunde 70 kcal. Sie laufen am Montag eine Stunde lang mit 10 km/h. Aus der obigen Abbildung schätzen Sie den Faktor 10,0 für diese Geschwindigkeit ab. Sie multiplizieren 70 kcal mit 10,0 und erhalten Ihren grob berechneten Energiebedarf für den einstündigen Lauf mit 700 kcal. Wollen Sie wissen, wie viel Energie Sie am Dienstag verbrauchen, wenn Sie wieder mit 10 km/h, aber jetzt 75 Minuten lang laufen, dann rechnen Sie folgend: 700 kcal pro Stunde ergibt bei Division durch 60 den Wert von 11,67 kcal pro Minute. Die Multiplikation mit 75 berechnet Ihren Lauf-Energiebedarf mit 875 kcal. Bei einem Lauf mit 12 km/h über eine Stunde am Mittwoch berechnen Sie den Energiebedarf aus der Multiplikation von 12,0 mal 70 kcal mit 840 kcal.

Anregung zur groben Abschätzung des Energieverbrauchs bei Walking und Jogging:
Aus der obigen Abbildung ist abzuleiten, dass der Energieverbrauch beim Gehen und Laufen sehr grob über die Fortbewegungsgeschwindigkeit und das Körpergewicht abgeschätzt wer-

Energieverbrauch beim Sport

Sportliche Aktivität	**Energiebedarf** (Mehrfaches des Grundumsatzes)	**Energiebedarf** einer 55jährigen Frau mit 65 kg Gewicht (kcal pro Stunde)	**Energiebedarf** eines 60jährigen Mannes mit 85 kg (kcal pro Stunde)
Ruhebedingungen (Grundumsatz)	**1,0**	**57,24**	**77,01**
Billard	**2,5**	143	192
Bowling	**3,0**	171	231
Bogenschießen	**3,5**	200	269
Tischtennis	**4,0**	228	308
Badminton	**6,0**	343	462
Tennis	**8,0**	457	616
Volleyball	**3,0**	171	231
Fußball	**7,0**	400	539
Aerobic (moderat bis intensiv)	**3,0 – 8,0**	171 – 457	231 – 616
Skifahren (moderat bis intensiv)	**5,0 – 8,0**	286 – 457	385 – 616
Skilanglauf (8 – 15 km/h)	**12,0 – 16,0**	686 – 915	924 – 1232
Schwimmen (moderat bis intensiv)	**6,0 – 15,0**	343 – 858	462 – 1155
Radfahren (9 – 30 km/h)	**3,0 – 12,0**	171 – 686	231 – 924
Eislaufen (moderat bis intensiv)	**8,0 – 12,0**	286 – 686	616 – 924
Walking (5 – 8 km/h)	**5,0 – 8,0**	286 – 457	385 – 616
Laufen (8 – 22 km/h)	**8,0 – 20,0**	457 - 1144	616 – 1540

Abb. 47: Energiebedarf bei ausgewählten Sportarten und in verschiedenen Intensitätsstufen. In der zweiten Spalte der Tabelle ist der „Energie-Faktor" für die zugeordnete Sportart angeschrieben. Dieser Zahlenwert gibt an, das „Wie-Vielfache" des Grundumsatzes bei der jeweiligen Sportart verbraucht wird (vgl. BIESALSKI et al. 1999; KUHN et al. 2004). In der dritten und vierten Spalte wurde der Energieverbrauch exemplarisch für eine 55jährige Frau und für einen 60jährigen Mann auf der Grundlage der weiter vorne gezeigten WHO-Grundumsatzformel berechnet.

den kann. Wenn ein 95 kg schwerer Walker mit 7 km/h geht, verbraucht er demnach 95 x 7 = 665 kcal pro Stunde. Ein 70 kg schwerer Jogger verbraucht bei einem einstündigen Lauf über 12 Kilometer ca. 70 x 12 = 840 kcal.

4.3. Aufwärmen und Abwärmen – bei Ihren Sporteinheiten

Eine Sporteinheit ist grundsätzlich in einen Einleitungs-, Haupt- und Abschlussteil gegliedert. Der Einleitungsteil ist von entscheidender Bedeutung für die mentale Einstimmung, die physiologische Umstellung mit einer Aktivierung der körperlichen Leistungsressourcen, die Verletzungsvorbeugung und die Steigerung der Belastbarkeit. Da es in der Einleitung im Wesentlichen um die

Erhöhung der Körpertemperatur und die Erwärmung der Muskulatur geht, wird oft der Begriff »Aufwärmen« verwendet. Analog dazu nennt man den Abschlussteil auch »Abwärmen«. In der Praxis wird das Auf- und Abwärmen unterschätzt. Nehmen Sie sich für beides Zeit. In den folgenden Exkursen soll interessierten Lesern ein vertieftes Hintergrundwissen zum Auf- und Abwärmen geboten werden.

Im Besonderen ältere Menschen sind angehalten, dem Auf- und Abwärmen große Beachtung und entsprechend viel Zeit zu widmen. Je älter die Sportlerin und der Sportler, umso behutsamer und länger hat das Auf- und Abwärmen zu erfolgen, da die Verletzungsgefahr bei gealterten Muskeln, Sehnen und Knorpeln zunehmend größer wird und da sich die Reaktions-, Regulations- und Regenerationszeiten deutlich verlängern (vgl. WEINEK, S. 650). Je nach Inhalt des Hauptteils sollen in gesundheits- und fitnessorientierten Sporteinheiten der Einleitung ca. 10 bis 30 Minuten und dem Abschluss ca. 5 bis 20 Minuten zugestanden werden. Bei ca. zwei Minuten Aufwärmzeit sind bei aktiver Bewegung bereits 50% des Aufwärmeffekts erreicht. Nach 15 Minuten ist die Muskeltemperatur um ca. 2°C erhöht. Nach einem 30minütigen entsprechenden Aufwärmprogramm ist die Körpertemperatur auf das Zielniveau von ca. 39°C erhöht (vgl. RADLINGER et al., 1998, S. 80). Die beiden untenstehenden Abbildungen zeigen zusammengefasst die Inhalte des Auf- und Abwärmens.

Idealtypischer Ablauf des Aufwärmens

im Einleitungsteil einer Sporteinheit, zugeschnitten auf Sportler im fortgeschrittenen Alter

1. Thema: Aktivieren
- 1.1. Mentales Einstimmen
- 1.2. Aufwärmen bis zur mittleren Intensität

2. Thema: Mobilisieren
- 2.1. Gelenkmobilisation
- 2.2. Nervenmobilisation

3. Thema: Dehnen
- 3.1. Dehnen der Antagonisten (Gegenspieler)
- 3.2. Dehnen der Agonisten und Synergisten

4. Thema: Koordinieren
- 4.1. Allgemeine Koordinationsübungen
- 4.2. Einstimmen auf die sportlichen Techniken

Abb. 48: Vorschlag für ein Aufwärmprogramm vor einer Sport- oder Trainingseinheit speziell für Ältere.

Idealtypischer Ablauf des Abwärmens

im Einleitungsteil einer Sporteinheit, zugeschnitten auf Sportler im fortgeschrittenen Alter

1. Thema: Deaktivieren
- 1.1. Abwärmen bis zur geringen Intensität
- 1.2. Mentaler Ausklang

2. Thema: Detonisieren
- 2.1. Auslockern und „Selbstmassage"
- 2.2. Gelenksmobilisation

3. Thema: Dehnen
- 3.1. Dehnen der nicht überbeanspruchten Muskeln
- 3.2. Entlasten und Entspannen

4. Thema: Regenerieren … im Anschluss
- 4.1. Aktive Regeneration
- 4.2. Passive Regeneration

Abb. 49: Vorschlag für ein Abwärmprogramm nach einer Sport- oder Trainingseinheit speziell für Ältere.

Tabelle 13: Beispiel für Aufwärmen vor einem Lauftraining mit vier Themen und Vorschlägen zur inhaltlichen und zeitlichen Gestaltung. Die vorgeschlagene Dauer des Aufwärmens liegt zwischen 10 und 30 Minuten.

Aufwärmen vor einem Lauftraining	Dauer in Min.
◆ **Aktivieren:** vom langsamen Gehen über Walking mit aktivem Armeinsatz bis zum langsamen Lauf. Zielsetzung ist die Schrittfrequenz in den Zielbereich von 60 bis 80 Doppelschritten zu bringen. Geringe Krafteinsätze, keine raumgreifenden Bewegungen.	**4' - 10'**
◆ **Mobilisieren:** Standschritte mit hohem Kniehub und gegengleichem Armschwung bis zum gegenüberliegenden Knie-Ellbogenkontakt (Cross-Crowl), gleichseitige Side-Crowl, Einbeinstand (Sicherung des Gleichgewichtes durch Anhalten) und Vor-Rückpendel mit dem Schwungbein (Beinpendel), Einbeinstand mit Sicherung und Vor-Rückpendel mit dem Unterschenkel des Schwungbeines bei waagrechtem Oberschenkel (Unterschenkelpendel), Armschwung mit Beinpendel, Rückwärts-Armkreisen – jede Übung 20-mal wiederholen, um die Gelenke optimal auf die Belastung vorzubereiten.	**2' - 6'**
◆ **Dehnen:** Stretchen der Gegenspieler – den Hüftbeuger in einer weiten Schrittstellung, die Oberschenkelrückseite durch Beugung in der Hüfte auf das vorgestreckte Bein, die Beinanzieher durch eine weite Seitgrätsche und Vorbeugen des Oberkörpers, die Beinabspreizer durch Übersteigen und Seitwärtsneigen. Die Stretchübungen 3mal 20 sek. an der Dehngrenze halten. Dynamisches Dehnen der „Laufmuskeln": Oberschenkelvorderseite, in einer Schrittstellung den hinteren Fuß auf eine Banklehne legen, jetzt 15 bis 25mal im vorderen Knie beugen und im hintern Bein den vierköpfigen Oberschenkelmuskel dynamisch dehnen. Wadenmuskulatur, auf einer Stufe oder auf einem Stein am Ballen stehen und im Sekundentakt mit den Fersen 15 bis 20mal nach unten federn.	**2' – 6'**
◆ **Koordinieren:** Hopserlauf, Anfersen, Kniehebelauf, Wechselschrittlauf, Laufen mit Seit-Überstellschritten, 5 Schritte vor-3 Schritte zurück – jede Übung ca. 30-mal wiederholen.	**2' - 8'**
	10' – 30'

Inhalte und Ablauf eines idealtypischen Aufwärmens:
Das Aufwärmen wird der Aufgabenstellung entsprechend in 4 Themenblöcke gegliedert: Aktivieren, Mobilisieren, Dehnen und Koordinieren. In der obenstehenden Tabelle 13 wird exemplarisch ein speziell auf ältere Sportler zugeschnittenes Aufwärmprogramm für ein Lauftraining gezeigt. In einem derartigen Aufwärmprogramm sind wesentliche Inhalte eines auf Ganzheitlichkeit und Umfassung bedachten Sportangebotes für Menschen im fortgeschrittenen Alter enthalten. Suchen Sie je nach Inhalt des Hauptteils, nach individuellen Schwächen und persönlichen Neigungen die passenden Übungen aus dem Programm aus. Im Kapitel Training im Alter werden Trainingsmodelle zum Ausdauer-, Kraft-,

Beweglichkeits- und Koordinationstraining vorgestellt. An diesen Stellen im vorliegenden Buch finden Sie Anregungen für die praktische Umsetzung des Auf- und Abwärmens mit dem idealtypischen Ablauf, gegliedert in die obigen Themenfelder, mit Zeitangaben und vor allem mit Auflistungen von konkreten Übungen.

Jetzt beginnen Sie mit dem Hauptteil Ihres Sportprogramms. Im nächsten Abschnitt dieses Kapitels finden Sie ausgewählte Sportarten mit Vorschlägen zur Planung des Hauptteils. Am Schluss der Sporteinheit steht das Abwärmen. Beenden Sie Ihr Training nicht abrupt, sondern geben Sie dem Körper Zeit, sich auf Erholung umzustellen.

Ein Beispiel für die Notwendigkeit des Abwärmens: Das Herz pumpt bei Belastung bis zu 35 Liter Blut in den Körperkreislauf. Ein Grossteil davon geht in die Muskulatur. Beenden Sie die Belastung abrupt ohne Abwärmen, schlägt das Herz mit hoher Frequenz weiter und pumpt Blut in die Muskulatur. Diese sind jedoch nicht mehr aktiv. Die fehlende Kontraktion treibt die Muskelpumpen in den Venen nicht an und daher fließt wenig Blut aus den Muskeln zurück zum Herzen. Das Blut versackt in den weit geöffneten Gefäßen der Muskulatur und es fehlt an anderen Orten, wie beispielsweise im Gehirn. So kann ein trainingsmethodischer Fehler bis zum Kreislaufkollaps führen.

Tabelle 14: Beispiel für Abwärmen nach einem Lauftraining mit drei Themen und Vorschlägen zur inhaltlichen und zeitlichen Gestaltung. Die vorgeschlagene Dauer liegt zwischen 9 und 20 Minuten.

Abwärmen nach einem Lauftraining	**Dauer in Min.**
◆ **Deaktivieren:** Vom Lauftempo des Hauptteils über einen langsamen Lauf zum lockeren Gehen die Intensität reduzieren und die Herzfrequenz deutlich absenken. Die wichtigsten Passagen der Laufeinheit sich nochmals in das Gedächtnis holen und die Belastung bewerten. Mental die Ruhe vorwegnehmen und sich mit Entspannung auseinandersetzen.	**2' - 5'**
◆ **Detonisieren:** Die Beine ausschütteln, die Arme ausschütteln und dabei tief durchatmen. Bei gebeugten Knien und vorgeneigtem Oberkörper, im Sitzen oder im Liegen die Beine mit den Armen umfassen und ausschütteln sowie zum Herzen hin ausstreichen. Anschließend in Rückenlage mit den Beinen „Radfahren", um die Hüft-, Knie- und Sprunggelenke zu mobilisieren. 25 „Umdrehungen" langsam und bewusst ausführen.	**2' – 5'**
◆ **Dehnen der belasteten aber nicht überbeanspruchten Muskeln:** Wadenmuskel, Muskeln der Oberschenkelvorderseite und -rückseite, Hüftbeuger, Beinabspreizer, Beinanzieher, Gesäßmuskulatur und Rückenmuskulatur – Stretching, jeweils 3 Dehnungen über 20 Sekunden bis an die Dehnschwelle. Sehr stark bis überbeanspruchte Muskeln werden wegen der Gefahr von Muskelverletzungen erst 3 bis 4 Stunden nach der Einheit gedehnt. Der Dehnblock wird in Rückenlage mit einem entspannenden Strecken abgeschlossen.	**5' – 10'**
	9' – 20'

4.4. Active Aging-Sportarten

Sport macht in jeder Altersstufe Spaß, bringt Abwechslung ins Leben, trägt zur Förderung der Gesundheit bei, fordert und fördert die Fitness. Kinder und Jugendliche brauchen Bewegung und Sport zur Unterstützung und Verstärkung von Reifung und Entwicklung. Erwachsene treiben Sport, um einen Ausgleich zur Arbeitswelt zu schaffen und Stress abzubauen. Für Ältere gibt es hundert Gründe um Sport zu treiben, wie das Leben genießen, mit anderen aktiv zu sein, die Natur zu erleben. Das wichtigste Argument für Sport in fortgeschrittenem Alter ist jedoch dem Verlust von Mobilität, Agilität, Belastbarkeit und Leistungsfähigkeit entgegenzuwirken. Sport ist ein Lebenselixier für Jung und Alt, für Mann und Frau – Sie müssen es nur tun! Aber um es tun zu können, bedarf es der Beherrschung der Technik der jeweiligen Sportart.

Zu Trainer, Sportwissenschaftler und Sportärzten kamen in den letzten Jahren und Jahrzehnten viele ältere Menschen, die sich selbst zum Sporteinstieg motiviert haben oder von Freuden animiert wurden. Oft waren Krankheiten und Verletzungen, ein Zuviel an Risikofaktoren wie Bluthochdruck und erhöhte Blutfettwerte, aber wohl am häufigsten Übergewicht und Unzufriedenheit mit dem eigenen Körper der letzte und stärkste Anstoß zum Sporteinstieg. Beim Sporteinstieg haben jedoch viele der oben angesprochenen Motivierten stets das gleiche Problem: Die aufgrund der Neigungen gewünschte und die wegen der Belastbarkeit, Leistungsfähigkeit sowie der vorliegenden Risikofaktoren angezeigten Sportarten werden nicht beherrscht. Daher sind die ersten Aufgabenstellungen der Sporteinsteiger schnell festgelegt: Nordic Walking, Schneeschuhgehen, Badminton und Co erlernen – **motorisches Lernen und Techniktraining** steht am Programm. Viele Sporteinsteiger können gerade mit diesen Themen nicht viel anfangen und können sich damit nicht anfreunden. Erst der Satz aus Goethes Feder: „Erwirb es, um es zu besitzen" und die Erklärung, dass gerade Techniktraining viele, viele positive Effekte, speziell für Ältere, wie eine Verbesserung der Wahrnehmung, Schulung der Kognition, Entwicklung der Koordination, mit sich bringt, motivierte die Sporteinsteiger.

Die bis hierher geführten Überlegungen bringen uns zu einem wichtigen Begriff, dem des Techniktrainings. Im **Techniktraining** werden die zur sportlichen Technik gehörenden motorischen Fertigkeiten in einem motorischen Lernprozess erworben und in einem Übungsprozess gefestigt. „Techniktraining bezeichnet die Gesamtheit derjenigen Maßnahmen und Verfahren, die dazu dienen, die Techniken mit ihren sportmotorischen Fertigkeiten, deren Anwendung sowie technischen Einsatz systematisch zu erlernen und in sportartspezifischen Situationen optimale Erfahrungen zu sammeln. Ferner steckt im Techniktraining die Erwartung, wissenschaftliche Erkenntnisse sportartspezifisch optimal nutzbar zu machen" (vgl. MARTIN/CARL/LEHNERTZ, 1991, S. 46). Dieselben Autoren unterteilen in ein Technikerwerbs-, Technikanwendungstraining und ein technisches Ergänzungstraining. Das Technikerwerbstraining steuert die automatisierte Beherrschung von sportmotorischen Fertigkeiten an, die sich durch einen hohen Grad an Stabilität auszeichnen. Beim Technikanwendungstraining werden die zu den Techniken gehörenden Fertigkeiten unter möglichst vielseitig gestalteten, variablen und wettkampfspezifischen Bedingungen einer Sportart trainiert. Technisches Ergänzungstraining umfasst all jene Maßnahmen, die die Virtuosität, Stabilität, Koordination der sportartspezifischen Techniken ergänzend ausformen (vgl. MARTIN/CARL/LEHNERTZ, 1991, S. 50). Ziele des Techniktrainings sind:

1. Erlernen der sportmotorischen Fertigkeiten, die die Grundlage der sportartspezifischen Techniken bilden.
   ◈ Stufe der Lernvorbereitung, Schaffung von Lernvoraussetzungen.
2. Erwerb der grundlegenden sportlichen Techniken der Sportart oder Sportdisziplin in einem Beherrschungsgrad, so dass die räumliche und zeitliche Struktur der Zieltechnik gegeben ist.
   ◈ **Grundstufe** des Techniktrainings.
3. Erwerb des gesamten Technikrepertoires der Sportart oder Sportdisziplin in einem Beherrschungsgrad, so dass die räumliche und zeitliche Struktur sowie die dynamische Struktur der Zieltechnik gegeben sind.
   ◈ **Mittelstufe** des Techniktrainings.
4. Erreichen der Stabilität der Beherrschung der Technik. Sie bezeichnet die Unverändertheit oder relative Konstanz des Verhaltens bei auftretenden Veränderungen der äußeren oder inneren Bedingungen.
5. Die virtuose Beherrschung der Technik und die Verfügbarkeit der situationsgemäßen variablen Anwendung der sportlichen Technik in den jeweils sportartspezifischen Bedingungen und Anforderungen.
   ◈ **Meisterstufe** des Techniktrainings.

Neben dem Konditions-, Koordinations-, Taktik- und Mentaltraining ist das **Techniktraining** zentraler Bestandteil des Trainings und wichtiger Inhalt der Trainingsplanung. Diese Aussage gilt neben dem Leistungstraining im Wettkampfsport auch für das Fitness- und das Gesundheitstraining. Gerade in den beiden letztgenannten wird es jedoch, unbedacht der großen Wichtigkeit, oft sträflich vernachlässigt. Aber zurück zum Sporttreiben; auch wenn es nur um Spiel und Spaß, um Zeitvertreib und Abwechslung zum Arbeitsalltag mit sportlichen Aktivitäten geht, ist die Beherrschung der technischen Fertigkeiten in den ausgewählten Sportarten von größter Bedeutung. Die Begründung liegt neben vielen anderen Argumenten in der Vorbeugung von akuten Verletzungen, chronischen Überlastungen und Überforderungen. Weil motorisches Lernen und Technikerwerb ein Teil des Sporttreibens sein sollen, werden ausgewählte Themen zum Techniktraining bereits im Kapitel „Active Aging mit Sport" vorgestellt. Zum Abschluss des Exkurses bleibt noch darzustellen, wie

Sie ihr Techniktraining während der Sporteinheiten gestalten sollen. Nachfolgend werden Anregungen zum Aufbau und Inhalt sowie zur Gestaltung eines Techniktrainings in einer Sporteinheit, speziell für Ältere, vorgestellt:

(1) **Erwerb einer Bewegungsvorstellung:** Machen Sie sich im Vorfeld der Ausführung der zu erlernenden oder zu verbessernden Bewegung ein möglichst genaues Bild von der Zieltechnik und verankern Sie dieses Bild fest in ihrem Gedächtnis. Die Sportwissenschaft spricht von einem Soll-Bild. Je genauer dieses Bild in ihrem Kopf ist, desto besser können Sie das dazugehörige Bewegungsprogramm in ihrem Gehirn anfertigen. Verwenden Sie dazu Bilder sowie schriftliche und mündliche Bewegungsbeschreibungen. Die im Folgenden vorgestellten Technikbeschreibungen haben wir für Sie auch aus diesem Grund erstellt.

(2) **Konzentrierte Bewegungsprogrammierung:** Unmittelbar vor der Bewegungsausführung denken Sie sich die Bewegungsabfolge dem Soll-Bild der Zieltechnik entsprechend intensiv und konzentriert durch. Machen Sie sich einerseits die geplante Bewegungsabfolge bewusst und nehmen Sie andererseits die erwarteten Wahrnehmungen und Eindrücke von der Bewegungsausführung gedanklich vorweg.

(3) **Bewusste Bewegungsausführung:** Jetzt führen Sie die programmierte Bewegung aus. Die Muskeln exekutieren Befehle, die vom Gehirn kommen und von den Nerven weitergeleitet werden. Während der Bewegungsausführung kommen aber auch ungezählt viele Informationen von den Sinnesorganen, den Muskeln, den Sehnen und den Gelenken, aber auch von Schmerzrezeptoren zurück zur Steuerzentrale im Gehirn. Konzentrieren Sie sich auf ihre Empfindungen während der Bewegung und steuern Sie die Bewegung bewusst dank dieser Aufmerksamkeitslenkung. Während der Bewegungsausführung baut sich so ein Bild von ihrer Bewegung vor ihrem geistigen Auge auf. Nennen wir es das synchron betrachtete Ist-Bild der Bewegung. Dieses Ist-Bild bleibt für wenige Sekunden, die Sportwissenschaft nennt ein Zeitfenster von ca. 5 bis 25 Sekunden, deutlich und klar vor ihrem geistigen Auge. Es gilt die Zeit des klaren Bewegungsbildes während der Bewegungsausführung und der noch frischen Eindrücke unmittelbar nach der Bewegungsausführung zu nutzen. Aber das ist Thema des vierten Abschnitts ihres Techniktrainings.

(4) **Konzentrierter Soll-Ist-Vergleich:** Der eigentliche motorische Lernprozess findet jetzt, während des Soll-Ist-Vergleichs statt. Direkt und zeitgleich mit der Bewegungsausführung vergleichen Sie das Ist-Bild vor ihrem geistigen Auge mit dem Soll-Bild. Eine Hilfestellung von Partner oder Trainer, die Ihre Bewegung beobachten und Ihnen zeitgleich zur Ausführung Informationen geben, unterstützt Ihr Techniktraining deutlich. Die Sportwissenschaft nennt dies eine »bewegungslenkende Synchroninformation«. Daneben gibt es eine zweite, sehr effektive Informationsvariante. Unmittelbar nach der Bewegungsausführung, ideal während des oben genannten ca. 5 bis 25

Sekundenfensters, wird das Bild von der Bewegungsausführung mit der Zieltechnik verglichen. Dieser Soll-Ist-Vergleich zweier Bilder kann mit höchster Konzentration vor ihrem geistigen Auge ablaufen. Schließen Sie dazu die Augen und visualisieren Sie den Bildvergleich. Sehr hilfreich und den Lernprozess deutlich unterstützend wirken sich in dieser Phase Hilfsmittel aus. Videoaufnahmen von der Bewegung zurückgespult und unmittelbar nach der Bewegungsausführung betrachtet und mit der noch frischen Erinnerung vom Ist-Bild verglichen, optimieren den Techniktrainingsprozess. Aber auch die verbale Information der Bewegungsbeobachtung eines Partners oder Trainers verglichen mit den eigenen Bewegungsbeobachtungen unmittelbar nach der Bewegungsausführung unterstützt den Soll-Ist-Vergleich. Diese Variante des Feedbacks im Techniktraining wird »bewegungslenkende Schnellinformation« genannt.

(5) **Bewusste Anwendung der Zieltechnik:** Am Ende des Techniktrainings steht grundsätzlich die Anwendung der nunmehr erworbenen Fertigkeiten unter den vom Sportler gewünschten Bedingungen. Jetzt steht zum Beispiel Nordic Walking mit bewusst geführtem Armeinsatz oder Skilanglauf auf einer Technikrunde mit bewusst gelaufenen Technikübergängen oder Badminton mit bewusst gespielten hohen Bällen am Programm. Jeder wie er will, aber ohne die richtige Technik geht's nicht.

Praktische Umsetzung eines Techniktrainings mit Belastungskennziffern:

- Konzentrierte und bewusste **Technikintervalle** mit Teilbewegungen oder der gesamten Zielbewegung über ca. 20 bis 30 Sekunden und dann 30- bis 40sekündige Pause zur Erholung. Im ersten Teil der Intervallpause konzentrierter Soll-Ist-Vergleich, gegebenenfalls mit bewegungslenkendem Feedback.
- Mit Bewegungsaufgaben unter **erleichterten Bedingungen**, langsamer Ausführung, geringem Krafteinsatz beginnen. Die Übungsbedingungen und die Intensität mit fortschreitender Übungsdauer erhöhen.
- 5 bis 10 Technikintervalle in einer **Technikserie** mit zugehörigen Pausen. Eventuell eine zweite Serie nach einer 5- bis 10minütigen Serienpause mit Erholung.

Um in einer Sportart zu bestehen, erfolgreich zu sein, Freude an der Bewegung zu haben, braucht es unter anderem die zum Sport führende Motivation, die nötige Konstitution, Belastbarkeit und Gesundheit, die richtige Ausrüstung, die entsprechende Kondition und Koordination sowie das notwendige technische Können. Nachfolgend stellen wir ausgewählte Sportarten, die aus unserer Sicht für Sporteinsteiger im fortgeschrittenen Alter besonders geeignet sind, mit Bedacht auf die obigen Gesichtspunkte vor.

4.4.1. Walking – die Sportart für Einsteiger

Gehen, um von A nach B zu kommen ist die eine Sache; Walking mit 60 bis 90 Doppelschritten pro Minute bei kräftigem Beinabdruck und mit schwungvollem Armeinsatz für mehr Fitness, ist die andere Sache. Der Unterschied liegt im kräftigeren Beinmuskeleinsatz beim Abdruck, in der bis zur doppelt höheren Schrittfrequenz, im aktiv geführten und dynamischen Einsatz der Arme, wechselseitig zur Beinarbeit, und in der erhöhten Herzfrequenz. Beim Walken sind etwa 70% der gesamten Muskulatur im Einsatz, um die Kraft auf den Boden zu bringen. Dieser Muskeleinsatz verbraucht viel Energie, verbessert die Ausdauer und steigert die Kraft. Daneben bringt Sie diese Sportart in die Natur und mit Freunden zusammen. Das sind nur einige Vorteile die Sie beim Walken „ergehen".

Körperliche Anforderungen – welche Fähigkeiten sollen Sie mitbringen:

Walking ist die ideale Sportart für Einsteiger mit geringer körperlicher Fitness. Sie brauchen keine starken Muskeln, keine ausgeprägte Ausdauer und auch keine ausgefeilte Koordination. Was Sie brauchen ist die Motivation »zu gehen – es einfach zu tun«. Die sportliche Technik des Walkens ist aus dem Gehen leicht zu entwickeln. Die hervorragende Eignung des Walkens für den Sporteinsteiger liegt in der geringen Stoßbelastung beim Fußaufsatz und im moderaten Kraftaufwand während der Bodenkontaktzeit. Diese Erkenntnis begründet sich auf der grundsätzlichen biomechanischen Unterscheidung von Gehen und Laufen, auf die wir kurz eingehen wollen: Beim Gehen und somit auch bei Walking wird der Bewegungszyklus in eine Einbeinphase und in eine Zweibeinphase gegliedert. Zumindest ein Bein ist immer am Boden, so dass der Körper nie aus einer Flugphase abgebremst werden muss. Daher wirken beim Gehen keine großen Stoß-, Zug und Druckkräfte auf die Gelenke, Knochen, Sehnen und Muskeln. Beim Laufen hingegen unterteilt sich der Bewegungszyklus in eine Flug- und eine Einbeinphase. Während der Landung aus der Flugphase treten relativ große Bodenreaktionskräfte auf. Aus der Literatur ist bekannt, dass beim Laufen Kräfte des 3 bis 4fachen des Körpergewichts auftreten. Beim Gehen kommt es im Vergleich dazu nur zu Kräften bis zum 1,5fachen des Körpergewichts (vgl. SCHWARZ et al., 2002). Aktuelle eigene Studien am Institut für Sportwissenschaften bestätigen diese Literaturbefunde. In der untenstehenden Abbildung werden zwei Kurven mit den Verläufen der vertikalen Bodenreaktionskräfte beim Walking und beim Laufen mit jeweils 7 km/h von ein und derselben Versuchsperson gezeigt. Sowohl die Walking- als auch die Lauftechnik der ausgewählten Testperson wurde von einem Expertenteam als sehr gut eingestuft. Auf den horizontalen x-Achsen ist der Zeitverlauf aufgetragen. Die y-Werte zeigen die Bodenreaktionskräfte, gemessen in Newton. Dabei entsprechen 10 Newton unscharf gesprochen 1 Kilogramm Druckbelastung auf den Boden. Die gemessenen 900 Newton bei der ersten Kraftspitze in der Walking-Kurve entsprechen daher grob gesagt 90 Kilogramm

Landedruck, der auf die Gelenke, Knochen, Sehnen und Muskeln wirkt. Das ist umgerechnet das 1,35fache des Körpergewichts der 70 kg schweren Person. Nach der Landephase kommt es bei richtiger Walking-Technik zu einer deutlichen Entlastung bis ca. auf die Hälfte des Körpergewichts. Die Kraftentwicklung steigt im Beispiel auf ca. 800 Newton, dem ca. 80 kg Druckbelastung entsprechen. Beim 7 km/h schnellem Laufen steigt die Bodenreaktionskraft innerhalb von Bruchteilen einer Sekunde bei der Testperson auf 1400 Newton. Das entspricht genau dem 2fachen des Körpergewichts.

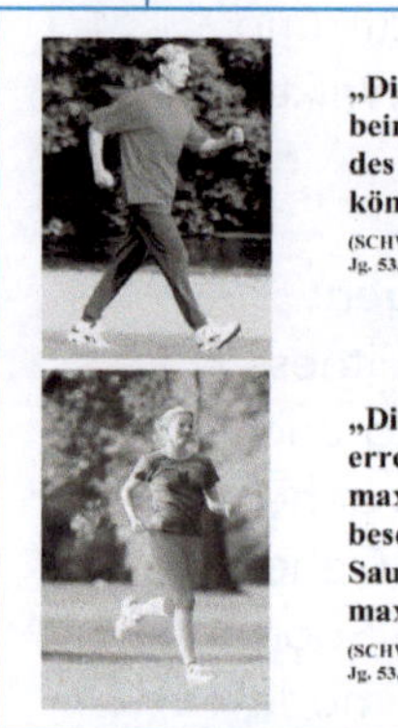

„Die vertikalen Bodenreaktionskräfte beim Gehen liegen beim 1 – 1,5 fachen des Körpergewichts. Beim Laufen können sie das 3 – 4 fache erreichen.“

(SCHWARZ et al. 2002, in: Deutsche Zeitschrift für Sportmedizin, Jg. 53, Nr. 10, S. 292)

„Die meisten Gesundheitssportler … erreichen beim Walking bei 80 % der maximalen Geschwindigkeit beschwerdefrei 60 % der maximalen Sauerstoffaufnahme bzw. 70 % der maximalen Herzfrequenz.“

(SCHWARZ et al. 2002, in: Deutsche Zeitschrift für Sportmedizin, Jg. 53, Nr. 10, S. 292)

Abb. 50: Literaturbefunde zum Vergleich von Walking / Laufen und zur Trainingsbeanspruchung (SCHWARZ et al., 2002, S. 292).

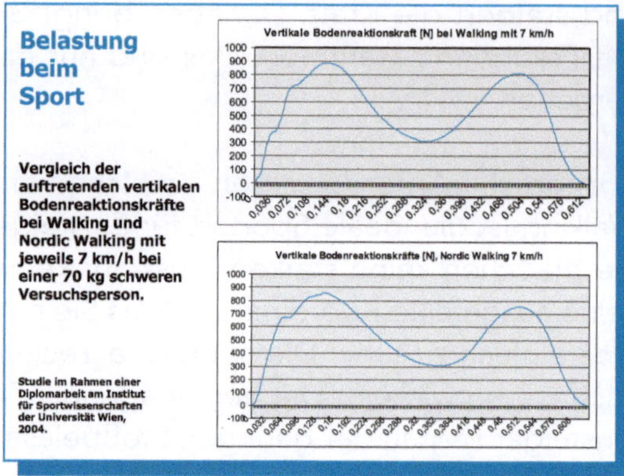

Abb. 51: Vergleich der Bodenreaktionskräfte bei Walking und beim Laufen mit jeweils 7 km/h von einer ausgewählten Testperson (Erläuterung, s. Text).

Die wichtigste **Konsequenz** aus dem biomechanischen Unterschied zwischen Laufen und Walking: Sporteinsteiger mit noch geringer mechanischer Belastbarkeit und mit noch geringen Kraftfähigkeiten sollten die schonendere und wenig kraftaufwändige Sportart Walking wählen. Laufen ist eine hervorragende Fitness-Sportart für belastbare und krafttrainierte Personen.

Effekt – was bewirkt Walking:

Wie bereits festgestellt sind 70% der Muskulatur beim Walking im Einsatz. Dieser Muskeleinsatz, der gesteigerte Krafteinsatz und vor allem die erhöhte Schrittfrequenz verbrauchen Energie. Sie können grob mit einem Verbrauch von 300 bis 600 Kilokalorien pro Stunde Walking rechnen. Die Ausdauer wird verbessert, wenn Sie die Herzfrequenz in dem für extensives aerobes Ausdauertraining passenden Bereich von 60 bis 70 % der Herzfrequenzreserve (siehe Kapitel „Ausdauertraining“) halten und 2 bis 3mal pro Woche über ca. 30 bis 60 Minuten marschieren. Das bewirkt eine Kräftigung der Beinmuskulatur, ein für die Mobilität im Alltag von älteren Menschen wichtiger Faktor.

Ausrüstung – womit „geht" sich's gut:
Noch einen großen Vorteil gibt es zu melden, beim Walken benötigen Sie nur eine kostengünstige Ausrüstung. Das Probieren dieser Sportart kann sogar mit Ihrer Alltagsbekleidung und bequemen Straßenschuhen vonstatten gehen. Kleine Walkingeinheiten in einer Arbeitspause oder in Mußestunden können Sie ebenfalls mit der Alltagsbekleidung absolvieren. Wenn Sie sich zu mehr entscheiden, empfehlen wir spezielle Walkingschuhe und eine funktionelle Sportbekleidung. Bei großem Interesse und längerfristigem sportlichem Engagement ist die Anschaffung einer Pulsuhr sowie eines Hüftgurts mit einer Trinkflaschenhalterung sinnvoll.
Der richtige **Walkingschuh** soll die Belastung, die Sie Ihren Füßen zumuten, ausgleichen und dämpfen. Er muss den Walkingschritt führen, sowie den Fuß stützen und stabilisieren. Die Sohle soll über den gesamten Bereich eine harmonische und weiche Biegekurve haben, damit die Abrollbewegung ohne große Druckstellen im Fersen- und Ballenbereich abgeht. Zum Test den Schuh mit beiden Händen gegeneinander drücken, eine bogenförmige Biegelinie an der Sohle soll entstehen. Weiters muss der Schuh von der Größe her passen, ca. eine Daumenbreite soll vor der Großzehe noch Platz sein. Im Fersenbereich soll guter Halt garantiert sein.

Walking-Technik – was sollen Sie lernen:

Die folgenden Ratschläge zur richtigen Walking-Technik verstehen wir als Anregung für Ihr Techniktraining. Gerade bei der richtigen Walking-Technik, die sehr stark an die Gehtechnik des Alltags angelehnt ist, gibt es deutliche persönliche Abweichungen wegen konstitutioneller, konditioneller und koordinativer individueller Besonderheiten.

Beschreibung der Walking-Technik und Ratschläge zur Optimierung Ihrer Walking-Technik:

1. Die **Fußstellung** bei der Abrollbewegung erfolgt idealtypisch in Richtung der **„funktionellen Fußachse"**. In Gehrichtung werden der innere Fersenrand und die Innenseite des Fußballens auf einer gedachten Linie aufgesetzt. Die funktionelle Fußlängsachse ist idealtypisch leicht nach außen gerichtet. Viele starke Abweichungen von der idealtypischen Fußachse beim Gehen sind muskulär bedingt. Zu schwache Muskeln an der Innenseite des Oberschenkels, die Beinanzieher, führen oft dazu, dass die Füße weit über die Ideallinie hinaus nach außen verdreht aufgesetzt werden. Eine derartige Abweichung vom idealtypischen Gangbild und auch vom Leitbild der Walkingtechnik kann Schmerzen im Knie und in der Hüfte zur Folge haben. Eine Kräftigung der entsprechenden Muskeln und eine Umstellung der Technik ist die Antwort.

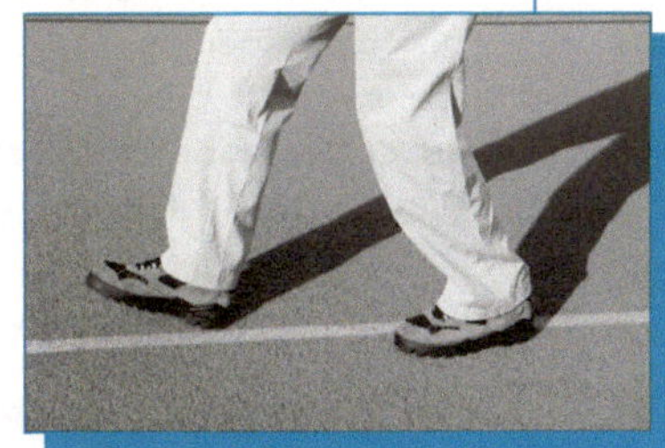

2. Der **Fußaufsatz** erfolgt beim sportlichen Gehen dem technischen Leitbild entsprechend auf der Ferse des vorderen

Stützbeines. Bei diesem Fußaufsatz ist beim Gehen im Unterschied zum Laufen das hintere Bein noch am Boden. Daher sind auch die Bodenreaktionskräfte bei der Gehlandung deutlich geringer als beim Laufen. Es gibt also beim Gehen und Walken eine kurze, so genannte „Zweibeinphase". Diese wird mit dem Beinabdruck beendet und es folgt eine relativ lange „Einbeinphase" mit einer Abrollbewegung bis zum gegenseitigen Fußaufsatz. Die Einbeinphase wird mit einem für Walking typischen, kräftigen Abdruck nach der Abrollbewegung auf der Großzehe beendet. Knapp davor wird bereits der vordere Fuß mit der Ferse auf den Boden aufgesetzt. Exakt beschrieben, wird der Fuß der Idealtechnik entsprechend in einer leichten Suppinationsstellung auf der Außenseite der Ferse aufgesetzt. Der erste Teil der Abrollbewegung geht auf die Mitte der Ferse und bringt den Fuß in eine gerade Stellung. Bei richtiger Fußstellung (siehe Punkt 1) geht die Abrollbewegung quer durch den Fuß bis zur Großzehe weiter. Beim Walken rollen Sie einer diagonalen **„Abroll-Linie"** entlang von der Fersenaußenseite auf die Zeheninnenseite ab.

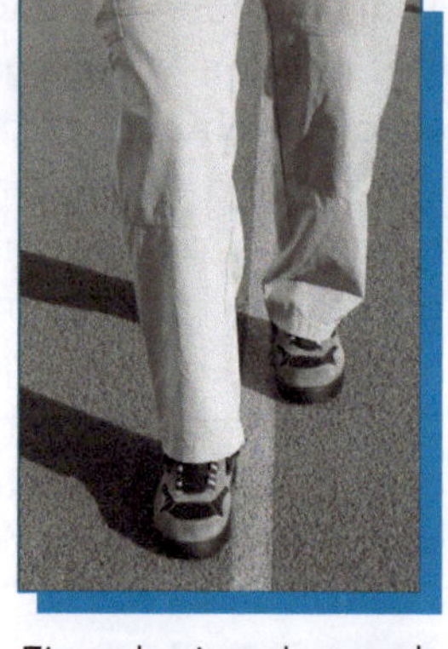

3. Die **Spurbreite** ist beim Walken deutlich schmäler als beim Gehen im Alltag. Der Gangschule entsprechend werden die Füße beim Gehen ungefähr hüftbreit aufgesetzt. Beim Walken ist die Spurbreite der Geschwindigkeit und der Konstitution entsprechend schmal. Bei fortgeschrittenen Walkern werden die Füße an einer von uns so genannten **„Spurlinie"** aufgesetzt. Das heißt, die Ferseninnenseiten landen auf einer Linie in Gehrichtung. Diese schmale Spurbreite sichert einen ökonomischen und gelenkschonenden Krafteinsatz. Ein zu breiter aber auch ein zu enger Fußaufsatz kann zu Überlastungen und Schmerzen führen. Kontrollieren Sie Ihre Spurbreite und setzten Sie die Füße beim Techniktraining für wenige Sekunden bewusst einmal zu breit und einmal zu schmal auf, um den Unterschied wahrzunehmen.
4. Achten Sie auf eine gute **Führung** des Beins in der **„funktionellen Beinachse"**. Bei normaler Beinstellung soll die Belastungsachse auf einer gedachten Linie vom Oberschenkelkopf im Hüftgelenk über die Kniemitte zur Mitte des Sprunggelenks liegen. Achten Sie darauf, dass Sie weder in eine X-Beinstellung einknicken oder in einer O-Beinstellung das Knie nach außen drücken. Oft sind Beinfehlstellungen konstitutionell bedingt und die Zieltechnik ist der Konstitution entsprechend anzupassen. In der Praxis trifft man jedoch auch Abweichungen von der funktionellen Beinachse, die muskulär bedingt sind. Einknicken in die X-Stellung kann durch einen zu schwachen äußeren Anteil des „Vierköpfigen Oberschenkelmuskels" bedingt sein. Für eine O-Stellung kann ein zu schwacher „Innerer Muskelkopf" verantwortlich sein. Zielgerichtetes funktionelles Kräftigen kann hier Abhilfe bringen.

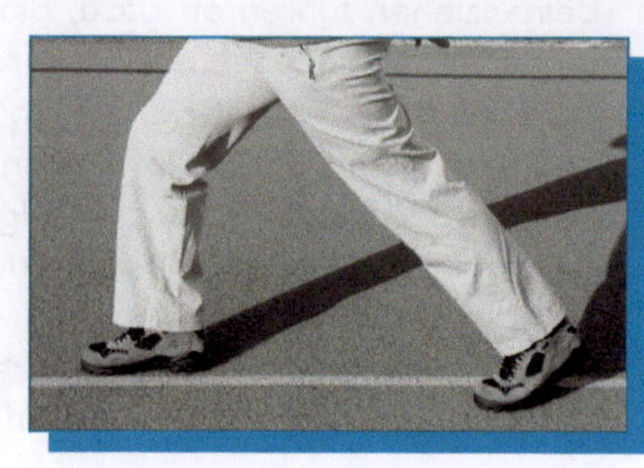

5. Der **Beinabdruck** soll aktiv und kräftig ausgeführt werden. Achten Sie darauf, dass Ihr Bein im Kniegelenk bei der Landung nicht durchgestreckt ist, um den Landedruck muskulär abfedern zu können. Während der Abdruckphase strecken Sie das Bein von der Hüfte über das Knie bis zum

Sprunggelenk. Bei einer derart aktiven Walking-Technik werden fast alle Muskeln der Beine und der Hüfte dynamisch gekräftigt.

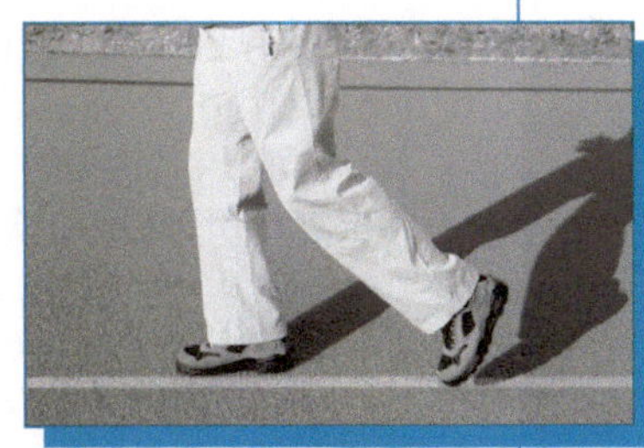

6. Auch der **Beinvorschwung** wird aktiv ausgeführt. Setzen Sie dazu die Hüftbeugemuskulatur bei stabilem Oberkörper und die Muskulatur der Oberschenkelinnenseite ein. Heben Sie Ihre Füße nur wenig vom Boden ab und beugen Sie das Knie des Schwungbeines beim Vorschwingen. So entspannen Sie die Beinmuskulatur und bereiten den Bodenkontakt mit leicht gebeugtem Knie auf der Ferse vor.

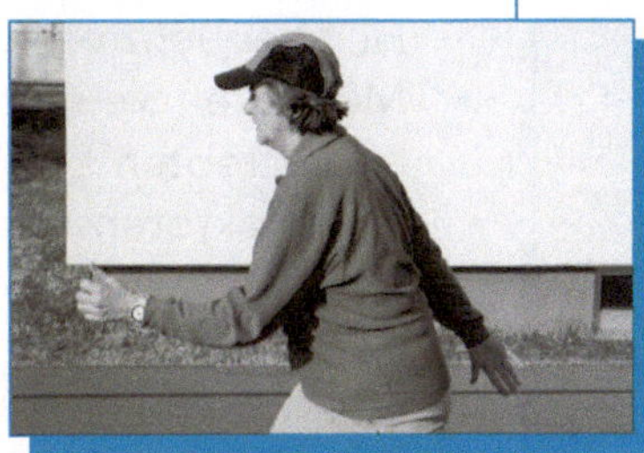

7. Der **Armschwung** wird bewusst und aktiv ausgeführt. Schwingen Sie die Arme im Diagonalgang gegengleich zu den Beinen. Die Arme sind am vorderen Umkehrpunkt im Ellbogen gebeugt und der Unterarm steht waagrecht. Die Arme werden aus der Schulter aktiv nach hinten geführt. Am hinteren Umkehrpunkt sind die Arme im Ellbogen leicht gebeugt und die Hände sind deutlich hinter dem Becken. Beschleunigen und bremsen Sie die Arme dynamisch kräftig und im Rhythmus der Beine. So wird Walking zur „Ganzkörpersportart". Achten Sie bei Ihrer Armbewegung darauf, dass die Schultern nicht nach vorne und nicht nach oben gezogen werden.

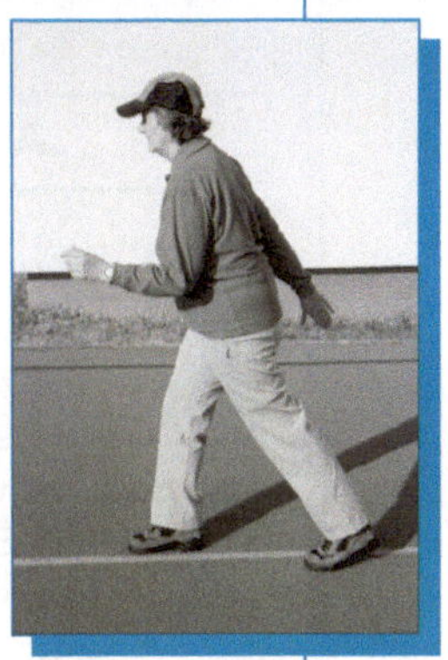

8. Ihre **Körperhaltung** sollte aufgerichtet und der Oberkörper gespannt, nicht verspannt, sein. Der Kopf steht exakt in Verlängerung zum Rücken. Ihr Blick sollte geradeaus gerichtet sein.
9. Wählen Sie die passende **Schrittfrequenz**. Trainieren Sie Ihre Ausdauer mit einer Schrittfrequenz die idealtypisch unserer Einschätzung nach zwischen 60 und 90 Doppelschritten pro Minute liegt.
10. Versuchen Sie zur Verbesserung Ihrer **Körperwahrnehmung** über einige Schritte bewusst durch die Nase einzuatmen und bewusst lange und intensiv durch den Mund auszuatmen. Suchen Sie Ihren optimalen Atemrhythmus im Einklang mit dem Schrittrhythmus.

Tipps zum Training – die ersten Schritte zu mehr Fitness

- ✔ Der erste Teil der Sporteinheit wird dem Aufwärmen gewidmet. Während des Aktivierens steigern Sie die Schrittfrequenz von der Alltagsbelastung mit ungefähr 30 bis 50 Doppelschritten pro Minute bis in den Zielbereich von 60 bis 90 Doppelschritten pro Minute für ein aerobes Ausdauertraining. Machen Sie dabei unbedingt kleine Schritte, um die Gehgeschwindigkeit und damit die Belastung niedrig zu halten.
- ✔ In den ersten vier Wochen Ihrer Sportkarriere als Walker ist der erste Block des Hauptteils dem Techniktraining unter dem Titel „Technikerwerb" zu widmen. Planen Sie dafür 15 bis 20 Minuten ein. Bauen Sie die Punkte der obigen Beschreibung zu Techniktrainingsübungen aus und konzentrieren Sie sich jeweils auf einen Bewegungsschwerpunkt. Der zweite Block des Hauptteils sollte dann unter dem Motto des extensiven Ausdauertrainings stehen, um diese konditionelle Fähigkeit zu entwickeln. Walken Sie 15 bis 20 Minuten mit einer Trainingsherzfrequenz von 60% bis 70% der Herz-

frequenzreserve (dieser Begriff und die zugehörige Berechnungsformel werden im folgenden Kapitel unter dem Titel „Ausdauertraining" eingeführt und erläutert).

- ✔ Nach der vierten Woche mit regelmäßigem Walking wandert das Techniktraining unter dem Titel „Technikwiederholung" in den Einleitungsteil. Nach dem Aktivieren, Mobilisieren und Dehnen werden im Block „Koordinieren" die wesentlichen Technikelemente wiederholt. Dann folgt im Hauptteil ein Ausdauerblock von 20 bis 40 Minuten mit 60% bis 70% der individuellen Herzfrequenzreserve.
- ✔ Motivieren Sie sich selbst mit schönen Bildern und mit dem Ausblick auf den angestrebten Erfolg wie Fitness, Gewichtsreduktion und abgeschwächte Risikofaktoren. Motivieren Sie auch Freunde sowie Bekannte zum Mitmachen. Sie werden eines schnell bemerken, es gibt nichts Ansteckenderes als Motivation.

Tabelle 15: Ausgewähltes Beispiel für die Gestaltung des Hauptteils einer Walking-Einheit.

	Aufwärmen für das Walking-Ausdauertraining	**10'–25'**
Hauptteil	**Walking, extensives Dauertraining im Fettstoffwechselbereich** Gleichmäßiges „Walken" ohne Belastungsunterbrechung mit einer Trainingsherzfrequenz die zwischen 60 und 70% der Herzfrequenzreserve liegt (dieser Begriff und die zugehörige Berechnungsformel werden im Kapitel zum Training erklärt). Flottes Gehen mit kräftigem Beinabdruck und mit aktivem Einsatz der Arme mit ungefähr 60 bis 90 Doppelschritten pro Minute. Nach Erreichen der Trainings-Schrittfrequenz wird die Schrittlänge verlängert oder verkürzt, um in der Trainingsherzfrequenz zu bleiben. Damit wird die Geschwindigkeit der geplanten Trainingsherzfrequenz angepasst. Wenn möglich eine Runde im flachen Gelände wählen. Beachten Sie die unter dem Titel „Technikregel" stehenden Trainingstipps.	**30'–60'**
	Abwärmen nach dem Walking-Ausdauertraining	**6'–25'**

4.4.2. Nordic Walking – das Ganzkörpertraining in der Natur

Sportliches Gehen mit Stockeinsatz hat sich als die Fitnesstrendsportart unserer Zeit durchgesetzt. Mehr noch, dass NW sich als eine der meist ausgeübten Sportarten in unseren Breiten etabliert hat, ist keine Marotte der Ausübenden und unterliegt auch nicht nur zeitgeistigen Strömungen. Für NW sprechen wichtige und nachweisbare sportmedizinische und trainingswissenschaftliche Argumente. Sie können Nordic Walking als Ausgleichs-, Präventions-, Rehabilitations-, Genuss- oder Fitness-Sportart betreiben. In dieser Sportart stecken viele Vorzüge. Durch regelmäßiges und effektives Nordic Walking verbessern Sie die Leistungsfähigkeit Ihres Herz-Kreislauf-Systems, kräftigen gleichzeitig 80% bis 90 % aller Muskeln Ihres Körpers und im Besonderen kommt es zu einer Stärkung der Rücken-, Bauch-, Gesäß-, Oberschenkel- und Wadenmuskulatur. Knie- und Hüftgelenk werden entlastet und geschont. Verspannungen im Nacken- und Schulterbereich werden gelöst und Sie können bei richtiger Dosierung im Bereich von 60 % bis 70 % der Herzfrequenzreserve viele Fettreserven rund um Hüfte, Oberschenkel und Bauch mobilisieren und als Energieträger in der Arbeitsmuskulatur verbrennen.

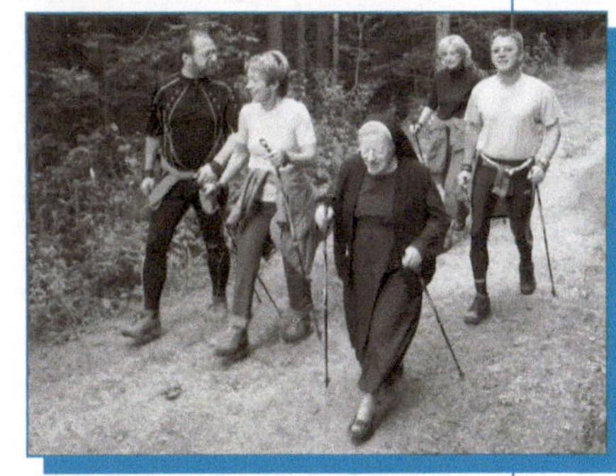

Körperliche Anforderungen – welche Fähigkeiten sollen Sie mitbringen

Neben Walking ist Nordic Walking die ideale Sportart für Sporteinsteiger. Auch fitte Sportler jeder Alterstufe bis ins hohe Alter profitieren von den Wirkungen des Trendsports. Sogar Leistungssportler »gehen am Stock«, wenn ein aktives Regenerationstraining oder ein extensives Ausdauertraining im Fettstoffwechselbereich am Programm steht. Es braucht noch keine großartige Ausdauer, Kraft, Beweglichkeitsfähigkeit und Koordination, um zu bestehen. Genau diese motorischen Fähigkeiten werden beim „Stockgehen" verbessert. Für ein schnelles Erlernen des richtigen koordinierten Einsatzes von Beinabdruck und Stockschub ist eine im Vorfeld trainierte Koordination von Vorteil. Aber mit passenden Übungen beim Erlernen der Technik lassen sich mangelnde koordinative Fähigkeiten schnell ausgleichen.

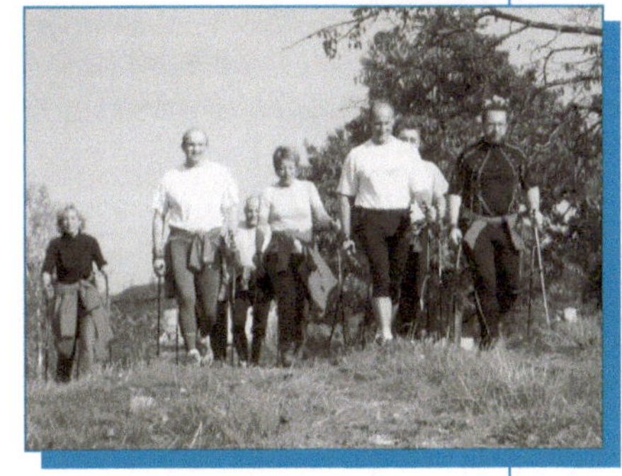

Zwei der in der Einleitung angesprochenen vielen Vorzüge des Nordic Walkings beziehen sich direkt auf die an Sie gestellten Anforderungen: Erstens ist die Belastung beim Fußaufsatz wie beim Walken und im Gegensatz zum Laufen nur gering über dem Körpergewicht und daher brauchen sie noch keine gut krafttrainierte Muskulatur in den Beinen beziehungsweise es wirkt sich zuviel Körpergewicht nicht so belastend aus wie beim Laufen. Zweitens ist die Belastbarkeit der Gelenke, Sehnen und Bänder wegen der relativ geringen Bodenreaktionskräfte noch nicht sehr stark gefordert. Mehr noch, beim Nordic Walken sind wegen der Beteiligung der Stöcke die Bodenreaktionskräfte noch niedriger als beim Walken. Der Unterschied zum Laufen fällt zwar weit weniger stark auf, aber dennoch wirken sich verminderte Bodenreaktionskräfte bei der Landung, im Vergleich zum Walken, auf viele gesetzte Schritte mit einer Entlastung um ca. 4 % bis 8 % des Hüft-, Knie- und Sprunggelenks aus. Noch viel deutlicher wirkt sich natürlich die Entlastung im Vergleich zum Laufen dort

Belastung beim Sport

Vergleich der auftretenden vertikalen Bodenreaktionskräfte bei Walking und Nordic Walking mit jeweils 7 km/h bei einer 70 kg schweren Versuchsperson.

Studie im Rahmen einer Diplomarbeit am Institut für Sportwissenschaften der Universität Wien, 2004.

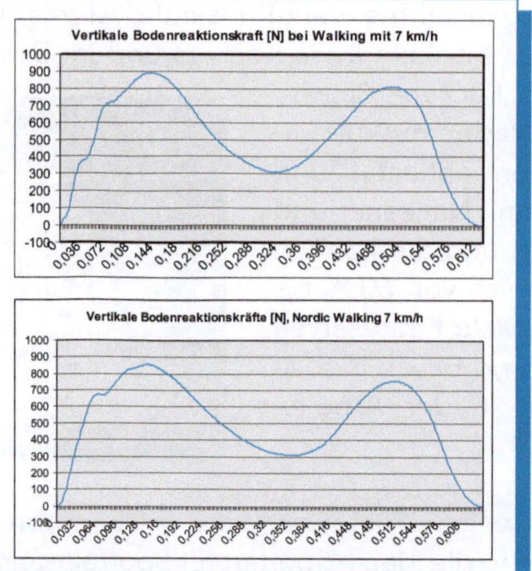

Abb. 52: Vergleich der Bodenreaktionskräfte bei Walking und Nordic Walking mit jeweils 7 km/h von einer ausgewählten Testperson mit sehr guter Walking und Nordic Walking Technik (zur Erläuterung siehe Text).

aus, wo deutlich höhere Bodenreaktionskräfte auftreten, wie bereits gezeigt wurde. Die untenstehende Abbildung zeigt einerseits, dass beim Walken und beim Nordic Walken der Verlauf der Bodenreaktionskräfte sich gleicht. Daraus ist zu schließen, dass die „Beintechnik" vom Walken zu übernehmen ist. Weiters zeigt die Abbildung die Bodenreaktionskräfte einer Person, deren Technik beim Walking und Nordic Walking von einer Expertengruppe als sehr gut bezeichnet wurde, die bereits angesprochene verminderte Belastung um ca. 50 Newton, sprich ca. 5 Kilogramm Gewichtsbelastung in der Landephase und ebenfalls um ca. 50 Newton in der hinteren Abdruckphase.

Effekt – was bewirkt Nordic Walking

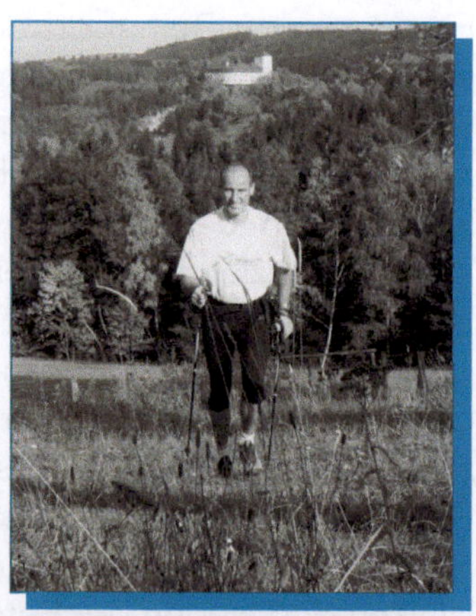

Ihre Ausdauer wird beim Nordic Walken ausgezeichnet trainiert. Erfahrungen aus der Praxis zeigen, dass bei vergleichbarer Stoffwechselbeanspruchung die Herzfrequenz um 5 bis 15 Schläge im Vergleich zum Walken erhöht ist. Daher verbessert sich die Leistungsfähigkeit Ihres Herz-Kreislauf-Systems beim regelmäßigen, richtig dosierten „Stockgehen" deutlich. Durch den Stockeinsatz wird die Arm- und Schultermuskulatur gekräftigt. Die Übersetzung der Kraft der Arme auf den Rumpf stärkt die Rückenmuskulatur. Beim Beinabdruck wird die Gesäß-, Oberschenkel- und Wadenmuskulatur gekräftigt. Der Einsatz der vielen Muskeln sorgt für einen relativ hohen Energieverbrauch. Sie können grob mit einem Verbrauch von 400 bis 750 Kilokalorien pro Stunde Nordic Walking rechnen. Der abzustimmende Einsatz der Stöcke auf die Beinarbeit wirkt sich fördernd auf die Koordination aus.

Ausrüstung – was brauchen Sie zum Nordic Walking

Noch mehr Vorzüge gefällig – Sie brauchen nur die passenden Stöcke, Schuhe, funktionelle Sportbekleidung und los geht's. Beginnen wir mit dem Hauptandwerkszeug, den Stöcken.

- **Die Stöcke:** Die modernen Spezialstöcke, die eigens für Nordic Walking entwickelt wurden, haben nichts mit Wander- oder Skistöcken gemein. Gute Stöcke sind möglichst leicht, jedoch gleichzeitig stabil. Die Stöcke sind in festen Längen und als verstellbare Teleskop-Stöcke erhältlich. Wenn Sie Ihre Stöcke alleine nutzen und auf eher flacherem Terrain trainieren, raten wir zu fixen Stöcken. Teilen Sie Ihr Sportgerät mit Partnern oder gehen Sie ins bergige Gelände, greifen Sie zu gut fixierenden und stabilen Teleskop-Stöcken. Denn auf die Stabilität des Stockes müssen Sie sich auch im schwierigen Gelände, bei unebenem Boden und beim Stolpern verlassen können. Achten Sie beim Kauf auch darauf, dass die Stöcke beim Aufsetzen nicht zu stark vibrieren, um unnötige Gelenksbelastungen zu vermeiden. Grundsätzlich sind vier Teile am NW-Stock zu beachten: Die **Stockspitzen** müssen auf weichem Untergrund wie Feld-, Wald- und Wiesenwegen sicheren Halt geben und daher spitz sein. Sie müssen aber auch hart sein, um sich auf Steinen nicht abzunutzen. Auf die Spitzen guter NW-Stöcke lassen sich so genannte Pads schieben, um auf Asphalt den nötigen Halt ohne starke Vibration zu ermöglichen. Der **Stockschaft** sichert die Stabilität und die möglichst geringe Vibration. Die meisten Stöcke sind aus Carbon oder Aluminium gefertigt. Der Stockgriff ist ergonomisch geformt, sodass Sie den Stock beim Einsatz mit der Hand sicher umgreifen und eine Faust machen können. Während des gesamten Stockschubes bleibt das Handgelenk dank des ergonomisch geformten Griffes gerade. Die **Stockschlaufe** ermöglicht zum Ende des Stockschubes hin ein Öffnen der Hand und eine sichere Führung des Stockes mit dem Daumen und den geöffneten Fingern. So kann der Stock bis in die gerade Verlängerung des Armes geführt werden. Dazu muss die Schlaufe jedoch gut sitzen. Daher ist beim Kauf auf einen guten Sitz, sicheren Griff und auf eine funktionelle Verstellung zu achten. Die **Stocklänge:** Nur mit der richtigen Stocklänge ist eine gute Technik und optimale Nutzung der Vorteile dieser Sportart möglich. Experten streiten derzeit heftig über die individuell richtige Länge. Aber lassen Sie sich dadurch nicht beunruhigen, der Streit dreht sich um wenige Zentimeter. Spezialisten empfehlen, gestützt auf Tausend von Videoanalysen folgende Faustformel: **Stocklänge = Körpergröße in cm x 0,66**.

  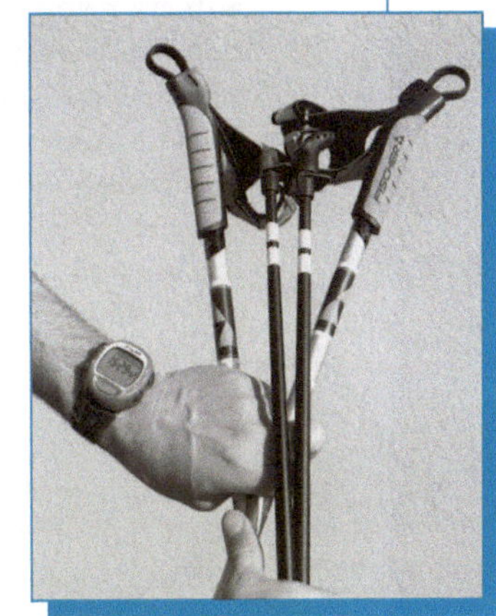

  Durch zu lange Stöcke werden ausweichende Rotationsbewegungen in Schulter- und Ellbogengelenk provoziert, die Schultern werden hochgezogen, was auf Dauer zu Verspannungen führt (vgl. PRAMANN/SCHÄUFLE/BIERBAUMER, 2004). Die Körpergröße ist jedoch nicht der einzige Faktor, der einen Einfluss auf die Stocklänge hat. Die körperliche Fitness, die Flexibilität der Gelenke, das Verhältnis der Gliedmaßen zueinander, Technikkenntnisse, sowie Tempo und Walkingterrain sollten ebenfalls in Betracht gezogen werden. Dementsprechend können Sie Ihre Stocklänge auf den Multiplikationsfaktor 0,7 und 0,72 verlängern (vgl. REGELIN/MOMERT-JAUCH, 2004).
- Für Schuhe, Bekleidung und Accessoires gelten die beim Walken gegebenen Erklärungen.

Technik – was sollen Sie lernen

Bei Nordic Walking spielt die Technik eine große Rolle, dennoch gehen Ausgleich, Erholung und Spaß bei diesem Sport nicht verloren. Beginnen Sie Ihre Sportlerkarriere als Nordic Walker mit Techniktraining. Die folgenden Bewegungsbeschreibungen sollen dazu dienen:

- **Der Grundschritt in der Ebene:** Für die Beinarbeit gilt grundsätzlich das bereits zur Walking-Technik Geschriebene. Dazu gilt es, die Beinbewegung mit dem Stockeinsatz zu koordinieren. In einer Bildreihe wird das Technikleitbild des Grundschrittes erklärt.

  1. Der Schrittzyklus beginnt mit dem Fußaufsatz und dem gleichzeitigen Beginn des Stockeinsatzes. Der **Fußaufsatz** erfolgt, wie bei der Walking-Technik beschrieben, idealtypisch auf dem Außenrand der Ferse. Die „Abroll-Linie" geht vom Fersenaußenrand zur Großzehe. Diese Linie ist bei Ausrichtung in der „funktionellen Fußachse" genau in der Fortbewegungsrichtung. Beim Fußaufsatz ist die Ferse leicht gebeugt und der Aufsatz erfolgt deutlich vor der Körperschwerpunktslinie. Der **Stockeinstich** erfolgt gleichzeitig mit dem Fußaufsatz auf Höhe der gegenüberliegenden Ferse bei flottem Schritt. Bei langsamerem Tempo wird der Stock etwas hinter der Fersenlinie aufgesetzt. Der Stock wird beim Stockeinstich fest in der Faust gehalten, der Ellbogen beim Einstich gebeugt und bei richtiger Stocklänge zeigt der Unterarm leicht unter die Waagrechte. In der **vorderen Stützphase** vom Fußaufsatz bis zum Fußpunkt unter der Körperschwerpunktslinie liegt die Einbeinphase, jetzt wird das freie Bein aktiv nach vorne geschwungen und der freie Stock pendelt auf der Gegenseite nach vorne. Der Arm des eingesetzten Stockes wird bei noch gebeugten Ellbogen bis auf die Höhe der Hüfte geführt.

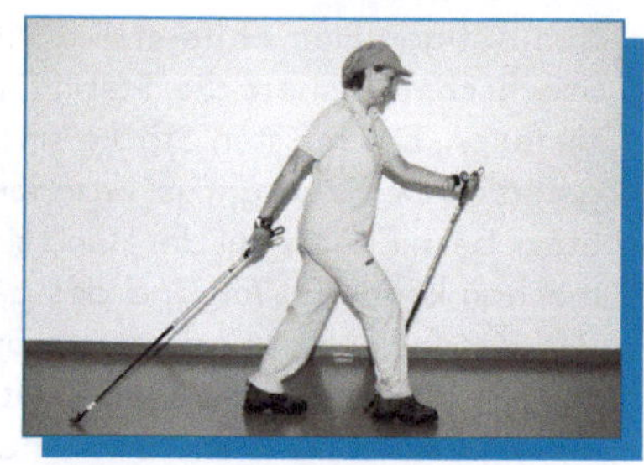

  2. Wenn der Fuß unter der Körperschwerpunktslinie liegt, beginnt die **hintere Stützphase**. Es erhöhen sich die Bodenreaktionskräfte im Bodenkontakt ein zweites Mal, da die Kraft für die Beinabstoßstreckung aufgebaut wird. Strecken Sie das Bein von der Hüfte über das Knie bis zum Sprunggelenk kräftig. Diese **Beinstreckung** wird mit einem kräftigen Armschub aus der Schulter und durch Streckung im Ellbogen gekoppelt. Am Ende des Stockeinsatzes ist der Arm deutlich hinter die Hüftlinie geführt, im Ellbogen weitgehend gestreckt und die Hände sind geöffnet. Bei der **Armstreckung** wird der Stock nur dank der richtig eingestellten Griffschlaufen bei sich öffnender Hand bis zur Fingerstreckung geführt. Mit der hinteren Stützphase endet ein Schritt. Nach je einem Schritt links und rechts endet ein Schrittzyklus.

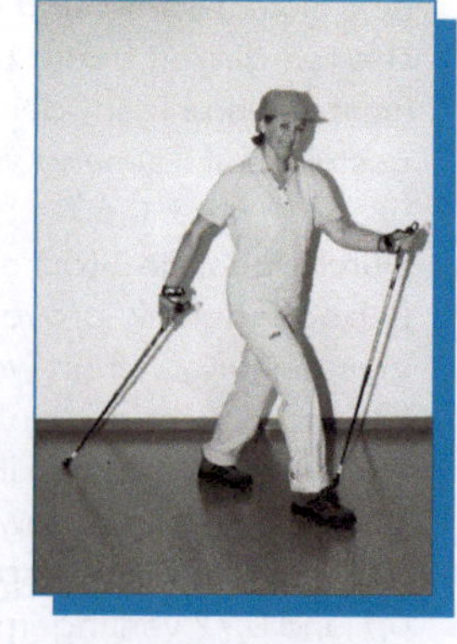

3. Die Fußstellung in der Stützphase erfolgt, wie bei der Walking-Technik beschrieben, in Richtung der **„funktionellen Fußachse"**. Dabei liegen der Fersen- und der Fußballeninnenrand auf einer gedachten Linie in Gehrichtung.
4. Die **„Fuß-Spurbreite"** ist deutlich schmäler als beim Gehen im Alltag. Bei flottem Tempo werden die Füße so aufgesetzt, dass die Ferseninnenseiten die „Spurlinie" berühren. Auch die **„Stock-Spurbreite"** ist schmal. Die Stöcke werden idealtypisch so aufgesetzt, dass der Einstichpunkt unter der Schulterlinie liegt. Die Arme werden eng am Körper geführt, um die Belastungen im Ellbogengelenk gering zu halten.
5. Während der gesamten Stützphase soll das Bein in der **„funktionellen Beinachse"** geführt werden. Bei normaler Beinstellung soll die Belastungsachse auf einer gedachten Linie vom Hüftgelenk über die Kniemitte zur Mitte des Sprunggelenks liegen.
6. Der **Bein-** sowie der **Armvorschwung** sollen bei entspannter Muskulatur der „Streckerschlinge" bei leicht gebeugten Gelenken aktiv aus den Muskeln der „Beugerschlingen" geführt werden.
7. Der **„Bewegungsaufbau"** geht vom Rumpf über die Beine zu den Armen. Der Schritt wird durch ein „Nach-vorne-Streben" des Rumpfes eingeleitet. Die Beine folgen dieser „Zielsehnsucht" des Rumpfes. Dabei überholen die Beine den Rumpf und der Fußaufsatz erfolgt deutlich vor der Körperschwerpunktslinie. Die Arme müssen sich dann der Rhythmusvorgabe durch die Beine unterordnen und der Stockeinstich wird mit dem Fußaufsatz koordiniert.

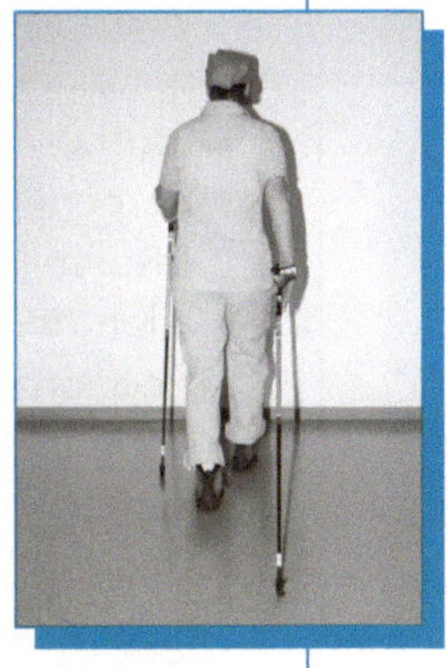

8. Die **Körperhaltung** ist nach vorne orientiert. Der Oberkörper ist geschwindigkeitsabhängig nach vorne geneigt. Der Kopf wird gerade in Verlängerung des Rückens gehalten. Beachten Sie, dass der Kopf nicht nach vorne geschoben und nicht nach oben überstreckt wird. Die Schultern werden bei entspannter Nackenmuskulatur tief gehalten und aus einer aktiven Schulterblattmuskulatur in der Linie Schultergelenk-Halswirbelsäule gehalten. Achten Sie besonders darauf, dass die Schultern nicht hoch und nicht nach vorne gezogen werden, um Verspannungen zu vermeiden.

- **Der Schritt bergauf:** Beim Gehen auf Steigungen wird der Schritt verkürzt und der Körper etwas mehr nach vorne geneigt als auf ebenem Terrain. Die Armzüge sind kräftiger, deren Schwungwege jedoch, angepasst an die Schrittlänge, entsprechend kürzer. Der Einsatz der Stöcke hilft Ihnen beim Bergaufgehen, im Vergleich zum Walken, dennoch längere Schritte zu machen. Die Gesäß-, Oberschenkel-, Waden und Armmuskulatur werden beim Bergaufgehen stark in Anspruch genommen.
- **Der Schritt bergab:** Auch beim Bergabgehen werden die Schritte kürzer gesetzt Der Körperschwerpunkt wird tief und nach hinten versetzt gehalten, damit können die Beine beim vorderen Bodenkontakt bei gebeugtem Knie

aufgesetzt werden. Dadurch können Sie das durch die Schwerkraft erhöhte Landegewicht weich abfedern. Das kostet allerdings Kraft und beansprucht die Oberschenkelmuskulatur stark.

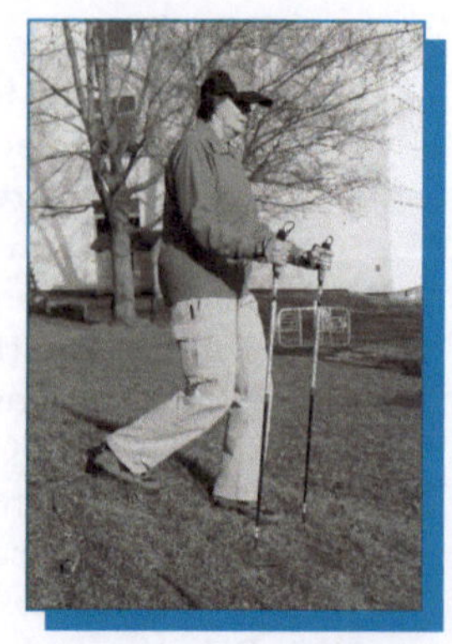

Tipps zum Training – mit dem Stock und nicht am Stock gehen

- ✔ Nordic-Walking ist die ideale **Ganzkörpersportart** für Einsteiger. Achten Sie auf einen wirksamen und kräftigen Schub bis hinter die Beckenlinie mit Streckung des Arms, um die Muskulatur der Arme, Schultern und des Rumpfes richtig zu fordern.
- ✔ Beim Nordic Walking wird das Herz zu hoher Pumpleistung gefordert, um ausreichend Sauerstoff und Energieträger zu den vielen aktiven Muskeln zu transportieren. Rechnen Sie daher bei Nordic Walking im Vergleich zu Walking mit einer um ca. 5 bis 10 Schläge und im Vergleich zum Radfahren mit einer um ca. 10 bis 15 Schläge höheren Herzfrequenz bei vergleichbarer Stoffwechselbelastung im extensiven Ausdauerbereich. Geben Sie daher zu berechneten Trainingsherzfrequenzen mittels der Formel zur Herzfrequenzreserve (siehe Kapitel „Training") 10 bis 15 Schläge dazu. Genauer, und vor allem individuell auf Sie zugeschnitten, sind die Werte zur Trainingsherzfrequenz, wenn diese bei einer **Leistungsdiagnostik** erstellt werden.
- ✔ Verlängern Sie mit kräftigem Armschub den Schritt. Wenn Sie das machen, senkt sich die idealtypische Schrittfrequenz für ein aerobes Ausdauertraining im Fettstoffwechselbereich im Vergleich zum Walking auf grob abgeschätzte 50 bis 75 Doppelschritte pro Minute.
- ✔ Wählen Sie die passende **Schrittfrequenz**. Trainieren Sie Ihre Ausdauer mit einer Schrittfrequenz, die idealtypisch unserer Einschätzung nach zwischen 45 und 80 Doppelschritten pro Minute liegt.
- ✔ Kontrollieren Sie Ihre Technik und auch die Belastungsdosierung durch Selbstbeobachtung und Selbsteinschätzung. Versuchen Sie zur Verbesserung Ihrer **Körperwahrnehmung** über einige Schritte bewusst durch die Nase einzuatmen und bewusst lange und intensiv durch den Mund auszuatmen. Suchen Sie Ihren optimalen Atemrhythmus im Einklang mit dem Schrittrhythmus.

4.4.3. Laufen – der Klassiker unter den Sportarten

Wir sind bei der klassischen Sportart angelangt. Aus geschichtlichen Aufzeichnungen geht hervor, dass bei den ersten Spielen der Antike im griechischen Olympia im Jahre 776 v. Chr. das Programm nur eine Sportart enthielt, den Lauf. Dieser Lauf war ein Kurzstreckenlauf (Dromos). Er führte über das Stadion in Richtung des Zeusaltars über die Länge von 192 Metern. Ein halbes Jahrhundert danach, bei den 14. Olympischen Spielen der Antike im Jahre

724 v. Chr., wurde das Laufprogramm durch den Doppellauf (Diaulos) über zwei Stadiondistanzen erweitert. Bei den 15. Olympischen Spielen 720 v. Chr. wurde der Langstreckenlauf (Dolichos) eingeführt, bei dem die Wettkämpfer acht, später zehn oder zwölf, zuletzt vierundzwanzig Stadien, also etwas mehr als 4600 Meter, zurückzulegen hatten. Bei den 65. Spielen im Jahre 520 v. Chr. wurde das Programm um den Waffenlauf (Hoplitodromos) erweitert. Die Laufstrecke im Stadion musste dabei zweimal in voller Kriegsausrüstung, also mit Helm, Beinschiene und Schild, durchlaufen werden. Seit Beginn der olympischen Spiele der Neuzeit im Jahr 1896 ist der Marathonlauf im Programm. Der Marathonlauf geht auf die Legende des Läufers Aristion zurück, der 490 v. Chr. nach der Schlacht zwischen den Persern und Athenern die etwa 40 Kilometer lange Strecke von Marathon nach Athen im Laufschritt zurücklegte und mit dem Ruf: »Freut euch, wir haben gesiegt!« auf dem Marktplatz von Athen tot zusammengebrochen sein soll. Bei den Spielen im Jahr 1908 in London wurde die Marathonstrecke durch den Windsor Park am Schloss der königlichen Familie vorbeigeführt. Die Strecke betrug 42,195 Kilometer. Ab 1924 wählte man diese Strecke als verbindlich für den Marathonlauf.

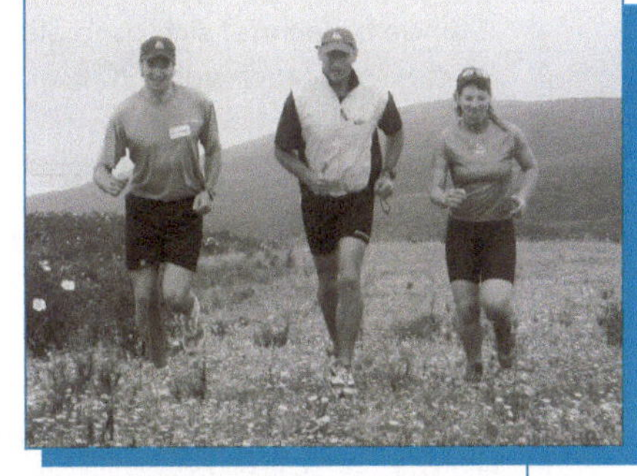

Heute laufen Mann und Frau, um bei Wettkämpfen die Leistungsfähigkeit auf den Prüfstand zu stellen, um die Fitness zu verbessern und die Gesundheit zu fördern, um auf schönen Laufstrecken die Welt zu für sich neu zu erobern oder aber ganz einfach um der Bewegung und des Ausgleichs zum Stress des Alltags wegen.

Körperliche Anforderungen – welche Fähigkeiten sollen Sie mitbringen

Beim Laufen lasten in der Stützphase das Körpergewicht und zusätzlich die auftretenden Brems- und Beschleunigungskräfte bei der Landung und beim Abdruck auf einem Bein. In der Flugphase sind beide Beine ohne Bodenkontakt. Um die in der Stützphase auftretenden Kräfte bis zum 3- bis 4fachen des Körpergewichts (vgl. SCHWARZ et al., 2002) zu tolerieren, braucht es eine gute mechanische Belastbarkeit der Knochen, Sehnen, Gelenke und Muskeln. Daneben brauchen Sie aber auch ausreichend kräftige Beinmuskeln, um die Bremskräfte bei der Landung und die Beschleunigung beim Abdruck aufzubringen. Eine kräftige Gesäß-, Bauch- und Rückenmuskulatur stabilisiert das Becken und den Rumpf beim Lauf. Als Sporteinsteiger im fortgeschrittenen Alter sollten Sie mit Walking, Nordic Walking und Skiwandern die mechanische Belastbarkeit erhöhen und die oben aufgezählten Muskeln kräftigen, bevor Sie mit einem regelmäßigen Laufprogramm starten. Nebenbei ist, so vorbereitet, Ihre Ausdauer gut entwickelt und Ihre Läufe werden ein ausgezeichnetes Fitnesstraining.

Effekt – was bewirkt Laufen

In etwa 70 % Ihrer Muskeln sind beim Laufen im Einsatz. Die Waden-, Oberschenkel- und Gesäßmuskulatur wird gekräftigt. Der Sauerstoff für die Muskeleinsätze wird über die Lunge aufgenommen und im Blut dank der Muskelpumpe des Herzens zu den Muskeln transportiert. Die Leistungsfähigkeit dieser Organe wird beim Laufen verbessert, was wir als Ausdauertraining verstehen. Laufen zehrt auch an den Energiereserven. Bei angemessen niedriger Intensität um die 60% der Herzfrequenzreserve wird mehr als die Hälfte der Energie für den Muskelstoffwechsel von den Fetten geliefert. Den Energieverbrauch beim Laufen können Sie mit folgender Faustformel aus der Laufgeschwindigkeit sehr grob abschätzen: Energieverbrauch/Lauf pro Stunde in Kilokalorien = Laufgeschwindigkeit x Körpergewicht.

Beispiel: Eine 80 kg schwere Person läuft 45 Minuten mit 12 km/h. Der Energieverbrauch pro Stunde berechnet sich grob aus 12 x 80 = 960 kcal. Für 45 min ergibt das aus der Division mit ¾ den Verbrauch von 720 kcal.

Fersen- oder Ballenlauf – wo Sie den Fuß aufsetzen

Anhand der Druckverteilung in der Stützphase und des Verlaufs der Kraftangriffslinie beim Beinabdruck lassen sich eindeutige Zuordnungen der Lauftechnik in Vorfuß-, Mittelfuß und Rückfußlaufen vornehmen (vgl. NEUMANN/HOTTENROTT, 2002):

- **Vorfuß- oder Ballenlauf:** Der Fußaufsatz erfolgt im vorderen Drittel der Laufsohle. Die zweiköpfige Wadenmuskulatur wird bereits vor dem Bodenkontakt stark voraktiviert, um das Körpergewicht bei relativ gestreckter Fußstellung abzufedern. Die Muskelaktivität liegt während der gesamten Stützzeit relativ hoch, mit zwei Kraftspitzen in der vorderen und der hinteren Stützphase. Kurzstreckenläufer sind Vorfußläufer. Beim Vorfußlaufen wird die gesamte Fußmuskulatur, einschließlich der Waden- und Schienbeinmuskulatur sowie der Achillessehne, auf Grund der Sprunggelenkfederung stark beansprucht. Bei längeren Laufstrecken ermüden die Vorfußläufer vorzeitig. Weiters führt Vorfußlaufen bei langer Laufdauer vielfach zu Muskelverhärtung und -krämpfen. Aus diesen Gründen ist der Vorfußlauf für Langstreckenläufer ungeeignet.
- **Mittelfußlauf:** Der Fußaufsatz erfolgt im mittleren Drittel der Laufsohle. Die Kraftlinie beim Abrollen verläuft vom Mittelfuß bis zum Zehenballen. Der Fuß wird, wie auch beim Vorfußlauf, relativ dicht unter der Körperschwerpunktlinie mit einer deutlichen Kniebeugung aufgesetzt. Der Bremsimpuls ist damit geringer als beim Rückfußlauf. Beim Vorfuß- und Mittelfußlauf kommt es zu einer stärkeren nachgebenden Arbeitsweise der Beinstreckmuskulatur und zu höheren Kraftspitzen als beim Rückfußlauf.
- **Rückfuß- oder Fersenlauf:** Der Fußaufsatz erfolgt im hinteren Drittel der Laufsohle. Der Kraftangriffspunkt erfolgt entlang der Abrolllinie vom Fersen- bis zum Zehenbereich. Beim Rückfußlaufen kommt es innerhalb

weniger Millisekunden zu einer ersten hohen Kraftspitze (Impact Peak). Aufgrund des schnellen Kraftanstiegs in den ersten 50 Millisekunden des Bodenkontakts werden die Stoßwellen nicht ausreichend gedämpft. Ist die Gelenksstellung normal und das Schuhwerk individuell angepasst, werden diese Kraftspitzen vom Körper toleriert. Das Rückfußlaufen führt vor allem dann zu einer starken Belastung im Stütz- und Bewegungssystem, wenn der Fußaufsatz bei hochgezogenen Zehen weit vor dem Körperschwerpunkt und bei gestrecktem Bein im Knie erfolgt. Dieser Fußaufsatz bremst stark und erschwert die Abrollbewegung. Die Mehrzahl der Langstreckenläufer und der fitnessorientierten Läufer sind Rückfußläufer.

Trainertipp zum Fußaufsatz für Fitnessläufer im fortgeschrittenen Alter:

Vorfußlaufen bewirkt eine höhere Belastung in den Zehengrundgelenken, im Mittelfußbereich, der gesamten Fußmuskulatur und in der Unterschenkelmuskulatur als der Fersenlauf. Die Abfederung der Bodenreaktionskräfte bei der Landung und die Stoßabsorption im Stützsystem sind beim Vorfußlauf deutlich besser. Das Laufen mit flachem, aktivem Fußaufsatz auf Ferse und Mittelfuß unter dem Körperschwerpunkt ist der beste Kompromiss für Langstreckenläufer und für Fitnessläufer (vgl. NEUMANN/HOTTENROTT, 2002).

Ausrüstung – was brauchen Sie zum Laufen

Laufen können Sie nahezu überall und der Ausrüstungsaufwand ist nicht groß. Neben einer funktionellen Laufbekleidung brauchen Sie die richtigen Laufschuhe. Dabei muss der Laufschuh zu Ihrem Fuß, zu Ihrer Fußform, zu Ihrer Fußstellung während der Abrollbewegung, zu Ihrem Körpergewicht, zu Ihrer Lauftechnik, zu Ihren Laufambitionen und zu denen von Ihnen am meisten gelaufenen Laufuntergründen passen.

Exkurs: „Die Wahl des richtigen Laufschuhs"

Aus dem guten alten Turnschuh der 70er Jahre des vorigen Jahrhunderts ist am Beginn des 21. Jahrhunderts ein Hightech-Produkt geworden. Es geht nicht darum, den guten von den schlechten Laufschuhen heraus zu finden, sondern darum, aus der breiten Palette der am Markt angebotenen Laufschuhe den für Sie passenden zu finden. Eine optimale Anpassung des Laufschuhes wird mittels drei **Eigenschaften** erreicht: Dämpfen, Stützen und Führen.

- **Führung:** Der Laufschuh übernimmt vom ersten Bodenkontakt an die Führung des Fußes. Damit steuert er entscheidend die Abrollbewegung des Fußes vom Aufsetzen bis zum Abstoß. Eine gute Fußführung ist eine unabdingbare Voraussetzung für eine korrekte Abrollbewegung und für einen dosierten Abstoß. Viele Hersteller bauen so genannte Flexkerben in die Sohle ein, um ein natürliches Abdrücken vom Boden zu gewährleisten. Die Führung ist klar und deutlich die erstgereihte Anforderung an den Laufschuh. Um eine gute Führung zu gewährleisten, muss der Laufschuh eine gute Passform, einen einwandfreien Fersensitz und eine funktionstüchtige Schnürung haben.
- **Stützung:** Während der gesamten Bodenkontaktzeit in der Stützphase des Laufschrittes gilt es, den Fuß auch gegen seitliches Abknicken zu stützen. Der idealtypische Abrollweg eines Rückfußläufers geht vom Aufsetzpunkt auf der Außenkante der Ferse über auf die

ganze Ferse, weiter an den Außenrand in der Fußmitte und abschließend in einer schrägen Linie quer durch den Vorfuß zum Großzehenballen, von wo die Hauptabstoßkraft wirkt. Der Laufschuh muss die Fußmuskulatur bei der Abrollbewegung unterstützen. Dabei ist die Fußstellung des Läufers während der Stützphase entscheidend. Beim Fußaufsatz gilt es, den Läufer mit normaler Fußstellung in leichter Pronationsstellung von denen mit Überpronation und Supination zu unterscheiden. Unter normaler Pronation wird dabei ein funktionelles und leichtes Einwärtsknicken des Fußes verstanden, bei Überpronation ein zuviel an Einwärtsknicken mit einer deutlichen Überdehnung der Bänder an der Innenseite des Knöchels und einer daraus resultierenden Überbelastung der Achillessehne. Unter Supination wird das nach außen Knicken bei der Aufsetzbewegung verstanden. Hier gilt es, im Rahmen einer fachkundigen Beratung Ihre Art den Fuß aufzusetzen zu erkunden und den dementsprechenden Laufschuh auszuwählen. Eine exakte Beobachtung und im Idealfall eine Videozeitlupenaufnahme von hinten mit dem Fokus auf den Fuß gibt hier die entscheidende Information. Überpronierer und Supinierer brauchen einen sehr stabilen Laufschuh mit einer Stützung an der entsprechenden Seite. Nach der entsprechenden Erstauswahl gilt, es die Bewegungsanalyse zu wiederholen und zu kontrollieren, dass die gewählte Stützung nun zu einer „funktionell-normalen" Fußstellung während der Stützphase beiträgt.

- **Dämpfung:** In der Landephase muss der Laufschuh zu einer Reduzierung der Stoßbelastung durch Dämpfungssysteme und -materialien in der Schuhsohle beitragen. Dabei ist nicht der „weichste" Laufschuh auch der beste Laufschuh. Zu weiche Schuhsohlen erhöhen die Instabilität und wirken sich nachteilig auf die Tiefensensibilität der Rezeptoren in den Gelenken, Muskeln und Sehnen aus. Einen wesentlichen Einfluss auf die zu wählende Dämpfung haben Körpergewicht und Laufgeschwindigkeit auf den Laufschuh. Der Laufschuh verformt sich unter Krafteinwirkung bei der Landung und beim Abdruck. In der Flugphase kehrt er unter Entlastung in die Ausgangsstellung zurück. Das Ausmaß der Verformung im Sohlenbereich wird wesentlich vom Körpergewicht und von der Laufgeschwindigkeit bestimmt. Je höher die Laufgeschwindigkeit und je schwerer der Läufer ist, desto fester sollte die Zwischensohle sein. Weiters hat auch die Lauftechnik entscheidenden Einfluss auf die Dämpfung. Zu unterscheiden sind das Rückfußlaufen mit der Landung auf der Ferse und das Vorfußlaufen mit Landung mit dem Fußballen. Der ideale Laufschuh dämpft die Stoßbelastung im Fersenbereich beim Rückfußläufer und trägt zu einer günstigen Druckverteilung während der Stützphase beim Vorfußläufer bei.

Ein ambitionierter Gesundheitsläufer besitzt ein Paar Laufschuhe. Ein engagierter Hobbyläufer hat 2 Paar Laufschuhe und wechselt davon ein Paar jährlich, sodass immer ein altes und ein neues Modell für das Training zur Verfügung stehen. Diese beiden Laufschuhpaare werden abwechselnd verwendet. Der Spitzenläufer hat mehrere Wettkampf- und Trainingslaufschuhe zur Auswahl. Der Verschleiß eines Schuhes vollzieht sich langsam und für den Läufer kaum merkbar, dies ist heimtückisch. Je stärker der Verschleiß wird, umso stärker werden auch die Fehlbelastungen. Ein zu lang getragener Laufschuh kann so schmerzhafte Überlastungsreaktionen der Muskeln, Sehnen und Bänder auslösen.

Tipps für den Schuhkauf:

- Nehmen Sie eine kompetente Beratung in einem Sportfachgeschäft in Anspruch.
- Nehmen Sie sich für den Schuhkauf Zeit und Muße.
- Nehmen Sie Ihren zuletzt getragenen Laufschuh zum Kauf mit und analysieren Sie die Abnutzungserscheinungen im Vergleich mit Ihrem Laufstil.
- Beachten Sie bei der Schuhauswahl folgende Kriterien: (1) Fußtyp (Normal-, Spreiz-,

Hohl-, Senk- und Plattfuß), Beinachsenstellung und Gesamtkörperstatik. (2) Lauftechnik (Rückfuß-, Mittelfuß- oder Vorfußlauf). (3) Abrollbewegung (Supination oder Überpronation). (4) Körpergewicht. (5) Sportliche Ambition und Laufgeschwindigkeit. (6) Einsatzbereich (Straße, Forstweg, Waldboden).

- Die Passform im Stand und im Laufen beurteilen Sie nach folgenden Kriterien: (1) Schuhlänge (Zehen haben mindestens 1 cm Platz). (2) Schuhweite (der Vorfuß wird nicht eingequetscht und sitzt dennoch fest). (3) Fersenschale (die Ferse ist fest umschlossen, ohne dass der Schuhrand auf die Achillessehne drückt).
- Testen Sie Modelle verschiedener Hersteller und absolvieren Sie einen Testlauf auf einem Laufband und einen zweiten je nach Möglichkeit im Geschäft.
- Achten Sie darauf, dass Ihr Fuß durch die Alltagsbelastung nicht zu sehr angeschwollen ist. (Wärme, Tageszeit, langes Sitzen). Tragen Sie bei der Anprobe möglichst Ihre gewohnten Laufsocken.

Die Lauftechnik – damit Sie mit den Füssen richtig abheben

Beim Laufen unterscheiden wir vier Phasen: Die vordere und hintere Stützphase, in der ein Fuß Bodenkontakt hat, sowie die hintere und vordere Schwungphase ohne Bodenkontakt.

- **Die vordere Stützphase:** Sie beginnt mit dem Aufsetzen des Fußes, der auf dem Rückfuß, Mittelfuß und dem Vorfuß erfolgen kann. Die Phase endet, wenn der Schwerpunkt des Körpers genau über dem Auftrittpunkt ist. In der vorderen Stützphase müssen der Aufprall gedämpft und das Gleichgewicht stabilisiert werden. Die Belastungen, die beim Rück- und Vorfußlaufen auf Muskulatur, Knochen, Gelenke, Bänder und Sehnen wirken, sind unterschiedlich. Die Stoßbelastungen liegen bei den Rückfußläufern in den ersten 50ms des Bodenkontaktes in der vorderen Stützphase höher als beim Vorfußläufer. Der Kraftanstieg während der Stützphase ist jedoch beim Vorfußläufer steiler, dadurch ergibt sich für ihn eine höhere Beanspruchung im Muskel-Sehnen-System und eine höhere Belastung im Knochen-Gelenkssystem der Füße und im Unterschenkel.

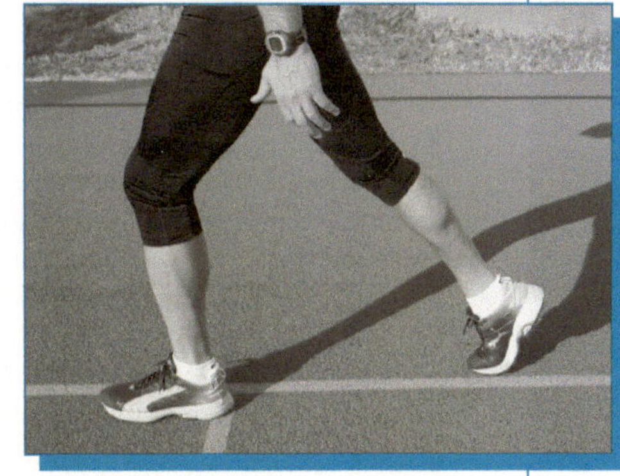

- **Die hintere Stützphase:** Sie beginnt, wenn der Körperschwerpunkt sich genau über dem Auftrittspunkt befindet und endet mit dem Abstoß des Fußes vom Boden. Es gilt, das Gleichgewicht zu sichern und die Kraft für den Abstoß zu entwikkeln. Der Abstoß erfolgt durch Streckung im Hüft-, Knie- und Sprunggelenk. Dabei überlagern sich die Gelenksstreckungen zeitlich, es besteht jedoch eine klare Reihung. Die Abstoßstreckung wird von der Hüfte eingeleitet, es folgt das Knie und es sorgt die Sprunggelenksstreckung für die letzte Beschleunigung. Auftretende Bodenreaktionskräfte werden auf Kraftmessplatten gemessen. Eine Analyse der Kräfte ist durch ein Kraft-Zeit-Diagramm möglich. Die Sportwissenschaft nennt die erste vertikale Kraftspitze Impact Peak oder Impact Maximum, die zweite Kraftspitze wird Active Peak oder Thrust Maximum genannt (CAVANAGH, 1990). Der Impact Peak erreicht bei Laufgeschwindigkeiten von ca. 10 bis 20 km/h das 1,5- bis 2,5fache und der Active Peak das 2- bis 3-fache der Körpergewichtskraft. Die Höhe der Kraftspitzen wird nicht nur von der Laufgeschwindigkeit und der Körpermasse bestimmt, sondern in hohem Maß von der

Schrittlänge, dem Schuhwerk, der Stemmweite, der Abdruckweite und dem Laufstil mit zugehörigem Fußaufsatz (vgl. NEUMANN/HOTTENROTT, 2002).

- **Die hintere Schwungphase:** Sie beginnt mit dem Lösen des Fußes vom Boden und endet beim Übergang von der Kniebeugung zur Kniestreckung des Schwungbeins. Die Knie- und Hüftbeugung nimmt stetig zu.
- **Die vordere Schwungphase** beginnt mit der Kniestreckung des Schwungbeins und endet mit dem Bodenkontakt des Fußes. In dieser Phase nimmt die Kniebeugung stetig ab und die Hüftbeugung zu. Beim Aufsetzen ist das Kniegelenk, je nach Laufgeschwindigkeit und Fußaufsatz, etwa 10 bis 20°. Bevor der Bodenkontakt erfolgt, stellen die inneren Sinnesorgane, die kinästhetischen Rezeptoren, der Beinmuskulatur vorausschauend die Muskelspannung höher und steuern das Abbremsen der Vorschwungbewegung. Die Muskulatur wird so vor dem Bodenkontakt voraktiviert. Diese Voraktivierung leidet deutlich bei starker Ermüdung und bei Erschöpfung, wodurch sich die Stoßdämpferwirkung verschlechtert.

Mit durchschnittlich 90 Schrittzyklen pro Minute, das sind ein Schritt rechts und einer links, eilt ein trainierter Marathonläufer dem Ziel entgegen. Wenn dieser Läufer die 42,195 km in 2 Stunden und 20 Minuten bewältigt, dann hat er 12.600 Doppelschritte gesetzt. Wissenschaftliche Untersuchungen in den USA ergaben, dass die Schrittfrequenz von Spitzenläufern bei 90 bis 95 Schrittzyklen pro Minute liegt, während sie bei Durchschnittsläufern 80 bis 85 beträgt (vgl. STEFFEN/GRÜNING, 2003). Ein entscheidender Schritt zur besseren Lauftechnik und zu einem gelenkschonenderen Lauf ist oft die Erhöhung der Schrittfrequenz.

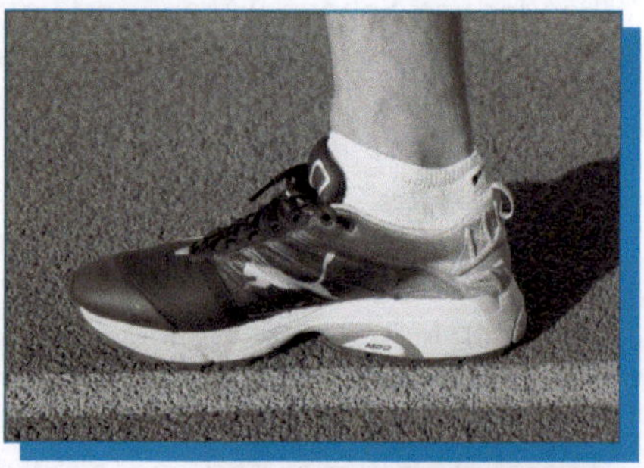

Tipps zur Optimierung Ihrer Lauf-Technik beim aeroben Ausdauertraining:

1. **Achsengerechte Fußstellung:** Die Fußabrollbewegung erfolgt idealtypisch in Richtung der „funktionellen Fußachse". Der Fuß wird so geführt, dass der innere Fersenrand und der innere Fußballenrand auf einer gedachten Linie in Laufrichtung liegen. Bei einer derartigen Stellung ist der Fuß leicht nach außen gedreht. Die Abrollbewegung beim Mittelfuß- und beim Rückfußlauf führt dann genau in Laufrichtung zur Großzehe. Eine Fußstellung nach außen kann auf eine Verkürzung der Außenrotatoren und eine Abschwächung der Innenrotatoren von der Hüfte zum Oberschenkel deuten. Eine Fußstellung nach innen kann auf eine Verkürzung der Innenrotatoren und Abschwächung der Außenrotatoren hinweisen. Beide Abweichungen führen zu einer Verkürzung der Schrittlänge (vgl. NEUMANN/HOTTENROTT, 2002).

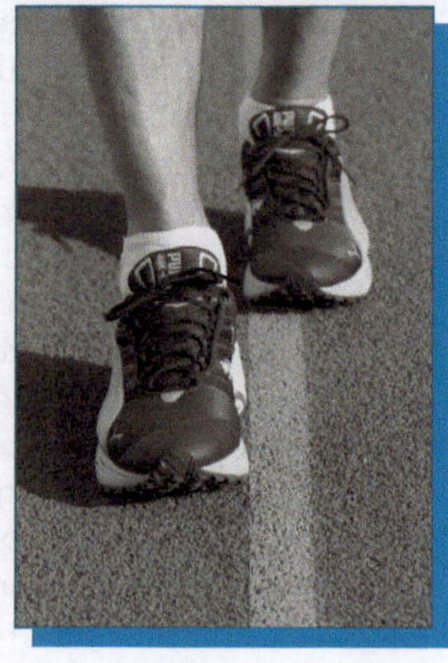

2. **Schmale „Laufspur" auf der Spurlinie:** Die Spurbreite nimmt idealtypisch mit der Laufgeschwindigkeit ab. Beim langsamen Lauftraining wird der Fuß seitlich entlang einer gedachten „Spurlinie" am Boden aufsetzen. Bei höherem Lauftempo wird der Fuß mittig auf der „Spurlinie" aufge-

setzt und Sie setzten so die Schritte wirklich exakt hintereinander. Dadurch erreichen Sie einen hohen Grad an Bewegungsökonomie.

3. **Geschwindigkeitsabhängige Schrittlänge und Fußaufsatz:** Wenn Sie beim Laufen das Tempo verändern, dann ändern Sie bewusst auch die Schrittlänge und den Fußaufsatz. Bei sehr langsamem Tempo ist die Schrittlänge sehr kurz und Sie können den „Rückfußlauf" sehr bewusst ausführen. Wenn Sie das Tempo leicht steigern, vergrößern Sie die Schrittlänge und gehen bewusst auf „Mittelfußlauf" mit einem weichen, flachen und nach hinten gezogenen Fußaufsatz auf der Ferse und am Mittelfuß über. Erspüren Sie die Unterschiede durch konzentrierte Körperwahrnehmung. Für kurze Strecken über 30 bis 60 Meter können Sie das Tempo weiter steigern und zum „Vorfußlauf" übergehen.

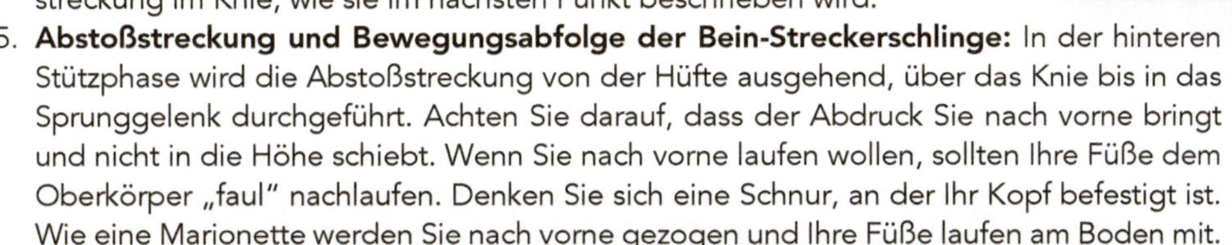

4. **Landung bei gebeugtem Knie und mit ziehendem Fußaufsatz:** Am Ende der vorderen Schwungphase wird das Schwungbein knapp vor dem Bodenkontakt aktiv nach unten/hinten geführt. Bei der Landung ist das Knie gebeugt, um ein in den Boden Stemmen mit deutlicher Bremswirkung zu vermeiden. Vom Beginn der vorderen Stützphase bei der Landung bis zum Ende wird das Knie dem Technikleitbild entsprechend stetig gebeugt. Am Ende der vorderen Stützphase ist das Knie bis zu etwa einem Winkel von 50° gebeugt. Ab dann folgt die Abstoßstreckung im Knie, wie sie im nächsten Punkt beschrieben wird.
5. **Abstoßstreckung und Bewegungsabfolge der Bein-Streckerschlinge:** In der hinteren Stützphase wird die Abstoßstreckung von der Hüfte ausgehend, über das Knie bis in das Sprunggelenk durchgeführt. Achten Sie darauf, dass der Abdruck Sie nach vorne bringt und nicht in die Höhe schiebt. Wenn Sie nach vorne laufen wollen, sollten Ihre Füße dem Oberkörper „faul" nachlaufen. Denken Sie sich eine Schnur, an der Ihr Kopf befestigt ist. Wie eine Marionette werden Sie nach vorne gezogen und Ihre Füße laufen am Boden mit.
6. **Lauf mit Stabilisierung in der „funktionellen Beinachse":** Bei normaler Beinstellung soll die Belastungsachse während der Stützphase auf einer gedachten Linie vom Oberschenkelkopf im Hüftgelenk über die Kniemitte zur Mitte des Sprunggelenks liegen.

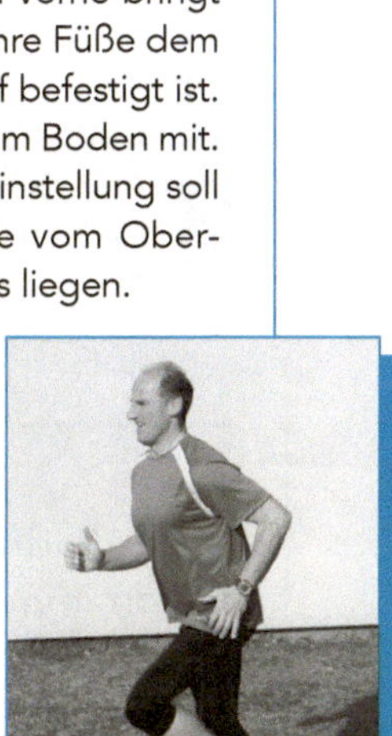

7. **Der Armschwung begleitet die Beinarbeit passiv und ausgleichend:** Die Arme sind im Ellbogen ungefähr rechtwinkelig gebeugt. Die Daumen zeigen nach oben und die Finger werden ganz locker gehalten. Die entspannte Armhaltung geht von einer nach unten und hinten geführten Schulter aus.
8. **Atmen im individuellen Rhythmus:** Versuchen Sie zur Verbesserung Ihrer Körperwahrnehmung über einige Schritte bewusst durch die Nase einzuatmen und bewusst lange und intensiv durch den Mund auszuatmen. Suchen Sie Ihren optimalen Atemrhythmus im Einklang mit dem Schrittrhythmus.

Tipps zum Lauftraining für Ältere – die Fitness erlaufen

- ✔ Beginnen Sie Ihr Lauftraining erst nach einer konsequenten Steigerung der Belastbarkeit und einem behutsamen Aufbau der Leistungsfähigkeit durch mehrwöchiges Walking-Training und anschließendes Nordic Walking.
- ✔ Der Einstieg ins Lauftraining erfolgt über ein Techniktraining. Nehmen Sie einen Partner mit auf die Laufstrecke, der Ihnen mit bewegungslenkenden Rückinformationen hilft.

- ✔ Die ersten Laufeinheiten sollten auf flachen Laufstrecken absolviert werden. Dadurch vermeiden Sie muskuläre Überforderungen und können die Herzfrequenz nieder halten.
- ✔ Beginnen Sie Ihr Lauftraining mit einer Herzfrequenzreserve zwischen 60 % und 70% und über eine Dauer von 20 bis 30 Minuten bei gleich bleibender Intensität. Steigern Sie bei fortschreitender Trainingserfahrung zuerst die Dauer der Läufe, dann absolvieren Sie auch Läufe zwischen 60 % und 70% der Herzfrequenzreserve und letztlich planen Sie auch Läufe in zwei Trainingsbereichen ein.

Tabelle 16: Ausgewähltes Beispiel für die Gestaltung des Hauptteils einer Lauf-Trainingseinheit.

	Aufwärmen für das Lauf-Ausdauertraining	**10'-15'**
Hauptteil	**Lauf-Wechseltraining in zwei Intensitätsstufen für fortgeschrittene Ältere** Laufen in mehreren Trainingsbereichen mit Herzfrequenzkontrolle. Beginn mit einer Intensität, welche 60 bis 70% ihrer Herzfrequenzreserve (siehe Kapitel »Ausdauertraining«) entspricht. Nennen wir diesen Trainingsbereich A-1. Steuern Sie mit der Herzfrequenz erst nach einer Minute. In der ersten Belastungsminute im neuen Trainingsbereich gilt die Aufmerksamkeit Ihrem Belastungsempfinden. Selbstbeobachtung und Selbsteinschätzung führen Sie in den geplanten Bereich. Nach einer Minute gibt die Herzfrequenzkontrolle eine belastungssteuernde Rückmeldung. Laufen Sie 6 Minuten in A-1. Dann steigern Sie die Intensität bis zu 70 % bis 80% ihrer Herzfrequenzreserve in den Trainingsbereich A-2 und halten die Intensität für 4 Minuten. Die Wechsel wiederholen Sie 3- bis 5mal.	**30'-50'**
	Abwärmen nach dem Lauf-Ausdauertraining	**6'-15'**

4.4.4. Radfahren – der sanfte Weg zur Fitness

Schon immer haben die Menschen darüber nachgedacht, sich aus eigener Kraft schneller und müheloser als zu Fuß fortzubewegen. Aus verschiedenen Epochen sind Aufzeichnungen von Karren und Kutschen überliefert, die mit Kurbeln, Hebeln und Treträdern angetrieben wurden. Als wichtiger Vorläufer des Fahrrades muss ein einfaches Kinderspielzeug gelten, das schon seit dem Mittelalter bekannt ist: das Holzpferd mit Rollen anstatt der Hufe. Damit daraus ein Fahrrad werden konnte, musste noch eine Idee dazukommen, das lenkbare Vorderrad. Auf diese Idee kam Baron von Drais, ein Forstinspektor aus Karlsruhe. Im Jahr 1817 baute er seine Laufmaschine, die als Urahn des Fahrrades gelten kann. Die beiden hölzernen Laufräder waren hintereinander angebracht und am hölzernen Rahmen war das Vorderrad lenkbar. Der Erfinder stellte das Laufrad in Paris vor und von dort aus wurde die *„Draisienne"* ein Erfolg. Schon 1818 fand eine Rekordfahrt von Beaun nach Dijon statt. Die

Distanz von 37 Kilometern wurde mit 15 km/h Durchschnittsgeschwindigkeit zurückgelegt. Schneller ging es wegen der umständlichen Laufbewegung nicht und sehr bequem muss es wohl auch nicht gewesen sein. Es fehlte eine weitere zündende Idee. Diese war im Jahre 1867 der Pedalantrieb. Der Franzose Ernest Michaux versah ein Laufrad mit einer Tretkurbel am Vorderrad, damit blieben die Füße am Rad und aus der Lauf- wurde eine Tretbewegung. Weiters wurden ein gefederter Sattel und vor allem eine Klotzbremse am Hinterrad montiert. Das Laufrad wurde zum Fahrrad und *„Velociped"*, für das lateinische „Schnellfuß", genannt. Das Fahrrad wurde zur Fortbewegung und zum Transport im Alltag eingesetzt, aber auch als Freizeit- und Sportgerät konnte es sich jetzt etablieren. Radvereine wurden gegründet und sogar Fahrradschulen gab es. Neue Baumaterialien und vor allem die Bemühung, schneller zu fahren führten zu einer Weiterentwicklung. Mit dem *„Hochrad"* wurde pro Pedalumdrehung mehr Weg zurückgelegt. Der letzte bedeutende Entwicklungsschritt zum heutigen *„Fahrrad"* wurde mit der Einführung des Kettenantriebes auf das Hinterrad vollzogen. Dadurch wirkten sich die Kräfte des Tretens nicht mehr auf die Lenkung aus und vor allem wurde durch Übersetzung der Tretbewegung von einem großen Kettenblatt an der Kurbel auf einen relativ kleinen Zahnkranz am Hinterrad ein schnelles Fahren bei langsamem Treten möglich.

Heute fahren Mann und Frau mit hochtechnisierten und spezialisierten Rädern in der Freizeit, im Berufsalltag und beim Sport. Das Fahrrad wird als Verkehrsmittel so wie auch als Sportgerät genutzt. Die aktuellsten Entwicklungen brachten Stoßdämpfersysteme an den Vorder- und Hinterrädern, Schaltsysteme bis zu 30 Gängen und Scheibenbremsen. Eine breitere Bereifung, kleinere und hochgestellte Rahmen führten die Fahrräder von den Straßen ins Gelände. Heute wird mit schmaler Bereifung auf *„Road-Bikes"* über die Straßen gefegt, mit *„Fitness-Bikes"* oder *„Trekking-Bikes"* fährt man auf den wunderschönen Radwegen, *„Touren-Bikes"* mit breiterer Stollenbereifung führen auf und abseits von Asphaltwegen durch die Natur, mit „Mountain-Bikes" können Sie auch schweres Gelände auf den vielen geöffneten, markierten und gesicherten Bikerouten befahren. In diesem Abschnitt bleiben wir gedanklich mit den Fahrrädern auf Asphaltwegen. An einigen Stellen, wie bei der Radeinstellung und dem Radtraining werden wir auch auf den *„Radergometer"* kommen.

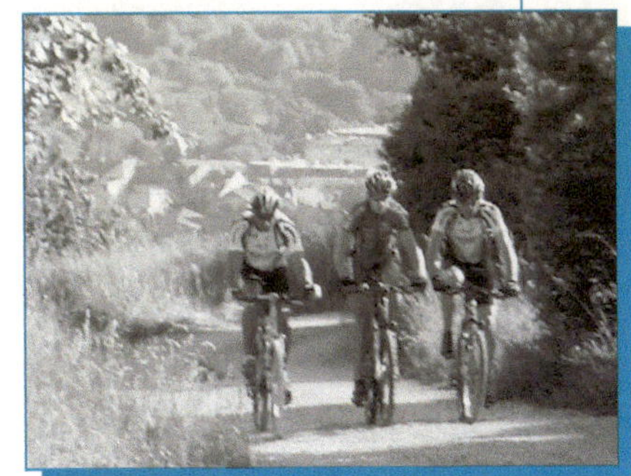

Körperliche Anforderungen – welche Fähigkeiten sollen Sie mitbringen

Meistens ruht der Hauptteil Ihres Körpergewichts beim Radfahren auf dem Sattel. Sie können bestimmen, mit welcher Kraft in die Pedale getreten wird. Hier liegt der große Unterschied zum Gehen und Laufen, wo das Körpergewicht und mehr noch auf den Beinen lastet.

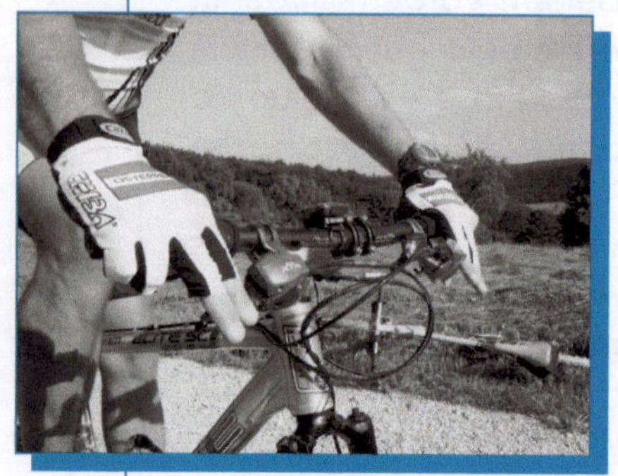

Bei sehr geringer Kraft in den Beinen, zum Beispiel nach langer Krankheit oder nach Verletzungen, aber auch beim Einstieg nach langer Sportabstinenz ist das Fahrrad oder der Radergometer oft das Sportgerät der Wahl um Ausdauer zu entwickeln und die Beinkraft zu steigern. Vor allem beim Training auf dem Radergometer brauchen Sie keine wesentlichen motorischen Leistungsvoraussetzungen. Motivation aus dem Wissen, dass Sie gesetzte Gesundheits- und Fitnessziele erreichen können, wenn Sie es nur wirklich tun – und los geht's. Zum Radfahren auf den Radwegen braucht es dann noch das notwendige Gleichgewicht und die technischen Fertigkeiten des Steuerns, Tretens, Auf- und Absteigens und des Bremsens. Erwerben Sie diese Fertigkeiten und wenden Sie das Gelernte bewusst am Beginn Ihrer Fahrradkarriere an. Wenn Sie sich dann auch noch in den Straßenverkehr stürzen, müssen Sie über eine ausreichende Wahrnehmung und Reaktion verfügen, um im wahrsten Sinn des Wortes nicht unter die Räder zu kommen.

Effekt – was bewirkt Radtraining

Waren beim Laufen etwa 70 % ihrer Muskeln im Einsatz, sind es beim Radfahren circa 50 % .Die Beinmuskulatur ist gefordert von der Wade bis zum Gesäß.

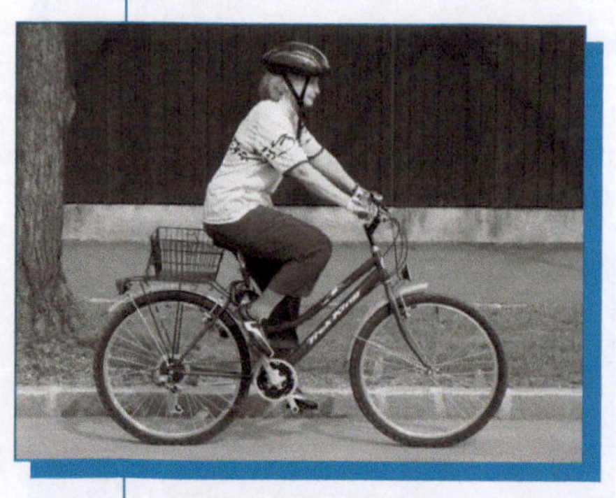

Bei langsamer Tretbewegung um die 60 Pedalumdrehungen pro Minute entwickeln Sie die Kraftfähigkeit dieser Muskulatur und die Energiedepots in der Muskulatur sowie die Sauerstoffversorgung zu den Muskeln verbessern sich. Die Sportwissenschaft spricht dabei von einem Kraftausdauertraining. Wenn Sie die Tretfrequenz auf 80 bis 90 Umdrehungen erhöhen, den Pedaldruck entsprechend gering halten und auf Zeit setzen, ist Ihr Herzmuskel gefordert, Blut mit Sauerstoff und Energiesubstraten zu den Muskeln zu transportieren. Bei einer Herzfrequenzreserve von 60 % bis 80% und einer Dauer von 30 bis 60 Minuten absolvieren Sie jetzt ein effektives aerobes Ausdauertraining. Dazu verbrauchen Sie noch Energie. Dieser Verbrauch ist jedoch beim Radfahren und Radergometertraining nicht in berauschenden Höhen. Der Einschätzung des Autors, nach Betreuung vieler

Radsportler entsprechend, können Sie den Energieverbrauch für den praktischen Gebrauch sehr grob folgend berechnen: Energieverbrauch beim Radfahren in kcal pro Stunde = Körpergewicht in kg x durchschnittliche Fahrgeschwindigkeit in km/h : 3.

Beispiel: Ihre Radtour hat 2 Stunden gedauert, Sie haben 42 Kilometer zurückgelegt, ergibt 21 km/h Durchschnittsgeschwindigkeit. Auf Grund Ihrer 70 kg Körpergewicht berechtet sich der Energieverbrauch pro Stunde folgend: 70 kg x 15 km/h : 3 = 70 x 5 = 350 kcal. Bei der Tour haben Sie 700 kcal verbraucht.

Fahrhaltung – wie man sich setzt, so fährt man

Der moderne Radfahrer, und hier vor allem die Älteren unter uns, möchten nicht nur schnell durch die Welt brausen. Viele wollen genießen, die Natur bestaunen und der Gesundheit etwas zuliebe tun. Andere treten für mehr Fitness in die Pedale. Dementsprechend empfehlen wir, der individuellen Zielsetzung entsprechend, die Fahrhaltung zu wählen. Mehr noch: wissen Sie, unter welcher Zielsetzung Sie die meisten Kilometer zurücklegen, dann berücksichtigen Sie die folgenden Überlegungen schon beim Radkauf.

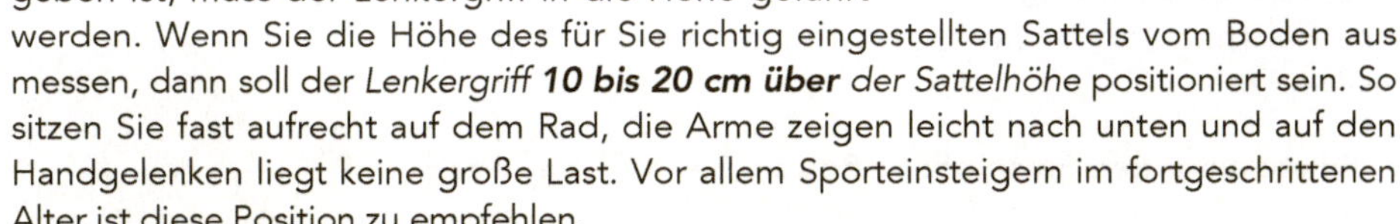

Drei verschiedene Fahrhaltungen und dem entsprechend drei Lenkergriffhöhen (im Bezug zur Sitzhöhe) werden im Groben unterschieden:

- **Gesundheitsorientierte Fahrhaltung:** Wollen Sie bei möglichst entspannter Rücken- Schulter- und Armmuskulatur fahren, dann sollten Sie aufrecht sitzen. Da die Sattelhöhe jedoch durch Ihre Beinlänge vorgegeben ist, muss der Lenkergriff in die Höhe geführt werden. Wenn Sie die Höhe des für Sie richtig eingestellten Sattels vom Boden aus messen, dann soll der *Lenkergriff* ***10 bis 20 cm über*** *der Sattelhöhe* positioniert sein. So sitzen Sie fast aufrecht auf dem Rad, die Arme zeigen leicht nach unten und auf den Handgelenken liegt keine große Last. Vor allem Sporteinsteigern im fortgeschrittenen Alter ist diese Position zu empfehlen.
- **Fitnessorientierte Fahrhaltung:** Geht es Ihnen um ein Fitnesstraining am Rad, bei dem die Ausdauer und die Kraft verbessert werden sollen oder wollen Sie etwas flotter fahren – dann sollten Sie im Hüftgelenk gebeugter und mit ca. 45° nach vorne geneigtem Oberkörper fahren. Bei für Sie richtig eingestelltem Sattel soll der *Lenkergriff* ***0 bis 10 cm über*** *der Sattelhöhe* positioniert sein. Der Oberkörper und die Arme bilden in dieser Fahrhaltung im Schultergelenk annähernd ein rechtwinkeliges Dreieck. Bei dieser Fahrhaltung sitzen Sie entspannt am Rad und dennoch können Sie wegen des relativ kleinen Hüftwinkels kräftig in die Pedale treten.
- **Leistungsorientierte Fahrhaltung:** Sie zählen die Sekunden und Minuten am Rad und wollen möglichst viel Kraft auf die Pedale bringen – jetzt sollte das Hüftgelenk stark gebeugt sein, um den Gesäßmuskel kräftig mitarbeiten zu lassen; der Oberkörper sollte tief gebeugt sein, um den Luftwiderstand gering zu halten. Bei für Sie richtig eingestelltem Sattel soll der *Lenkergriff* ***0 bis 10 cm unter*** *der Sattelhöhe* positioniert sein. Der Oberkörper ist tief gebeugt und die Arme sind entweder weit nach vorne gestreckt oder greifen tief am Lenker. Bei gut trainierter Rücken-, Schulter, und Rumpfmuskulatur lassen

sich so hunderte Kilometer herunterspulen, aber diese Distanzen und auch diese Fahrhaltung sind nicht jedermanns Sache.

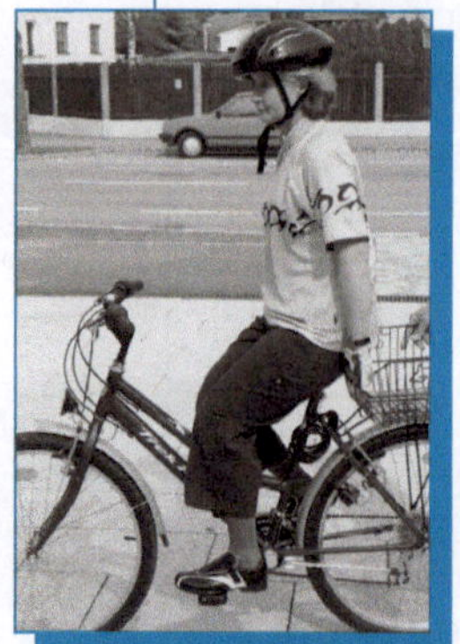

Zu diesen Fahrhaltungen mit der entsprechenden **Lenkergriffhöhe** gehört auch die Bestimmung der **Lenkerdistanz**. Gemeint ist der Abstand des Lenkergriffes vom Sattel. Gerade diese Einstellung ist für die Qualität Ihrer Fahrhaltung und für Ihr Wohlbefinden am Rad äußerst entscheidend. Die richtige Lenkerdistanz ist bei den meisten Rädern durch die Rahmenlänge und die Vorbaulänge vorgegeben. Daher sollten Sie die passende Lenkerhöhe und die Lenkerdistanz bereits im Fachgeschäft beim Kauf einstellen. Auch beim Kauf und bei der Einstellung eines Radergometers sollten Sie die Fahrhaltung mit der sich daraus ergebenden Lenkergriffhöhe und die Lenkerdistanz berücksichtigen. Die zur Fahrhaltung und zu den Körpermaßen passende Lenkerdistanz ermitteln Sie folgend:

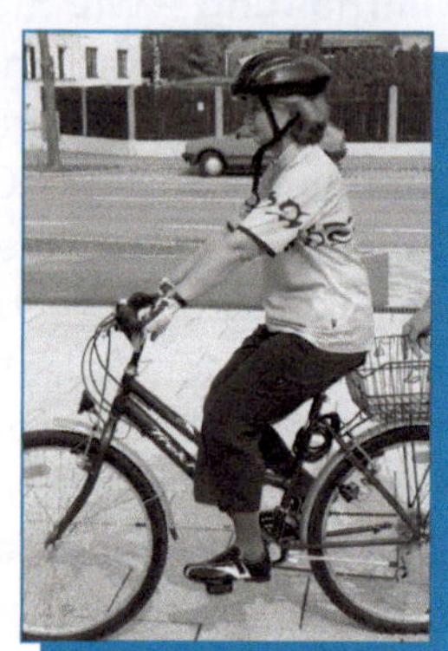

Lenkerdistanzbestimmung: Setzen Sie sich in Ihrer Fahrhaltung (aufrecht, leicht nach vorne gebeugt oder stark nach vorne gebeugt) auf den richtig eingestellten Sattel. Jetzt schwingen Sie die leicht gebeugten Arme nach vorne in Richtung Lenkergriff in der entsprechenden Höhe. Bei passender Lenkerdistanz berührt die Mitte der Faust genau den Lenkergriff. Wenn Sie die Faust öffnen und am Lenkergriff fassen, sitzen Sie so genau in Ihrer gewünschten Fahrhaltung.

Radeinstellung – auf die richtige Einstellung kommt es an

Bevor Sie Ihre Radausfahrt starten, oder vor einem Radergometertraining, gilt es, notwendige Detail-Einstellungen am Fahrrad zu tätigen. Im Einzelnen sind folgende Anpassungen auf Ihre Körpermaße und an Ihre Fahrhaltung in der angeführten Reihenfolge zu treffen:

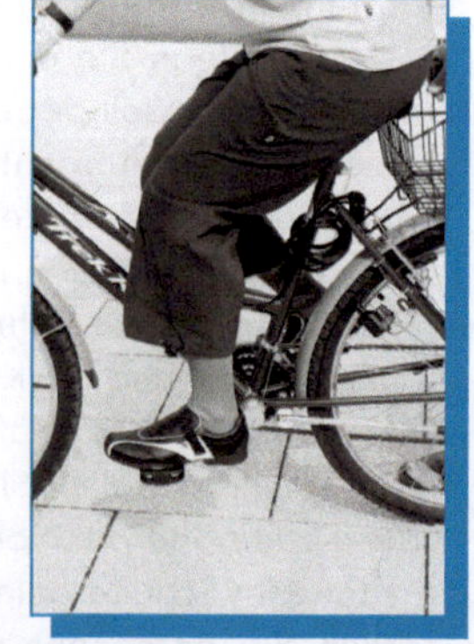

1. **Einstellung der Sattelhöhe:** Setzen Sie sich bei waagrechtem Becken auf den Sattel und stellen Sie die Ferse eines Beines auf das Pedal. Nun treten Sie das Pedal auf den tiefsten Punkt, der Radfahrer spricht von der 6-Uhr-Pedalstellung. In dieser Position soll bei richtig eingestellter Sattelhöhe das Knie des Pedalbeins völlig durchgestreckt sein. Stimmt das nicht, schieben Sie den Sattel nach oben oder unten. Wenn Sie nun während der Fahrt richtig im Sattel sitzen und mit den Fußballen am Pedal stehen, können die Beine soweit gestreckt werden, dass optimal viel Kraft entwickelt werden kann. Eine Überstreckung im Kniegelenk ist jedoch nicht möglich. Vorsicht, ein zu tief eingestellter Sattel erhöht die Belastung für das Kniegelenk. Dank einer richtigen Sattelhöheneinstellung fahren Sie ökonomisch und Gelenke schonend. Auch wenn es Sie am Anfang etwas Überwindung kostet, weil Sie hoch sitzen und sich unsicher fühlen, fahren Sie bei längeren Touren oder beim Ergometertraining immer mit einer richtig eingestellten Sattelhöhe. Sie vermeiden dadurch unnötigen Schmerz, unter Umständen sogar Verletzungsquellen. Wenn Sie für kürzere Strecken im dichten Verkehr unterwegs sind, sollten Ältere und noch

Rad-Unerfahrene den Sattel etwas tiefer stellen. Dadurch fällt das Auf- und Absteigen leichter und die Sicherheit erhöht sich.

2. **Einstellung der Sattelneigung:** Achten Sie darauf, dass der Sattel waagrecht steht. Profis stellen den Sattel mit der Wasserwaage ein. Eine falsch eingestellte Sattelneigung verursacht unnötige Druckstellen und Sie beenden lange Ausfahrten womöglich mit unnötigen Schmerzen. Frauen empfehlen wir den Sattel um etwa einen Zentimeter nach vorne zu neigen.
3. **Einstellung der Satteldistanz:** Eine wichtige und oft vernachlässigte Einstellung ist die des Abstandes des Sattels zur Pedallinie. Setzen Sie sich gerade auf den Sattel und stellen Sie die Füße auf die Pedale. Jetzt führen Sie ein Pedal in die 3-Uhr-Stellung, d. h. die Kurbeln stehen waagrecht. Die Satteldistanz ist richtig eingestellt, wenn ein Lot von der Kniespitze genau durch die Achse des 3-Uhr-Pedals geht. Wenn das nicht stimmt, den Sattel vor oder zurück schieben und befestigen.
4. **Einstellung der Lenkergriffhöhe:** Der individuellen Zielsetzung, Neigungen und Absichten entsprechend wird die Fahrhaltung mit der zugeordneten Lenkergriffhöhe, wie im vorigen Abschnitt beschrieben, festgelegt.
5. **Einstellung der Lenkerdistanz:** Um bequem, entspannt und auch schmerzfrei auf dem Rad zu sitzen und kräftig in die Pedale zu treten, stellen Sie letztlich noch die Lenkerdistanz wie oben beschrieben ein.

Die Fahrtechniken – damit Sie sicher unterwegs sind

Sportliches Radfahren will gelernt werden. Die Fahrtechniken sind aber auch das Fundament, um sich und andere auf Radwegen und im Straßenverkehr nicht zu gefährden. Radfahrer leben in Österreich gefährlich. 2004 starben in Österreich 57 Radfahrer bei Unfällen. In einem Vergleich der 15 alten EU-Staaten liegen wir in Sachen Fahrradsicherheit auf dem schlechten 12. Platz. Fahrtechniktraining unter dem Gesichtspunkt der Sicherheit ist vor allem für Jugendliche und für Ältere ein Thema. Ein weiterer Vorteil eines Fahrtechniktrainings ist die Trainingswirkung auf die Koordination und die Kognition. Besonders im Alter sind das stets aktuelle Themen. Die folgenden Anleitungen sollen Anregung für Ihr Techniktraining sein.

Am *„Road-Bike"*, dem traditionellen Straßenrennrad, am *„Fitness-Bike"*, dem klassischen Fahrrad, am *„Trekking-Bike"*, dem Tourenrad auf den Radwegen, sowie am *„City-Bike"*, dem Einkaufsrad müssen Sie auf- und absteigen sowie anfahren können, um in Fahrt zu kommen. Dann geht es um Steuern, Treten, Bremsen und Schalten, um in Fahrt zu bleiben.

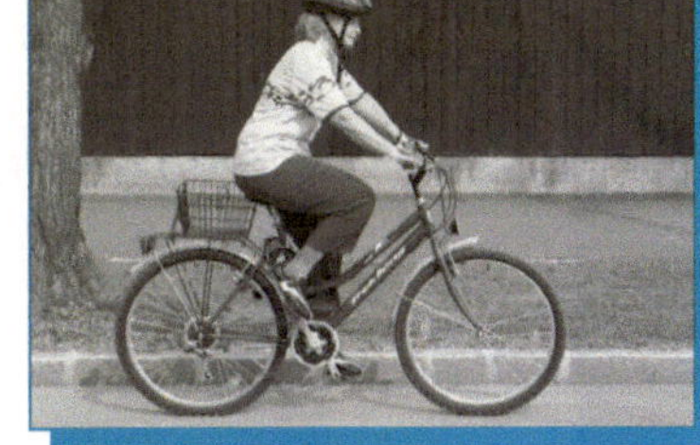

Fahrtechniken: Mit den folgenden Techniken bringt der Biker das Rad in Schwung, steuert durch Kurven und um Hindernisse, legt den passenden Gang ein und bremst die Fahrt.

- **Tret-Techniken:** Der Tritt wird in eine Druck-, Zug-, Hub- und Schubphase gegliedert. Die größte Vertikalkraft wirkt beim idealtypischen Tritt knapp nach der 3-Uhr-Stellung des Pedals in der Druckphase. Danach fällt die Kraft am Pedal in der Zugphase ab. In der Hubphase wird bei Klickpedalen mit geringem Krafteinsatz das Pedal hoch gezogen. In der Schubphase kehrt sich die Kraftrichtung am Pedal wieder um.

- ◇ **Treten im Sitzen:** Im flachen Gelände wird eine neutrale Stellung zentral am Sattel sitzend eingenommen. Die Beine werden exakt in der funktionellen Beinachse gestreckt und gebeugt.
- ◇ **Treten im Stehen:** Steil bergauf wird der Wiegetritt angewandt. Dabei wird in der Druckphase das Körpergewicht auf das streckende Bein verlagert und das andere Pedal wird in der Hubphase hochgezogen. Der Fahrer zieht aktiv am Lenker und vergrößert die Pedalkraft.

- **Steuertechniken:** Um Kurven kommt man am Fahrrad auf festem Untergrund mit zwei Grundtechniken.
  - ◇ **Lenken:** Enge Kurvenradien mit niedrigem Tempo werden grundsätzlich mit der Lenkersteuerung bewältigt. Die Kurvenfahrt wird mit einer Kopfdrehung in die neue Richtung begonnen. Schulter und Lenker folgen der Kopfdrehung und die Kurve wird ohne Seitlage durchfahren.
  - ◇ **Legen:** Mittlere und weite Kurvenradien werden in Schräglage durchfahren. Vor der Kurve werden die Pedale in 3- und 9-Uhr-Stellung gebracht. Die Kurvenfahrt wird mit einem „in-die-Kurve-legen" begonnen. Die Lenkersteuerung folgt der Schräglage.
- **Brems-Techniken:** Der umsichtige Radfahrer hat die Finger stets am Bremshebel.
  - ◇ **Hinterradbremsung:** Geringe Temporeduktionen bei Geradeausfahrt und bei langsamer Fahrt mit Lenkersteuerung werden nur mit der Hinterradbremsung bewerkstelligt.
  - ◇ **Kombinationsbremsung:** Deutliche Temporeduktionen und das Abbremsen vor Hindernissen bis zum Stillstand werden grundsätzlich mit der Hinter- und der Vorderradbremse durchgeführt. Die Hinderradbremsung führt die Temporeduktion bis knapp vor oder bis zur Traktionsgrenze. Die Vorderradbremsung unterstützt die Bremsung bis zum gewünschten Tempo oder bis zum Stillstand.

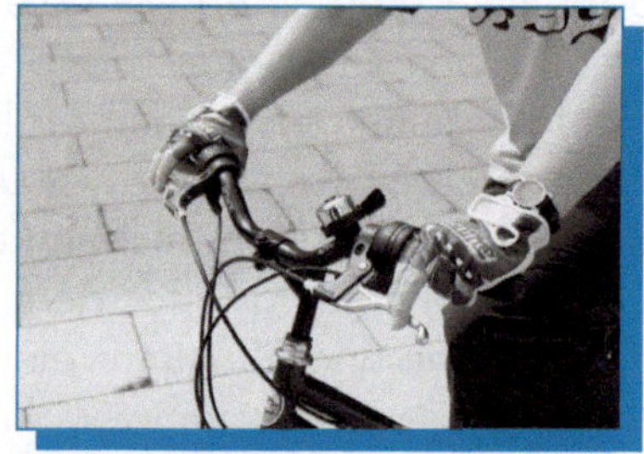

- **Schalt-Techniken:** Auf den modernen Fahrrädern sind meist Kettenschaltungen mit Umwerfer für zwei bis drei Kettenblätter vorne und Schaltwerken hinten mit bis zu 10 Ritzel montiert. Den Umgang mit diesem Schaltsystem erklären wir beim Mountainbiken. Daneben gibt es auch die bedienungsfreundlicheren Narbenschaltungen. Diese haben jedoch keine so große Gangauswahl zu bieten.

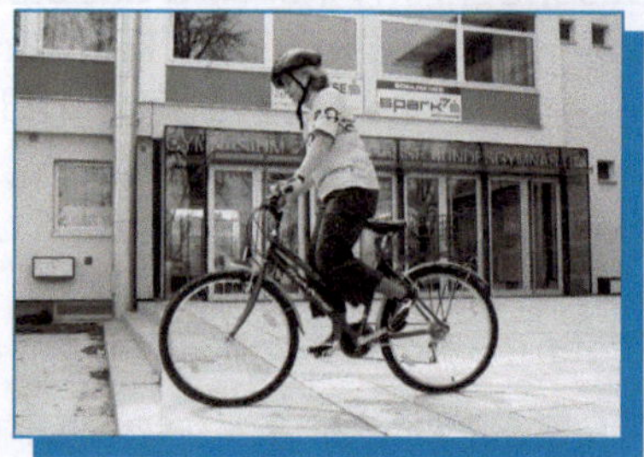

Ratschläge zur richtigen Radfahr-Technik:

☞ **Der richtige Tritt:** Wenn Sie „Klick-Pedale" und Radschuhe mit Pedalplatten verwenden, üben Sie bewusst und konzentriert die richtige Tret-Technik, indem Sie in der Druckphase nach unten drücken, in der Zugphase nach hinten ziehen, in der Hubphase leicht nach oben ziehen und in der Schubphase nach vorne drücken. Gute Radfahrer können mit einem Bein fahren, und dennoch dreht sich die Kurbel gleichmäßig.

☞ **Trittfrequenz:** Viele fahren mit einer zu geringen Pedalumdrehung pro Minute, weil sie glauben, dadurch schneller ans Ziel zu kommen. Beim Ausdauertraining empfehlen wir eine Trittfrequenz von 80 bis 90 Umdrehungen pro Minute (rpm). Eine kleine Trainingsaufgabe: Zählen Sie bei der nächsten Ausfahrt die Pedalumdrehungen über eine Minute und versuchen anschließend eine Trittfrequenz von 90 rpm zu fahren. Die Fahrgeschwindigkeit und die Kraft am Pedal regulieren Sie, indem der passende Gang eingelegt wird. Wenn Sie ein Kraftausdauerprogramm planen, treten Sie mit 50 bis 70 rpm. Auch am Radergometer sollten Sie diese Umdrehungsrichtlinien beachten.

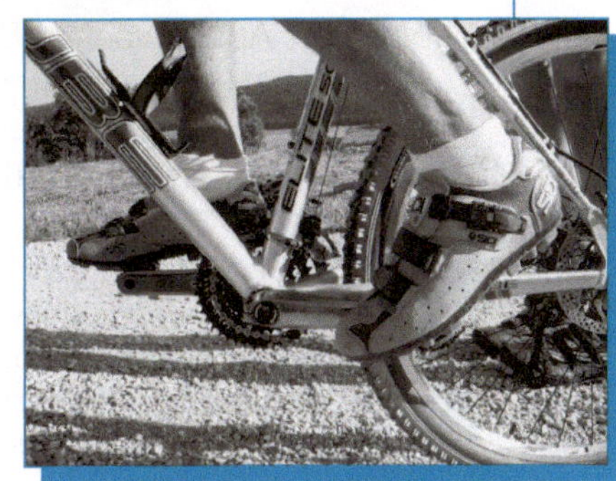

☞ **Richtige Fußstellung am Pedal:** Oft wird vernachlässigt, in welcher Position der Fuß am Pedal steht. Hier die richtige Information zu haben ist besonders dann wichtig, wenn keine „Klick-Pedale" am Rad montiert sind, in denen man fixiert ist, oder wenn kein Pedalkorb den Fuß in der richtigen Position hält. Ohne diese Fixierungen sollte beachtet werden, dass der Fußballen am Pedal aufliegt und die Füße entsprechend der funktionellen Fußachse gerade zur Fahrtrichtung stehen. Kontrollieren Sie das, indem Sie schauen ob der Fersen- und der Fußballeninnenrand die gleiche Distanz zum Radrahmen haben. Die Pedalachse liegt unter dem Großzehengrundgelenk. Dahinter stehen zwei wesentliche Gründe. Erstens, ist über den Fußballen die effektivste Kraftentwicklung möglich. Zweitens, besteht bei einer Pedalstellung in der Fußmitte die Gefahr, dass die Muskulatur des Fußgewölbes diesem Druck nicht standhält und unnötige Schmerzen die Folge sind.

Tipps zum Radtraining für Ältere – das Körpergewicht trägt Ihr Rad

- ✔ Radfahren beansprucht Ihre Gelenke, Knochen, Sehnen und Muskeln nur sehr wenig und dennoch ist ein optimales Ausdauertraining möglich. In einem Sportprogramm von Älteren sollte daher Radfahren nicht fehlen.
- ✔ Wechseln Sie kurze Ausfahrten mit längeren Touren. Bei den kurzen Fahrten können Sie ruhig Bergfahrten einbauen, aber achten Siedarauf, dass die Herzfrequenz nicht lange über 70% der Herzfrequenzreserve steigt. Die Radtouren werden mit Belastungsdisziplin langsam und eher auf flachen Strecken gefahren.
- ✔ Bei den langen Radausfahrten ist unbedingt auf ausreichende Flüssigkeitszufuhr zu achten. Kalkulieren Sie circa einen halben Liter pro Stunde bei moderater Belastung und angenehmer Lufttemperatur. Bei Belastungserhöhung und Hitze kann der Flüssigkeitsbedarf bis zu einem Liter pro Stunde steigen. Im Fachhandel erhältliche Mineral-Vitamin-Getränke sorgen für Ersatz von Flüssigkeit und Mikronährstoffen. Die verbrauchte Energie in Form von Kohlenhydraten und Eiweiß sollten Sie mit einem Müsliriegel pro Stunde, mit Obst oder mit Trockenobst ersetzen.
- ✔ Beim Radtraining, besonders am Radergometer, können Sie ein kurzes Schnelligkeitstraining einbauen, um auch im Alter noch aktive schnelle Muskelfasern im motorischen Programm zu haben. Achten Sie jedoch darauf, dass Sie nur bis zu 8 Sekunden mit sehr schneller Pedalumdrehung treten und dass wenig Widerstand am Pedal ist. Bei längerer Dauer werden Ihre Muskeln übersäuert und Sie belasten im anaeroben Energiebereit-

stellungsbereich. Bei hohem Pedalwiderstand können Sie nicht mehr schnell treten und Sie kommen in den Kraftbereich.

Tabelle 17: Ausgewähltes Beispiel für die Gestaltung des Hauptteils einer Rad-Trainingseinheit.

	Aufwärmen für das Rad-Ausdauertraining	10'-15'
Hauptteil	**Radergometer-Wechseltraining in A-1, A-2 und Schnelligkeitstraining:** Starten Sie in den Hauptteil mit 70 bis 80 Pedalumdrehungen und wählen Sie den Pedalwiderstand so, dass die Herzfrequenzreserve zwischen 60 bis 70% liegt. Steuern Sie die Belastungsintensität erst nach einer Minute mit dem Puls an, vorher mit dem Belastungsempfinden. Fahren Sie mit dieser Intensität über 10 Minuten. Danach erhöhen Sie die Trittfrequenz auf 80 bis 90 Umdrehungen pro Minute und den Pedalwiderstand so, dass die Herzfrequenzreserve zwischen 70 bis 80% liegt. Halten Sie diese Belastung über 5 Minuten. In den letzten 8 Sekunden dieses Abschnittes reduzieren Sie den Pedalwiderstand bis fast auf Null und treten über 8 Sekunden mit maximal möglicher Tretfrequenz. Bleiben Sie dabei ruhig am Sattel sitzen und lassen Sie Ihre Beine kreisen. Jetzt aktivieren Sie Ihre schnellen Muskelfasern. Nach dem Schnelligkeitsabschnitt geht es wieder von vorne los. Wiederholen Sie die Blöcke 3- bis 5mal, je nach Belastbarkeit, Leistungsfähigkeit, aber auch Lust und Laune.	45'-75'
	Abwärmen nach dem Rad-Ausdauertraining	6'-15'

4.4.5. Schneeschuhgehen – Snowshoeing, der neue Wintertrend

Ein jahrtausend altes Fortbewegungsmittel am Schnee erlebt ein Comeback. Um der Jagdbeute zu folgen, bogen Indianer Eschenholz über dem Feuer und banden es mit Bast in eine längliche Form. Diese bespannten sie mit einem Netz aus Bast, in der Mitte spannten sie einen Lederteil ein, an welchen ihre Schuhe angebunden wurden. Auch heute werden die so genannten „Originals" noch ähnlich hergestellt. Genauso wie damals werden sie auch jetzt noch von Jägern verwendet. Unsere Zeit, die von Hektik, Lärm und Menschenansammlungen gekennzeichnet ist, verlangt nach neuen Rückzugsgebieten. Rückzug zur Ruhe, Stille und zum Alleinsein. Der Schneeschuh bietet Ihnen die Möglichkeit dazu. Auch mit den traditionellen Wintersportgeräten wie Alpinskier, Tourenski und Langlaufski kann man der Hektik entfliehen und verschneite Gipfel erklimmen. Aber oben angelangt gilt es, den Berg hinab zu fahren. Viele nicht so versierte Skifahrer und ältere Sporteinsteiger scheuen dieses Abfahren und verzichten deshalb auch auf den Aufstieg. Sie bleiben zu Hause, und der Winter wird für Sie zu einer Zeit der

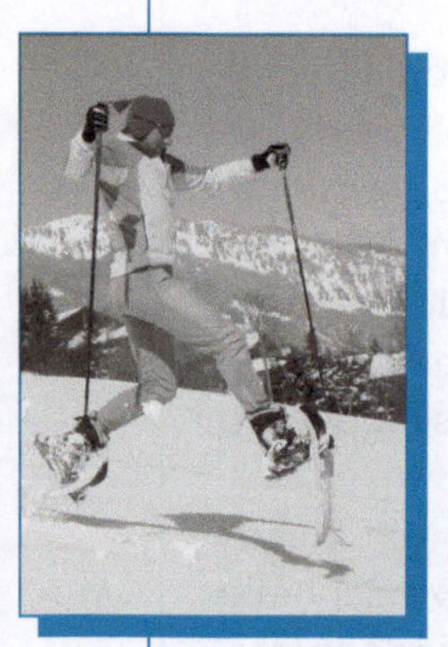

Inaktivität. Genau für Sie ist der Schneeschuh das Wintersportgerät der Wahl. Neben beeindruckenden Naturerlebnissen tanken Sie auch noch Fitness. Wie beim Nordic-Walking gelingt es Ihnen ganz leicht, die Herzfrequenz im optimalen Ausdauerbereich zu halten. Arm- und Beinmuskulatur werden gekräftigt, der Rücken hervorragend entspannt.

Körperliche Anforderungen – welche Fähigkeiten sollen Sie mitbringen

Hier liegt der größte Vorteil des Schneeschuhgehens: Sie können auch als völlig Untrainierter ohne viel Ausdauer und Kraft mit den Schneeschuhen in die Natur. Auch Ihre koordinativen Fähigkeiten, wie zum Beispiel das Gleichgewicht, müssen noch nicht gut trainiert sein. Von Vorteil ist es, wenn Sie über eine Wettereinschätzung, etwas Schneekunde und Orientierungsfähigkeit in der freien Natur verfügen. Haben Sie noch keine derartigen Erfahrungen, beginnen Sie mit kleinen Wanderungen in bekanntem Gebiet. Es gibt also keine Ausrede es nicht zu versuchen. Tun Sie es – Schneeschuhwandern tut gut!

Trainingseffekt – was bewirkt Schneeschuhgehen

Ihre Ausdauer wird verbessert, wenn Sie sich während der Wanderung im Sauerstoffgleichgewicht zwischen 60 und 80 % ihrer Herzfrequenzreserve bewegen. Die Kraft wird schonend für Ihre Gelenke optimal entwickelt, weil der Schneewiderstand Ihre Beinmuskulatur erheblich fordert, und Ihre Armmuskulatur den Stockschub bewältigt. Die Diagonalbewegung der Arme und Beine bedingt eine Mitarbeit der Rückenmuskulatur, kräftigt somit den Rücken und löst Verspannungen. Da die Natur stets neue Bewegungsherausforderungen bietet, werden auch die koordinativen Fähigkeiten, wie Reaktion und Differenzierung, geschult. Dies wirkt sich im Alltag positiv auf die Sturzprophylaxe aus. Ein erwähnenswerter Effekt ist auch der hohe Energieverbrauch beim Schneeschuhgehen, der sich aus dem Schneewiderstand und dem hohen Anteil der beteiligten Muskulatur ergibt. Grob abgeschätzt verbrauchen Sie pro Stunde je nach Steigung, Tempo und Körpergewicht zwischen 400 und 800 Kilokalorien.

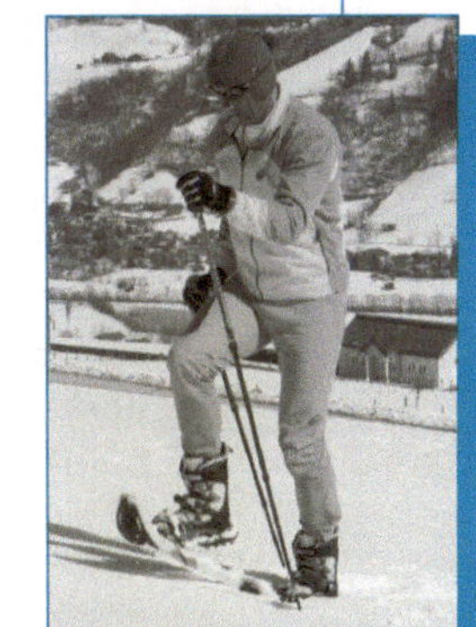

Ausrüstung – was brauchen Sie zum Schneeschuhgehen

Sie brauchen Schneeschuhe, spezielle Schuhe, Stöcke sowie die passende Kleidung. Weiters empfehlenswert sind ein Rucksack, Thermobehälter für warme Getränke und im extremen Gelände auch Utensilien zu Ihrer Sicherheit.

- **Schneeschuhe:** Drei Typen von Schneeschuhen werden am Markt in drei Größen angeboten – Originals, Classics und Moderns. Der Schneeschuh der Indianer und Trapper, „*Original*", besteht auch heute noch aus einem Holzrahmen und ist eher den Traditionsbewussten zu empfehlen. Die „*Classics*" bestehen aus einem Aluminiumrahmen, einer Kunststoffbespannung mit einer seitlich hoch gezogenen Bindungssohle für den Schuh und zumeist einer Ratschenbindung, welche die Schuhe gut fixiert. Unter der Bindungsspitze und meist auch unter der Ferse befinden sich Harschkrallen, welche bei fester Schneeunterlage bergauf und bergab guten Halt bieten. Der fitnessorientierte Schneeschuhwanderer im leichten und mittleren Gelände ist mit den Classics gut beraten. Die drei angebotenen Größen werden dem Körpergewicht angepasst. Speziell für schweres Gelände und den Alpineinsatz konstruiert sind die *„Moderns"*. Meist aus Kunststoff gefertigt, mit gut fixierender Bindung und tief greifenden Harschkrallen ausgestattet.

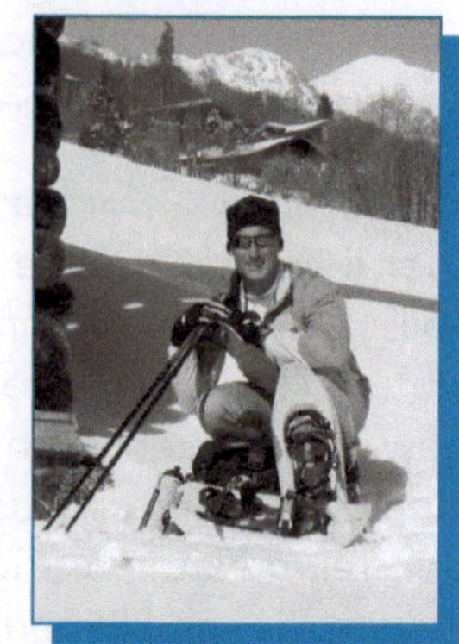

- **Der Schuh für den Schneeschuh:** Für den Einsteiger sind feste und wasserdichte, über den Knöchel reichende Winterwanderschuhe ausreichend. Fortgeschrittene wählen die speziell für Schneeschuhe gebauten Winterstiefel, die hervorragend gegen Kälte und Nässe schützen und an der Seite eigens verstärkt sind. Im Schuh schützen Sie ein dünner und darüber ein dicker Socken vor Kälte und Wundscheuern. Auch das vorbeugende Eincremen mit Hirschtalg wirkt Wunder.
- **Stöcke:** Bergauf wird damit geschoben, in der Ebene marschiert man mit ihnen wie beim Nordic Walken, und bergab helfen sie das Gleichgewicht zu halten. Weil die Stöcke ebenso unterschiedlich eingesetzt werden, empfehlen sich Teleskop-Stöcke mit zwei, besser mit drei Teilen. Zur Längeneinstellung dient die Faustformel: Der Unterarm soll leicht nach oben zeigend vor dem Körper eingesetzt werden, wenn der Stockteller auf der Höhe der gegenüberliegenden Ferse eingesetzt wird. Der Stockgriff mit der Schlaufe ist wie beim Langlaufstock so konstruiert, dass hinter dem Körper die Hand geöffnet werden kann ohne die Stockkontrolle zu verlieren. Anders als beim Langlauf- oder Alpinstock ist der Teller am Stock hier sehr groß. Die Teleskoprohre müssen sich gut fixieren lassen.
- **Kleidung:** Beim Schneeschuhgehen sind Sie wie bei allen Wintersportarten nach dem Schichtprinzip gekleidet. Mehrere dünne Schichten von funktioneller Unter- und Oberwäsche schützen vor Kälte, Wind und Nässe und lassen den Schweiß optimal nach außen verdampfen. Handschuhe schützen vor Kälte und gegen Wundscheuerung. Der Rucksack ist Teil der Bekleidung und sollte funktionell sein, um das Schwitzen zuzulassen. In diesem sollte sich in jedem Fall eine Thermoskanne mit einem warmen Getränk befinden, weil man bei Kälte viel Flüssigkeit verbraucht. Trinken Sie pro Stunde zirka einen Liter Flüssigkeit, die idealerweise mit Mineralstoffen angereichert ist. Beachten Sie, dass viel Wärme über den Kopf, aber auch über die Augen abgegeben wird. Daher sind Kopfbedeckung und Brillen ein Muss gegen Kälte und Sonne.

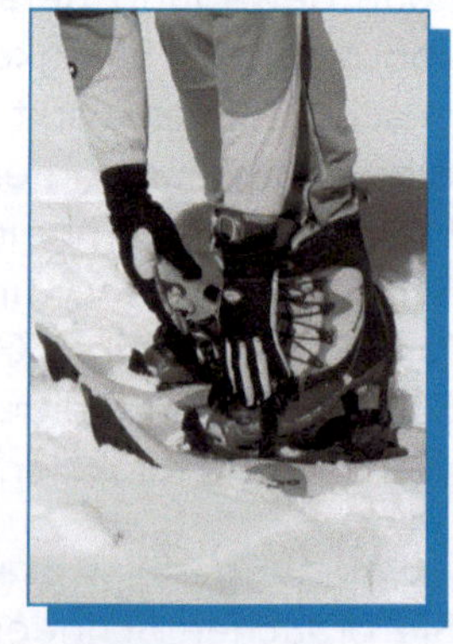

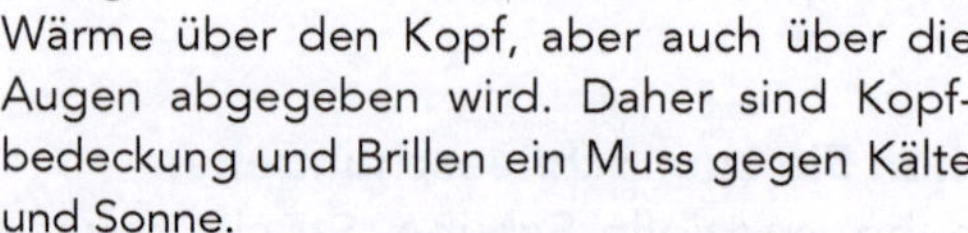

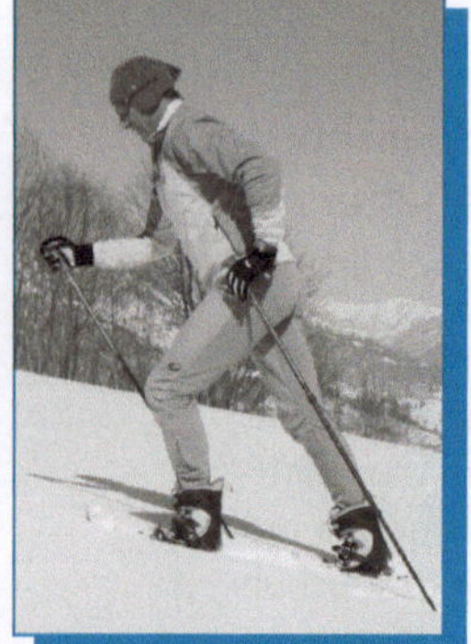

Technik des Schneeschuhgehens – was Sie lernen sollen

In der Ebene und im leichten Anstieg gehen Sie wie beim Nordic-Walking und beim Skiwandern im Diagonalschritt. Der Stock wird vorne so eingesetzt, dass der Arm im Ellenbogen leicht gebeugt ist, und der Stock seitlich neben den Füßen in der Mitte zwischen Ferse und Fußspitze eingesetzt wird. Das vordere Knie ist gebeugt, der Stockschub wird bis nach hinten

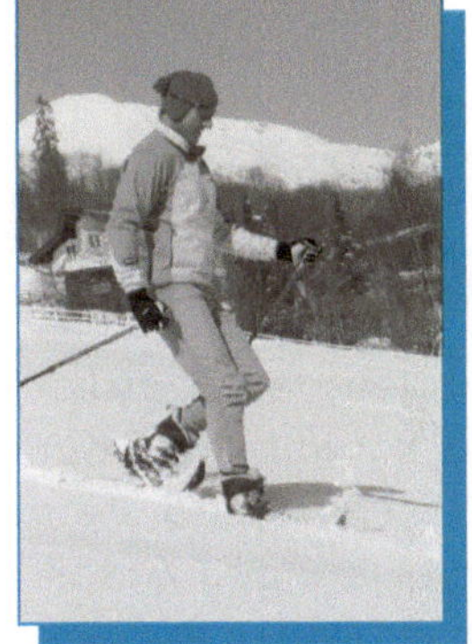

zum gestreckten Arm durchgeführt. **Im Aufstieg** wird die Schrittlänge deutlich verkürzt, der Diagonalrhythmus bleibt bestehen, jedoch werden die Stöcke nur mehr vor dem Körper eingesetzt. **Bei Querungen** im weichen Schnee versucht man die Schneeschuhe seitlich einzukanten. Im harten Schnee werden die Schneeschuhe plan aufgesetzt, damit die seitlichen Harschkrallen greifen. Querungen auf vereisten Pisten oder sehr steile Querungen werden durch Seitstellschritte bewerkstelligt, wobei die Schneeschuhspitzen nach oben zeigen. Beim Abstieg wird in leichter Rückenlage und mit leicht angewinkelten Knien gegangen. Wenn Sie fortgeschritten sind, können Sie auch mit kleinen Gleit- oder Laufschritten absteigen. Beim Schneeschuhgehen legen Sie Ihre Route selbst fest, was man **„spuren"** nennt. Die Aufstiegsspur soll mit möglichst gleich bleibender Steigung angelegt werden, dies wird im welligen Gelände durch leichte Serpentinen erreicht. Ist man in Gruppen unterwegs, spurt der Routiniertere oder Konditionsstärkere.

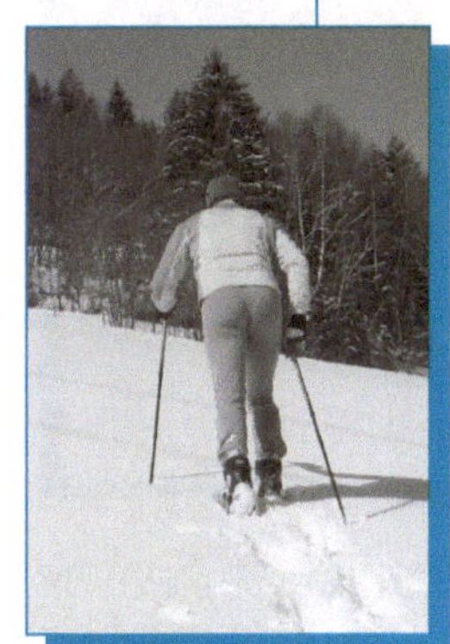

Tipps zum Training – was ist zu beachten

- ✔ Die ersten 15 Minuten dienen dem Aufwärmen und dem Einstellen auf die Belastung. Hierfür wählt man ein flaches Gelände, oder wenn dies nicht möglich ist, spurt man in diesem Zeitraum in groß ausholenden Serpentinen.
- ✔ Machen Sie im steilen Anstieg keine allzu großen Schritte, sonst verlässt Sie zu schnell die Kraft in den Beinen.
- ✔ Beachten Sie, dass Sie nicht in den Bereich der maximalen Herzfrequenz kommen, da Sie dabei Ihre Muskeln stark übersäuern, und dann die Kraft und Koordination enorm leiden.
- ✔ Wenn Sie in Gruppen gehen, gibt der Leistungsschwächste das Tempo vor.
- ✔ Wollen Sie, dass jeder auf sein Trainingspensum kommt, vereinbaren Sie auf einzelnen Streckenabschnitten für die Besseren Umwege.
- ✔ Trinken Sie viel und regelmäßig alle 20 Minuten.
- ✔ Wenn Sie in Ihrem Trainingsbereich marschieren, werden Sie auch schwitzen und müde werden. Planen Sie zirka jede Stunde eine Erholungspause ein. Für einen längeren Abstieg nehmen Sie frische Unterbekleidung mit.
- ✔ Da Sie beim Schneeschuhgehen bis zu 1500 Kilokalorien verbrauchen können, planen Sie bei mehr als zweistündigen Touren Verpflegungspausen mit ein.

4.4.6. Skiwandern – Winterfitness für Sporteinsteiger

Wenn sich in den letzten Jahren der Trend Nordic-Walking so klar und deutlich durchgesetzt hat, dann haben wir hier genau das winterliche Pendant für Sie. Skiwandern bedeutet auf zwei Skiern in der Loipe zu gehen. Damit ist Skiwandern unter dem Gesichtspunkt der Trainingswirkungen dem Nordic-Walking im Sommer gleichzusetzen, dazu kommt aber der Vorteil des Gleitens. Beim Diagonalwanderschritt sind stets beide Skier in der Spur, und Sie gleiten mit geringen Anforderungen an Ihre Gleichgewichts- und Kraftfähigkeiten auf beiden Skiern. Hier liegt der Unterschied zum Skilanglaufen, wo Sie beim Diagonallanglaufschritt auf einem Ski gleiten. Haben Sie dieses Gleichgewicht für das Gleiten auf einem Ski und die für den Abdruck notwendige Kraft nicht, ist Skiwandern genau das Richtige für Sie. Aber vielleicht sind Sie schon im nächsten Winter nach ausreichendem Konditions- und Koordinationstraining als Skilangläufer in der Loipe unterwegs. Das Skilanglaufen ist gewissermaßen das Gegenstück zum Nordic-Running im Sommer, bei dem Sie mit Stöcken laufen, und wobei auch ein höherer Kraftaufwand als beim Nordic-Walking erforderlich ist. Der Winter bietet aber auch abseits der Loipen mit „Back-Country-Skiing" eine weitere Möglichkeit Fitness zu tanken und die Natur zu genießen. Dafür wurden eigens Skier konstruiert, die deutlich kürzer als die traditionellen Wanderski sind und sowohl hinten als auch vorne breiter sind, um nicht im Schnee zu versinken. Diese „Skigleiter" funktionieren jedoch auch in der Loipe sehr gut. Daher können Sie mit diesem neuem Wintersportgerät ohne viel Lernaufwand im gespurten Gelände und abseits der Loipen die Natur genießen. Übrigens; nehmen Sie Ihre Familie und Freunde mit zum Skiwandern – gemeinsam erlebt ist die Winterlandschaft noch schöner.

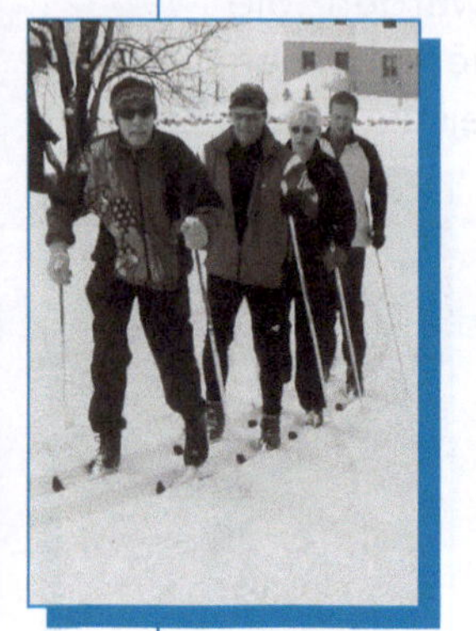

Körperliche Anforderungen – welche Fähigkeiten sollen Sie mitbringen

Wie Nordic-Walking ist Skiwandern die ideale Sportart für „Noch-nicht-so-Trainierte". Besonders geeignet ist es auch für ältere Sporteinsteiger, da das Gleiten auf den Skiern geringe Stoß- und Druckbelastungen auf die Gelenke ausübt. Sie brauchen noch keine gute Ausdauer, Kraft und Beweglichkeit, weil Sie genau diese konditionellen Fähigkeiten beim Skiwandern entwickeln. Ein Grundmaß an koordinativen Fähigkeiten, wie Gleichgewichts- und Rhythmisierungsfähigkeit, ist beim Erlernen und Ausüben des Skiwanderns sehr hilfreich. Es ist daher empfehlenswert, vor dem Einstieg in das Abenteuer Skiwandern einmal wöchentlich ein Koordinationstraining, zum Beispiel ein Programm auf einer Balancescheibe oder einem Wippbrett, zu absolvieren. Aber auch Stepp-Aerobic mit koordinativen Trainingselementen oder eine Skigymnastik erleichtern Ihnen den Einstieg ins Skiwandern.

Trainingseffekt – was bewirkt Skiwandern

Skiwandern, eine der effektivsten Ausdauertrainingsformen für Sporteinsteiger. Wenn Sie es richtig anlegen, läuft das Herz-Kreislaufsystem über mehrere Stunden im optimalen Gesundheitsbereich von 60 bis 80 % der maximal möglichen Herzfrequenz. Mit wenigen Sportarten können Sporteinsteiger wirksamer Ausdauer trainieren ohne dabei die Gelenke über zu strapazieren und die Muskulatur zu überfordern. Wenn Sie dabei auch noch die Intensität im unteren Trainingsbereich von 60 bis 70 % der optimalen Herzfrequenz halten, wird neben dem Herz der Fettstoffwechsel in der Muskulatur bestens trainiert. Dieser Muskelbrennstoff kommt aus den Fettdepots von „Bauch, Bein, Po" und weiteren Sorgekindern eines figurbewussten Skiwanderers. Beim Skiwandern sagen Sie diesen Problemzonen gehörig den Kampf an.

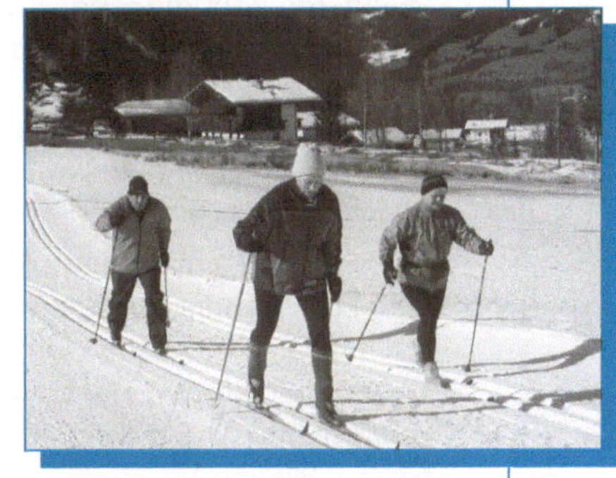

Und dann ist da noch der wichtige Krafttrainingseffekt. Um beim Skiwandern vorwärts zu kommen, aber auch um das Gleichgewicht auf den Skiern zu halten, setzen Sie bis zu 90 % Ihrer Muskeln ein. Daher ist Skiwandern auch ein hervorragendes Krafttraining. Besonders für die Rückenmuskulatur ist die Diagonalbewegung des Skiwanderschrittes kräftigend und wohltuend. Unterschätzen Sie auch den Trainingseffekt für die koordinativen Fähigkeiten nicht, da in der Loipe stets neue Bewegungsanforderungen auf Sie warten. Abschließend sei noch der Energieverbrauch erwähnt, der beim Skiwandern je nach Geschwindigkeit zwischen 350 und 750 Kilokalorien pro Stunde liegt.

Ausrüstung – was brauchen Sie zum Skiwandern

Mit den passenden Wanderskiern für Ihre Körpergröße und vor allem Ihr Gewicht, mit Stöcken, Schuhen und einer funktionellen Wintersportkleidung sind Sie richtig ausgerüstet. Mit dem oben genannten Paket erstehen Sie eine der billigsten Wintersportausrüstungen. Ab zirka 150 Euro können Sie ein Skiwanderset erwerben, für die restliche Ausrüstung wie Schuhe und Bekleidung müssen Sie weitere 150 Euro einkalkulieren.

- **Wanderski:** Der Wanderski ist in drei Zonen geteilt: Hinten und vorne befindet sich die so genannte Gleitzone und in der Mitte unter der Bindung die Abstoßzone. In dieser Abstoßzone sorgen beim Wanderski mechanische Steighilfen, zumeist in Schuppenform, dafür, dass Sie beim Abdruck im Schnee Halt finden und so vorwärts kommen. Die Länge des Wanderskis wird 10 bis 15 cm über Körpergröße gewählt. Der Wanderski ist zwischen 5 und 6 cm breit und unterscheidet sich hier deutlich vom wesentlich schmäleren Langlaufski. Das wichtigste Unterscheidungskriterium zwischen Langlauf- und Wanderski ist die Skispannung. Beim Wanderski muss die Skispannung so auf Ihr Körpergewicht abgestimmt gewählt werden, dass beim Gleiten auf zwei Skiern, zum Beispiel in der Abfahrt, die Abstoßzone keinen Schneekontakt hat. Wenn Sie auf einem Ski abstoßen, muss die Abstoßzone am Schnee aufliegen. In gut sortierten Fachgeschäften stehen daher Wanderski mit verschiedenen Skispannungen für Sie zur Auswahl.

Exkurs – „Papierstreifentest" zur Auswahl des Wanderskis: Auf einer ebenen Unterlage stehen Sie mit beiden Füßen in der Mitte des zur Wahl stehenden Wanderskis. Jetzt lässt sich ein Papierstreifen unter der gesamten Abstoßzone frei bewegen. Danach stehen Sie auf einem Ski. Jetzt darf sich der Papierstreifen unter der Abstoßzone nicht mehr bewegen, da der gesamte Ski völlig auf der Unterlage aufliegt.

- **„Skigleiter":** Ein neuartiger Wanderski. Er ist deutlich kürzer als der traditionelle Wanderski und im Gegenzug vorne und hinten in den Gleitzonen sehr breit gebaut. Die Zoneneinteilung in Abstoßzone und Gleitzone ist wie beim Wanderski. Die passende Skilänge ist im Vergleich zum Wanderski deutlich kürzer, da der „Gleitski" aufgrund der starken Taillierung viel Auflagefläche hat. Wählen Sie daher diese neuartigen Wanderski von 20 cm unter bis zu Ihrer Körpergröße.
- **Skiwanderstock:** Die Länge des Wanderstocks wird so gewählt, dass er im aufrechten Stand auf festem Boden bis genau unter Ihre Achsel reicht. Wählen Sie den Stock auf keinen Fall länger, denn ansonsten würde es Ihnen schwerer fallen, die richtige Technik zu erlernen. Die modernen Griff- und Schlaufensysteme sind unbedingt zu empfehlen, denn Sie umschließen die Hand weich, haben keine Druckstellen und ermöglichen es, den technisch richtigen Stockschub bis ganz nach hinten durchzuführen. Wollen Sie den Stock auch im Gelände verwenden, achten Sie auf einen entsprechend großen Stockteller.
- **Skiwanderschuhe:** Der über die Knöchel reichende Schuh ist in der Sohle in Längsrichtung leicht zu biegen, lässt sich jedoch seitlich kaum verdrehen. Probiert wird mit zwei Paar Socken, vorne sollte ein Zentimeter Platz bleiben, um blaue Zehen zu verhindern, hinten schützt ein ausgezeichneter Fersensitz vor Blasenbildung. Gute Skiwanderschuhe sind zweischalig aufgebaut und haben einen wasserfesten Außenmantel, der sich um den Knöchel wie eine Gamasche schließen lässt.

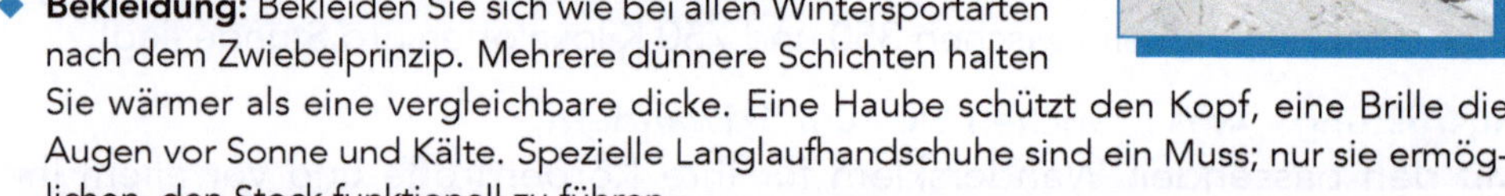

- **Bekleidung:** Bekleiden Sie sich wie bei allen Wintersportarten nach dem Zwiebelprinzip. Mehrere dünnere Schichten halten Sie wärmer als eine vergleichbare dicke. Eine Haube schützt den Kopf, eine Brille die Augen vor Sonne und Kälte. Spezielle Langlaufhandschuhe sind ein Muss; nur sie ermöglichen, den Stock funktionell zu führen.

Technik des Skiwanderns – mit dem richtigen Schritt geht's leichter

Folgende Techniken sollten Sie erlernen, um erfolgreich in gespurten Loipen oder abseits der Loipen auf Skiern zu wandern:

- Im **Skiwander-Diagonalschritt** bewältigen Sie Anstiege und flache Passagen. Ähnlich dem Nordic Walking werden die Stöcke wechselseitig zu den Beinen eingesetzt. Entscheidend ist – und hier liegt der häufigste Technikfehler –, die Stöcke vorne mit gebeugten Armen einzusetzen. Dabei wird der Stock auf Höhe des gegenüberliegenden Fußes eingestochen. Auf diese Weise kann die Stockschubphase aktiv bis nach hinten geführt werden. Der Stock soll die Muskelkraft in eine Vorwärtsbewegung übersetzen und nicht wie ein Gehstock vorne eingesetzt werden, um das Gleichgewicht zu sichern. Bei der Beinarbeit gilt wie bei der Armarbeit: das Bein wird aktiv nach hinten gestreckt und nicht nach vorne geschoben. Beachten Sie, dass der Oberkörper leicht nach vorne gebeugt ist.

- Leicht fallendes Gelände wird im **Doppelstockschub** zurückgelegt. Zuerst wird die Hüfte gebeugt, so dass der Oberkörper fast waagrecht liegt, anschließend setzen die Arme den Doppelstockschub fort. In dieser Technik kann sich die Beinmuskulatur erholen, und die Bauch-, Rücken- und Armmuskulatur kommen verstärkt zum Einsatz.
- Im steilen Anstieg setzen Sie den **Grätenschritt** ein. Je steiler der Anstieg, desto mehr werden die Ski ausgestellt. Gehen Sie langsam bergauf, um sich nicht zu überfordern.
- Abfahrten werden in der Hocke absolviert. Wenn es zu schnell wird, bremsen Sie mit dem **Pflug**. Enge Kurven werden im **Pflugbogen** gefahren.

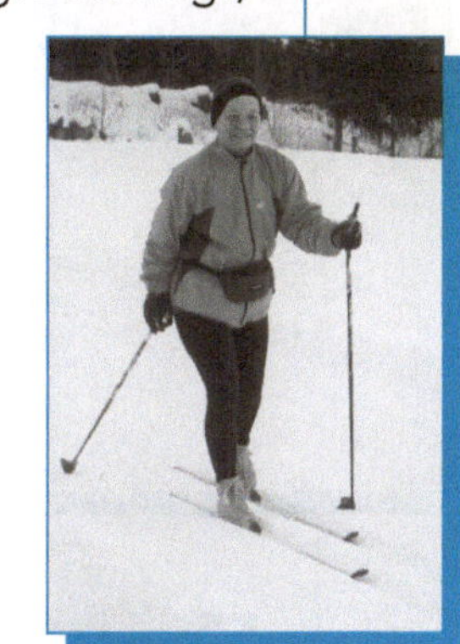

Tipps zum Training – was sollen Sie beachten

- ✔ Im Sinne von Sicherheit und Sturzvorbeugung ist es empfehlenswert, alle oben angeführten Skiwander-Techniken, aber insbesondere die Abfahrtstechniken, im abgesicherten Übungsgelände unter Übungsanleitung zu erlernen.
- ✔ Da beim Skiwandern viele Muskeln zum Einsatz kommen, erreicht die Herzfrequenz auch bei noch nicht als sehr anstrengend empfundenen Belastungen Spitzenwerte. Es ist auch für Einsteiger empfehlenswert, Herzfrequenzmessgeräte zu verwenden, um etwaigen Überforderungen entgegenzuwirken.
- ✔ Wie bei allen Wintersportarten verlieren Sie sehr viel Flüssigkeit, besonders wenn Sie sich in Höhenlagen befinden. Trinken Sie ausreichend und auf kleine Portionen verteilt.
- ✔ Sie genießen Ihren Winterurlaub mit Skiwandern und Nordic-Cruising bei weitem mehr, wenn Sie körperlich gut vorbereitet starten. Absolvieren Sie ein mindestens vierwöchiges Einsteiger-Programm, wie sie es im Kapitel „Trainingsplanung" finden.
- ✔ Skiwandern ist auch ein hervorragendes Krafttraining für beinahe alle Ihre Muskeln. Diese geforderten Muskeln erholen sich besser und schneller, wenn Sie am Abend Regenerationsmaßnahmen setzen. Hierfür bieten sich Sauna, Dampfbad, Infrarotkabine, Wärmepackungen, Kneippanwendungen und Massage an. Auf diese Weise wird Ihr Fitnessurlaub zu einem Wellness-Urlaub.

4.4.7. Skilanglauf – das Winterfitnesstraining für Fortgeschrittene

Wir sind bei der Fitness-Sportart für Fortgeschrittene im Winter angelangt. Mit schnellen Schritten im Diagonalschritt den Hügel hoch, den Herzschlag spüren und sich der eigenen Kraft bewusst werden; oben angelangt zwei, drei kräftige Doppellstockschübe und hinein in die Abfahrt mit einer tiefen Hocke; um die Kurve im Schlittschuhschritt und weiter im rhythmischen Diagonalschritt – das

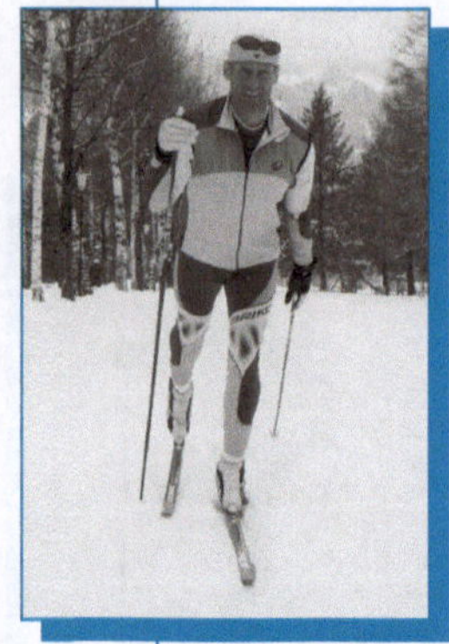

ist eine Facette des Skilanglaufs. Mit ruhigem Diagonalschritt durch die Winterlandschaft gleiten, die Atmung dem Fluss der Bewegung anpassen, den Kopf vom Alltag frei machen und den Ausgleich zu Stress und Hektik finden – das ist eine zweite Facette des Skilanglaufs. Dann ist da noch die Gesundheit: Sie suchen ein Medikament zur Senkung des Herzinfarktrisikos, gegen Bluthochdruck, Stoffwechselkrankheiten, zur Bekämpfung des Übergewichts, gegen Rückenschmerzen und Muskelschwund – versuchen Sie es mit Skilanglauf. Richtig dosiert und ausgeübt kann Skilanglauf helfen, viele gesundheitliche Probleme nebenwirkungsfrei zu lösen.

Körperliche Anforderungen – welche Fähigkeiten sind gefragt

Wenn wir Nordic-Walking mit Skiwandern verglichen haben, so ist Skilanglaufen dem Nordic-Running, Laufen mit Stockeinsatz, vergleichbar. Um im Diagonalschritt bei der klassischen Technik zu bestehen, müssen Sie über eine gehörige Portion Kraft in Beinen und in den Armen verfügen. Wer diese Kraft noch nicht hat, gleitet kurz oder gar nicht auf einem Ski. Daneben ist Ihr Gleichgewicht bei der langen Gleitphase auf einem Ski sehr gefordert. Für die Schlittschuhschritte in der freien Technik sind noch mehr Kraft und Gleichgewicht notwendig. Um in beiden Skilanglauftechniken über längere Distanzen zu kommen, ist die Ausdauer gefragt. All diese Fähigkeiten haben Sie vielleicht mit Nordic Walking, Radfahren, Laufen oder auch mit regelmäßiger Skigymnastik im Herbst bereits trainiert. Dann geht's jetzt mit Skilanglauf so richtig fit durch den Winter. Wenn Sie noch nicht so weit sind, gönnen Sie sich einen sanften Einstieg mit Skiwandern in den Winter. Bald werden Sie kräftig genug sein, um den Diagonalschritt mit freier Gleitphase zu lernen und im Gelände anzuwenden.

Trainingseffekt – was bewirkt Skilanglaufen

Skilanglaufen fördert so wie Skiwandern Ihre **Gesundheit** und verbessert die **Fitness**, weil

- Ihr Herz und Kreislauf beim richtig dosierten Skilanglaufen gefordert werden, ohne überfordert zu werden. Um eine Überforderung zu vermeiden, achten Sie auf die Herzfrequenz. Um einen optimalen Ausdauertrainingseffekt zu erzielen, laufen Sie zwischen 60 bis 90 % der maximal möglichen Herzfrequenz.
- fast alle Muskeln dynamisch im Einsatz sind, ohne dass große Belastungsspitzen einzelne Muskeln überstrapazieren. Bis zu 90 % Ihrer Muskeln werden beim Skilanglauf schonend und dennoch effektiv gekräftigt. Dieses Krafttraining in der Loipe und der Muskeleinsatz machen Sie angenehm müde. Beachten Sie dabei, dass die Ermüdung der Schlüssel zum Erfolg ist und die Erschöpfung vermieden werden muss. Eine positive Botschaft noch

dazu: Bei keiner Sportart verbrauchen Sie derart viele Kalorien wie beim Skilanglaufen. Bis zu 1500 Kilokalorien werden beim Skilanglaufen pro Stunde verbraucht. Da können Sie sich das Abendessen dann so richtig schmecken lassen.

- viele Gelenke beim Skilanglaufen optimal mobilisiert werden ohne Überbelastungen in den Gelenksendpositionen. Daneben sorgt die stoßfreie Gleitbewegung für eine niedrige Gelenksspitzenbelastung während der rhythmischen Bewegung.
- die Diagonalbewegung die Wirbelgelenke mobilisiert und die Rückenmuskulatur kräftigt. Arm- und Beinmuskulatur sorgen für den Vortrieb, während die Rücken- und Bauchmuskulatur die Kraftübertragung auf den Schnee sichern. Vor allem durch den diagonalen Krafteinsatz bei der klassischen Technik werden verspannte Muskeln gelöst und können Rückenschmerzen erfolgreich bekämpft werden.

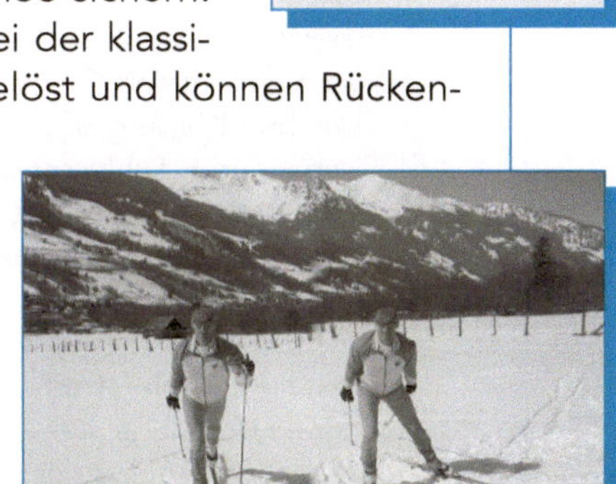

Ausrüstung – was brauchen Sie zum Skilanglaufen

Als findige Spitzenskilangläufer vor etwa 30 Jahren entdeckten, dass man im Schlittschuhschritt, wie ihn die Eisschnellläufer praktizieren, am Langlaufski schneller vorwärts kommt als mit dem Diagonalschritt, war es mit dem Einerlei vorbei. Heute präsentiert sich der Langlaufsport mit zwei Technikarten: der klassischen und der freien Technik. Neben dem Skilanglauf mit seinen beiden Techniken gibt es das Skiwandern.

Für die beiden Skilanglauf-Techniken gibt es jeweils eigene Skier, Bindungen, Schuhe und Stöcke. Nachfolgend stellen wir Ihnen die wichtigsten Ausrüstungsgegenstände eines Skilangläufers für die klassische und freie Technik vor.

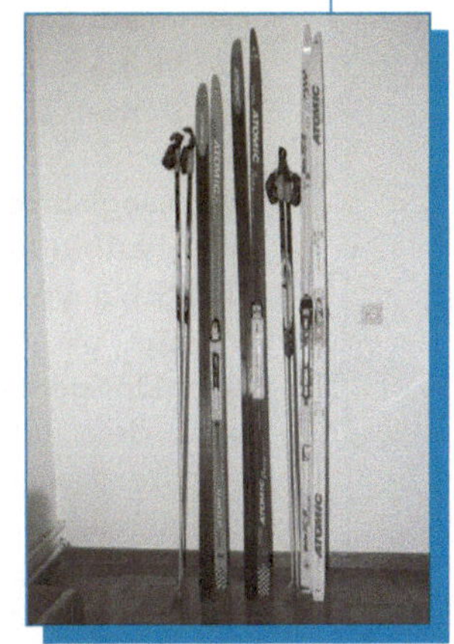

- **Der Langlaufski:** Beim Kauf eines Langlaufskis müssen Sie folgende Kriterien beachten: Skityp, Skibreite, Skilänge und Skispannung. Lassen Sie sich im Fachgeschäft entsprechend beraten und nehmen Sie sich auch genug Zeit, die Artikel für Sie passend auszuwählen.
- **Skitypen:** Entsprechend den beiden Techniken stehen zwei Skitypen zur Wahl. Wollen Sie im Diagonalschritt und Doppelstockschub in gespurten Loipen laufen, wird der „Classic-Ski" genommen. Wählen können Sie zwischen einem Wachsski oder einem Ski mit Steighilfen. Unser Tipp: Wenn es Ihnen nicht um Sekunden und Minuten geht und wenn Sie keine Wettkämpfe bestreiten wollen, nehmen Sie den Steighilfenski. Die neuen Modelle, zumeist sind es so genannte Schuppenski, gleiten und steigen gut und Sie ersparen sich das zeit-

aufwendige Auftragen von Steigwachs. Der sportlich ambitionierte Skilangläufer entscheidet sich für den Wachsski und kauft sich ein Wachsset mit Steigwachsen. Neu am Markt sind die **„Skigleiter"**, die es neben dem Wanderski auch als Langlaufski gibt. Sie sind deutlich kürzer als die traditionellen Ski und im Gegenzug vorne und hinten in den Gleitzonen sehr breit gebaut.

- Wer sich für die freie Technik entscheidet, braucht einen „Skating-Ski". Dieser Skityp hat eine durchgehende Gleitzone.
- Skibreite: Die Skibreite hängt von Ihrer sportlichen Ambition ab und wird über die Zielgruppeneinteilung bestimmt. Wenn Sie sportlich laufen wollen, sind die sehr schmalen Rennski das Modell der Wahl. Fitnessambitionierte entscheiden sich für den Sportski mit einer mittleren Breite. Genussläufer und Gesundheitssportler nehmen den breiteren Allroundski.
- Skilänge: Die Körpergröße ist das Hauptkriterium für die Wahl der Skilänge. Das Körpergewicht sollte in die Längenwahl jedoch miteinfließen. Schwere Personen sollten einen eher längeren Ski wählen, leichte wählen einen kürzeren Ski. Skier für die klassische Technik sollten 10 bis 25 cm über der Körpergröße, „Skigleiter" werden kürzer genommen, 20 cm unter bis zu Ihrer Körpergröße. Skating-Ski sollen 0 bis 10 cm über Ihrer Körpergröße liegen.
- Skispannung: Schlussendlich zum wichtigsten Auswahlkriterium, welches jedoch für die Funktionstüchtigkeit des Langlaufskis ausschlaggebend ist. Nur wenn die Skispannung zum Läufer passt, ist das Wechselspiel zwischen Abstoß und Gleiten möglich. Eine Möglichkeit, um noch vor dem Kauf zu kontrollieren, ob die Skispannung zum Körpergewicht passt, ist die Papierstreifentestmethode.

  Exkurs – „Papierstreifentest" zur Auswahl des klassischen Langlaufskis: Auf einer ebenen Unterlage stehen Sie mit beiden Füßen in der Mitte des zur Wahl stehenden klassischen Langlaufskis. Jetzt lässt sich ein Papierstreifen unter der gesamten Abstoßzone frei bewegen. Danach stehen Sie auf einem Ski. Im Unterschied zu Wanderski muss der Papierstreifen unter der Abstoßzone sich jetzt noch hin- und herschieben lassen, den beim Langlaufen gleiten Sie auch auf einem Ski. Erst wenn Sie auf einem Ski einen Abdruck simulieren, soll der Papierstreifen unter der Abstoßzone eingeklemmt werden.

- **Der Langlaufstock:** Der Griff sollte leicht nach vorne gebogen sein. Die Griffschlaufen sollen die Hand weich und möglichst eng umschließen. Ein Klettverschluss erleichtert das exakte Einstellen damit der Stock sicher geführt werden kann. Viele Langläufer verwenden zu lange Stöcke. Dadurch werden sie von Anfang an am richtigen Erlernen der Technik behindert. Zur Wahl der Stocklänge: Stöcke für die klassische Technik reichen bis unter die Achsel. Die Skatingstöcke reichen bis zum Kinn.
- **Der Langlaufschuh und die dazu passende Langlaufbindung:** Im Fachhandel werden drei Schuhtypen angeboten: Klassik-Schuhe müssen biegesteif und verwindungssteif sein. Der geringste Biegewiderstand muss unter dem Ballen sein, um beim Abrollen eine Überbeanspruchung der Zehengelenke zu verhindern. Zu harte Schuhe führen zu Blasen an den Zehen, zu steife setzen den dynamischen Abdruck nicht optimal auf den Schi um. Skating-Schuhe reichen weit über den Knöchel und stabilisieren das Sprunggelenk. Um Langläufer, die sowohl in der klassi-

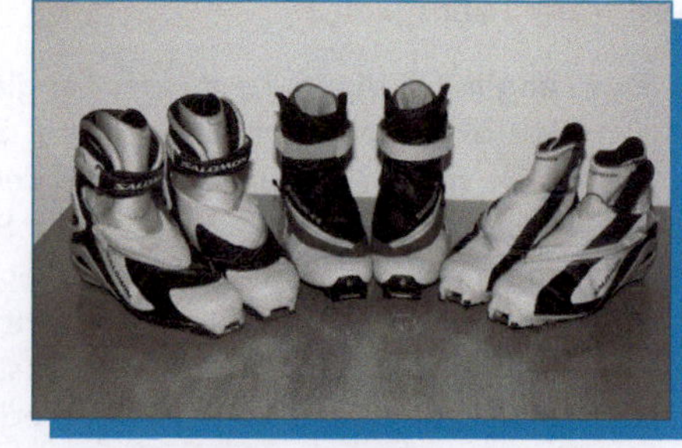

schen, als auch in der freien Technik laufen wollen, den Kauf von zwei Schuhpaaren zu ersparen, wurden Kombinationsmodelle konstruiert. Die Langlaufbindung ermöglicht ein Abrollen des Fußes bei guter Skikontrolle. Es gibt Bindungen für die klassische und die freie Technik.

- **Die Langlaufbekleidung:** Oberster Grundsatz im Bezug auf Langlaufbekleidung ist das „Zwiebelprinzip": Mehrere dünne Schichten (Schalen wie bei der Zwiebel) halten optimal warm, gewährleisten die notwendige Bewegungsfreiheit und lassen sich vor allem der langlaufspezifischen Belastungssituation anpassen, das heißt, es ist möglich, beim Bergauflaufen Kleidungsstücke abzunehmen, um nicht zu viel zu schwitzen. Geht es über längere Strecken bergab, zieht man die Kleidungsstücke wieder über.

Technik des Skilanglaufens – was Sie lernen sollen

„Wer laufen kann, kann auch Skilanglaufen" - dieser oder ähnliche Slogans werben oftmals für den Skilanglauf. Diesem Satz können wir nicht beipflichten. Denn Skilanglaufen hat wenig mit Laufen gemein. Vielmehr ist es bei der klassischen Technik im Diagonalschritt ein fein zu erfühlendes Wechselspiel zwischen Abdruck vom „stehenden" Ski und Gleiten auf dem „fahrenden" Ski. Bei der freien Technik ist es im Schlittschuhschritt grundlegend anders. Der Abdruck wird von der Kante des gleitenden Skis geführt. Diese Abdruckkraft droht den Läufer seitlich aus der Laufrichtung zu werfen. Richtiges Skilanglaufen will gelernt sein, soll ständig verbessert werden und will als Krönung der Technikbeherrschung variabel im Gelände angewandt werden. Auch die weltbesten Skilangläufer beschäftigen sich ständig mit Techniktraining. Es ist notwendig, die technischen Fertigkeiten immer wieder auf's neue an das individuell aktuelle Niveau konditioneller Fähigkeiten, an das verwendete Material und an die momentanen Schnee-, Wachs- und Spurenverhältnisse anzupassen. Die wichtigsten klassischen Schritt-Techniken sind:

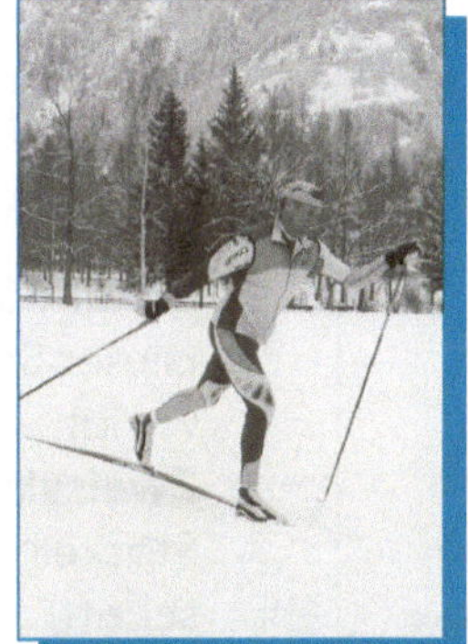

- **Diagonalschritt mit freier Gleitphase:** Dieser Schritt ist gekennzeichnet durch den Abdruck vom stehenden Ski, durch ein Gleiten auf dem sich vorwärts bewegenden Ski und durch die Kreuzkoordination des Arm-Bein-Einsatzes.
- **Doppelstockschub ohne Zwischenschritt:** Bei gestreckten Beinen schieben beide Arme an. Die Rumpfmuskulatur unterstützt den Armschub.

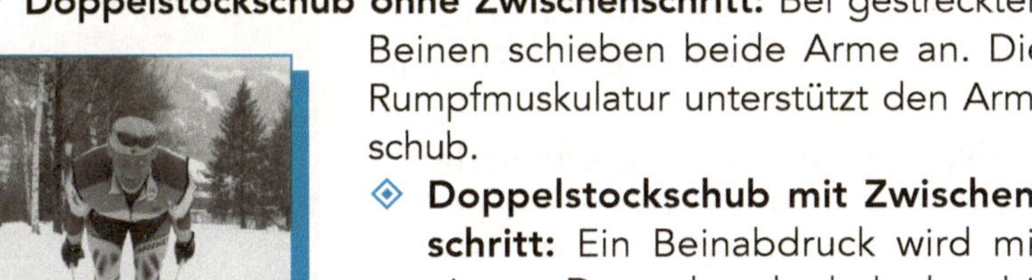

- **Doppelstockschub mit Zwischenschritt:** Ein Beinabdruck wird mit einem Doppelstockschub kombiniert.
- **Abfahrtstechniken:** Abfahrten werden entweder in der Spur oder außerhalb der Spur im Pflug oder mit Schwüngen bewältigt.

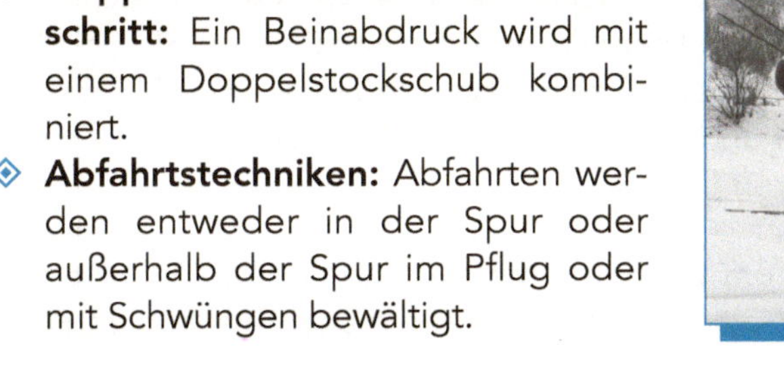

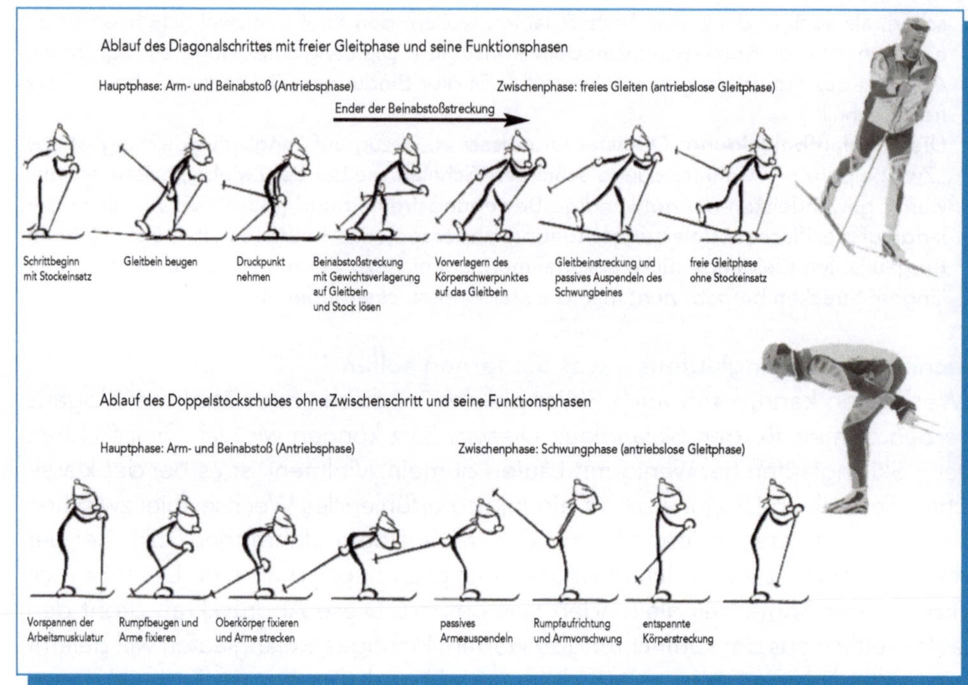

Abb. 53: Die Phasenstruktur des Diagonalschrittes mit freier Gleitphase und des Doppelstockschubes mit den zugeordneten Funktionsphasen (Bildreihen: Grafik:Zuckerstätter, In: Ordner „besser bewegen", 2004)

Die wichtigsten freien Schritt-Techniken:

- **Eintakt-Schlittschuhschritt:** Zu jedem Beinabstoß erfolgt der Stockeinsatz. Dieser Schritt wird in der Ebene und im leicht ansteigenden Gelände angewandt.
- **Zweitakt-Schlittschuhschritt:** Auf jeden zweiten Beinabstoß erfolgt der Stockeinsatz. Es gibt den asymmetrischen Zweitaktschritt, der im ansteigenden bis sehr steilen Gelände gelaufen wird. Der symmetrische Zweitakter wird bei hoher Geschwindigkeit im Flachen und leicht bergab eingesetzt.
- **Doppelstockschub mit und ohne Zwischenschritt:** Dieser Schritt kommt aus der klassischen Technik.
- **Abfahrtstechniken:** Mit den kürzeren Skating-Ski können auch steile Abfahrten rasant bewältigt werden und viele Schwünge des alpinen Skilauf sind anwendbar.

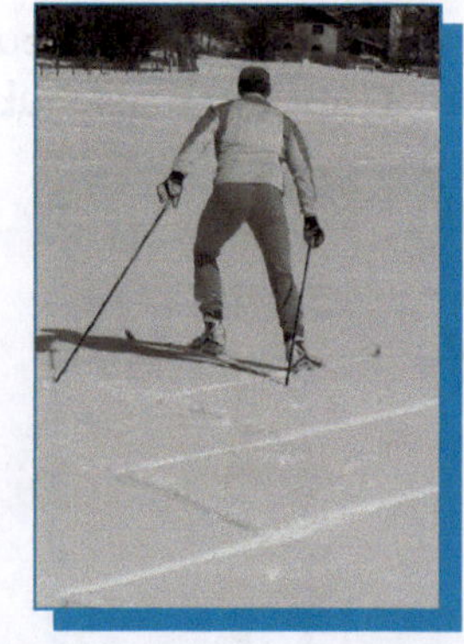

Tipps zum Training – wie Sie sich auf die Skilanglaufsaison vorbereiten

Mit vielseitigen Trainings kann man sich schon im Sommer und Herbst optimal auf die Skilanglaufsaison vorbereiten. Folgende Trainingsformen verwenden die Skilangläufer zu ihrem spezifischen Training. Daneben wird gelaufen, Rad und Mountainbike gefahren, Kraft trainiert, gedehnt und vieles mehr.

- ✔ **Skiroller:** Das Trainingsmittel der Skilangläufer in der schneelosen Zeit! Es ist quasi ein „Ski auf Rädern", um auf Asphalt in der klassischen Technik (Rücklaufsperren in den Rädern) oder in der freien Technik (ohne Rücklaufsperre, der Roller ist kürzer) laufen zu können. Mit diesem Trainingsmittel werden hauptsächlich Trainingsinhalte zur Verbesserung der spezifischen Ausdauer und der Kraftausdauer absolviert.
- ✔ **Stock-Gang = „Nordic-Walking":** Den Diagonalschritt mit gebundener Gleitphase imitierend wird mit Stöcken im flachen und leicht ansteigenden Gelände gegangen. Mit der Nordic-Walking Technik und Ausrüstung wird skilanglaufspezifisch trainiert. Das Knie ist in der Landephase leicht gebeugt. Am Ende der Abdruckphase sind Hüfte, Knie und Sprunggelenk gestreckt. Die Arme unterstützen rhythmisch den Schritt.
- ✔ **Stock-Gang bergauf = „Alpin-Walking":** Mit der Technik und der Ausrüstung des „Nordic-Walkings" werden mittlere bis steile Hänge bezwungen. Idealtypisch sind die Hänge ungefähr so steil wie eine mittelschwere Skipiste. Zu beachten ist, dass nicht die Knie hochgenommen werden, sondern die Unterschenkel flach vorgezogen werden. Die Arme unterstützen rhythmisch den Schritt.
- ✔ **Stock-Lauf = „Nordic-Running":** Den Diagonalschritt mit freier Gleitphase imitierend wird mit Stöcken im flachen und steigenden Gelände gelaufen. Die Flugphase des Laufes wird mit einem Stockabstoß verlängert.
- ✔ **Stock-Sprungschritte = „Nordic-Jumping":** Mit Stöcken werden Sprungschritte bergauf durchgeführt. Die Stöcke sind 10 bis 15 cm kürzer als die Diagonalstöcke. Der Hang sollte so steil wie eine mittlere Skipiste sein. Es werden möglichst hohe Sprungschritte mit intensivem Kniehub gemacht. Nach einem aktiven Aufsetzen des Fußes erfolgt ein explosiver Abdruck. Es wird damit vorrangig die spezifische Kraftausdauer verbessert.

5. Mit Training fit ins Alter

Der Schritt vom Sport zum sportlichen Training ist gekennzeichnet durch Regelmäßigkeit, Langfristigkeit, Systematik, Planmäßigkeit und eine klare Zielsetzung. Wenn Sie jetzt schon ein Sportler sind machen Sie quasi als Trainierender nichts Neues, Sie machen Ihren Sport eben nur unter einer festgelegten Zielvorstellung systematisch und planmäßig. Ob die nächsten Seiten für Sie von Interesse sein könnten entscheidet nicht, ob Sie viel oder wenig, kurz oder lang, moderat oder intensiv trainieren, ob Sie an Wettkämpfen teilnehmen oder nur für sich trainieren, ob Sie bereits megafit oder Trainingseinsteiger sind – entscheidend ist die Planmäßigkeit und Systematik mit der Sie an die Sache herangehen, um Ihre sportliche Leistungsfähigkeit, Ihre Fitness, aber auch Ihre Gesundheit wiederzugewinnen, zu erhalten oder zu fördern. Dabei orientiert sich Training an Ihrer sportlichen Leistungsfähigkeit. Diese steht aber mit Ihrer Belastbarkeit in direkter Wechselwirkung. Weiters beeinflusst sie Ihre Befindlichkeit in hohem Maße. Fassen wir den Begriff exakt: **Sportliches Training** ist eine Folge von sportlichen Handlungen, die vollzogen werden, um sachorientiert, planmäßig und systematisch auf die sportliche Leistungsfähigkeit und Leistungsbereitschaft einzuwirken.

Drei Merkmale kennzeichnen sportliches Training und geben den Bedeutungsinhalt vor:

1. **Sachorientierung:** Der Begriff steht für das Maßnehmen der Belastung am zu erhebenden Ist-Zustand und für die Ausrichtung des Trainings am festzulegenden Soll-Zustand. Der Ist-Zustand wird grundsätzlich im Rahmen der Trainings- und Leistungsdiagnostik bestimmt. Zielsetzungen im Bereich der Gesundheit (z. B. muskuläre Verkürzungen und Abschwächungen abbauen, Gelenksmobilitäten verbessern, Senkung des Blutdrucks oder der Blutfettwerte, Gewichtsreduktion bei Erhalt der Muskelmasse); oder/und im Bereich der Fitness (z. B. Steigerung der Ausdauer und Kraft, Verbesserung Koordination); oder/und im Bereich des Leistungssports (z. B. Marathonzeit unter 3 Stunden) legen den Soll-Zustand fest. Kern der Sache des sportlichen Trainings ist die Minimierung der Differenz zwischen Soll-Zustand und Ist-Zustand. ***Die festgelegten Ziele sind die Motivation zum Handeln, der Motor des Trainings.***
2. **Planmäßigkeit:** Nach der Sachorientierung bringt Sie planmäßiges Vorgehen vom Sport zum Training. Planmäßigkeit im Trainingsprozess liegt vor, wenn Trainingsinhalte mit der Belastungsdosierung, Trainingsmethoden und Trainingsorganisation im Vorhinein festgelegt sind (vgl. WEINECK 2000, S. 18) und wenn sich der Handelnde im Trainingsvollzug grundsätzlich an diese Vorgaben hält. Planmäßigkeit und Planung bedeutet nicht unbedingt, dass Sie auch einen Plan gefertigt haben müssen. Die Planung kann auch in Ihrem Kopf sein, ist sie jedoch nicht im Kopf oder am gefertigten Plan – ist sie nirgendwo. Verwechseln Sie Planmäßigkeit auf keinen Fall mit Unverrückbarkeit. Die Planung Ihres Trainings ist eine Orientierungsvorgabe – kein Korsett. Ein Trainingsplan muss nicht unbedingt ein »vielstündiges Belastungsprogramm« sein. Im nächsten Kapitel stellen wir Trainingspläne für Sporteinsteiger mit 3 Wochentrainingsstunden vor und diese Pläne »passen«. Die Praxis hat uns viele Male gezeigt, dass ***mit Planmäßigkeit gesetzte Ziele erreicht werden – das Erreichen gesteckter Ziele wird als Erfolg definiert.***
3. **Systematik:** Der letzte Schritt vom Sport zum Training ist die trainingswissenschaftliche Systematik. System verstehen wir als ein in sich geschlossenes, geordnetes und gegliedertes Ganzes, als eine Gesamtheit, Gefüge

von Teilen, die voneinander abhängig sind, ineinander greifen oder zusammenwirken. Systematisches Training verstehen wir demnach als auf ein Ziel ausgerichtetes, geordnetes, ineinander greifendes und zusammenpassendes Einwirken auf die Befindlichkeit, Belastbarkeit und Leistungsfähigkeit im Sinne einer Ganzheitlichkeit. ***Systematisches Tun ist die Basis für Erfolg – Erfolg ist die beste Motivation.***

Die Sachorientierung wurde im vorigen Abschnitten begründet und bezieht sich unmittelbar auf Sie. Die Planmäßigkeit wird in der Trainingsplanung umgesetzt, die Trainingssystematik wird durch die Trainingsprinzipien eingeführt. Die Informationen dazu folgen im nächsten Abschnitt. Da aber Information unserer Einschätzung nach der erste Schritt zur Trainingsmotivation ist, vorher noch ein Abstecher zum Thema „Motivation".

Vier Säulen der Motivation zum sportlichen Training:

- **Information:** »Know-Why« und »Know-How« – Sie müssen wissen, worum es geht und wie es geht. Verstehen Sie diese Ausführungen mit Theorien, Hintergrundwissen, Beispielen aus der Praxis und Tipps für die Praxis unter diesem Gesichtspunkt.
- **Selbstbestimmung:** Sie entscheiden letztlich aufgrund Ihres Wissens, was Sie wann und wo trainieren wollen. Information macht Sie wissend, aber oft braucht es Detailwissen, Hintergrundwissen und methodische Kenntnisse. In Zusammenarbeit mit Experten erarbeiten Sie die Richtlinien für Ihr sportliches Training und lassen Sie Mitsprache zu. Ein Schlüssel zum Handel und oft der entscheidende Schritt vom Motiviert-Sein zum Tun liegt im Leitsatz – „Ich will es"
- **Zielfestlegung:** Legen Sie Ihre Ziele, die Sie mit sportlichem Training erreichen wollen, klar und deutlich fest. Die motivierende Zielarbeit wird von vier Grundsätzen geleitet: (1) Die gesetzten Ziele sollen attraktiv sein. (2) Die Zielsetzung soll herausfordernd sein. (3) Die Zielerreichung soll realistisch sein. (4) Die Zielerreichung soll überprüfbar sein.
- **Zielvisualisierung:** Stellen Sie sich in Bildern vor, wie es sein wird, wenn Sie Ihr Ziel erreicht haben. Wie werde ich mich fühlen, wenn meine Muskeln nicht mehr verspannt sind, wenn ich um 5 kg leichter bin, wenn ich meine Einkaufstaschen wieder selbst tragen kann, wenn ich die Treppen der vier Stockwerke zu meiner Wohnung ohne Atemprobleme hochsteigen kann, wenn ich mit dem Rad zu meinem Lieblingsaussichtspunkt durchfahren kann. Stellen Sie sich die Zielerreichung und damit den Erfolg ganz klar und deutlich in Bildern vor und verbinden Sie diese Bilder mit Gefühlen. Einen wichtigen Satz noch: Motivation ist ansteckend, motivieren Sie Ihre Verwandten, Bekannten und Freunden mit Ihrem Tun zum Training.

Die **sportliche Leistungsfähigkeit** setzt sich aus motorischen, psychischen und taktischen Fähigkeiten zusammen und wird in technischen Fertigkeiten umgesetzt. Fitness verstehen wir in diesem Zusammenhang als die umfassende Ausprägung der sportlichen Leistungsfähigkeit. Die Entwicklung der motorischen Fähigkeiten sind Inhalte des Konditions- und Koordinationstrainings. Technische Fertigkeiten werden mit motorischem Lernen erworben und durch Anwendung in Sportsituationen in ihrer Qualität verbessert. Das sind die Inhalte des Techniktrainings.

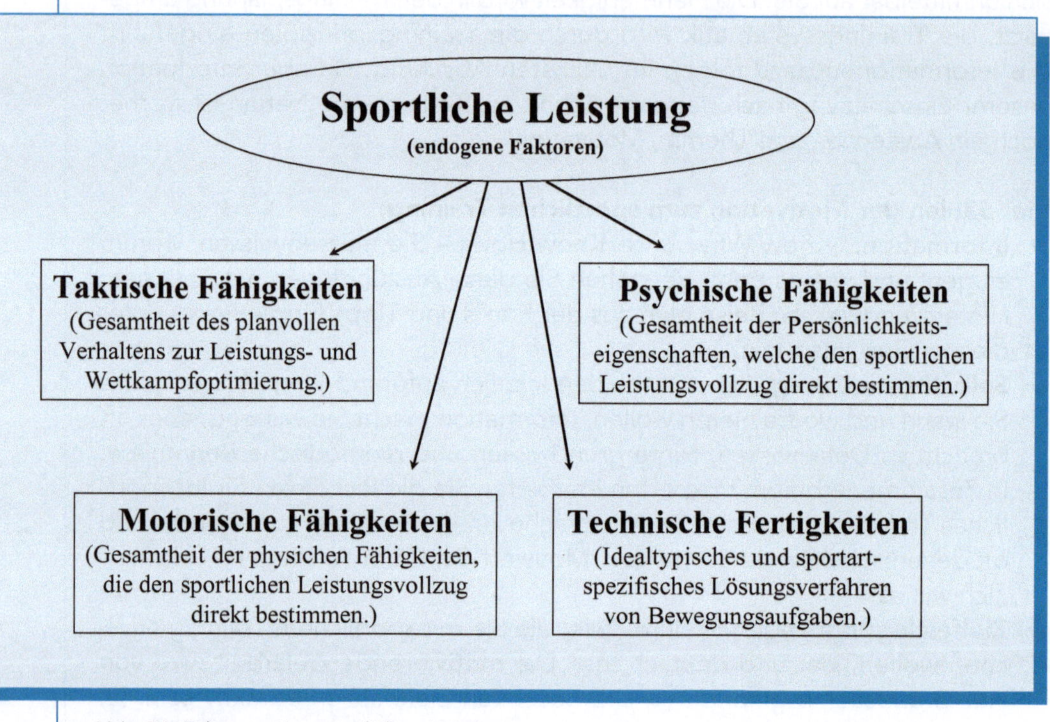

Abb. 54: Faktoren der sportlichen Leistung

Von den Leistungsfaktoren leiten sich die **Trainingsfaktoren**, wie das Taktik-, Mental-, Konditions-, Koordinations- und Techniktraining, ab. Das Konditionstraining wird gegliedert in Ausdauer-, Kraft-, Schnelligkeits- und Beweglichkeitstraining. Das **Ausdauertraining** mit den resultierenden positiven Wirkungen auf Herz, Gefäße, Blut, Lunge und Muskulatur ist ein unverzichtbarer Trainingsfaktor im Gesundheits- und Fitnesstraining, auch im fortgeschrittenen Alter. Durch die Ausdauer-Trainingseffekte lassen sich für die Gesundheit wichtige Schutzfaktoren wie zum Beispiel die Leistungsfähigkeit und die Arbeitsökonomie des Herzmuskels, die Verbesserung der Fließeigenschaften des Blutes, optimieren. Wesentliche Risikofaktoren, welche zu Krankheit und Unwohlsein führen können, wie zum Beispiel Übergewicht, Bluthochdruck, erhöhte Blutfett- und Blutzuckerwerte, lassen sich durch ein regelmäßiges Ausdauertraining, zumeist in Kombination mit weiteren Maßnahmen, wie beispielsweise eine entsprechende Medikation, minimieren. Weitere Wirkungen eines richtig dosierten Ausdauertrainings, sind die Stärkung des Immunsystems und die Verbesserung der aktuellen Befindlichkeit. Mit **Krafttraining** können Sie Muskelmasse aufbauen und den Körper formen. Dieser Muskelaufbau ist besonders im fortgeschrittenen Alter und für Übergewichtige wichtig, da Muskelgewebe der wichtigste Stoffwechselmotor unseres Körpers ist und weil

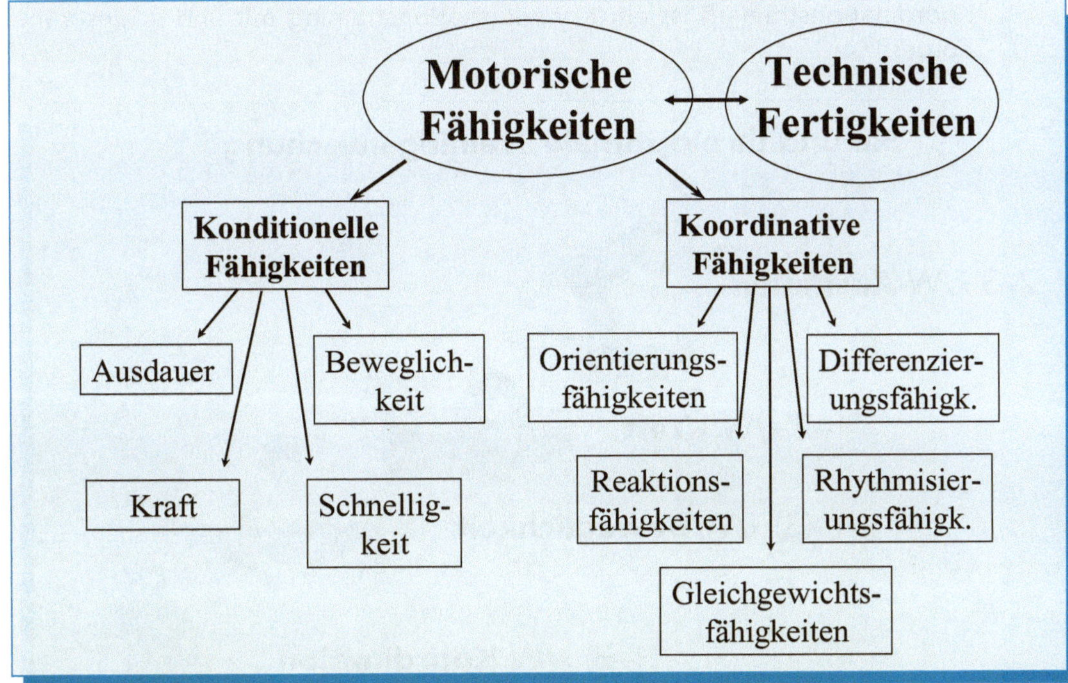

Abb. 55: Teilfaktoren der motorischen Fähigkeiten

Muskeln Fette auch in Ruhe und bei niedrig dosierter Belastung verbrennen. Dazu können Sie mit richtig dosierten Widerstandsbelastungen die Kraftfähigkeiten bis ins hohe Alter erhöhen. Mit einer kräftigen Muskulatur können Sie Stürze vermeiden und wenn es einmal passiert, Verletzungen als Sturzfolgen abwenden. Krafttraining führt aber auch zu einer verbesserten Körperwahrnehmung und zu einem positiven Körperbewusstsein. Ein richtig dosiertes Krafttraining in Kombination mit Dehnung der Muskulatur aus dem Bereich des **Beweglichkeitstrainings** wirkt der Entstehung von muskulären Dysbalancen entgegen oder kann bereits vorliegende Abschwächungen und Verkürzungen lindern und beseitigen. Bei Verspannungen in Problemzonen, wie beispielsweise der Nacken und im Bereich der Lendenwirbelsäule, kann ein richtig dosiertes Dehntraining das Mittel der Wahl sein. Daneben gehört auch noch Mobilisierungstraining, um die Beweglichkeit im Bereich der Gelenke zu erhalten, in das Fitnesstraining von älteren Menschen. **Koordinationstraining** bringt Neues und Abwechslung in Ihr Training. Richtiges Reagieren und schnelles Agieren, gelungenes Orientieren in Raum und Zeit, Rhythmus und fein abgestimmte Bewegungen machen die Koordination aus. Bei einem Koordinationstraining führt unser Großhirn einen Dialog mit den Propriozeptoren. Das sind Sinnesorgane in unserem Körper wie die Muskel- und Sehnenspindeln, Sinnesrezeptoren in den Gelenken und in der Haut. Koordinationstraining ist ein Kommunikationstraining mit und in unserem Körper.

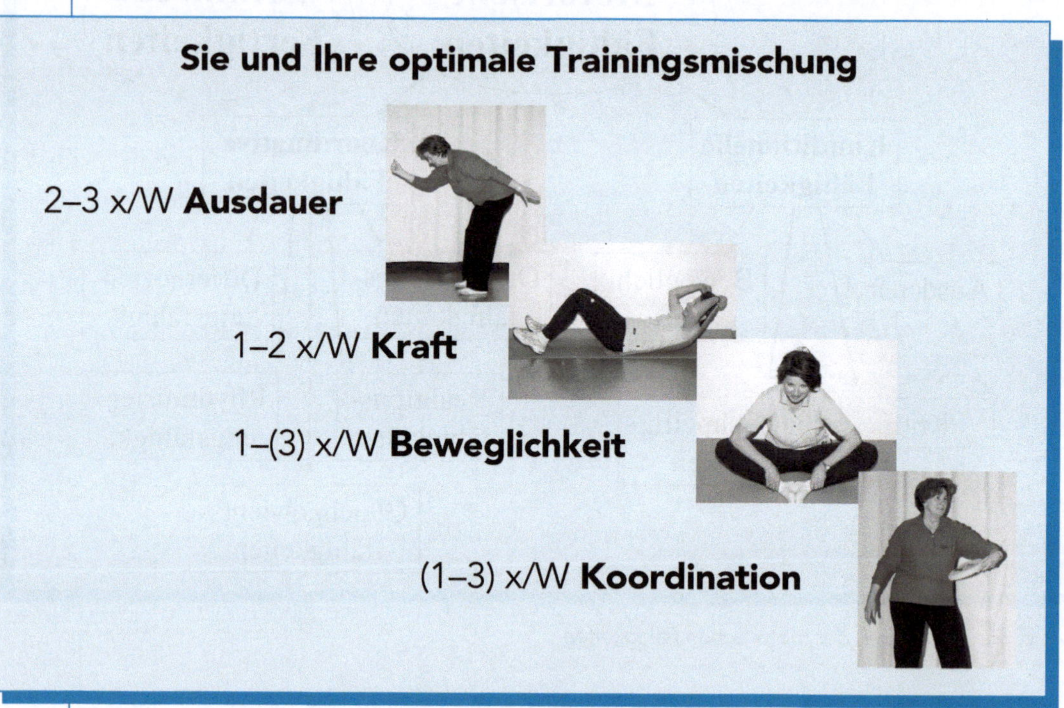

Abb. 56: Empfehlung zur Zusammenstellung des Fitnesstrainings mit 2 bis 3maligem Ausdauertraining pro Woche, kombiniert mit 1 bis 2mal Krafttraining entweder vor dem Ausdauertraining oder als eigene Einheit, dazu 1 bis 3 Beweglichkeitstrainings mit Stretching und Mobilisation und 1 bis 3mal Koordinationstraining. Die Zahlen in den Klammern sollen andeuten, dass die Inhalte in Trainingseinheiten mit Ausdauer- und Kraftinhalten eingebaut werden können. Daher umfasst das vorgeschlagene Programm 3 bis 5 Trainingseinheiten pro Woche.

Neben dem motorischen Training hat das **mentale Training** einen Platz, wenn es um Erhaltung und Steigerung von Wohlbefinden geht. Entspannungstraining, wie zum Beispiel die Anwendung von Biofeedbackverfahren,

Atemübungen, progressive Muskelentspannung nach JACOBSON, Autogenes Training nach SCHULTZ, Psychohygiene-Training nach LINDEMANN öffnen den Weg zum Unterbewusstsein, Senken die Muskelspannung, verhindern Energieverluste, vertiefen die Regeneration und fördern die Schlafqualität. Visualisierung, Denken in Bildern, wie beispielsweise Fantasiereisen, Ruhebildvisualisierung und Visualisierung von Metaphern, Visualisierung von emotionalen Zuständen und des idealen Leistungszustandes lassen Bilder vergegenwärtigen und führen wie das Entspannungstraining zum Unterbewusstsein.
Viele neue Fitnesstrends wie Pilatestraining, aber auch bewährtes fernöstliches wie Quigong, Taijiquan und Yoga verschmelzen mentales Training und Atemübungen mit Konditions- und Koordinationsübungen zu einem ganzheitlichen Bewegungs- und Entspannungsprogramm.

Zusammenfassung

Ein umfassendes und ganzheitliches Fitnesstraining im fortgeschrittenen Alter soll beinhalten:

- Aerobes **Ausdauertraining** bei geringer und mittlerer Intensität, um die Leistungsfähigkeit wichtiger Organe wie das Herz und die Lunge im Alternsgang zu erhalten oder zu verbessern für mehr *Vitalität und Agilität.*
- Funktionelles **Krafttraining** mit dem eigenen Körpergewicht oder darunter, über Kraftausdauertraining bis hin zum muskelaufbauenden Krafttraining, um die mechanische Belastbarkeit der Gelenke, Sehnen und Knochen zu erhalten oder zu verbessern und um die muskuläre Leistungsfähigkeit für *Mobilität und Selbständigkeit* zu erhalten.
- Sanftes **Beweglichkeitstraining** mit Stretching und Gelenksmobilisation, um die Dehnfähigkeit der Muskulatur und die Gelenksmobilität zu erhalten oder zu verbessern für *Elastizität und Entspannung* bei Bewegung und in Ruhe.
- Umfassendes **Koordinationstraining** mit und ohne Geräten, alleine oder in der Gruppe, um die Orientierungs-, Gleichgewichts-, Differenzierungs-, Rhythmisierungs- und Reaktionsfähigkeit zu erhalten oder zu verbessern, zur *Sturzvorbeugung und Bewegungssteuerung* zuhause und unterwegs.
- **Techniktraining**, um Sportarten, die der Belastbarkeit, der Leistungsfähigkeit und den individuellen Neigungen entsprechen, zu erlernen und zu vervollkommnen für einen guten *Bewegungsschatz und ein großes Sportartenrepertoire* und für die *Freiheit* der Wahlentscheidung, es zu tun, wenn Sie es wollen.
- **Mentales Training** mit Entspannungstraining, Visualisierung und Atemübungen für *Entspannung, Erholung und das Freisetzen von positiver Energie* bis ins hohe Alter (siehe auch Übungen im Kapitel „Was der Kopf dazu beiträgt" Seite 84).

5.1. Prinzipien des Seniorentrainings

Trainingsprinzipien sind Gesetzmäßigkeiten mit hoher Allgemeingültigkeit, die der Gestaltung des Trainingsprozesses zu Grunde liegen. Sie beziehen sich auf die zeitliche und inhaltliche Gliederung des Trainings sowie auf das methodische Vorgehen. Folgende Prinzipien sind beim Training von älteren Menschen von besonderer Bedeutung:

1. **Prinzip der an die Belastbarkeit angepassten Belastung:** Die im Training gesetzten Belastungen, verstanden als bewusst herbeigeführte Anforderungen, um funktionelle und strukturelle Anpassungen zu provozieren, müssen der allgemein-organismischen Belastbarkeit, der mechanische Belastbarkeit und der Belastbarkeit leistungsbestimmender Systeme angepasst werden. Bestehende Risikofaktoren beeinflussen wesentlich die Wahl der Sportart und der Trainingsmittel, die Wahl der Trainingsfaktoren und die Dosierung der Trainingsbelastung. Bei Übergewicht ist beispielsweise ein extensives Ausdauertraining, ein funktionelles Krafttraining und bei guter mechanischer Belastbarkeit auch ein Muskelaufbautraining angezeigt. Der Pool der angezeigten Sportarten für ein Ausdauertraining schränkt sich vermutlich wegen der Kraft-Gewichts-Relation auf Walking, Nordic Walking, Radfahren, Ergometertraining, Skiwandern und Aqua Jogging ein. Bei lang andauernden und bei wiederkehrenden Schmerzen im oder nach dem Training ist oft die Grenze der Belastbarkeit überschritten. Wechseln Sie dann die Trainingsbelastung und/oder reduzieren Sie die Intensität.
2. **Prinzip der an die Leistungsfähigkeit angemessenen Belastung:** Die im Training gesetzten Belastungen müssen an Ihrer aktuellen Leistungsfähigkeit, an Ihrem Ist-Zustand, Maß nehmen. Beim Ausdauertraining setzen Sie diesem Trainingsprinzip entsprechend in den ersten sechs Wochen Ihres Trainingseinstiegs nur extensive Belastungen im Bereich von 60 bis 70% der Herzfrequenzreserve, um die Herzarbeit zu ökonomisieren und um die ausreichende Durchblutung des Herzmuskels bei Belastungen sicherzustellen. Das Krafttraining beginnen Sie über sechs Wochen mit funktioneller Kräftigung bei Widerständen zwischen 30 und 45% Ihrer momentanen Maximalkraftfähigkeiten, um der Muskulatur die richtige Zusammenarbeit im Spiel mit den Kräften zu lernen. Die zu wählenden Trainingsbelastungen orientieren sich vorausschauend auch an Ihrer Zielsetzung, dem Soll-Zustand. Wenn es Ihnen um Leistungserhalt im Alternsgang geht, sind geringere Intensitäten und Belastungsumfänge als bei einer zielgesetzten Leistungssteigerung notwendig.
3. **Prinzip der wirksamen Belastung:** Trainingsbelastungen müssen, um Anpassungseffekte zu bewirken, in einer der Belastbarkeit und Leistungsfähigkeit entsprechenden Intensität, Dauer und Wiederholung gesetzt werden. Die Reizstufenregel beschreibt dies folgend: (1) Ohne Reize gibt es keine Funktion. (2) Eine Funktion entsteht erst, wenn eine individuell festgelegte Reizstärke, sprich Reizschwelle, überschritten wird. Unterschwellige Reize bleiben wirkungslos. (3) Schwache Reize, die über der Reizschwelle liegen, wirken auf die Lebenstätigkeit anregend und erhalten sie. (4) Starke Reize lösen bestimmte funktionelle und strukturelle Anpassungsvorgänge aus. (5) Zu starke Reize lähmen oder schädigen die Funktion und zerstören die Struktur" (vgl. MÜHLFRIEDEL 1994). Die Dosierung der Trainingsbelastung in einer Trainingseinheit wird über die Belastungsdauer und die Belastungsintensität geregelt. Die Belastungsdichte, das Verhältnis von Belastung und Entlastung, ist eine dritte Steuergröße der Belastungsdosierung.
4. **Prinzip der optimalen Relation von Belastung und Erholung:** Nach der Modellvorstellung der Anpassung kommt es nach einer Trainingsbelastung nicht nur zur Wiederherstellung des Ausgangsniveaus (Kompensation), sondern zu einer überschießen-

den Wiederherstellung (Superkompensation). Training besteht in dieser Modellvorstellung aus zwei Komponenten, aus Belastung und Erholung. Beide Komponenten, wohl aufeinander abgestimmt, machen den Erfolg aus. Zu jeder Trainingsbelastung sollte eine passende Regeneration gewählt werden. Extensiver Dauerlauf und Vollbad, Krafttraining und Sauna, intensives Ausdauertraining am Ergometer und progressive Muskelrelaxation; das sind nur wenige Beispiele für eine gelungene Trainingskomposition. Neben der Abstimmung von Belastung und Erholung im Training ist auch die Abstimmung mit den beruflichen und privaten Belastungen wichtig. Ein wichtiger Zusatz unter dem Gesichtspunkt des Seniorentrainings: Die Erholungsvorgänge laufen im fortgeschrittenen Alter deutlich langsamer ab und können bis zu mehreren Tagen dauern. Beachten Sie dies bei der Planung Ihres Trainings. Nehmen Sie sich ausreichend Zeit für die Erholung und vor allem, unterstützen Sie die Erholungsvorgänge durch vollwertige Ernährung, ausreichend Schlaf, Entspannungstraining und Regenerationsmaßnahmen.

5. **Prinzip der wiederholten Belastung:** Um langfristig Anpassungseffekte zu erzielen und diese abzusichern ist eine dem Ist-Zustand und der Zielsetzung entsprechende Trainingshäufigkeit notwendig. Älteren Trainingseinsteigern empfehlen wir 2 bis 4 Trainingseinheiten pro Woche bei geringer Intensität und kurzer Dauer. Gut trainierte ältere Personen können entsprechend der Zielsetzung bis zu 6 Einheiten pro Woche absolvieren. Derartige Trainingsblöcke werden von Erholungsblöcken mit 2 bis 4 Wocheneinheiten abgelöst.

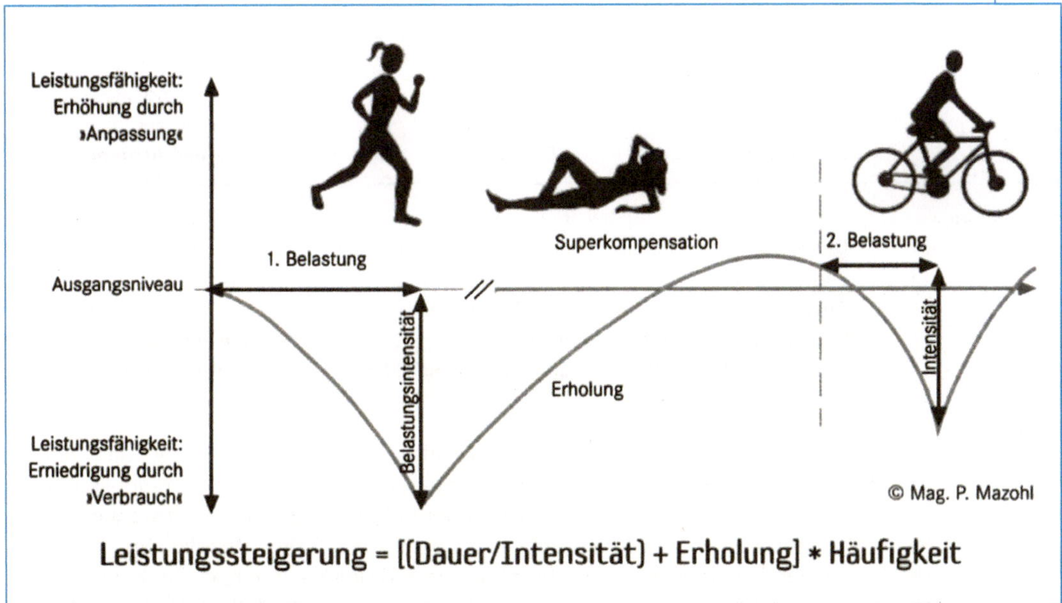

Abb. 57: Veranschaulichung des Prinzips der wirksamen Belastung, der optimalen Relation von Belastung und Erholung und der wiederholten Belastung in einer Grafik

6. **Prinzip der kontrollierten Belastung:** Durch konzentrierte Selbstbeobachtung, durch instrumentelle Datenerfassung wie beispielsweise Herzfrequenzuhren oder durch Fremdbeobachtung. Besonders beim Trainingseinstieg sind die Körperwahrnehmung und das Beanspruchungsempfinden nicht gut geschult. Die Folge ist, dass der wirksame Belas-

tungsbereich noch nicht gut erspürt wird. Konzentrieren Sie sich auf die Signale Ihres Körpers und lernen Sie Ihren Körper dank des Einsatzes von Hilfsmitteln wie Herzfrequenzuhren beim Ausdauertraining und Videoaufnahmen beim Koordinations- und Techniktraining kennen.

Tabelle 18: Auswirkungen eines den Trainingsprinzipien folgenden Fitnesstrainings.

Positive Auswirkung eines Fitnesstrainings auf...	Erhöhung/Verbesserung auf der ...		
	Ebene der Sportart	Ebene des Training	Ebene des Lebensalltags
Leistungsfähigkeit	Sportartspezifische Ausdauerfähigkeit – ***sportliche Form***	Allgemeine sportliche Leistungsfähigkeit – ***sportliche Fitness***	Leistungsfähig im Beruf und in der Freizeit – ***generelle Fitness***
Belastbarkeit	spezielle sportliche Belastbarkeit, effiziente Bewältigung hoher Ausdauerbelastungen – ***„Belastungsbewältigung"***	allgemeine sportliche Belastbarkeit – effiziente Bewältigung hoher Trainingsumfänge – ***„Trainingsbewältigung"***	allgemeine Belastbarkeit, effiziente Bewältigung hoher Anforderungen in Beruf, Freizeit, Alltag – ***„Lebensbewältigung"***
Erholungsfähigkeit	Regenerationsfähigkeit nach Ausdauerbelastungen – Beschleunigung und Optimierung der ***„Superkompensation"***	Erholungsfähigkeit im Trainingsprozess – Erhöhung und Optimierung der ***„Belastbarkeit"***	Erholungs- und Entspannungsfähigkeit – Beschleunigung und Optimierung der ***„Gleichgewichtsfindung"***
Wohlbefinden	durch gelungene Dosierung von Rhythmus und Belastung bei Ausdauerbelastungen das Wohlbefinden steigern ***„aktuelle Befindlichkeit"***	durch erzielte Anpassungserscheinungen Schutzfaktoren optimieren und Risikofaktoren minimieren – ***„Körper-Befindlichkeit"***	über und mit einer verbesserten Körper-Befindlichkeit das psychische und soziale Wohlbefinden steigern ***„Ich-Befindlichkeit"***

7. **Prinzip des Belastungswechsels:** Langfristig sollten Sie Trainingsblöcke mit relativ hoher Belastung mit gering dosierten Trainingsblöcken und auch mit Regenerationsblöcken abwechseln. Eine fortschreitende Steigerung der Belastung in einem Mehrwochenzyklus ist in folgender Reihenfolge zu empfehlen: Erhöhung der Trainingshäufigkeit, Erhöhung der Dauer der Trainingseinheiten, Erhöhung der Trainingsintensität. Sie können beispielsweise den Trainingsumfang über vier Wochen um jeweils 10 % steigern. Die fünfte Woche ist eine Entlastungswoche mit einer Umfangreduktion auf die Hälfte der ersten Woche.
8. **Prinzip der Variation der Trainingsbelastung:** Im Trainingsprozess sollen die Trainingsfaktoren, die Trainingsmethoden, die Sportarten und die Trainingsmittel den oberen Prinzipien folgend variiert werden. Dieses Prinzip hat im Seniorentraining besondere Gewichtung, da der im Alter grundsätzlich verminderten Belastbarkeit und Regenerationsfähigkeit entsprochen werden kann. Wechsel vom Nordic Walking zum Radfahren und dann zum Schwimmen bewahrt Sie vor einer muskulären Überforderung. Wechsel

von Ausdauer- zu Koordinations- und dann zum Krafttraining wirkt einer organismischen Überforderung gegen.

9. **Prinzip der Dauerhaftigkeit und Langfristigkeit:** Die Wirkung von Trainingsbelastungen sind der von Medikamenten vergleichbar. Der Indikation entsprechend ist ein ausreichendes Maß an Dauer und Widerholung über oft mehrere Monate notwendig, um erkennbare Wirkung zu erzielen.
10. **Prinzip der Trainingsstufengemäßheit:** Im Leistungssport sind aus den Mehrjahrestrainingsplanungen der einzelnen Sportarten seit vielen Jahren folgende Trainingsstufen benannt, die je nach Stufe 2 bis 4 Jahre dauern: Grundlagen-, Aufbau-, Leistungs-, Anschluss- und Hochleistungstrainingsstufe. Wir haben ein Trainingsstufenmodell für Sporteinsteiger im fortgeschrittenen Alter erarbeitet, das im nächsten Kapitel unter dem Titel „Trainingsplanung" vorgestellt wird: Stufe des Trainingseinstiegs, Leistungsaufbaus, Leistungsausbaus und der Leistungserhaltung.

Ein den Trainingsprinzipien folgendes Training führt zu einem Erhalt oder zu einer Verbesserung der Belastbarkeit und der motorischen Leistungsfähigkeit, hat positive Auswirkung auf den Schutz-/Risikofaktoren-Status und damit die Gesundheit und wirkt sich positiv auf das aktuelle Befinden aus. Die nachfolgende Tabelle zeigt eine Zusammenfassung der Wirkungszusammenhänge im Fitnesstraining.

Fassen wir die wichtigsten Aussagen des bis hierher zur Auswahl der Trainingsfaktoren und zu den Trainingsprinzipien geschriebenen zusammen:

Ein Fitnesstraining im fortgeschrittenen Alter kann und soll aerobes Ausdauertraining, funktionelles bis muskelaufbauendes Krafttraining, Dehn- und Mobilisierungstraining, Koordinations- und Techniktraining sowie mentales Training beinhalten. Daneben sollen die Prinzipien des Seniorentrainings Eingang finden. Bei richtiger Zusammenstellung und Dosierung der Trainingsreize kann die Belastbarkeit und die Leistungsfähigkeit erhalten oder verbessert werden für ein Mehr an Vitalität, Agilität und Mobilität. In diesem Verständnis ist **Training neben Sport und Bewegung eine weitere Säule ihres „My Way Active Aging"-Programms.**

5.2. Ausdauertraining im Alter

Unter der motorischen Fähigkeit „Ausdauer" wird die psycho-physische Widerstandsfähigkeit gegen Ermüdung bei lang anhaltender körperlicher Belastung verstanden. Die Ausdauer ist die Grundlage der Fitness. Sie sichert die Leistungsfähigkeit der Organe für den Transport sowie für die Verwertung von Sauerstoff und Energie. Die Ausdauerleistungsfähigkeit hängt vor allem vom Funktionszustand des Herz-Kreislauf-Systems, der Lunge, der Muskulatur, des Nerven- und des Stoffwechselsystems ab. Aus biologischer Sicht werden beim Ausdauertraining durch einen deutlich über den Ruhebedingungen erhöhten Energieumsatz der Muskelzellen die Transportsysteme für Energie und Sauerstoff gefordert. Wohl dosiertes «Fordern» durch Belastung bedeutet für den Organismus ein «Fördern» des Funktionierens und ein «Verstärken» der Strukturen von Organen und Geweben.

5.2.1. Die Ausdauertrainingsbereiche

Die Ausdauerfähigkeit kann nach mehreren Gesichtspunkten gegliedert werden. Die Sportwissenschaft unterteilt unter anderem in eine allgemeine Ausdauer, wenn mehr als ein Sechstel, ca. 16 % der Muskulatur und in eine lokale Ausdauer, wenn weniger als ein Sechstel der Muskulatur eingesetzt wird (vgl. HOLLMANN/HETTINGER, 2000). Wird über ein Sechstel der Muskulatur, dem entspricht ungefähr die Muskelmasse eines Beines, bei einer Bewegungsform beansprucht, dann wird der Sauerstoff zur Mangelware und die Transportmaschinerie muss auf Touren laufen. Grobe Richtwerte zum Anteil der eingesetzten Muskulatur bei drei Sportarten: Radfahren bei 50 %, Laufen bei 70 %, Skilanglaufen: 90 %.

Aus der Sicht der Biologie wird ein aerobes und anaerobes Ausdauertraining unterschieden. In der Trainingspraxis empfehlen wir zur Planung und Umsetzung das Ausdauertraining in vier Trainingsbereiche zu gliedern. Die Trainingsbereiche werden mit Kürzeln von A-1 bis A-4 gekennzeichnet. Die Bereiche A-1 bis A-3 liegen im aeroben Bereich. Hier sollen Fitness- und Gesundheitssportler trainieren. A-4 zeigt den anaeroben Energiestoffwechselbereich an. Ein systematisches Training in A-4 ist intensiv und dem Leistungssport vorbehalten.

Erläuterungen zu den Ausdauertrainingsbereichen:

- **Trainingsbereich A-1:** Bei Belastungen in diesem Trainingsbereich werden vorrangig freie Fettsäuren in der Muskulatur zur Energiebereitstellung herangezogen. Die freien Fettsäuren sind in der Muskulatur, im Blut, in der Leber und in den Fettzellen im Fettgewebe gespeichert. Auch bei optimaler Ansteuerung dieses Trainingsbereiches werden Kohlenhydrate „mitverbrannt", da die freien Fettsäuren in den Mitochondrien nur „im Feuer der Kohlenhydrate brennen". Trainiert wird in diesem Bereich, um die Depots der freien Fettsäuren in der Muskulatur zu vergrößern und um den Besatz der Fettstoffwechselenzyme in der Muskulatur zu erhöhen. Daher spricht man auch von einem „Fettstoffwechseltraining". Gleichzeitig wird aber auch eine Ökonomisierung des Herz-Kreislauf-Systems erzielt. Der Sauerstoff ist im Überschuss vorhanden. Die Atmung geht ruhig und es ist noch eine deutliche Steigerung an Atemtiefe und -frequenz möglich. Die Herzfrequenz soll idealtypisch zwischen 60 und 70 % der maximalen Herzfrequenzreserve liegen. Die Laktatwerte liegen unter der aeroben Schwelle zwischen 1,5 und 2,0 mmol/L.
- **Trainingsbereich A-2:** Mittlere Intensität im aeroben Bereich. Die Energie zur Muskelkontraktion kommt jetzt zu einem großen Anteil aus den Kohlenhydraten, der Fettstoffwechsel läuft jedoch noch auf Touren. In diesem Bereich wird trainiert, um die Leistungsfähigkeit des Herz-Kreislauf-Systems zu stabilisieren. Die Atmung ist tief, die

Atemfrequenz lässt sich noch steigern. Der Laktatwert liegt zwischen 2,0 und 3,0 mmol/L. Das Herz schlägt zwischen 70 und 80 % der maximalen Herzfrequenzreserve.

- **Trainingsbereich A-3:** Der Sauerstofftransport und der -verbrauch sind am höchsten Fließgleichgewicht angelangt. Der gesamte verfügbare Sauerstoff wird für den Energiestoffwechsel gebraucht und es werden fast ausschließlich Kohlenhydrate in den Muskeln „verbrannt". Trainiert wird in diesem Bereich unter anderem, um die Depots der Kohlenhydrate in der belasteten Muskulatur und vor allem in der Leber zu vergrößern.

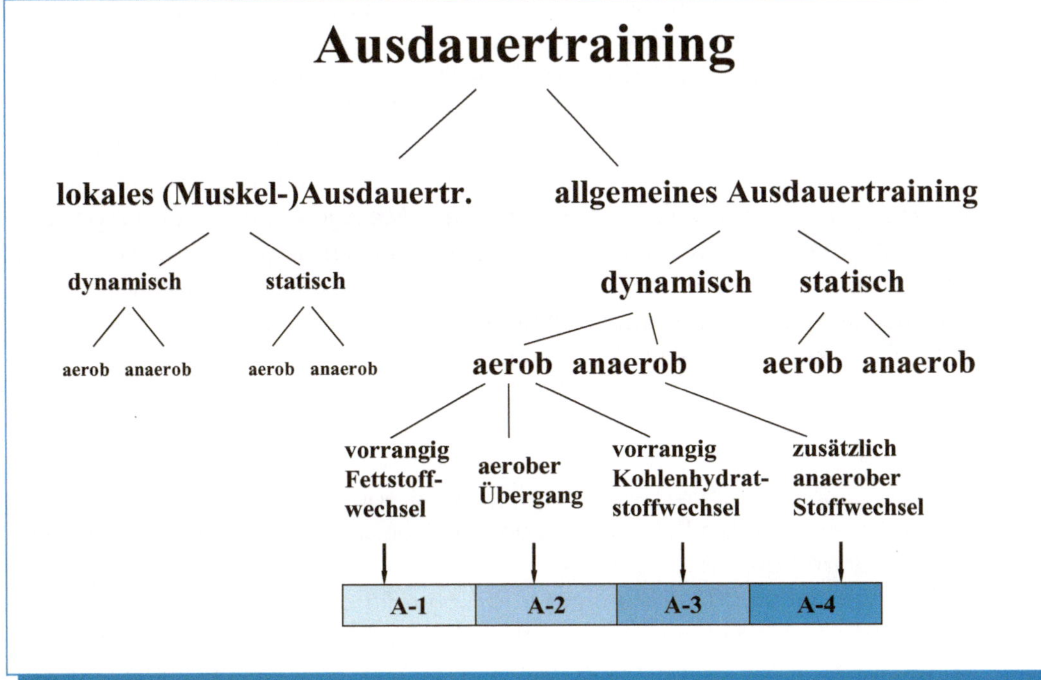

Abb. 58: Strukturmodell der Ausdauertrainingsbereiche

Weiters um den Besatz der für den Kohlenhydratstoffwechsel wichtigen Enzyme zu steigern. Wir sprechen von einem „Kohlenhydratstoffwechseltraining". Daneben wird die Leistungsfähigkeit des Herz-Kreislauf-Systems und der Muskulatur entwickelt. Die Atmung läuft auf höchsten Touren, das Herz schlägt im Bereich von 80 bis 90 % der maximalen Herzfrequenzreserve. Die Laktatwerte liegen um die anaerobe Schwelle zwischen 3 und 5 mmol/L. Dieser Trainingsbereich ist grundsätzlich trainierten Ausdauersportlern vorbehalten. Im ***fortgeschrittenen Alter*** ist ein Training in diesem Bereich nur bei ausreichender Belastbarkeit, bei einer entsprechenden Zielsetzung im Leistungssport und grundsätzlich nach mehrmonatigem Aufbautraining in den Trainingsbereichen A-1 und A-2 zu empfehlen.

- **Trainingsbereich A-4:** Die Sauerstoffzufuhr über das System Lunge-Herz-Blutkreislauf-Muskulatur reicht nicht aus, um den Bedarf in der belasteten Muskulatur zu decken. Das „Sauerstoffdefizit" wird durch verstärkte Mitbeteiligung des anaeroben Stoffwechsels von Kohlenhydraten im Muskelplasma ausgeglichen. Da bei diesem Stoffwechsel Laktat in der Muskelzelle verstärkt anfällt, kommt es zu einer raschen Erhöhung desselben in der

Muskelzelle. Das Laktat wird im Blut abtransportiert und in der Leber, in der nicht belasteten Muskulatur und im Herzmuskel verstoffwechselt. Trainiert wird in diesem Bereich, um unter anderem die Fähigkeit zur Laktatproduktion, zur Laktattoleranz und zur Laktatkompensation zu entwickeln. Die Herzfrequenz geht gegen das Maximum und die Laktatwerte steigen über 6mmol/L. Bei anaerob trainierten Sportlern können Laktatwerte bis zu 24 mmol/L im Blut bei maximalen Belastungen über einige Minuten auftreten. Älteren Menschen ist ein Training in diesem Bereich grundsätzlich nicht zu empfehlen.

5.2.2. Die Herzfrequenz als Steuergröße des Ausdauertrainings

Die Anzahl der Herzschläge pro Minute wird als **Herzfrequenz** bezeichnet. Unter dem **Puls** oder Pulsschlag wird die Druckwelle des Herzschlages in den Arterien verstanden. Ihren Puls können Sie an der Speichenarterie an der Innenseite des Unterarms, knapp oberhalb des Daumenballens, ertasten. Dieser manuellen Pulsmessung steht im modernen Ausdauertraining die Erfassung der Herzfrequenz mit Herzfrequenz-Messgerät im Uhrformat gegenüber. Mit einer EKG-Genauigkeit wird mittels eines Brustgurtes die elektrische Aktivität des Herzens erfasst. Auf der Anzeige des Armbandempfängers können Sie die aktuelle Herzfrequenz ablesen. Die beiden Begriffe „Herzfrequenz" und „Puls" kennzeichnen bei physiologischer Herzregulation ein und denselben Vorgang, den Wechsel von Diastole und Systole. Konkret ist es der periodische Ablauf von Entspannungs- und Füllungsphase in der Diastole und von der folgenden Anspannungs- und Austreibungsphase in der Systole. Wir verwenden in der Broschüre beide Begriffe, Herzfrequenz (Hf) und Puls (P), gleichwertig. Indem Sie den Puls zählen oder elektronisch messen, entscheiden Sie, welcher Begriff gerade passend ist.

Bei der Planung, Durchführung und Kontrolle des Ausdauertrainings sind fünf Herzfrequenz-Kenngrößen wichtig: (1) Ruhe-Herzfrequenz oder Ruhepuls, (2) Maximale-Herzfrequenz oder Maximalpuls, (3) Herzfrequenzreserve oder Pulsreserve, (4) Trainings-Herzfrequenz oder Trainingspuls, (5) Erholungs-Herzfrequenz.

1. **Ruhe-Herzfrequenz (Ruhe-Hf) oder Ruhepuls (RP):** Wie oft das Herz bei völliger körperlicher Ruhe, ohne psychische und emotionale Belastung und störende Einflüsse schlägt, wird als Ruhe-Hf bezeichnet. Gemessen sollte der Ruhepuls frühmorgens direkt nach der Nachtruhe im Liegen werden. Störfaktoren sind zum Beispiel Nikotin und Koffein, die den Ruhepuls um mehrere Schläge anheben. Aber auch Hitze erhöht den Puls. Bei Erwachsenen beträgt der Ruhepuls etwa 72 Schläge pro Minute. Ein niederer Ruhepuls lässt bei Gesunden auf eine gute Ausdauerleistungsfähigkeit und auf eine ökonomische Herzarbeit schließen. Trainierte Ausdauersportler haben Ruheherzfrequenzen von 50 und weniger. Gemessene Tiefstwerte bei Spitzensportlern liegen bei 28 Herzschlägen. Erste Anzeichen von gesundheitlichen Störungen wie grippale Infekte äußern sich in einer Erhöhung der Ruhe-Hf. Ist die morgendliche Ruhe-Hf um 8 Schläge/min erhöht, sollten die Trainingsbelastungen deutlich reduziert oder ganz ausgesetzt werden. Die Ruhe-Hf wird sehr stark vom Ausdauertrainingszustand und nur wenig vom Lebensalter beeinflusst. Ein guter Trainingszustand senkt die Ruhe-Hf deutlich, bei gleich bleibendem Trainingszustand sinkt die Ruhe-Hf im Alter leicht.

2. **Maximale-Herzfrequenz (Maximale-Hf) oder Maximalpuls (MP):** Wie oft das Herz bei Spitzenbelastungen schlagen kann, ist in hohem Maß abhängig vom Lebensalter, vom Geschlecht, von der Leistungsbereitschaft und von der muskulären Mobilisationsfähigkeit. Als grobe Richtlinie für die *Berechnung des Maximalpulses* wird in der Literatur die Formel *«Maximalpuls = 220 minus Lebensalter» für Männer* angegeben. Frauen neigen zu einer höheren Herzfrequenzregulation, sodass Sportlerinnen derselben Sportart bei gleicher Beanspruchung 5 bis 10 Schläge pro Minute höhere Hf-Werte haben als Sportler (vgl. HOTTENROTT, 1994). In Anlehnung an Schweizer Experten empfehlen wir, die Formel *«Maximalpuls = 226 minus Lebensalter» für Frauen* zu verwenden (vgl. GERIG, 2000, S. 35). Anzumerken ist, dass es sehr große individuelle Schwankungen gibt und die Formeln nur eine Annäherung ermöglichen. Viele Personen fallen deutlich aus der Norm und liegen höher oder tiefer als der Formelwert es berechnet. Da die Maximal-Hf eine große Bedeutung als Ausgangsgröße für die abgeleitete Herzfrequenzreserve und in einem weiteren Rechenschritt für die Trainings-Hf darstellt, ist eine Messung der Berechnung vorzuziehen. Eine erste Messung des Maximalpulses sollte grundsätzlich unter ärztlicher Aufsicht passieren.
   Maximalpuls-Test: Zur Erinnerung sei wiederholt, dass Sie vor einem sportartspezifischen Maximaltest eine Belastungsuntersuchung mit einer Messung des Maximalpulses beim Arzt absolviert haben sollten. Unter der Voraussetzung können Sie Ihren Maximalpuls-Test absolvieren: Steigern Sie die Belastung in der gewählten Ausdauer-Sportart stufenförmig. Vergleichbar mit vier Gängen eines Autos starten Sie 4 Minuten langsam im 1.Gang, dann steigern Sie die Intensität in den 2.Gang über 3 Minuten und dann 2 Minuten im 3.Gang. Nach diesen 9 Minuten steigern Sie über 1 Minute an ihre Leistungsgrenze. Den höchsten Herzfrequenzwert lesen Sie vom Messgerät ab. Diesen Wert können Sie nun als Ausgangswert zur Berechnung Ihrer Trainings-Herzfrequenzen in den Ausdauer-Trainingsbereichen einsetzen.
3. **Herzfrequenzreserve (HF-Reserve) oder Pulsreserve (PR):** Dieser Wert ergibt sich rechnerisch aus dem Maximalpuls und dem Ruhepuls mit der Formel: *»HF-Reserve = Maximale-Hf minus Ruhe-Hf«*. Dieser Wert hat sich im Gesundheits- und Fitnesstraining als Bezugsgröße bei der Formelberechnung der Trainingsherzfrequenz etabliert. Damit geht in die Berechnung der Trainingsherzfrequenz der Ausdauertrainingszustand über die Ruhe-Herzfrequenz ein.
4. **Trainings-Herzfrequenz (Trainings-Hf) oder Trainingspuls (TP):** Die während eines Ausdauertrainings gesetzte Belastung können Sie mittels Messung der Herzfrequenz steuern und kontrollieren. Die ausgewiesene Trainings-Hf ist ein Anzeiger für die Auswirkungen der gesetzten Belastung, der Beanspruchung, unter dem Blickwinkel des Herz-Kreislauf-Systems. Sie können während der Belastung ihren Trainingspuls zählen oder mittels Messgerät die Trainings-Herzfrequenz messen. Vergleiche der Puls-Zählung mit instrumentellen Herzfrequenzmessungen haben ergeben, dass bei der Handmessung die Werte um 8 bis 12 Schläge/min unter der Gerätemessung liegen (vgl. HOTTENROTT, 1994). Wie Sie Ihre Trainings-Herzfrequenz berechen können, wird im nächsten Kapitel detailliert erklärt.
5. **Erholungs-Herzfrequenz (Erholungs-Hf) oder Erholungspuls (EP):** Im Verhalten der Herzfrequenz nach Belastungsende kann der Trainingszustand grob abgeschätzt werden. Meistens werden der „Einminuten-" und der „Dreiminuten-Erholungspuls" angezeigt. Ein schnelles Absinken des Pulses kennzeichnet eine gute Herz-Kreislaufregulation und lässt auf ein gutes Ausdauerniveau rückschließen. Bei gut Ausdauertrainierten sinkt der Puls nach einer Maximalbelastung in der ersten Erholungsminute um durchschnittlich 35 Schläge/min. Nach drei Minuten Erholung sollte die Herzfrequenz unter 110 Schlägen/min liegen. Das Absinken der Herzfrequenz bis zum Erreichen des Ausgangswertes kann Stunden dauern.

Mit der Herzfrequenz können Sie die Intensität Ihres Ausdauertrainings steuern und kontrollieren. Die Sportwissenschaften sprechen von einer Steuergröße des Trainings. Die nachfolgende Abbildung zeigt im blauen Feld eine **Formel** zur Berechnung der Trainingsherzfrequenz. Das Schaubild über der Formel symbolisiert den ansteigenden Energieverbrauch und grob abgeschätzt die Anteile von Fett und Kohlenhydraten am Energiestoffwechsel in der belasteten Muskulatur.

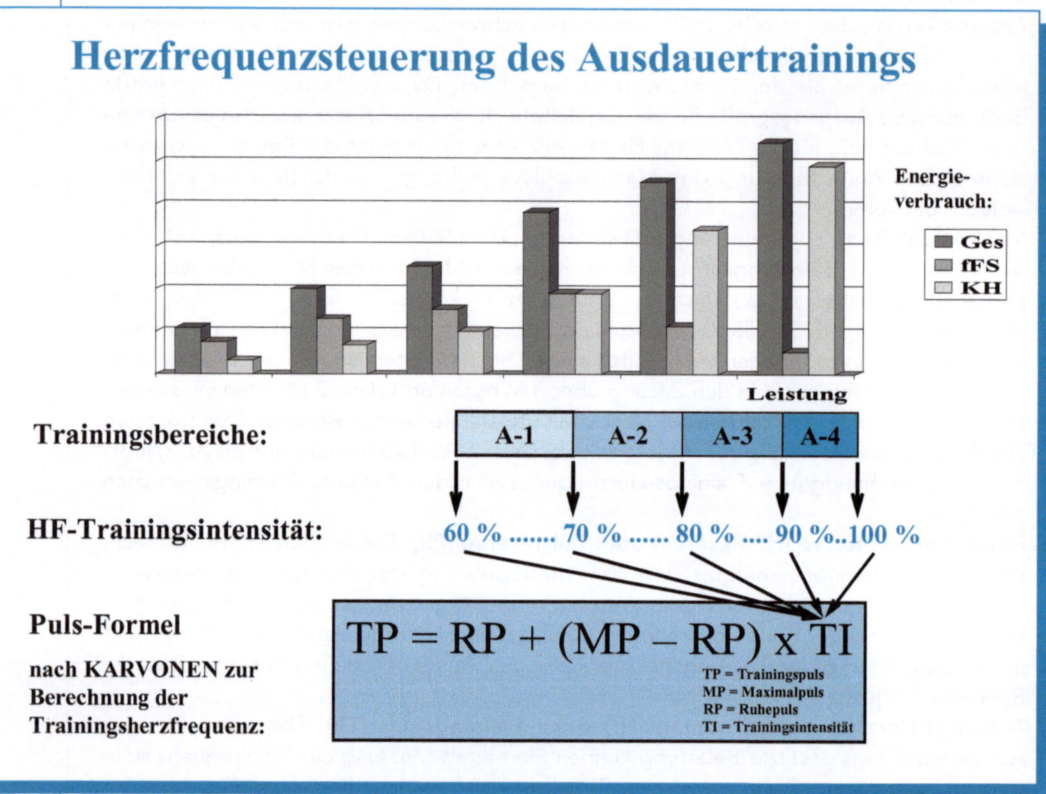

Abb. 59: Trainingspuls-Formel nach KARVONEN zur Steuerung der Ausdauerbelastung in Trainingsbereiche mit einer Symbolisierung der Energiebereitstellung. In die Trainingspuls-Formel wird der gemessene Ruhepuls (RP) sowie der Maximalpuls (MP) (entweder der berechnete Maximalpuls oder besser der gemessene Maximalpuls in der entsprechenden Sportart) und weiters die Werte 0,6 bis 0,9 für die Trainingsintensität von 60% bis 90% der maximalen Trainingsintensität eingesetzt. MP minus RP wird Reservepuls oder Herzfrequenzreserve genannt.

Die Trainings-Herzfrequenz ist sehr stark individuell geprägt. Sie ist kein Gradmesser der Leistungsfähigkeit, sondern wie der Maximalpuls Ausdruck der Individualität. Es ist weder gut noch schlecht mit Puls 125 zu laufen, es ist nur richtig oder falsch dosiert. Der Trainingspuls sinkt mit Verbesserung des

Leistungsniveaus leicht ab. Deutlich ändert sich die Leistung, die Sie bei gleicher Herzfrequenz erbringen können.

Ein Beispiel zur Illustration der Trainingspulsentwicklung
Ein 40jähriger untrainierter Mann mit Ruhepuls 85 startet sein Lauf-Ausdauertraining im Trainingsbereich A-1 mit einem Trainingspuls von 140 bis 155 Schlägen/min laut folgender Formelberechnung:
TP60% = 85 + (180 – 85) x 0,6 = 142 und TP70% = 85 + (180 – 85) x 0,7 = 152.
TP in A-1: 142 bis 152.
Mit diesem Trainingspuls läuft unser Sportler in der Ebene ca. 8 km/h. Nach einem Jahr regelmäßigem und richtig dosiertem Ausdauertraining hat sich der Ruhepuls auf 75 gesenkt, das Lauftempo hat sich im Trainingsbereich A-1 im Laufe des Trainingsjahres von 8 km/h auf 12 km/h erhöht. Die Berechnung mit dem aktuellen Ruhepuls ergibt laut Pulsformel folgende neue Werte für den Trainingspuls:
TP60% = 75 + (179 – 75) x 0,6 = 137 und TP70% = 75 + (179 – 75) x 0,7 = 147.
TP in A-1: 137 bis 147.
Das Bespiel veranschaulicht: Das Lauftempo als Kenngröße der Belastung wurde von 8 auf 12 km/h deutlich gesteigert. Der Ruhepuls als Ausdruck der verbesserten Ausdauerleistungsfähigkeit ist um 10 Schläge/min gefallen. Der Trainingspuls als Kenngröße der Beanspruchung wurde um 5 Schläge erniedrigt.

Die Trainingsherzfrequenz kennzeichnet die Beanspruchung, die Reaktion des Herz-Kreislauf-Systems auf die gesetzte Belastung. Da sich neben die Trainingsbelastung weitere Belastungen wie Hitze, Ärger, Nervosität gesellen können, ist die Herzfrequenz als Steuerinstrument der Stoffwechsel-Beanspruchung störanfällig. Einflussfaktoren, welche die Trainingsherzfrequenz erhöhen oder sinken lassen, werden unter dem Begriff **„Störgrößen"** zusammengefasst. Wenn Sie die Belastung im angesteuerten Trainingsbereich halten wollen, ist es notwendig, eine Korrektur der Trainingspulswerte nach oben oder unten entsprechend der Gewichtung der „Störung" vorzunehmen. Bei Hitze beispielsweise ist es angebracht mit einem um bis zu 10 Schlägen/min höheren Trainingspuls zu trainieren, um die Beanspruchung im angesteuerten Trainingsbereich zu halten. Die Wärmeableitung durch die Haut „kostet" zusätzliche Pulsschläge. Die vermehrte Wärmeableitung ist auch der Hauptgrund, dass bei einem Ausdauertraining mit gleicher Belastung die Herzfrequenz innerhalb einer Stunde um ungefähr 10 Schläge ansteigt (NEUMANN et al., 2000). Die folgenden Anforderungen und Belastungen wirken sich als Störgrößen bei der Herzfrequenzsteuerung aus und erhöhen (↑) oder senken (↓) die Trainingsherzfrequenz: Hitze ↑, hohe Luftfeuchtigkeit ↑, Flüssigkeitsdefizit ↑, emotionale Belastung ↑, psychische Belastung ↑, Höhenlage ↑, unfunktionelle Sportbekleidung ↑, Kohlenhydratmangel ↓, Überforderung ↓, Übertraining ↓ oder ↑, eingenommene Medikamente ↓ oder ↑.

Auch die Wahl der Sportart hat einen Einfluss auf die Herzfrequenz. Trainieren Sie mit **sportartspezifischen Trainings-Herzfrequenzen** (vgl. BUSKIES/

BOECKH-BEHRENS, 1998). Die Pulsformel mit der Berechnung MP = 220 – LA für Männer und MP = 226 – LA für Frauen gilt unserer Einschätzung nach für die Sportart Radfahren und für das Radergometertraining. Wenn Sie den Maximalpuls in Ihren Sportarten nicht kennen, können Sie die sportartspezifischen Trainings-Herzfrequenzen aus der Trainingspuls-Formel für Rad ableiten. Beherrschen Sie die sportliche Technik der ausgewählten Sportarten, gilt folgender Grundsatz: Je mehr Muskulatur bei der Bewegungsausführung eingesetzt wird, desto höher liegen die Trainings-Herzfrequenzen im entsprechenden Trainingsbereich.

Anleitung zur Berechnung der sportartspezifischen Trainings-Hf: Zu den Pulswerten aus der Formel wird je nach eingesetzter Muskulatur und den entsprechenden Trainingsbereichen ein Sportartenfaktor addiert. Die Lauf-Pulswerte liegen unserer Erfahrung entsprechend Bereich A-1 um 10 an der unteren und 7 an der oberen Grenze, in A-2 um 5 und in A-3 um 3 Schläge/min an der oberen Grenze über den entsprechenden Rad-Pulswerten. In der untenstehenden Abbildung können Sie die abgeleiteten Pulswerte für vier ausgewählte Sportarten ablesen. Weitere Ausdauersportarten können Sie je nach Muskelanteil dazwischen einschätzen. Schwimmen fällt aus diesem Rahmen, die Pulswerte liegen, obgleich des hohen Muskelanteils unter den Rad-Pulswerten. Wasserdruck und Körperlage im Wasser sind dafür hauptverantwortlich.

Trainings-Herzfrequenz

Berechnete Trainingsherzfrequenzen in der Sportart „Radfahren" für einen 40jährigen Mann, Ruhepuls ist 45. In der Pulsformel wurde der berechnete Wert für den Maximalpuls (MP = 220 – LA) eingesetzt.

Mit abgeleiteten Trainingsherzfrequenzen für Lauf, SLL und Schwimmen durch Addition von Sportarten- und Trainingsbereichssummanden zum Rad-Trainingspuls.

	Rad TP=RP+(MP-RP).TI	Lauf (TP-Rad +10; +7; +5; +3 S/m)	Skilanglauf (TP-Rad +15; +12; +10; +8 S/m)	Schwimmen (TP-Rad -10; -7; -5; -3 S/m)
A-1	126 – 139	136 – 146	141 – 151	116 – 132
A-2	140 – 153	147 – 158	152 – 163	133 – 148
A-3	154 - 166	159 - 169	164 - 174	149 - 163
A-4	167 - 180	169- HFmax-Lauf	175- HFmax-SLL	164- HFmax-Schw

Abb. 60: Berechneter und abgeleiteter Trainingspuls

Trainings-Herzfrequenz

Berechnete Trainingsherzfrequenzen mit der Pulsformel (mit berechnetem Wert für den Maximalpuls [F: LA-262, M: LA-220]) für die Sportart „Radfahren" für verschiedene Geschlechter und verschiedenen Ausdauerleistungsfähigkeit

50jährige Frau, gut trainiert, MP = 176, RP = 60	65jähriger Mann, gut trainiert, MP = 155, RP = 60
$TP\text{-}Rad_{A-1}$ = 130 - 141	$TP\text{-}Rad_{A-1}$ = 117 - 127
$TP\text{-}Rad_{A-2}$ = 142 - 153	$TP\text{-}Rad_{A-2}$ = 128 - 136
$TP\text{-}Rad_{A-3}$ = 154 - 164	$TP\text{-}Rad_{A-3}$ = 137 - 146
$TP\text{-}Rad_{A-4}$ = 165 - 176	$TP\text{-}Rad_{A-4}$ = 147 - 155

50jährige Frau, untrainiert, MP = 176, RP = 90	65jähriger Mann, untrainiert, MP = 155, RP = 90
$TP\text{-}Rad_{A-1}$ = 142 - 150	$TP\text{-}Rad_{A-1}$ = 129 - 136
$TP\text{-}Rad_{A-2}$ = 151 - 159	$TP\text{-}Rad_{A-2}$ = 137 - 142
$TP\text{-}Rad_{A-3}$ = 160 - 167	$TP\text{-}Rad_{A-3}$ = 143 - 149
$TP\text{-}Rad_{A-4}$ = 168 - 176	$TP\text{-}Rad_{A-4}$ = 150 - 155

Abb. 61: Einfluss von Leistungsfähigkeit und Alter

Die berechnete Trainings-Herzfrequenz hängt wie bereits festgehalten unter anderem von Ihrer maximalen Herzfrequenz und von der Sportart ab. Daneben wirkt sich die **Leistungsfähigkeit** aus. Dieser Einfluss wird mit der Einbeziehung des Ruhepulses in der Pulsformel erreicht. In einer weiteren Abbildung können Sie den Einfluss der Leistungsfähigkeit, ausgedrückt durch niedrige Ruhepulswerte, auf die Trainings-Pulswerte einer 50-jährigen Frau und eines 65-jährigen Mannes ersehen.

5.2.3. Laktat als weitere Steuergröße des Ausdauertrainings

Neben der Herzfrequenz wird das im Blut gemessene Laktat als weitere wichtige biologische Steuergröße verwendet. Der Laktatwert lässt auf das Angebot von Sauerstoff und auf die Anteile von Fett und Kohlenhydraten am Energiestoffwechsel rückschließen. Laktatwerte unter der aeroben Schwelle bei 2 mmol/L deuten auf einen aeroben Energiestoffwechsel mit großem Anteil an Fettverbrennung hin. Werte um die anaerobe Schwelle von 4 mmol/L Laktat im Blut zeigen an, dass fast ausschließlich Kohlenhydrate verbrannt werden. Werte über der anaeroben Schwelle bekunden eine starke Beteiligung des anaeroben Stoffwechsels. Bei einem Stufentest am Ergometer oder Laufband werden Laktat- und Herzfrequenzwerte erhoben. Die daraus resultierende Laktat-Leistungskurve erlaubt eine Diagnose des Ausdauerleistungszustandes.

Weiters ergeben sich aus der Laktat-Leistungskurve in Verbindung mit der Herzfrequenz-Leistungskurve Kennziffern für die Steuerung des Ausdauertrainings. Erkundigen Sie sich über die Möglichkeit eines Laktat-Stufentests im Rahmen einer Leistungsdiagnostik bei Ihrem Arzt.

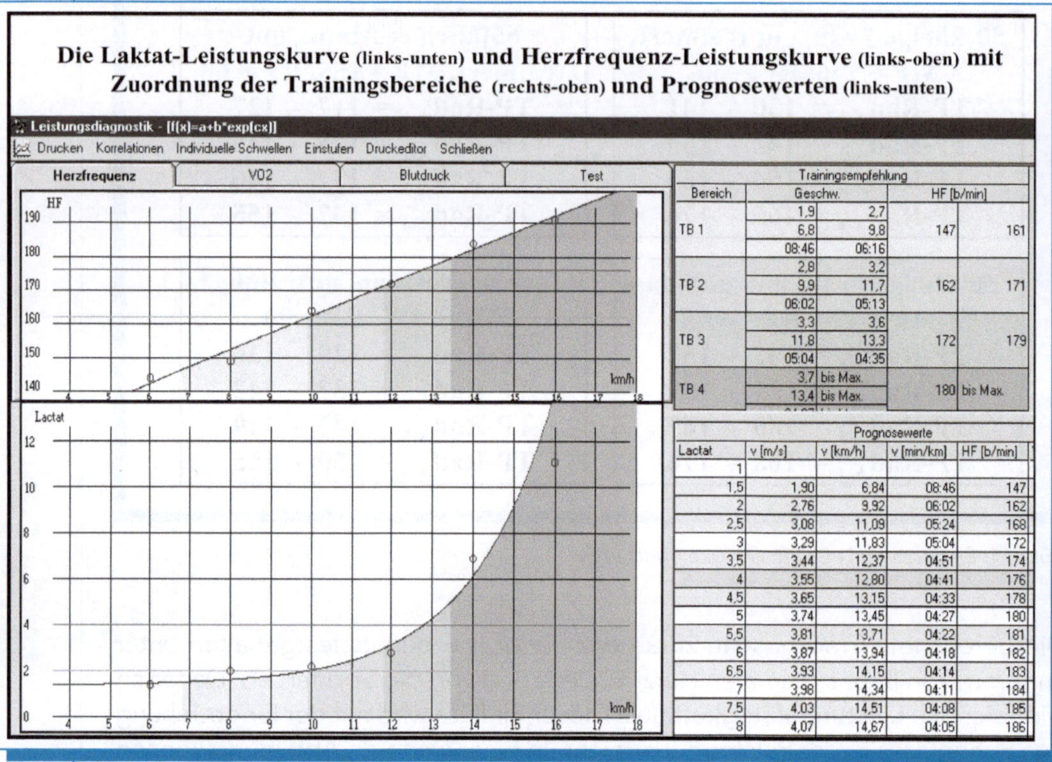

Trainingsempfehlung				
Bereich	Geschw.		HF [b/min]	
TB 1	1,9	2,7	147	161
	6,8	9,8		
	08:46	06:16		
TB 2	2,8	3,2	162	171
	9,9	11,7		
	06:02	05:13		
TB 3	3,3	3,6	172	179
	11,8	13,3		
	05:04	04:35		
TB 4	3,7	bis Max.	180	bis Max.
	13,4	bis Max.		

Prognosewerte				
Lactat	v [m/s]	v [km/h]	v [min/km]	HF [b/min]
1				
1,5	1,90	6,84	08:46	147
2	2,76	9,92	06:02	162
2,5	3,08	11,09	05:24	168
3	3,29	11,83	05:04	172
3,5	3,44	12,37	04:51	174
4	3,55	12,80	04:41	176
4,5	3,65	13,15	04:33	178
5	3,74	13,45	04:27	180
5,5	3,81	13,71	04:22	181
6	3,87	13,94	04:18	182
6,5	3,93	14,15	04:14	183
7	3,98	14,34	04:11	184
7,5	4,03	14,51	04:08	185
8	4,07	14,67	04:05	186

Abb. 62: Die Laktat-Leistungskurve mit der Ableitung der Trainingsbereiche in Farbabstufungen (A-1: 1,5 bis 2,0 mmol Laktat; A-2: 2,0 bis 3,0 mmol Laktat; A-3: 3,0 bis 5,0 mmol Laktat; A-4: über 5,0 mmol Laktat) mit der Zuordnung der Herzfrequenz-Zielbereiche, die aus der Laktat-Leistungskurve abgeleitet werden. Rechts steht eine Kennzeichnung der Trainingsbereiche und der Testergebnisse (Software: BARON/BIRNBAUER, 2002).

5.2.4. Die Ausdauer-Trainingsmethoden

Unter einer Trainingsmethode wird ein planmäßiges Verfahren zur Gestaltung der Belastungssetzung verstanden. Grundsätzlich werden zwei Methodengruppen unterschieden: Die Dauermethoden und die Intervallmethoden. Weiters gliedern wir jede Gruppe in drei Untergruppen, sodass sechs Gruppen von Trainingsmethoden benannt werden:

1. **Dauermethode:** Kontinuierliche und konstante Belastungssetzung; Belastung ohne zeitliche Unterbrechung in einem Trainingsbereich über den gesamten Trainingsabschnitt.

2. **Wechselmethode:** Kontinuierliche und geplant wechselnde Belastungssetzung; Vor der Einheit geplante Belastungssetzung ohne zeitliche Unterbrechung und in mindestens zwei Trainingsbereichen über den gesamten Trainingsabschnitt.
3. **Fahrtspielmethode:** Kontinuierliche und situativ wechselnde Belastungssetzung; Trainingsbelastung ohne zeitliche Unterbrechung und mit einem ungeplanten Wechsel von mindestens zwei Trainingsbereichen über den gesamten Trainingsabschnitt. In der Regel wird die Belastungsintensität wegen wechselnder äußerer Bedingungen (Gelände, Wind, ...), taktischer Manöver (Partner, Gegner, ...) und psychischer Bedingungen (Lust, Laune, ...) ohne Vorplanung geändert.
4. **Intervallmethode:** Intermittierende und konstante Belastungssetzung; Trainingsbelastung mit zeitlicher Unterbrechung. Intervallbelastungen in jeweils dem gleichen Trainingsbereich wechseln mit Erholungspausen in vorgegebenen Zyklen ab.
5. **Intervallwechselmethode:** Intermittierende und geplant wechselnde Belastungssetzung; Belastungen in mehreren Trainingsbereichen werden von Erholungsphasen unterbrochen.
6. **Intervallspielmethode:** Intermittierende und situativ wechselnde Belastungssetzung; Trainingsbelastung mit zeitlicher Unterbrechung und mit einem ungeplanten Wechsel von mindestens zwei Trainingsbereichen über den gesamten Trainingsabschnitt.

Welche Trainingsmethode Sie bei Ihrem Training einsetzen, hängt im Wesentlichen von der Trainingszielsetzung ab. Die im Fitnesstraining gebräuchlichsten Ausdauermethoden sind die Dauermethode (vorrangig Stoffwechsel-Anpassungen), die Wechsel- und Fahrtspielmethode (vorrangig Herz-Kreislauf-Anpassungen) und die Intervallmethode (vorrangig anaerobe Ausdauer für Fortgeschrittene und zur Gewöhnung an Trainingsbelastungen für Einsteiger).

5.2.5. Ausdauer-Trainingsformen

Eigentlich ist es ganz einfach: Kombinieren Sie die Trainingsmethoden mit den -bereichen und schon haben Sie Ihr Ausdauertraining in den Grundzügen geplant. Die methodischen Steuergrößen dazu festlegen, die Sportart wählen und schon geht's los. Ein Training nach der Dauermethode im Trainingsbereich A-1 wird dann kurz „Dauertraining in A-1" genannt. Die Kombinationsmöglichkeiten der Methoden und der Bereiche zu **Ausdauer-Trainingsformen** sind nahezu unerschöpflich. Nachfolgend eine kurze Auflistung von ausgewählten Ausdauertrainingsformen, die wir im **fortgeschrittenen Alter** empfehlen:

- **Dauertraining** in **A-1:** Die Bewegungs- und Herzfrequenz in den individuellen Zielbereich bringen und diese Belastung über die geplante Dauer halten. Die Belastungsdauer hängt wesentlich vom Energiedepot und damit auch von Ihrer Leistungsfähigkeit ab. Als grober Richtwert gilt für Untrainierte die Dauer von 45 Minuten bis zu einer Stunde. Bei Trainierten dauert ein Trainingsabschnitt von 90 Minuten bis zu 6 Stunden. Trainingsziel ist die Optimierung des Fettstoffwechsels und der Verbrauch von Fetten aus dem Fettgewebe.
- **Dauertraining** in **A-2:** Wie oben, nur einen Gang intensiver. Die Richtwerte zur Belastungsdauer bei einem Lauftraining: Untrainierte von 20 bis 45 Minuten, Trainierte zwischen 45 und 90 Minuten. Neben dem Stoffwechsel wird das Herz-Kreislauf-System intensiv und über eine relativ lange Dauer beansprucht.

- **Wechseltraining von A-1 nach A-2:** Nach dem Aufwärmen beginnt es mit einer Belastung in A-1. 30 bis 90 Minuten gelten als grober Richtwert. Danach wird die Belastung in A-2 von 15 bis 45 Minuten gesteigert. Die gesamte Einheit dauert 45 bis zu 120 Minuten. Trainingsziel ist die Anhebung der aeroben Schwelle. Dem Körper wird quasi die höhere Intensität aufgedrängt und die Fettstoffregulation gleitet mit nach oben. Das ist eine bei Marathonläufern und Radfahrern beliebte Trainingsform zur Anhebung des Wettkampftempos. Eine Variante ist die langsame Steigerung der Intensität bis zum Trainingsende.
- **Wechseltraining zwischen A-1 und A-2:** Über 5 bis 10 Minuten in A-1, dann 5 bis 10 Minuten A-2. Dieser Wechsel 3 bis 6-mal vollzogen bewirkt eine gute Stoffwechselregulation, Anpassungen im Herz-Kreislauf-System und ist eine häufig angewandte Trainingsform zur Verbesserung der Grundlagenausdauer.
- **Intervalltraining in A-1:** Belastungen im Bereich A-1 über 1 bis 5 Minuten wechseln mit Erholungspausen über 1 bis 3 Minuten im langsamen Gehen mit leichten gymnastischen Übungen. 4 bis 6 Intervalle während der Trainingseinheit. Das ist eine Trainingsform für Einsteiger und Untrainierte.
- **Intervallwechseltraining in A-1 und A-2:** Beginnen Sie das Training mit einer Belastung über 3 Minuten in A-1. Anschließend folgt eine Intervallpause über 1 Minute. Diese Intervalle wiederholen Sie 4mal. Jetzt ist die erste Serie abgeschlossen. Es folgt eine Intervallserie in A-2. 2 Minuten-Belastungen wechseln 5mal mit 1 Minute Intervallpause. Die Serien dauern 16 und 15 Minuten. Der Trainingsumfang liegt bei 31 Minuten. Dazu kommen Auf- und Abwärmen mit Dehnen. Das ist eine typische Trainingsform für Wiedereinsteiger nach einer Trainingsunterbrechung.

5.3. Krafttraining im Alter

Neben der Ausdauer stehen die Kraft, Beweglichkeit und Schnelligkeit im Konditionsviereck. „Kraftfähigkeit ist die konditionelle Basis für Muskelleistungen mit Krafteinsätzen, deren Werte über ca. 30% der jeweils individuell realisierbaren Maxima liegen" (MARTIN/CARL/LEHNERTZ 1991, S. 102). Schon BÜHRLE (1985) forderte im Bezug auf HETTINGER (1964) Kraft-, Ausdauer- und Schnelligkeitsverhalten theoretisch zu unterscheiden und nur dann von Krafttraining zu sprechen, wenn Krafteinsätze aktualisiert werden, die über einem Drittel der individuell realisierbaren Kraftwerte liegen (vgl. MARTIN/CARL/LEHNERTZ 1991, S. 101). Besonders im Alter ist ein Training mit relativ zu den jeweiligen individuellen Maxima hohen Widerständen wichtig, um im Sinne der Mobilität Muskelkraft zu trainieren und für eine Vitalität die Muskelmasse zu erhalten. Es geht jedoch im Alter nicht um ein Krafttraining mit submaximalen und maximalen Lasten, sondern um ein koordinativ orientiertes Kräftigen in Richtung der Optimierung von Alltagsbewegungen sowie der Sturz- und Verletzungsprofilaxe. Dazu kommt mit fortschreitender Krafttrainingserfahrung ein Muskelaufbautraining. Differenzierung im Krafttraining ist also gefordert. Der erste Schritt ist die Gliederung der Kraftfähigkeiten. Die meisten Autoren gliedern die konditionelle Fähigkeit „Kraft" in die Maximalkraft, Schnellkraft, Reaktivkraft und Kraftausdauer (vgl. MARTIN/CARL/LEHNERTZ, 1991).

- **Maximalkraft** ist die höchstmögliche Kraft, die das Nerven-Muskelsystem bei maximaler willkürlicher Kontraktion auszuüben vermag.
- **Schnellkraft** ist die Fähigkeit, optimal schnell Kraft zu bilden.
- **Reaktivkraft** ist jene Muskelleistung, die innerhalb eines Dehnungs-Verkürzungs-Zyklus einen erhöhten Kraftstoß generiert. Sie ist abhängig von Maximalkraft, Kraftbildungsgeschwindigkeit und reaktiver Spannungsfähigkeit.
- **Kraftausdauer** ist die Fähigkeit, bei einer bestimmten Wiederholungszahl von Kraftstößen innerhalb eines definierten Zeitraumes die Verringerung der Kraftstoßhöhen möglichst gering zuhalten.

Exkurs: „Die Bedeutung des Krafttrainings"
Welche Bedeutung dem Training der Kraftfähigkeit – im Besonderen im fortgeschrittenen Alter – beizumessen ist und welche positiven Auswirkungen ein regelmäßiges Krafttraining hat, wird im Folgenden dargestellt:

(1) Krafttraining als Verletzungsprophylaxe: Ein gut ausgebildetes Muskelkorsett stellt eine Art Zuggurtsystem unseres Körpers dar und reduziert somit Biegekräfte auf das passive Skelettsystem. Knochenbrüche können aufgrund der Anspannung kräftiger Muskeln verhindert werden. Schwerste Stürze von optimal trainierten Skiabfahrtsläufern bleiben oft deshalb ohne Verletzungsfolgen, weil die kräftigen Muskeln zum richtigen Zeitpunkt mit ausreichender Kraft die Knochen sichern konnten. Ebenso wie die Knochen werden auch Bänder und Gelenkskapseln durch kräftige Muskeln vor traumatischen Verletzungen geschützt (vgl. WEINECK 2000, S. 246). Auch der Verletzungsschutz des Muskelgewebes selbst verbessert sich durch Kräftigung. „BENEDICT/WALKER (1968) fanden bei kräftigeren Muskeln, dokumentiert am Beispiel der Beinstrecker im Vergleich zu den Beugern, eine um 20 % höhere Rissfestigkeit" (WEINECK 2000, S. 245). Zur Verletzungsprophylaxe ist jedoch anzumerken, dass nicht allein die Kraftfähigkeit der einzelnen Muskeln von Wichtigkeit ist, sondern dass das optimale Kraftverhältnis der Muskelgruppen untereinander und im Gesamten gesehen, sowie deren Zusammenspiel eine ebenso große Rolle spielt. In diesem Zusammenhang ist auch festzustellen, dass Missverhältnisse in der Kraft antagonistisch wirkender Muskeln und Muskelgruppen oftmals Ursachen für Verletzungen sind. Weiters ist zum Thema Verletzungsvorbeugung festzustellen, dass ein richtig dosiertes Krafttraining nicht nur eine Muskelquerschnittsvergrößerung bewirkt, sondern dass es parallel dazu zu einer Hypertrophie der bindegewebigen Begleitstrukturen, sie dienen der mechanischen Sicherung der einzelnen Muskelfasern und des Gesamtmuskels, kommt.

(2) Krafttraining zur Vermeidung oder Beseitigung muskulärer Dysbalancen: Durch zu wenig Bewegung, Fehl- und Überbelastungen und durch Verletzungen kommt es zur Verkürzung derart betroffener Muskel. Durch Verletzungen und Inaktivität kommt es zur Abschwächung. Die zur Verkürzung neigenden Muskeln werden als tonische Muskulatur, die zur Abschwächung neigenden Muskeln als phasische Muskulatur bezeichnet (vgl. SPRING et al. 1986). In ausgewogener Kombination mit Beweglichkeitstraining lassen sich durch ein Krafttraining mit passender Übungsauswahl und mit richtiger Belastungsdosierung derartige Ungleichgewichte von verkürzten und abgeschwächten Muskeln vermeiden. Liegen muskuläre Dysbalancen bereits vor, gilt es, zuerst die verkürzten Muskeln zu dehnen und darauf aufbauend die abgeschwächten zu kräftigen. Auch Abschwächungen und Verkürzungen im Bereich des Rückens können Sie mit einem angepassten Kraft- und Beweglichkeitsprogramm vermeiden und auch beseitigen.

(3) Krafttraining zur Steigerung der Muskelmasse und Vermeidung von Muskelschwund: Ein Erwachsener, der kein Krafttraining betreibt, verliert innerhalb von zehn Jahren, Literaturbefunden entsprechend, jeweils zwischen zwei und vier Kilogramm Muskelmasse (vgl. FOBES, 1976; EVANS/ROSENBERG, 1992). WESTCOTT konnte in einer Studie zeigen, dass ein entsprechendes Krafttrainingsprogramm die Muskelmasse innerhalb von acht Wochen um ca. eineinhalb Kilogramm erhöhen kann, es genügt schon ein Training von 3 mal 25 Minuten pro Woche (vgl. LANZ, 1995). Unsere Muskulatur mit dem dort gespeicherten Eiweiß ist ein wichtiger Pool für die Aminosäuren, die Bausteine unseres Lebens. Diese Aminosäuren liefern die Substanz zur Reparatur von Zellen und stellen die Bausubstanz zur Zellteilung. Damit sind sie wichtig für die Regeneration nach Belastung, für die wichtige Stressverarbeitung, für die Genesung nach Krankheit und den Wiederaufbau nach Verletzungen, für die Wundheilung und für das Immunsystem. Aber noch ein wichtiger Grund spricht für den Aufbau von Muskelmasse mit Krafttraining – und das besonders im Alter. Lesen Sie dazu unter Punkt (4) in der nächsten Zeile.

(4) Krafttraining zur Vermeidung der Stoffwechselverlangsamung: Im Gegensatz zum allzu häufig überrepräsentierten Fettgewebe ist die Muskulatur ein äußerst stoffwechselaktives Gewebe. Daher ist in Folge einer geringen Muskelmasse der Stoffwechsel im Ruhezustand herabgesetzt. Studien belegen, dass der durchschnittliche Erwachsene in jedem Lebensjahrzehnt 2 bis 5% seiner Stoffwechselleistung verliert (KEYES et al., 1973; EVANS/ROSENBERG, 1992). Da regelmäßiges Krafttraining dem Muskelschwund entgegenwirkt, beugt es einer Verminderung der Stoffwechselleistung vor. In einer Studie konnte gezeigt werden, dass die Zunahme der Muskelmasse um eineinhalb Kilogramm den Stoffwechsel um 7% und unseren täglichen Kalorienverbrauch um 15% erhöhen (CAMPBELL et al., 1994). Im Ruhezustand verbraucht ein Kilogramm Muskeln grob abgeschätzt 75 Kalorien/Tag. Während des Trainings erhöht sich der Energiebedarf aber drastisch. Ein Fazit aus den Ausführungen ist: Wer ein regelmäßiges Krafttraining durchführt, verbraucht Energie im *Arbeitsumsatz* während des Training, steigert den Energieverbrauch nach dem Training wegen des *Nachbrenneffekts* und erhöht bei einer Muskelmassezunahme noch dazu den *Grundumsatz*. Über diesen Weg ist es möglich, in Kombination mit Ausdauertraining in A-1 und Ernährungsumstellung, Übergewicht durch Reduktion des Fettgewebes bei gleichzeitigem leichtem Zugewinn an Muskelmasse abzubauen.

(5) Krafttraining verändert wie Ausdauertraining die Blutfettwerte: Genau wie richtig dosiertes Ausdauertraining wirkt auch Krafttraining auf die Blutfettwerte. Mit Kraft- und Ausdauertraining lassen sich zum einen die erhöhten Cholesterin- und Triglyzeridspiegel senken und zum anderen die Werte der Alpha-Lipoproteinfraktion (HDL), welche einen entscheidenden Schutzfaktor für Arteriosklerose darstellt, erhöhen (vgl. ENGELHARDT/NEUMANN 1994, S. 164).

(6) Krafttraining verbessert wie Ausdauertraining den Glukosestoffwechsel: Die Möglichkeit der Vermehrung der Glykogenspeicher in der Muskulatur, der Leber und im Blut um mehr als auf das Doppelte durch regelmäßiges Ausdauertraining wird schon seit langem und von vielen Autoren beschrieben (vgl. SALTIN 1973; S. 127; WEINECK 2000, S. 169). Weiters wird durch Ausdauertraining die Insulinempfindlichkeit der Muskulatur erhöht. „Wenn die Insulinsensitivität der Muskulatur durch Training erhöht ist, benötigt der Organismus bis zu 40 % weniger Insulin. Das kann dazu führen, das die Patienten mit Typ-II-Diabetes keine blutzuckersenkenden Medikamente benötigen" (ENGELHARDT/NEUMANN 1994, S. 163). Krafttraining führt neben einer Erhöhung der Kreatinphosphatspeicher zu einer Vermehrung der Glykogendepots der Muskulatur (WEINECK 2000, S. 245). Diese durch Krafttraining, so wie durch Ausdauertraining bewirkte Depoterhöhung in Kombination mit einer erhöhten Insulinsensitivität führt zu einem verbesserten Glukosestoffwechsel.

(7) Krafttraining erhöht die Knochendichte: Die Anpassungserscheinungen an ein regelmäßiges und richtig dosiertes Krafttrainings des Muskelgewebes und des Knochengewebes sind ähnlich. Der gleiche Trainingsreiz, der die Muskel-Myoproteine erhöht, steigert die Knochen-Osteoproteine und den Mineralgehalt der Knochen. WEINECK schreibt, dass „ein dosiertes allgemeines Krafttraining die im Alternsgang auftretende Osteoporose reduziert. Der Verlust an Mineralsalzen in den Knochen beträgt bei untrainierten Männern ab 50 Jahren etwa 0,4 %, bei untrainierten Frauen bereits ab 30 bis 35 Jahren 0,75 bis 1 % pro Jahr. Diese Rate vergrößert sich bei den Frauen während und nach der Menopause auf 2 bis 3 %, so dass eine Frau im Alter von 70 Jahren etwa 30 % ihrer mineralhaltigen Knochenmasse verloren hat. Wie die Untersuchungen von SMITH … zeigt, steigert schon ein minimales Übungsprogramm den Mineralgehalt der Knochen – dies gilt auch noch für Probanden jenseits des neunten Lebensjahrzehnts(!) – und beugt so der Osteoporose vor" (WEINECK 2000, S. 245).

5.3.1. Kontraktionsformen und Faktoren der Kraftfähigkeit

Bei einer Muskelkontraktion kommt es zu einer Spannungsentwicklung im Muskel. Dabei kann dieser seine Ausgangslänge beibehalten, sich verkürzen oder sich dehnen. Es werden folgende **Kontraktionsformen** der Muskeln unterschieden (vgl. RÜHL/SCHUBA, 2003):

1. **Die isometrische (statische) Kontraktion:** Bei ihr ist keine Bewegung sichtbar. Im Muskel jedoch kommt es zu einer hohen Spannungsentwicklung
2. **Die isotonische (dynamische) Kontraktion:** Es kommt zu einer sichtbaren Bewegung. Der Muskel verkürzt sich, die Spannung im Muskel bleibt jedoch gleich. In der Praxis kommt diese Kontraktionsform sehr selten vor. Es werden zwei Formen unterschieden:
   2.1 Die konzentrische Kontraktion: Der Muskel verkürzt sich.
   2.2 Die exzentrische Kontraktion: Der Muskel wird in die Länge gezogen und bremst.
3. **Die auxotonische (dynamische) Kontraktionsform:** Sie findet bei den meisten Muskelbewegungen im Alltag und im Sport statt. Charakterisiert ist sie durch eine Verkürzung des Muskels bei einer gleichzeitig zunehmenden Spannung. Ein Beispiel dazu ist das Stemmen einer schweren Hantel von der Brust weg aus der Rückenlage.
   3.1 Die konzentrische (überwindende) Kontraktion: Dabei verändert sich die Spannung des Muskels und der Muskel verkürzt sich. So arbeiten die Muskeln beim Hochziehen zu einem Klimmzug oder wenn Sie eine Kiste hochheben.
   3.2 Die exzentrische (nachgebende) Kontraktion: Bei einer Spannungszunahmen wird der Muskel in die Länge gezogen. Das geschieht, wenn Sie sich beim Klimmzug herunterlassen oder wenn Sie eine Kiste langsam und behutsam abstellen.
4. **Die Unterstützungskontraktion:** Es kommt zunächst zu einer Spannungsentwicklung im Muskel und danach zu einer Verkürzung. Ein Beispiel ist der Schlag auf einen Boxsack.
5. **Die Anschlagkontraktion:** Hier kommt es zu einer Verkürzung des Muskels und dann zu einer Erhöhung der Spannung.

Weiters werden von der Sportwissenschaft Faktoren benannt, die die Muskelkraft grundsätzlich bestimmen und beeinflussen (vgl. SCHNABEL/HARRE/BORDE 1994, S. 164 ff). Diese **Kraftfaktoren** sind:

- **Muskelquerschnitt:** Der Muskelquerschnitt ist die entscheidende Voraussetzung für die Größe der Absolutkraft. Pro Flächeneinheit kann ein Muskel nur eine bestimmte Kraft erzeugen, wobei die Angaben der Literatur zwischen den Bereichen von 4–10 kg/cm^2 schwanken und zwischen Männern und Frauen keine signifikanten Unterschiede angeben (HOLLMANN/HETTINGER 1990, S. 195). Die Frage, ob die Erhöhung des Muskelquerschnitts ausschließlich durch ein Dickenwachstum der einzelnen Muskelfasern (Hypertrophie) zustande kommt, oder ob es auch zu einer Muskelfaservermehrung (Hyperplasie) kommt, wurde in der Literatur lange sehr widersprüchlich behandelt. Derzeit lässt sich die Frage, wenn man den aktuellen Studien Glauben schenkt, für sehr intensives Muskelaufbautraining bejahen (WEINECK 2000, S. 256). Bei Dosierungen des Gesundheits- und Fitnesstrainings kommt die Zunahme der Muskelmasse durch eine Hypertrophie der Muskelfasern zustande. Dabei verstärken sich auch das umliegende Bindegewebe und die beteiligten Sehnenstrukturen.
- **Muskelfaserspektrum:** Die Skelettmuskelfasern werden aufgrund struktureller und funktioneller Merkmale in schnell-zuckende, langsam-zuckende und intermediäre Typen unterteilt. Diese Muskelfasertypen sprechen auf unterschiedliche Belastungsreize, insbesondere auf Krafttrainingsreize äußerst spezifiziert und differenziert an.
- **Intramuskuläre Koordination:** Das Zusammenspiel der einzelnen Muskelfasern innerhalb eines Muskels wird intramuskuläre Koordination genannt. Ein wesentliches Kennzeichen einer guten intramuskulären Koordination ist die Fähigkeit, möglichst viele motorische Einheiten synchron zu rekrutieren. Zu Beginn eines Krafttrainings können Untrainierte oft nur bis zu 50 % der zur Verfügung stehenden Muskelfasern bei einer Maximalkraftanstrengung gleichzeitig aktivieren. Nach fortgeschrittenem Training können dann bis zu 80 und sogar 90 % der Fasern gleichzeitig über die Steuerachse Hirn und Nerven angesprochen und aktiviert werden. Dieser Trainingseffekt ist ein sehr wichtiger.
- **Intermuskuläre Koordination:** Damit ist das Zusammenspiel einzelner Muskeln und Muskelgruppen bei einer Bewegungsausführung gemeint. Dieses Wechselspiel der Agonisten (Hauptspieler), Antagonisten (Mitspieler) und Synergisten (Gegenspieler) wird vom Hirn aus gesteuert und über die Nerven zu den entsprechenden Muskeln geleitet.
- **Energiebereitstellung:** Bei kurz dauernden Kraft- sowie Schnelligkeitsleistungen wird der Energiebedarf ausschließlich aus den lokalen Energiespeichern der beanspruchten Muskulatur abgedeckt. Werden Kraftleistungen auf Dauer beansprucht, spielt die Zulieferung von Energie und Sauerstoff eine wichtige Rolle.
- **Konzentration und Motivation:** Hohe Konzentration und optimale Motivation beeinflussen die Effektivität des Krafteinsatzes wesentlich.

5.3.2. Methodik des Krafttrainings und Trainingsmodelle

Je nach Zielsetzung des Krafttrainings ist der Ausprägungsgrad der einzelnen oben angeführten Kraftfaktoren zu erhalten oder zu verbessern. Wir gliedern dementsprechend sechs Inhaltsgruppen des Krafttrainings: Muskelfunktions-, Muskelaufbau-, Maximalkraft-, Kraftausdauer-, Reaktivkraft- und Schnellkrafttraining. Für ein **Krafttraining im fortgeschrittenen Alter** stehen wegen der biologischen Besonderheiten der Belastbarkeit und auf Grund der altersspezifischen Anforderungen ein Muskelfunktions-, Kraftausdauer-, und Muskelaufbautraining zur Auswahl. Zu diesen drei Krafttrainingsgruppen stellen wir die Methodik und ausgewählte Übungsprogramme speziell für das Training im Alter vor.

5.3.2.1. Muskelfunktionstraining

Die vorrangige Zielstellung des Muskelfunktionstrainings ist die Schulung der intermuskulären Koordination in Wechselwirkung von statischer Haltearbeit und dynamischer Bewegungsführung gegen moderate Widerstände. Der Ablauf eines Muskelfunktionstrainings ohne Geräte, wie Sie es zu Hause ohne großen Platzbedarf leicht durchführen können, wird im nachfolgenden Rahmen im Verständnis eines Trainingsmodells vorgestellt. Anschließend werden ausgewählte Übungen in Wort und Bild aufgezählt und erklärt. Der Umgang mit den methodischen Kennziffern des Muskelfunktionstrainings und Anregungen zur Durchführung sind unter der Überschrift „Trainingstipps" zu finden.

Hinweis zur Wahl der Übungsvariante und zur Bestimmung der Wiederholungszahl:
Zuerst zur **Wahl der passenden Übungsvariante:** Um die effektive Wiederholungszahl von 15 bis 45 zu schaffen, müssen Sie zu den vorgeschlagenen Übungen die für Sie passende Variante finden. Wählen Sie diese Variante zur Übungsausführung, bei der Sie zumindest noch 5 bis 10 Übungswiederholungen schaffen. Die Sportwissenschaft spricht von einem Training mit mittlerer bis submaximaler Wiederholungszahl. Exakt können Sie die Wiederholungszahl bei einem **„Test der maximal möglichen Wiederholungen"** bestimmen. Sie zählen, wie viele Wiederholungen Sie bei korrekter Übungsausführung und in der geforderten Wiederholungszeit ausführen können. Diese Zahl ist die „Maximalwiederholung". Von diese Zahl nehmen Sie jetzt zu Trainingsbeginn 50% und mit Trainingsfortschritt 75% als Trainingswiederholung pro Serie. So können Sie Ihre Trainingswiederholungen für jede Übung in Ihrem Programm bestimmen.

Tipps vom Trainer zur Optimierung Ihres Muskelfunktionstrainings:
Trainieren Sie bewusst und zielorientiert. **Ziel** dieses Trainingsprogramms ist, das Zusammenspiel der Muskulatur bei Bewegungen gegen Widerstände zu verbessern und die richtige Körperhaltung durch ein kräftigeres Muskelkorsett zu sichern. Die Übungen des Programms sind so ausgewählt, dass die Bewegungen über mehrere Gelenke ausgeführt werden. Daher muss sowohl die Bewegungsführung als auch die Stabilisation vom Gehirn angesteuert und von den Muskeln durchgeführt werden. Die Sportwissenschaft nennt dieses Zusammenspiel **intermuskuläre Koordination.** Dazu sind mittlere Widerstände, die Trainingswissenschaft spricht von einer Belastung mit **30 bis 45 % der maximalen Kraft** (Kraft-Max) am jeweiligen Gerät, **15 bis 45 Wiederholungen** mit dieser Belastung und 1 bis 3 Serien mit den gewählten Wiederholungen, notwendig. Nebenbei werden Sie auch kräftiger und bauen unliebsame Fettpolster ab.

	Muskelfunktionstraining ohne Geräte Trainingsinhalt	Umfang in Min.
Einleitung	**Aktivieren:** Gehen bis laufen am Stand. Schritte zur Seite, nach vorne und auch nach hinten. Bauen Sie eventuell Aerobic-Schritte oder Tanzschritte ein. Bewegen Sie die Arme zum Rhythmus der Beine mit. Nützen Sie Musik, um in Schwung zu kommen. Steigern Sie die Intensität der Anforderung von sehr gering bis zu moderat, so dass Sie leicht ins Schwitzen kommen, die Herzfrequenz ansteigt und die Atmung sich vertieft.	**4′-5′**
	Mobilisation: Behalten Sie die Geh- und Laufbewegungen am Stand bei und beginnen Sie die Arme rhythmisch und jetzt auch bewusst über den Bewegungsspielraum mitzuschwingen, 20 Schwünge vor-, rück- und seitwärts. Einbeinstand (Sicherung des Gleichgewichtes durch Anhalten) und Vor-Rückpendel mit dem Schwungbein (Beinpendel), Einbeinstand mit Sicherung und Vor-Rückpendel mit dem Unterschenkel des Schwungbeines bei waagrechtem Oberschenkel (Unterschenkelpendel), Armschwung mit Beinpendel, Rückwärts-Armkreisen – jede Übung 20-mal wiederholen, um die Gelenke optimal auf die Belastung vorzubereiten.	**3′-5′**
Hauptteil	**Muskelfunktionstraining ohne Geräte bei 30 bis 45% vom Kraft-Max:** Beginnen Sie mit der ersten Übung des unten angeführten Übungskataloges. Beachten Sie die dazu gegebenen Trainingstipps. Bei langsamer Übungsausführung wiederholen Sie die Übung zwischen 15- und 45-mal. Wählen Sie das Bewegungstempo so, dass eine Wiederholung ca. 2 bis 3 sec. dauert. Es folgt eine Erholungspause bis zur jeweils nächsten Übung. In diesen ca. 2 min. langen Pausen lockern Sie die belasteten Muskeln, mobilisieren Sie die beanspruchten Gelenke. Nun absolvieren Sie die nächste Übung und so weiter. **Belastungskennziffern:** 10 bis 18 Stationen; 1 Serie mit 15 bis 45 Wiederholungen über 30 bis 90 sec., 2 min. Pause mit lockern und mobilisieren.	**20′-40′**
Abschluss	**Deaktivieren:** Bringen Sie sich von der gesetzten Belastung zurück zur Entlastung und leiten Sie so die Erholung ein. Von flotten Standschritten zum langsamen Gehen am Stand.	**3′-5′**
	Dehnen: Die belasteten aber nicht überbeanspruchten Muskeln werden jetzt nach der Stretchingmethode gedehnt. Brustmuskel, dreiköpfiger Oberarmstrecker, Rückenmuskel, Nackenmuskulatur, Schulterblattfixatoren, Kopfdreher, Kopfneiger, Rückenstreckermuskulatur, Gesäßmuskel, Oberschenkelvorderseite und -rückseite, Beinanzieher- jede Übung nach jeder Seite jeweils 3 mal ca. 30 Sekunden in der Endposition halten. Der Dehnblock wird in Rückenlage mit einem entspannenden Strecken in die Länge abgeschlossen. Anschließend schließen Sie für wenige Minuten die Augen und führen eine „Phantasiereise" durch den Körper durch. Wie geht es Ihren Muskeln jetzt? Führen Sie einen virtuellen Dialog mit Ihren Muskeln von den Zehen bis zum Kopf.	**10′-15′**
	Umfang der Trainingseinheit	**40′-70′**

Günstig ist gemeinsam mit einem/er Partner/In zu trainieren. Er kann Ihnen bei der Übungsausführung helfen, indem er/sie die Bewegung gegebenenfalls langsam mitführt und Ihnen so **hilft, die geforderte Wiederholungszahl zu erreichen**. Gegebenenfalls kann der/die Partner/In auch korrigieren und motivieren.

Die Übungen sollen **langsam ausgeführt** werden. Entscheidend ist die bewusste Bewegungssteuerung.

Die Übungen sollen **korrekt ausgeführt** werden. Konzentrieren Sie sich auf eine exakte Einhaltung der Gelenksstellungen und der Körperhaltung. Eine auch nur leicht abgeänderte Übungsausführung ermöglicht Ihnen vielleicht eine höhere Wiederholungszahl, aber dadurch werden Sie oft um den Lohn Ihrer Bemühungen gebracht. Durch falsche Muskeleinsätze wird eine geringe Trainingswirkung erzielt.

Beachten Sie, dass die Kraftübungen aus einer **überwindenden**, einer **haltenden** und einer **nachgebenden** Bewegungsphase bestehen. Trainieren Sie bewusst in allen drei **muskulären Kontraktionsformen**. In den Endpositionen können Sie, wenn möglich, über 3 bis 5 Sekunden in der dynamischen Bewegungsausführung inne halten und so eine isometrische Kontraktion halten. Auf diese Weise erhöhen Sie den Trainingseffekt.

Das Übungsprogramm zum Muskelfunktionstraining ohne Geräte:

1. Übung: Sit-ups gerade mit Kopfstütze

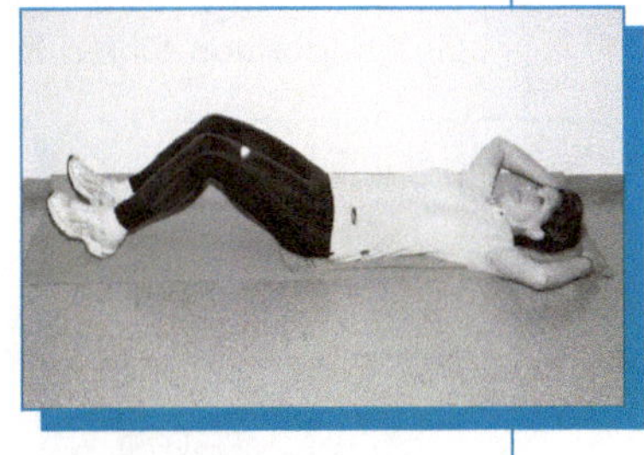

Beachte: In der Ausgangsposition liegen Sie mit rechtwinkelig gebeugten Knien in Rückenlage. Die Fersen sind fest in den Boden gestemmt, um von den Füßen über die Oberschenkelrückseite und das Gesäß bis zur Rückenmuskulatur eine Spannung aufzubauen und zu halten. Vom Gesäß bis zum Kopf ist ein Handtuch untergelegt. Die Hände greifen an den beiden freien Handtuchenden neben dem Kopf und ziehen leicht nach oben. Der Rücken liegt voll auf der Unterlage. Spannen Sie nun die Bauchmuskulatur an und rollen Sie vom Kopf über die Schultern bis zum Ende der Schulterblätter in die Endposition auf. Das Becken wird ohne Ausgleichsbewegung stabilisiert. Der Blick ist stets zur Decke gerichtet und der Kopf wird im Handtuch gestützt.

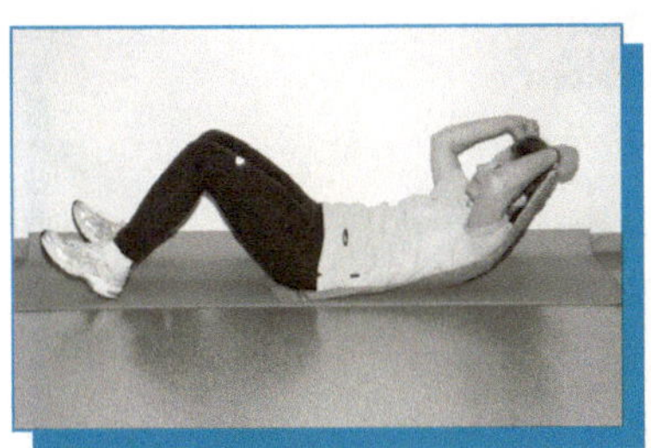

Varianten:

Leicht: Übungsausführung wie abgebildet. Um die geforderte Wiederholungszahl zu schaffen, hilft ein Partner, indem er bei den Schultern greift und in der überwindenden Arbeitsphase unterstützt.

Mittel: Wie abgebildet und beschrieben.

Schwer: Wie abgebildet und beschrieben, in der Endposition über ca. 5 sec. Spannung halten.

2. Übung: Oberkörperheben aus der Bauchlage

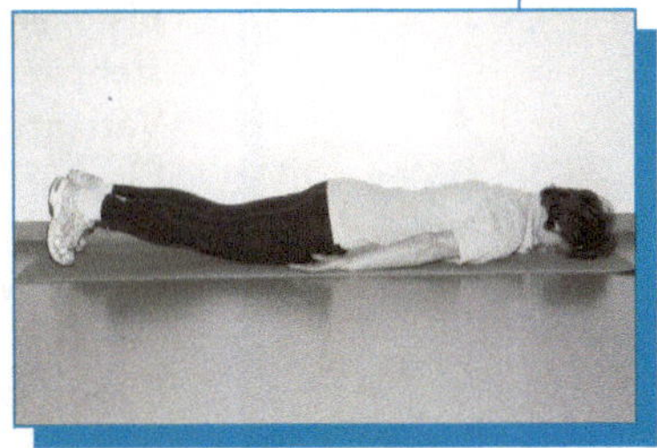

Beachte: In der Ausgangsposition liegen Sie in Bauchlage, ein Handtuch oder Polster liegt unter dem Bauch. Die Arme liegen neben dem Rumpf und die Daumen zeigen zum Körper. Die Stirn liegt am Boden. Die Zehen stemmen in den Boden. Spannen Sie die Schulter-, Arm- und vor allem Rückenmuskulatur und heben Sie die Arme und den Oberkörper bei Ganzkörperspannung in die Endposition. Der Blick bleibt zum

Boden gerichtet und die Stirn ist ca. 5 cm über dem Boden. Die Beinmuskeln werden gespannt und die Knie abgehoben.

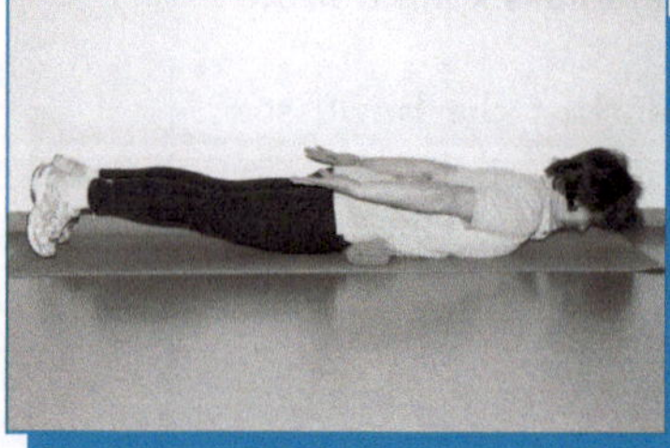

Varianten:

Leicht: Wie abgebildet und beschrieben.

Mittel: Die Arme sind in Seithalte und im Ellbogen rechtwinkelig gebeugt. Unterarme in Richtung Kopf, Daumen zeigen zur Decke. Ellbogen und Unterarme hochheben, sonst wie beschrieben.

Schwer: Arme eng an den Ohren vorbei nach vorne gestreckt, Daumen zeigen zur Decke.

3. Übung: Unterarmbeugen aus der Bankstellung

Beachte: Ausgangsstellung ist die Unterarmbankstellung. Unterschenkel und Unterarme am Boden, ein Polster oder Handtuch liegt unter den Knien. Die Ellbogen sind exakt im Lot unter den Schultern aufgesetzt, die Unterarme bilden ein Dreieck und der Kopf liegt in der Dreiecksspitze. Eine angespannte Bauch-, Gesäß- und Rückenmuskulatur hält den Rücken in der Ausgangsposition gerade und sichert durch kontrollierte Kontraktion die Bewegungsausführung bei geradem Rücken. In die Endposition führen Sie den Kopf bei Beuge der Ellbogen und Schulter in Richtung Hände.

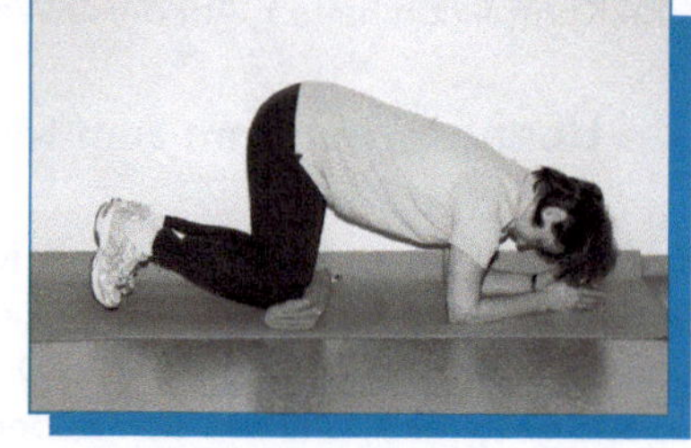

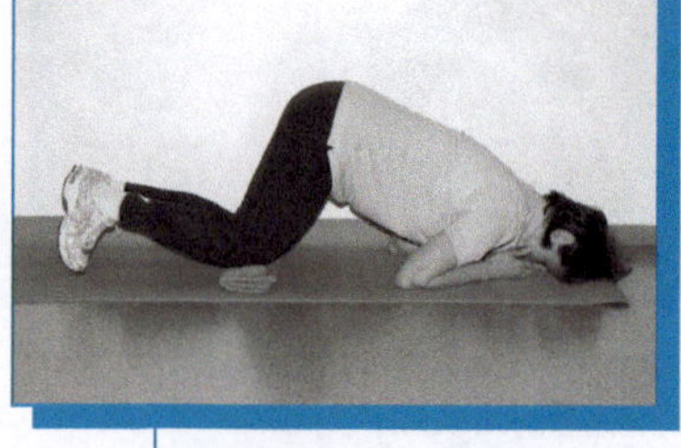

Varianten:

Leicht: Geöffneter Hüftwinkel, die Oberschenkel stehen ca. 60° zur Unterlage.

Mittel: Wie abgebildet rechter Hüftwinkel, die Oberschenkel stehen 90° zur Unterlage

Schwer: Gebückte Körperstellung mit gebeugtem Hüftwinkel, Zehen und Unterarme liegen auf.

4. Übung: Gehaltene Kniebeuge in die Sitzposition

Beachte: Ausgangsposition im Beidbeinstand bei hüftbreiten und gerade ausgerichteten Füßen. Ein Partner hält Sie an der Hand und Sie lassen sich bei leicht gebeugten Knien mit gestrekkter Hüfte und geradem Rücken einige Zentimeter nach hinten. Sie können auch eine Tür als Hilfe nutzen. Greifen Sie an der Türklinke und stellen Sie die Füße mit den Fersen auf Höhe Türblatt. In die Endposition beugen Sie die Hüfte und die Knie bis exakt auf 90°. Der Rücken ist gerade und steht im Lot zur Unterlage.

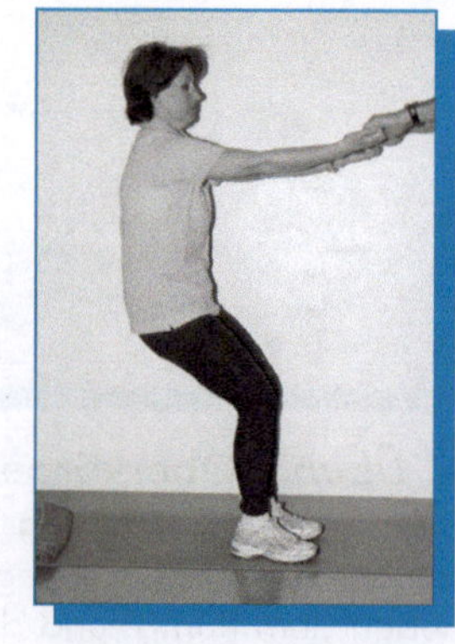

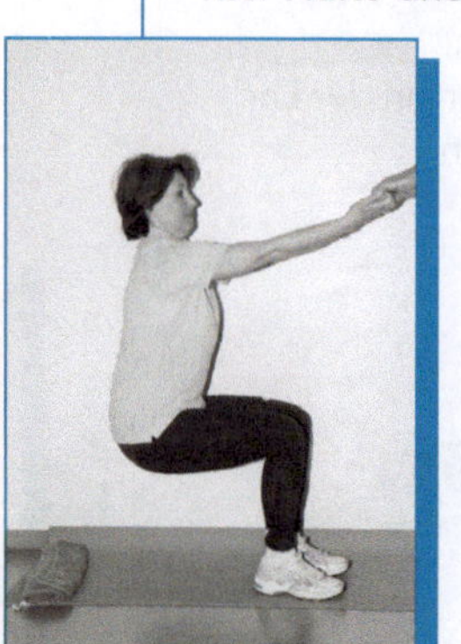

Varianten: Leicht: Sie beugen im Knie nicht bis auf 90°, um die Wiederholungszahl zu schaffen.

Mittel: Wie abgebildet und beschrieben.

Schwer: Wie abgebildet und beschrieben, in der Endposition über ca. 5 sec. Spannung halten.

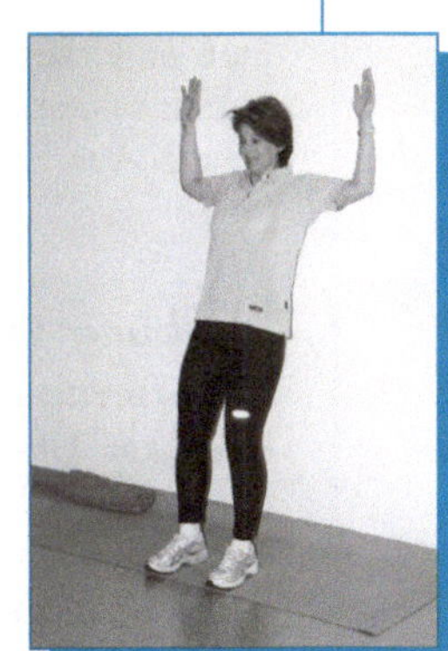

5. Übung: Standstütz-Rücklings aus der Wandlehne

Beachte: In der Ausgangsstellung lehnen Sie mit Kopf, Schultern und

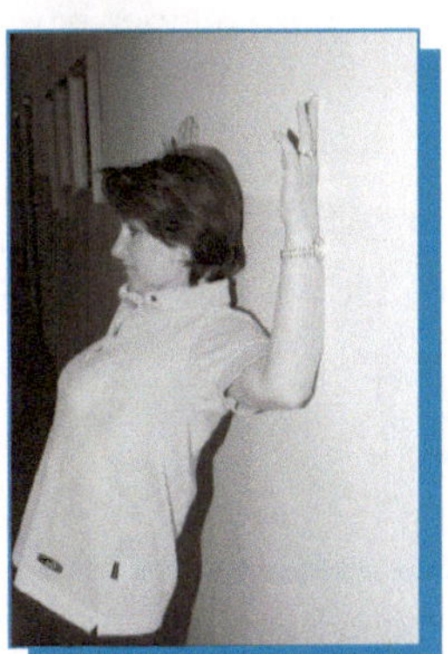

Unterarmen an einer Wand. Die Füße stehen im Abstand von der Wand und die Hüfte ist gestreckt. In die Endposition stützen Sie nur mit den Ellbogen an der Wand und drücken die Schulterblätter von der Wand ab. Die Hüfte bleibt gestreckt und der Rücken gerade. Es ist nur eine kleine Bewegung möglich, diese soll jedoch exakt geführt werden.

Varianten:

Leicht: Fersen ca. 10 cm von Wand entfernt
Mittel: Fersen ca. 20 cm von Wand entfernt
Schwer: Fersen ca. 30 cm von Wand entfernt

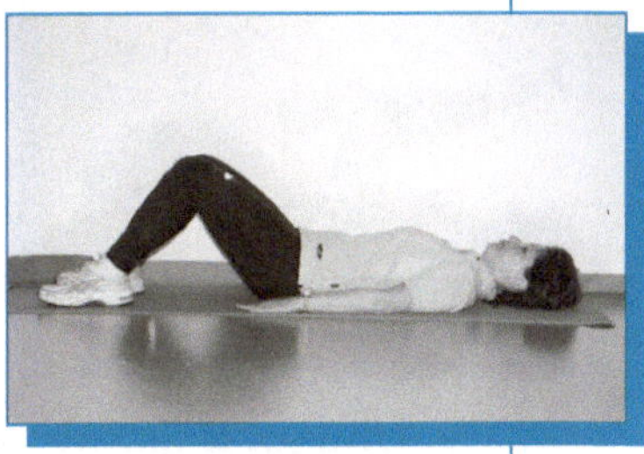

6. Übung: Beckenlift aus der Rückenlage

Beachte: In der Ausgangsposition liegen Sie mit rechtwinkelig gebeugten Knien in Rückenlage. Beide Füße liegen flach am Boden auf. Spannen Sie zuerst die Bauch- und Gesäßmuskulatur, um das Gesäß leicht anzuheben. Dann folgt die Anspannung der Muskulatur der Oberschenkelrückseite, um das

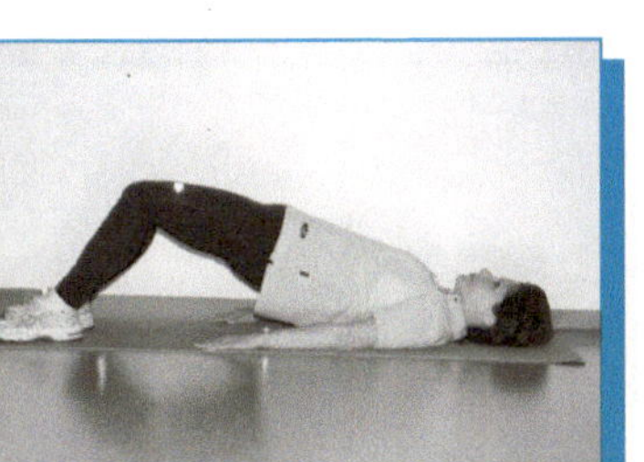

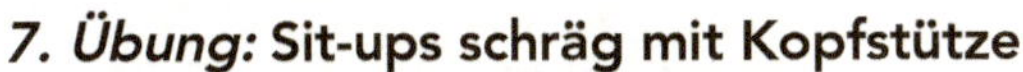

Becken bis in eine gerade Körperlinie von den Knien bis zur Schulter hochzuheben.

Varianten:

Leicht: Wandlehne vom Gesäß bis zum Kopf. Hüftstrecken aus der Wandlehne
Mittel: Wie abgebildet und beschrieben.
Schwer: Wie abgebildet und beschrieben, in der Endposition über ca. 5 sec. Spannung halten.

7. Übung: Sit-ups schräg mit Kopfstütze

Beachte: In der Ausgangsposition liegen Sie mit rechtwinkelig gebeugten Knien in Rückenlage. Die Fersen sind fest in den Boden gestemmt. Vom Gesäß bis zum Kopf ist ein Handtuch untergelegt. Eine Hand greift an einem freien Handtuchende neben dem Kopf und zieht leicht nach oben. Die andere Hand zeigt 90° vom Rumpf weg. Spannen Sie nun die Bauchmuskulatur an und rollen Sie vom Kopf über eine Schulter bis zum

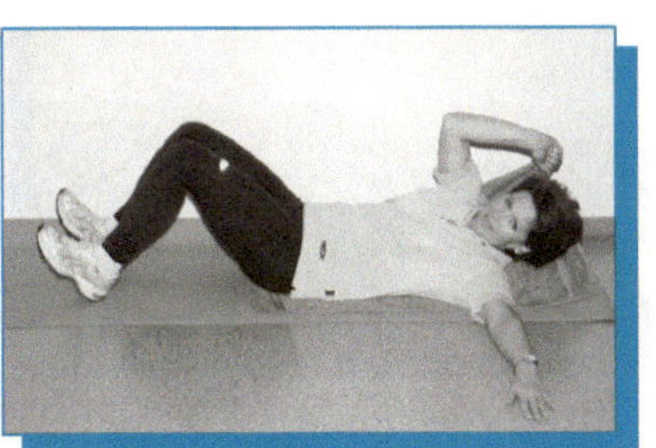

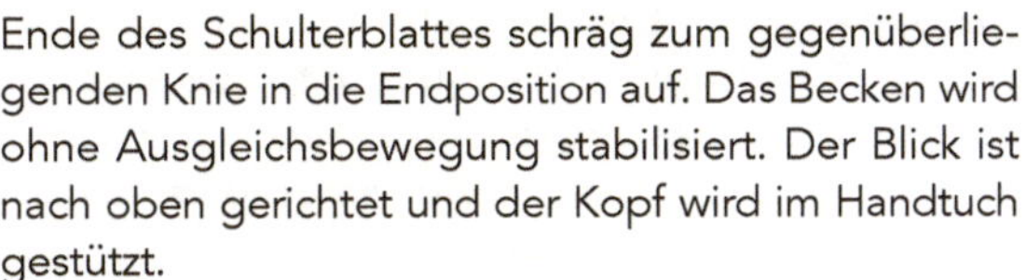

Ende des Schulterblattes schräg zum gegenüberliegenden Knie in die Endposition auf. Das Becken wird ohne Ausgleichsbewegung stabilisiert. Der Blick ist nach oben gerichtet und der Kopf wird im Handtuch gestützt.

Leicht: Übungsausführung wie abgebildet. Um die geforderte Wiederholungszahl zu schaffen, hilft ein

Partner, indem er an der Schulter greift und in der überwindenden Arbeitsphase unterstützt.
Mittel: Wie abgebildet und beschrieben.
Schwer: Wie abgebildet und beschrieben. In der Endposition 3 bis 6 kleine Bewegungen einlegen.

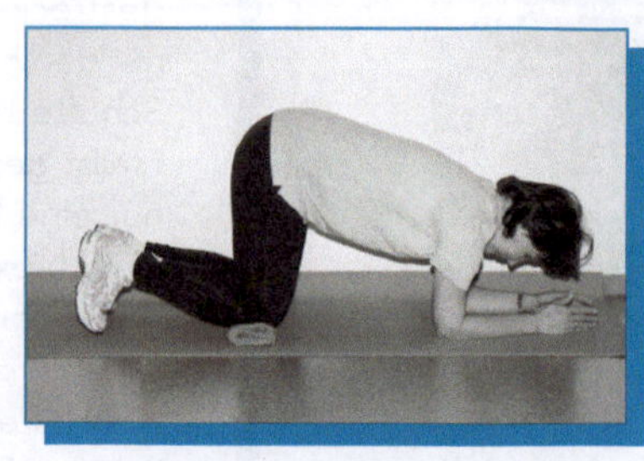

8. Übung: Diagonalstrecken aus der Unterarmbankstellung

Beachte: Die Unterarmbankstellung wie bereits beschrieben einnehmen. In die Endposition ein Bein in der Hüfte und im Knie gerade in einer Linie zum Oberkörper nach hinten strecken. Den gegenüberliegenden Arm seitlich bei stets gebeugtem Ellbogen abspreizen und bis in die Waagrechte hochheben.

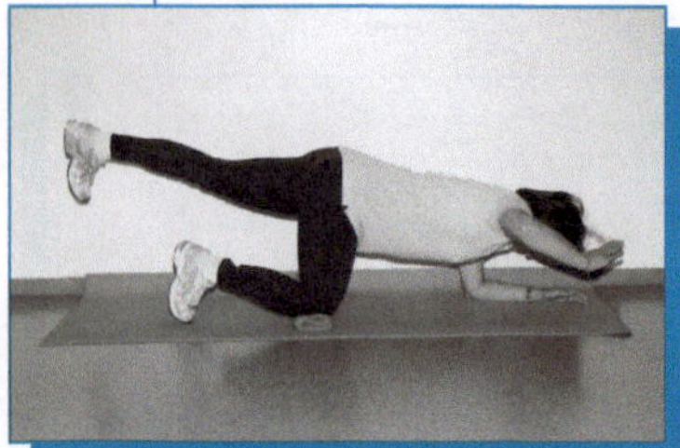

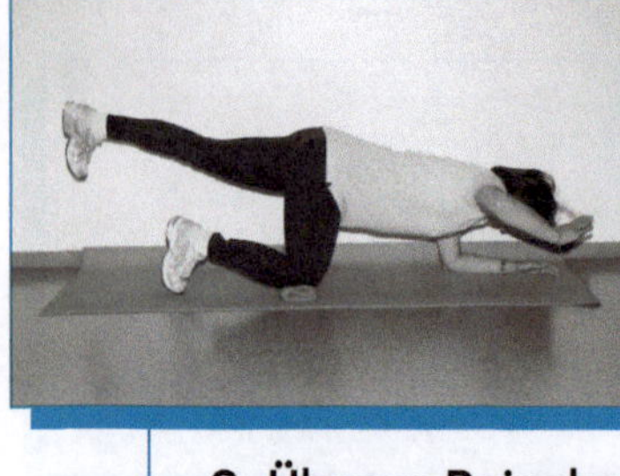

Bauch- und Rückenmuskulatur anspannen und keine Hohlkreuzstellung zulassen. Die geforderte Wiederholungszahl auf einer Seite absolvieren und erst dann die Seite wechseln.

Varianten:

Leicht: Das Bein und der Arm werden abwechselnd bewegt.
Mittel: Wie abgebildet und beschrieben.
Schwer: Wie abgebildet und beschrieben. In der Endposition 3 bis 6 kleine Bewegungen einlegen.

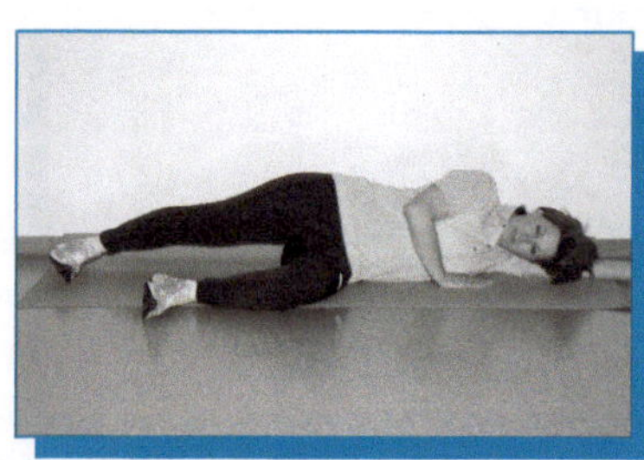

9. Übung: Beinabspreizen aus der Seitlage

Beachte: Ausgangsposition in Seitlage, die Beckenachse steht exakt im rechten Winkel zur Unterlage. Das untere Bein ist in der Hüfte und im Knie 90° gebeugt. In die Endposition das obere Bein abspreizen und hochheben. Die Fußachse des Arbeitsbeines

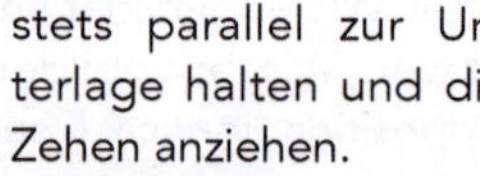

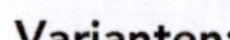

stets parallel zur Unterlage halten und die Zehen anziehen.

Varianten:

Leicht: Wie abgebildet und beschrieben.
Mittel: Wie abgebildet und beschrieben, in der Endposition über ca. 5 sec. Spannung halten.
Schwer: Wie abgebildet und beschrieben. In der Endposition 3 bis 6 kleine Bewegungen einlegen.

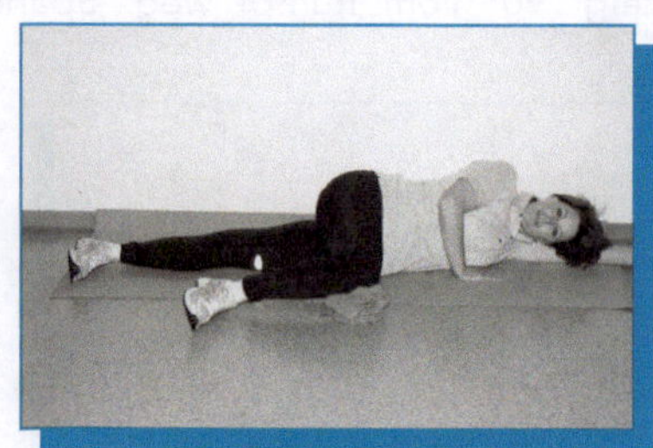

10. Übung: Beinanziehen aus der Seitlage

Beachte: Ausgangsposition in Seitlage, die Beckenachse steht exakt im rechten Winkel zur Unterlage. Das obere Bein ist in der Hüfte und im Knie 90° gebeugt. Legen Sie ein Handtuch unter das Knie. In die Endposition das untere Bein anziehen und hochheben. Fußachse des Arbeitsbeines parallel zur Unterlage und die Zehen anziehen.

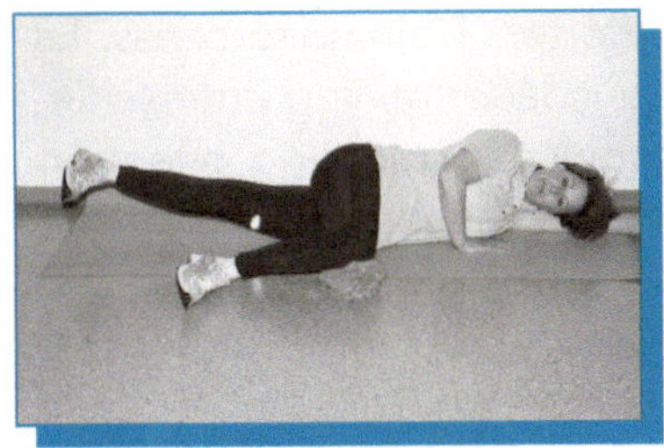

Varianten:
Leicht: Wie abgebildet und beschrieben.
Mittel: Wie abgebildet und beschrieben, in der Endposition über ca. 5 sec. Spannung halten.
Schwer: Wie abgebildet und beschrieben. In der Endposition 3 bis 6 kleine Bewegungen einlegen.

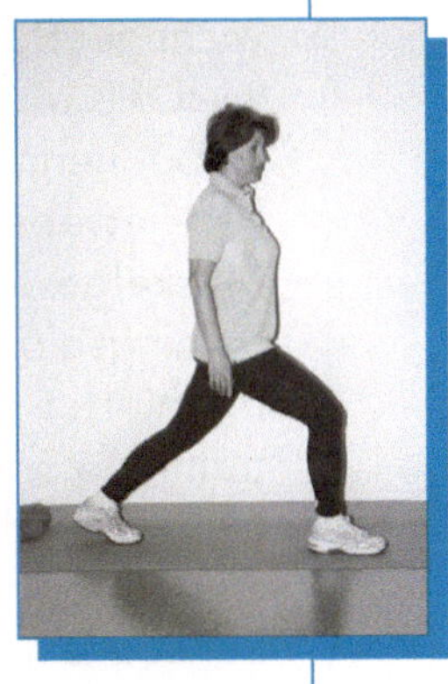

11. Übung: Schrittbeugen aus dem Stand

Beachte: Weite Schrittstellung mit gerade ausgerichteten Füßen. In der Ausgangsposition steht das Knie des vorderen Beins im Lot über der Ferse. In die Endposition wird das Knie des vorderen Beins gebeugt und das hintere Knie wird nach unten geführt. Die Arme werden aktiv in eine Diagonalstellung mitgeführt.

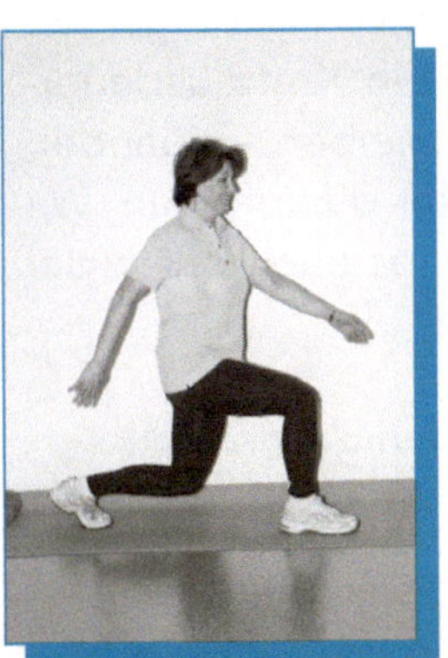

Varianten:
Leicht: Das hintere Knie wird bis auf 10 cm Abstand zum Boden geführt.
Mittel: Wie abgebildet und beschrieben, das Knie geht knapp bis zum Boden.
Schwer: Wie abgebildet und beschrieben, in der Endposition 2 bis 4 kleine Bewegungen einlegen.

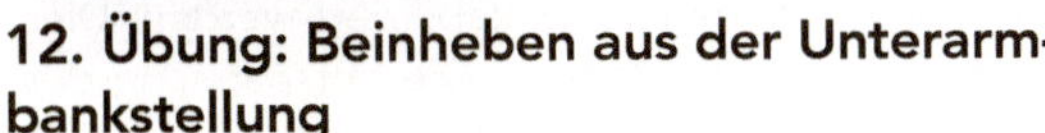

12. Übung: Beinheben aus der Unterarmbankstellung

Beachte: Ausgangsstellung wie beschrieben einnehmen. Einen Polster oder ein Handtuch im Knie unterlegen. Die Bauch- und Rückenmuskulatur anspannen, um die Bewegungsausführung bei geradem Rücken zu sichern. In die Endposition in der Hüfte strecken und das gebeugte Bein hochheben. Das Knie bleibt gebeugt. Nur so weit in der Hüfte strecken, wie dies bei geradem Rücken geht.

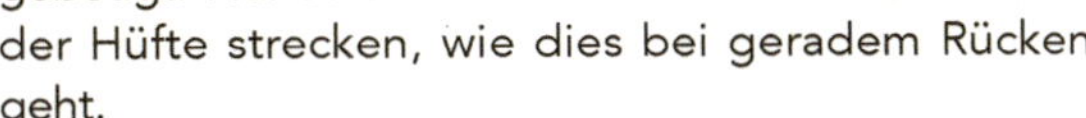

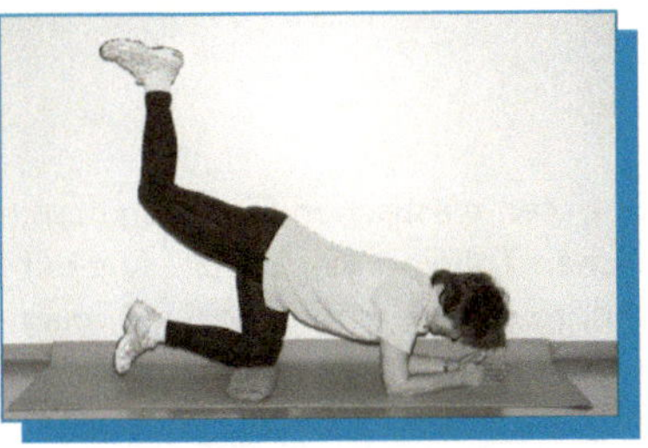

Varianten:
Leicht: Wie abgebildet und beschrieben.
Mittel: Wie abgebildet und beschrieben, in der Endposition über ca. 5 sec. Spannung halten.
Schwer: Wie abgebildet und beschrieben. In der Endposition 3 bis 6 kleine Bewegungen einlegen.

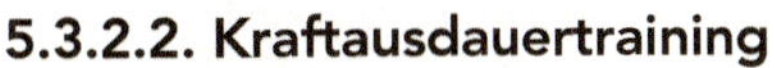

5.3.2.2. Kraftausdauertraining

Die wesentlichen Zielsetzungen sind die Verbesserung der Energiebereitstellung, der Energieumsetzung und der Energiespeicherung in der Muskulatur. Kraftausdauertraining ist in vielen Sportarten ein unverzichtbarer

Trainingsinhalt im leistungs- und wettkampforientierten Trainingsprozess. Es wird in ein allgemeines und in ein spezielles Kraftausdauertraining unterschieden. Die Übungsausführung beim speziellen Kraftausdauertraining orientiert sich an den Wettkampfübungen. Beim allgemeinen Kraftausdauertraining werden die einzelnen Muskelgruppen dynamisch belastet. Daneben ist Kraftausdauertraining im fitness- und gesundheitsorientierten Training ein wichtiger Bestandteil. Neben der Erhöhung der Energiedepots in den Muskeln wird die Muskulatur gestrafft und die Konturen kommen gut zum Vorschein. Dabei nehmen die Muskeln nicht wesentlich an Umfang zu. Der Abbau von Fettgewebe beim Kraftausdauertraining kann eine etwaige Zunahme von Muskelgewebe sogar übersteigen, so dass Sie nach einem Kraftausdauertrainingsblock über mehrere Wochen nicht nur kräftiger und von der Figur her definierter sowie straffer, sondern auch schlanker sind. Ein Kraftausdauertraining können Sie mit Kleingeräten wie Hanteln und Scheiben, Expander, Gummibändern; aber auch mit Wasserflaschen und Kanister durchführen. Wir stellen folgend ein Training mit einem Latexband, welches auch oft in der Rehabilitation genutzt wird, vor

Hinweis zur Wahl der Bandspannung und zur Bestimmung der Wiederholungszahl:
Ziel dieses Programms ist, die Muskeln über ein besseres Zusammenspiel gegen den Widerstand des Thera-Bandes zu kräftigen, das Muskelgewebe zu straffen, die Energiebereitstellung sowie die Energieumsetzung der Muskulatur zu verbessern. Da beim Thera-Band keine Fixierungen von außen gegeben sind, muss die Haltung gegen den ständig ansteigenden Widerstand durch Gegenbewegungen oder aktive Widerlagerung stabilisiert werden. Dies erfordert einen synchronisierten Einsatz von Bewegung und Haltung. Die Vorspannung des Thera-Bandes ist beim Kraftausdauertraining so zu wählen, dass Widerstände von **45 bis 60 % der maximalen Kraft** mit jeweils **20 bis 30 Wiederholungen pro Serie und 2 bis 4 Serien pro Übungsstation** absolviert werden. Der Widerstand von 45 bis 60 % der maximalen Kraft ist bei Untrainierten dann gegeben, wenn maximal 20 bis 35 Wiederholungen absolviert werden können. Diese Anzahl wird „Wiederholungsmaximum" genannt. Beim Kraftausdauertraining sollen 75–90% vom Wiederholungsmaximum mit der gleichen Widerstandsbelastung trainiert werden.

Tipps zum Training mit dem Thera-Band:
Das Thera-Band ist ein Gummiband aus Naturlatex mit sehr guten elastischen Eigenschaften. Es wird in der Therapie, in der Rehabilitation und im sportlichen Training eingesetzt. Aus der farbkodierten Palette von weiß (sehr leicht) über gelb (leicht), rot (mittel), grün (schwer), blau (sehr schwer) bis schwarz (extra schwer) empfehlen wir Einsteigern für das Kraftausdauertraining ein rotes und ein grünes Thera-Band anzuschaffen. Eine Bandlänge von 2 bis 2,5 Metern ist optimal. Beim Kauf des Thera-Bandes wird ein **Übungskatalog mit detaillieren Übungsbeschreibungen** mitgeliefert. Wenn Sie die Übungen ausführen, geben wir folgende Tipps:

1. Die **Belastungsdosierung** wird über die Vorspannung des Thera-Bandes geregelt.
2. **Fixieren** sie das Thera-Band bei Bedarf zwischen Tür und Rahmen auf Höhe des Körpergelenks in dem die Bewegung durchgeführt wird. Das Thera-Band lässt sich in der Höhe leicht verschieben, sichern Sie es gegen Durchrutschen mit einem Knoten. Achten Sie auf gute Fixierung und bedenken Sie, dass das Band reißen kann. Wenn Sie mit Partner trai-

nieren, sollte dieser das Band halten und Ihnen auch beim Wickeln des Bandes um die Hände, Arme, Beine – je nach Übung – helfen.

3. Üben Sie langsam, bewusst und konzentriert. Achten Sie während der gesamten Bewegungsausführung auf eine **korrekte Haltung**. Bei den meisten Übungen gilt es die Bauch-, Gesäß und Rückenmuskulatur anzuspannen, um die Haltung zu stabilisieren.
4. Günstig ist, wegen der **Eigenkontrolle** der Bewegungen, vor einem Spiegel zu trainieren. Noch besser ist ein Partner, der das Band hält, die Bewegung kontrolliert und der auch noch anspornt und motiviert.
5. Folgen Sie der Übungsauswahl und trainieren Sie nach der **Übungsbeschreibung des Herstellers**. Wenn Sie jedoch bei einer Übung Schmerzen verspüren, unterlassen Sie diese Übung.

5.3.2.3. Muskelaufbautraining

Ziel ist, verstärkt Muskelmasse aufzubauen. Es wird mit relativ hohen Widerständen trainiert. Idealtypisch werden Lasten gewählt, so dass 60 bis 80 % der maximalen Kraft am jeweiligen Gerät eingesetzt werden. Mit dieser Last sind sehr grob abgeschätzt 8 bis 20 Wiederholungen maximal möglich. In den Muskelaufbauserien trainiert man bis zur maximalen Wiederholungszahl, um den Muskel völlig zu ermüden. Es werden 3 bis 6 Serien an einer Station absolviert. Wegen der großen Widerstandsbelastung empfehlen wir, ein Muskelaufbautraining erst nach einem vier- bis zwölfwöchigen Muskelfunktions- und nach einem vier- bis achtwöchigen Kraftausdauertraining in die Trainingsplanung einzubauen. In den meisten Fitness-Studios finden sie die entsprechenden Kraftgeräte. Stellen Sie die Übungsabfolge nach eingehender Beratung zusammen. Wichtig ist, dass Sie sich auch über die notwendigen Einstelllungen im oder am Gerät aufklären lassen und dass die Bewegungen exakt erklärt und erlernt werden. Die ersten Trainingseinheiten in den Studios sollen dem Erlernen der Übungsausführung an den Geräten gewidmet werden. Die Themenstellung lautet dementsprechend „Koordinations- und Techniktraining". Erst dann geht es mit den Gewichten zur Sache. Scheuen Sie sich im fortgeschrittenen Alter nicht vor dem Krafttraining an den Geräten. Und die Jüngeren unter uns sollten mit der unerträglichen Arroganz aufhören, dass Krafttraining eine Angelegenheit der Jugend ist.

Tipps vom Trainer für Ihr Muskelaufbautraining:

1. Nach **umfangreicher Vorbereitung mit Muskelfunktionstraining und Kraftausdauertraining ist auch im fortgeschrittenen** Alter ein Muskelaufbautraining zu empfehlen.
2. Absolvieren Sie ein 4- bis **6-Wochenprogramm** mit 2maligem Muskelaufbautraining pro Woche, um auch im Alter noch eine Muskelzunahme und eine Steigerung der Kraft zu erreichen.
3. Trainieren Sie **nie mit Schmerzen** an den Kraftgeräten und mit hohen Widerständen. Wechseln Sie im gegebenen Fall die Übung. Wenn Schmerzen bleiben, fragen Sie Ihren Arzt oder einen Sportarzt, ob Ihre Belastbarkeit für ein derartiges Training mit großen Widerständen ausreicht.
4. Lassen Sie sich von den Trainern über die Benutzung der Kraftgeräte sowie über die korrekte Einstellung aufklären. Weiters empfehlen wir, das **Übungsprogramm** mit dem Trainer zusammenzustellen.

	Kraftausdauertraining mit dem „Thera-Band" Trainingsinhalt	Umfang in Min.
Einleitung	**Aktivieren:** Gehen und laufen. Vom Stand bis zu kleinen Kreisen, vor und zurück sowie zur Seite. Vielleicht mit Tanz- oder Aerobic-Schritte. Auch ein Radergometer eignet sich.	4'-5'
	Mobilisation: Standschritte mit hohem Kniehub und gegengleichem Armschwung bis zum gegenüberliegenden Knie-Ellbogenkontakt (Cross-Crowl), gleichseitige Side-Crowl, Einbeinstand (Sicherung des Gleichgewichtes durch Anhalten) und Vor-Rückpendel mit dem Schwungbein (Beinpendel), Einbeinstand mit Sicherung und Vor-Rückpendel mit dem Unterschenkel des Schwungbeines bei waagrechtem Oberschenkel (Unterschenkelpendel), Armschwung mit Beinpendel, Rückwärts-Armkreisen – jede Übung 20-mal wiederholen, um die Gelenke optimal auf die Belastung vorzubereiten.	3'-5'
Hauptteil	**Kraftausdauertraining mit dem „Thera-Band" bei 45 bis 60% vom Kraft-Max:** Es geht mit der ersten Serie von 25 Wiederholungen an der ersten Übungsstation los. Da die Belastung bei 80 % vom „Wiederholungsmaximum" liegen soll, wählen Sie die Griffposition am Band oder den Abstand vom Befestigungspunkt aufgrund Ihrer Selbsteinschätzung so, dass ca. 30 Wiederholungen gerade noch möglich wären. Wählen Sie das Bewegungstempo so, dass eine vollständige Übungswiederholung von der Ausgangsposition über die Endposition wieder in die Ausgangsposition 2 sec. dauert. Nach der ersten Serie lockern und mobilisieren Sie eine Minute und absolvieren die zweite Serie mit 25 Wiederholungen. Mit der gleichen Systematik trainieren Sie weiter bis zur letzten Station. **Belastungskennziffern:** 12 Stationen; 2 Serien mit 25 Wiederholungen, 1 min Serienpause.	32'-48'
Abschluss	**Deaktivieren:** Bringen Sie sich von der gesetzten Belastung zurück zur Entlastung und leiten Sie so die Erholung ein. Von flotten Standschritten zum langsamen Gehen am Stand.	3'-5'
	Dehnen: Die belasteten aber nicht überbeanspruchten Muskeln werden nach der Stretchingmethode gedehnt. Stets im Dehnprogramm sollte die Brust-, Rücken-, Nacken-, Gesäß-, Hüftbeuge-, Oberschenkel- und Unterschenkelmuskulatur sein. Jede Dehnübung nach jeder Seite jeweils 3-mal ca. 20 Sekunden in der Endposition halten. Der Dehnblock wird im Langsitz und bei entspannender Vorlage abgeschlossen. Anschließen schließen Sie für wenige Minuten die Augen und führen eine „Sportmeditation" durch. Denken Sie an Ihre Lieblingssportart und wie Sie fühlen, wenn es Ihnen bei der Ausführung richtig gut geht.	10'-15'
	Umfang der Trainingseinheit	**40'-70'**

	Muskelaufbautraining an Kraftgeräten Trainingsinhalt	Umfang in Min.
Einleitung	**Aktivieren:** Am Fahrradergometer mit einer geringen Belastung, beispielsweise ein Watt pro kg Körpergewicht, und mit einer Trittfrequenz von 60 Umdrehungen pro Minute beginnen. Steigern Sie die Belastung in der Zeit des Aktivierens bis Sie Schwitzen, die Herzfrequenz angestiegen ist und die Atmung vertieft ist. Enden Sie mit ca. 90 Pedalumdrehungen. Wenn kein Ergometer zur Verfügung steht oder wenn Sie nicht treten wollen, sind Walking bis Lauf am Laufband oder Standschritte eine gute Alternative.	6'-10'
	Mobilisation: Mobilisieren Sie die großen und vor allem die im Hauptprogramm belasteten Gelenke, wie Schulter-, Ellbogen-, Hüft- und Kniegelenk über den gesamten schmerzfreien Bewegungsraum mit Pendel-, Dreh- und Beuge/Streck-Bewegungen. Trainieren Sie mit mittlerer Geschwindigkeit und versuchen Sie bei jeder Mobilisationsübung das Gelenk möglichst zu entlasten. Absolvieren Sie bei jeder Übung jeweils 25 Wiederholungen.	4'-8'
Hauptteil	**Muskelaufbautraining an Kraftgeräten bei 60 bis 80% vom Kraft-Max:** Gehen Sie zur ersten Station, stellen die Kraftgeräte auf Ihre Körpermaße ein und beginnen mit einem Aufwärmsatz von 15 Wiederholungen mit einem Gewicht von 30 % Ihrer dynamischen Maximalkraft an dem jeweiligen Gerät. In der anschließenden 2-minütigen Serienpause dehnen Sie die belastete Muskulatur. Gehen Sie dabei 2mal jeweils 20 sec. in eine Dehnposition die vor der Schmerzgrenze liegt und verharren Sie ruhig in dieser Position. Zwischen den Dehndurchgängen liegt eine Dehnpause von 30 sec. in der Sie gegebenenfalls die zweite Körperseite dehnen. Anschließend an die Dehnung folgt der zweite Aufwärmsatz mit 15 Wiederholungen. Nach einer zweiten Dehnserie beginnt die erste Muskelaufbauserie an der ersten Station mit einem Gewicht von ca. 60 % Ihrer dynamischen Maximalkraft und mit 15 Wiederholungen. Wählen Sie dabei das Gewicht so, dass die 15. Wiederholung die letzte mögliche Wiederholung vor der Muskelermüdung ist. Das Überwinden und das Nachgeben der Last soll so schnell ausgeführt werden, dass eine Wiederholung ca. 3 sec. dauert. Eine Serie dauert demnach ca. 45 sec. Nach der ersten Muskelaufbauserie legen Sie eine ca. 2-minütige Pause ein. In dieser Serienpause sollten die beanspruchten Muskeln gelockert werden. Jetzt wird nicht mehr gedehnt, da sich müde und erschöpfte Muskeln nicht gut dehnen lassen. Außerdem wollen Sie die hohe Muskelspannung als Trainingsreiz erhalten. Wenn Sie mit einem Partner trainieren, dann nutzen Sie die Geräte abwechselnd. In der Belastungspause kann der Partner helfen und Sie motivieren. Nach der ca. 2 min Serienpause absolvieren Sie die zweite Muskelaufbauserie bis zur letztmöglichen Wiederholung. Dann wieder eine 2-minütige Serienpause und die dritte Muskelaufbauserie an der 1. Station. Anschließend wechseln Sie zur 2. Station. Nach der Geräteeinstellung geht es mit der Aufwärmserie weiter. An einer Station brauchen Sie ca. 9 min., insgesamt sind Sie nach ca. 72 Minuten mit einem Programm über 8 Stationen fertig. Belastungskennziffern: 8 Stationen; 2 Aufwärmsätze mit 30% Kraft-Max und 15 WH, anschließend 3 Muskelaufbauserien mit 60% Kraft-Max, 12 bis 15 WH; 2 min. Serienpause.	32'-48'

Abschluss		
	Deaktivieren: Am Fahrradergometer mit einem Watt pro kg Körpergewicht und mit einer Tretfrequenz von 80 bis zum Ende hin mit 60 Umdrehungen pro Minute. **Entspannen:** Wechselduschen (1 min warm - 10 sec kalt, 3- bis 6mal wiederholen und stets kalt abschließen) oder Kneippgüsse, wenn möglich Sauna, Dampfbad und Ruhe.	3'-5'
	Umfang der Trainingseinheit	**85'- 95'**

5.4. Beweglichkeitstraining im Alter

Beweglichkeit ist die motorische Fähigkeit, auf der Grundlage der muskulären Dehnbarkeit eine durch die jeweilige Gelenkstruktur vorgegebene Amplitude innerhalb eines Bewegungsablaufes auszuschöpfen sowie Körperhaltung in maximalen Winkelstellungen der beteiligten Gelenke einnehmen zu können. Die Beweglichkeit wird wesentlich von zwei Teilfaktoren bestimmt: der Dehnfähigkeit und der Gelenkigkeit. Unter **Dehnfähigkeit** wird die Eigenschaft von Muskeln, Sehnen, Bändern und Gelenkskapseln verstanden, Längenänderungen zu tolerieren. Die **Gelenkigkeit** beschreibt die durch die Struktur knöcherner Verbindungen ermöglichte Bewegungsamplitude (vgl. THIENS, 2000). Zu unterscheiden ist die aktive von der passiven Beweglichkeit. Die erstere bezeichnet die maximale Bewegungsamplitude, die in einem Gelenk durch die Kraftentwicklung der agonistisch und synergistisch wirkenden Muskulatur und der resultierenden Dehnung der antagonistischen Muskeln erreichbar ist. Die aktive Beweglichkeit ist somit ein Resultat der Kraftfähigkeit, der Dehnfähigkeit, der Gelenkigkeit und der Koordination. Von passiver Beweglichkeit spricht die Sportwissenschaft, wenn die Bewegungsamplitude durch Einwirken zusätzlicher äußerer Kräfte, wie der Schwerkraft, Gewichtsbelastung oder Partnerhilfe, erreicht wird. Sie ist ein Resultat der Dehnfähigkeit und der Gelenkigkeit. Die passive ist grundsätzlich größer als die aktive Beweglichkeit. Stark eingeschränkte Beweglichkeiten in einem oder mehreren Gelenken kennzeichnen die Hypomobilität. Unter Hypermobilität versteht man Beweglichkeiten über die anatomische Bewegungsgrenze hinaus. Beides ist zu vermeiden. Bewegung und Sport, Koordinations-, Kraft- und Beweglichkeitstraining stehen als Mittel dazu zur Wahl.

Die Beweglichkeit nimmt im **fortschreitenden Alter** ab. Das Maß der Abnahme ist für die verschiedenen Gelenksysteme sehr unterschiedlich. In den Gelenken der oberen Extremitäten bleibt mit zunehmendem Alter die Beweglichkeit relativ gut erhalten. Diese nimmt jedoch in den Fuß-, Knie- und Hüftgelenken demgegenüber deutlicher ab. Dieser Umstand wird auf die stärkere Alltagsbeanspruchung im Bezug auf die Beweglichkeit der Hände, Arme und Schultern zurückgeführt.

Exkurs: „Eine Begründung des altersbedingten Verlustes an Beweglichkeit"
Der biologische Hintergrund des Verlustes an Beweglichkeit ist in Kürze folgender: Mit zunehmendem Alter nimmt die Anzahl der Zellen und der Anteil elastischer Fasern in den Sehnen, Bändern und Faszien ab. Zudem kommt es zu einem altersbedingten Verlust von Mukopolysacchariden und Wasser. Die Abnahme der Zellzahl bewirkt einen Rückgang der Syntheseleistung des Gewebes, die einen belastungsbedingten Verschleiß molekularer Strukturen ausgleicht. Mukopolysaccharide bestimmen durch ihre Eigenschaft Wasser zu binden, maßgeblich das mechanische Verhalten des Gewebes bei Dehnung. Ein Flüssigkeitsverlust geht mit Verfestigung der Gewebsstrukturen einher. Dieser Effekt wird durch eine altersbedingt einsetzende Wasserverarmung (ca. 10 bis 15 %) begleitet. Mit fortschreitendem Alter setzen die genannten Gewebsanteile daher einer Dehnung infolge ansteigender Festigkeit einen immer höheren Widerstand entgegen (vgl. THIENS, 2000, S. 60).

Die **Bedeutung** des Beweglichkeitstrainings unter dem Gesichtspunkt der Fitness im Alter:

- Erhalt oder nur geringer Verlust der **Gelenkigkeit** durch systematisches und wiederholtes Ausnutzen der Bewegungsamplituden in den Gelenken.
- Erhalt oder nur geringer Verlust der **Dehnfähigkeit** der Muskeln und der umliegenden Strukturen durch Bewegung und systematisches Dehntraining.
- Vermeidung oder Beseitigung **muskulärer Dysbalancen** in Kombination mit Krafttraining. Neben dem altersbedingten Verlust an Beweglichkeit kann es durch zu wenig Bewegung, Fehl- und Überbelastungen und durch Verletzungen zur Verkürzung derart betroffener Muskeln kommen. Derartige Verkürzungen können alleine oder in Kombination mit Abschwächung von Muskeln durch Verletzungen und Inaktivität zu muskulären Ungleichgewichten führen. In ausgewogener Kombination mit Krafttraining lassen sich durch ein Dehntraining mit passender Übungsauswahl und mit richtiger Belastungsdosierung derartige Ungleichgewichte von verkürzten und abgeschwächten Muskeln vermeiden. Liegen muskuläre Dysbalancen bereits vor, gilt es zuerst die verkürzten Muskeln zu dehnen und darauf aufbauend die abgeschwächten zu kräftigen.
- Einwirken auf die Spannung der Muskulatur und Förderung einer aktuellen **Entspannung der Muskulatur** durch gezielte Dehnung. Die Entspannung der Muskulatur fördert in gezielter Kombination mit der Atmung eine **umfassende Entspannung**.
- Verbesserung des **Körpergefühls** und der **Körperwahrnehmung** durch Aktivierung der Propriozeptoren und einer Art innerem Dialog des Bewusstseins mit den Sinnen in unserem Körper.

5.4.1. Methodik des Beweglichkeitstrainings

Entsprechend der Differenzierung der Beweglichkeit in die Dehnfähigkeit der Muskulatur mit den umliegenden Strukturen und in die Gelenkigkeit, wird das **Beweglichkeitstraining** in **Dehnung** der Muskulatur und **Mobilisation** der Gelenke gegliedert.

Die **Gelenksmobilisation** zielt auf eine Aktivierung des Gelenkstoffwechsels und auf eine Aktivierung der das Gelenk bewegenden Muskulatur. Bereits eine Mobilisation über einen Teil des maximal möglichen Bewegungsausschlags setzt die Stoffwechselprozesse im Gelenk in Gang. Die Gelenkkapsel sondert vermehrt Synovialflüssigkeit in den Gelenksspalt ab, wodurch der innere Reibungswiderstand gemindert wird (vgl. THIENS, 2000, S. 75). Die Übungen aus dem Bereich der Gelenkmobilisation dienen somit der Verbesserung der Gelenkigkeit und der Mobilität. Eine Mobilisation der Gelenke erfolgt entweder aktiv oder passiv (durch Partnerhilfe). Bei der **aktiven Mobilisation** werden mittels Beuge- und Streckbewegung, sowie durch Pendel- und Drehbewegungen die Gelenksflächen bei möglichst geringem Druck übereinander geführt. Die Bewegung wird in Form von „Eigenbewegung" ohne Partnerhilfe oder Hilfsmittel geführt. Bei der **passiven Mobilisation** wird die Bewegung vom Trainingspartner, Trainer oder Therapeuten geführt.

Übungsauswahl: Die Übungen werden ausgewählt und gestaltet, um die Gelenksflächen in den „richtigen" Bahnen über den gesamten Gelenksraum schmerzfrei und bei geringem Gelenksdruck aufeinander gleiten zu lassen. Es werden Pendel- und/oder Drehbewegungen in einem oder mehreren hintereinander liegenden Gelenken durchgeführt, um die Gelenksflächen aufeinander gleiten zu lassen, um die haltenden Bänder in den vorgesehenen Bahnen zu führen (jedoch nicht zu dehnen). Z. B. Mobilisation für das Kniegelenk: Rückenlage, ein Bein gestreckt von der Hüfte bis zur Ferse am Boden, das andere Bein wird durch Griff mit beiden Händen in der Kniekehle hoch geführt bis der Oberschenkel senkrecht zur Unterlage steht. Jetzt wird zur Mobilisation der Kniestreckung das Knie abwechselnd mit mittlerer Geschwindigkeit gebeugt und gestreckt. Die Wiederholungszahl wird mit 15 bis 25 angegeben. Dann folgt die Mobilisation der Knierotation. Oberschenkel senkrecht und Unterschenkel waagrecht halten. Jetzt bewegen Sie die gebeugten Füße wie Scheibenwischer links und rechts, so dass die Bewegung über die beiden Unterschenkelknochen bis in das Kniegelenk dreht, 15- bis 25mal. Diese und weitere Mobilisationsübungen finden Sie nach wenigen Seiten unter dem Titel *Trainingsmodell: Mobilisation*.

Belastungs- und Beanspruchungs-Kennziffern: (1) Es werden Pendel-, Dreh- und/oder Beugen-/Streckbewegungen über den gesamten schmerzfreien Spielraum des Gelenks durchgeführt. (2) Die Bewegungen werden mit mittlerer Geschwindigkeit und mit nur sehr geringem Krafteinsatz durchgeführt. Die Bewegung wird aus dem Rhythmus und dem Schwung und nicht mit Kraft geführt. Nicht mit Reißen in die Endpositionen (vg. THIENES, 2000). (3) Die Gelenksmobilisation erfolgt ii möglichst entlastetem Zustand, damit die Gelenksflächen mit möglichst geringstem Druck übereinander gleiten können. Die Gleitbewegung bei geringem Gelenksdruck ist der Schlüssel zum Erfolg, sprich zur Mobilität im Gelenk. (4) Es werden 15 bis 25 Wiederholungen der Mobilisationsbewegungen pro Übung in einer Serie ohne Wiederholungspause absolviert. (5) Es sollen 1 bis 3 Serien der 15 bis 25 Wiederholungen mit einer ca. 1minütigen Serienpause durchgeführt werden

Eine **Nervenmobilisation** empfehlen wir im Besonderen Personen im fortgeschrittenen Alter neben der Gelenksmobilisation. Zielsetzung und Aufgaben der Nervenmobilisation sind der Erhalt der Gleitfähigkeit des Nervenmantels im umliegenden Binde-, Muskel- und Fettgewebe, manchmal aber auch Narbengewebe. Themenstellung ist die Ausnützung der vollen Länge des Nervs. Die Übungen werden ausgewählt und gestaltet, um den Nerv, der sich nicht dehnen lässt, im umliegenden Gewebe hin- und hergleiten, rutschen (rutschen – „slide") zu lassen. Daher heißen diese Übungen in der Physiotherapie „Slider" (Nervenrutschen). Das geschieht, indem dem Nerv während der Slider-Übung auf der einen Nervenstrecke Länge gegeben wird und auf der anderen Nervenstrecke Länge abverlangt wird. Z. B. Slider für den Ischiasnerv der insgesamt vom Gehirn bis in die Großzehe läuft: Rückenlage, ein Bein gestreckt von der Hüfte bis zur Ferse am Boden, das andere Bein wird durch Griff mit beiden Händen in der Kniekehle gestreckt im Knie hochgezogen bis ein Ziehen spürbar wird. Der „Slider" wird durch Beugen des Fußes im Sprunggelenk (Länge verlangen, 1. Übungsteil) und gleichzeitiges Ablegen des Kopfes (Länge geben, 1.Übungsteil) als eine Übungsposition und durch Strecken des Fußes im Sprunggelenk (Länge geben, 2.Übungsteil) und gleichzeitiges Anheben und zur Brust Rollen des Kopfes (Länge verlangen, 2. Übungsteil) als andere Übungsposition in Gang gebracht. Wechsel zwischen beiden Übungspositionen über 8 bis 12mal. Diese und weitere „Slider"-Übungen finden Sie unter dem Titel *Trainingsmodell: Mobilisation* nach wenigen Seiten.
Belastungs- und Beanspruchungs-Kennziffern: (1) Langsame Streck-, Beuge- und Drehbewegungen über alle Gelenke, die die Nervenstrecke überspannen („Slider"-Übungen) im schmerzfreien Bereich, ein deutliches „Ziehen" wird gespürt. (2) Durchgeführt werden 8 bis 12 Wiederholungen der „Slider"-Übungen in einer Serie ohne Pause. (3) Empfohlen wird ein Programm mit 1 bis 2 Serien der 8 bis 12 Wiederholungen mit einer ca. 1minütigen Serienpause

Die **Muskeldehnung** zielt auf eine Anspannung mit folgender Entspannung der Muskulatur und der begleitenden Strukturen, wie besonders das Bindegewebe, ab. Die Einteilung der Arten und Techniken der Muskeldehnung erfolgt in Anlehnung an die Formen der Beweglichkeit und der Kontraktionsformen der Muskulatur. Es werden daher dynamische und statische Dehnprozeduren unterschieden und jeweils nach der Ausführung in eine aktive und passive Dehnung differenziert. Somit ergibt sich folgende Gliederung der **Muskeldehntechniken:**

1. **Passiv-statisches Dehnen:** Beim **statischen** Dehnen wird die durch die Muskulatur und die Struktur der Gelenke vorgegebene Endstellung langsam

eingenommne und dann über 15 bis 45 Sekunden gehalten. **Passiv** bedeutet, dass die Endstellung nicht ausschließlich durch die Kraft der Gegenspieler des zu dehnenden Muskels eingenommen wird, sondern dass unter Mithilfe anderer Muskelgruppen als an der Dehnung beteiligter (z. B. Griff mit den Händen am Oberschenkel und Zug mit der Kraft der Arme, um das Bein in eine Dehnposition zu bringen), durch Ausnutzen äußerer Widerstände (z. B. Abstützen des Unterarms an einer Wand und Dehnung des Brustmuskels) oder durch Partnerhilfe die Dehnposition erreicht und gehalten wird. Diese Technik ist die Grundform der Muskeldehnung und wird auch **Stretching** benannt. Entscheidend ist, den Muskel langsam und kontrolliert in die Dehnposition zu bringen, um das Auslösen des Muskeldehnreflexes zu vermeiden und das Ansprechen der Muskelspindeln zu verzögern, da diese neben der Intensität der Dehnung insbesondere auf die Geschwindigkeit der Muskellängenänderung ansprechen. Entscheidend ist auch die Dehnposition sicher und ungestört einzunehmen und auch zu halten, um durch unkontrollierte Reaktionen die Muskel- und Sehnenspindel nicht zu aktivieren. Die Muskelspannung in der Dehnposition soll vor oder an der Schwelle eines Dehnschmerzes sein. Das Empfinden der Dehnung ist dabei jedoch sehr subjektiv. Die Zeitangaben zum Halten der Dehnspannung in der Fachliteratur schwanken sehr stark und reichen von 5 Sekunden bis 2 Minuten (vgl. THIENS, 2000, S. 81). 15 bis 45 Sekunden Dehndauer ist unserer Einschätzung nach ein guter Kompromiss. Empfohlen werden 2 bis 3 Dehnserien pro Muskelgruppe mit einer Pause von 30 Sekunden bis zu 2 Minuten. Da die Spannung der Muskulatur sensibel auf die Atmung reagiert, ist eine Kombination mit einer ruhig fließenden Atmung zu empfehlen. Bei der Ausatmung geht die Spannung leicht zurück und die Dehnung kann im Gegenzug erhöht werden. Bei der Einatmung verhält es sich umgekehrt. Wegen der leichten Erlernbarkeit der Dehntechnik, der großen Übungsauswahl dazu, der gegeben Sicherheit, der entspannenden Wirkung und der leichten Dosierbarkeit empfehlen wir Stretching als die Muskeldehntechnik der Wahl für Sporteinsteiger und im **fortgeschrittenen Alter**.

2. **Aktiv-statisches Dehnen:** Wie oben erläutert wird beim **statischen** Dehnen die durch die Muskulatur und die Struktur der Gelenke vorgegebene Endstellung langsam eingenommen. **Aktiv** bedeutet, dass ausschließlich die Gegenspieler des zu dehnenden Muskels in die Dehnposition ziehen und dort halten. In der Regel kommt es dabei zu keiner maximalen Kontraktion, da die Kraft der Gegenspieler dafür kaum reicht. Weiters stellt diese Dehntechnik hohe Anforderung an die intermuskuläre Koordination, da es sehr schwer ist, einen Muskel völlig zu entspannen bei gleichzeitiger hoher Kontraktion des Gegenspielers. Für ein Dehnkurzprogramm am Schreibtisch oder in einer Pause beim Autofahren ist diese Technik jedoch zu empfehlen, um die Muskulatur in die Länge zu ziehen und vor allem um ein Spannungs-Entspannungs-Gefühl aufzubauen.

3. **Passiv-dynamisches Dehnen:** Beim **dynamischen** Dehnen werden rhythmische Bewegungen mit wiederholter Einnahme der maximal möglichen Bewegungsamplitude ausgeführt. In der Literatur findet sich dafür auch die Bezeichnungen „intermittierendes Dehnen". Der Zusatz **„passiv"** steht für den Einsatz eines Partners. Die Bewegungsführung in die Dehnung wird 15- bis 20mal wiederholt. Empfohlen werden 3 bis 5 Serien. Diese Dehntechnik findet hauptsächlich im Leistungssport Anwendung und wird hier nicht weiter besprochen.
4. **Aktiv-dynamisches Dehnen:** Hier steht **„aktiv"** für die Aktivierung der Gegenspieler des zu dehnenden Muskels, um die Dehnposition wiederholt durch rhythmische Bewegung zu erreichen. In der Literatur wird diese Technik auch als „Schwunggymnastik" bezeichnet (vgl. THIENS, 2000, S. 78), da neben der Kraft des am Gelenk ansetzenden Gegenspielers zusätzlich immer die Energie der Schwungbewegung (Trägheitskräfte) und die Schwerkraft wirkt. Daher handelt es sich um keine reine aktive Dehntechnik in der vorgestellten Logik. Wir empfehlen 15 bis 20 Dehnwiederholungen mit 2 bis zu 5 Serien und einer Serienpause von 1 bis 2 Minuten. Im Fitnesstraining findet diese Dehntechnik nur bei Fortgeschrittenen und hier zumeist im Aufwärmprogramm Anwendung.

Bei den genannten vier Muskeldehntechniken gibt es noch weitere Differenzierungen. Darüber hinaus weitere Möglichkeiten der Dehnung im Sport durch Kombination der genannten Techniken. Genannt werden das »Anspannungs-Entspannungs-Dehnen« unter Ausnutzung der reziproken Hemmung, das »Anspannungs-Entspannungs-Dehnen« unter Ausnutzung der Eigenhemmung und das »Statische Dehnen mit Antagonistenkontraktion« (vgl. THIENS, 2000, S. 78 ff). Daneben sind aus der Therapie von Krankheiten und der Rehabilitation nach Verletzungen weitere effektive Dehntechniken bekannt.

5.4.2. Trainingsmodelle zum Beweglichkeitstraining

Nach der Theorie wenden wir uns nun der Praxis zu. Die nachfolgenden Trainingsmodelle sind als Vorschläge für die Gestaltung von Trainingseinheiten zu verstehen. In einem Raster wird jeweils der vorgeschlagene Ablauf, gegliedert in Einleitung, Hauptteil und Abschluss, mit den jeweiligen Trainingsinhalten, Kennziffern zur Belastungssteuerung und den Trainingszeiten angeben. Dann folgt ein Block mit den vorgeschlagenen Übungen, welche in Wort und Bild vorgestellt werden. Abgerundet wird jeder Abschnitt mit Kurzanleitungen zu ausgewähltem Entspannungstraining.

5.4.2.1. Stretching

Zum Erhalt der Dehnfähigkeit der Muskulatur und damit in Folge der Beweglichkeit in Verbund mit der Gelenkigkeit, wird im Fitnessbereich

Stretching als eine leicht zu erlernende und angenehme Dehnmethode eingesetzt. Wir haben bereits besprochen, im Alltag »Bewegte-Pausen« einzulegen und einzelne Muskeln zu dehnen. Weiters wurden ein Stretching-Kurzprogramm im Rahmen der Bewegungsprogramme für den Alltag vorgestellt. Als Drittes wurden Stretchingübungen im Auf- und Abwärmen eingebaut. Überall, wo wir es soeben erwähnt haben, hat Stretching, Dehnen nach der Dauermethode, seine Berechtigung und Anwendung. Darüber hinaus wird im Sport, vom Gesundheits- über den Fitness- bis zum Hochleistungssport, Stretching auch als Hauptteil von Trainingseinheiten geplant und umgesetzt. Sei es, um sich von den Belastungen eines schweren Arbeits- oder Trainingstages zu erholen, um die Regeneration nach einer Trainingseinheit zu fördern und unterstützen, um sich zu entspannen oder auch nur, weil Stretching für ein gutes Körpergefühl sorgt und ganz einfach sehr angenehm ist. Das folgende Trainingsmodell zeigt einen typischen Verlauf einer Stretchingeinheit. Nach Trainertipps werden ausgewählte Dehnübungen vorgestellt, die unserer Einschätzung und Beobachtung entsprechend besonders gut für ältere Menschen gedacht sind.

Trainingstipps zur Stretchingeinheit:

1. Schaffen Sie sich die optimalen Rahmenbedingungen, so dass Sie sich optimal konzentrieren **und** entspannen können. Achten Sie auf eine angenehme Raumtemperatur, auf gute Belüftung und auf wenige Störfaktoren. Wenn Sie Musik lieben, dehnen Sie bei Ihrer Lieblingsmusik.
2. Die Konzentration auf die zu dehnenden Muskeln lenken. Dehnung und Entspannung gehen vom Kopf aus und finden in den Muskeln statt. Immer eine stabile Dehnposition einnehmen.

	Stretching Trainingsinhalt	Umfang in Min.
Einleitung	**Aktivieren:** Standschritte, beginnen mit geringem und steigern zum hohen Kniehub, mit gegengleichem Armschwung, die Ellbogen und Knie gegenüberliegender Arme und Beine berühren sich. Anschließend Standschritte mit gleichseitigem Berühren von Ellbogen und Knien. Gegengleiche Standlaufschritte, gleichseitige Laufschritte. Wiederholen Sie 4 bis 6 Serien mit Stand- und Standlaufschritten, jede Station dauert 30 bis 60 Sekunden. Bei den Standschritten ist ein Fuß jeweils am Boden und die Schrittfrequenz ist langsam. Bei den Standlaufschritten gibt es Bewegungsphasen, in denen kein Fuß Bodenkontakt hat.	**5'-10'**
	Mobilisieren: Gegengleiches Armpendel im aufrechten Stand und mit ruhigem Oberkörper, gegengleiches Armpendel mit nach vorne gerichtetem Oberkörper, gleichseitiges Armpendel bei aufgerichtetem Oberkörper, gleichseitiges Armpendel mit gleichzeitigem Oberkörperpendel bis in die Waagrechte wie beim Doppelstockschub, Armkreisen nach Rückwärts, Achterschleifen mit beiden Armen vor dem Körper, Einbeinstand (Sicherung des Gleichgewichtes durch Anhalten) und Vor-Rückpendel mit dem Schwungbein (Beinpendel) – jede Übung 20-mal wiederholen, um die Gelenke optimal zu mobilisieren.	**5'-10'**

Hauptteil	**Stretching:** Einnehmen der **Ausgangsposition**, gekennzeichnet durch eine sichere und stabile Lage ohne nennenswerte muskuläre Haltearbeit, ohne muskuläre Anspannungen und ohne Dehnung. Aus dieser sicheren Ausgangsposition gehen Sie langsam, bewusst und kontrolliert in die **Dehnposition** bis zu einem deutlich spürbaren Dehngefühl in der gedehnten Muskulatur an der Dehngrenze. Koppeln Sie das Einnehmen der Dehnposition mit einer Ausatmung. Die Dehnung endet deutlich vor der Schmerzgrenze. Die zu dehnenden Muskeln dürfen nicht durch eine Haltearbeit angespannt sein. In der Dehnposition ist eine sichere und stabile Lage ohne jegliche Irritation notwendig. Ausgleichsbewegungen sind dringend zu vermeiden. Halten Sie die Zugspannung in der Dehnposition über 15 bis 45 Sekunden. Halten Sie die Dehnung so lange, bis Sie ein Nachlassen der Zugspannung spüren können, was als eine Anpassung an die neue Muskellänge interpretiert werden kann. Gehen Sie nun behutsam und langsam aus der Dehnposition in die **Ausgangsposition** zurück. Nach einer Pause von 30 bis 120 Sekunden wiederholen Sie die Dehnung. Absolvieren Sie 2 bis 3 Dehnserien pro Muskel/Muskelgruppe und wechseln Sie dann zur nächsten Dehnübung. Im Basisprogramm werden 12 Dehnstationen vorgestellt. Dieses Basisprogramm kann bei Bedarf und bei entsprechend zur Verfügung stehender Trainingszeit mit weiteren Dehnübungen erweitert werden. **Belastungskennziffern:** 12 Stationen; 2 bis 3 Dehnserien mit Strechintervallen von 15 bis 45 Sekunden Dehndauer an der Dehngrenze. Serienpause ist 30 bis 120 Sekunden.	**40'-60'**
Abschluss	**Atmung und Entspannung:** Nach der letzten Dehnübung entspannen Sie sich mit Atemübungen und Ruhe. Eine Kurzanleitung zur ausgewählten Atemübungen finden Sie im Anschluss an die Stretchingübungen. Wenn Sie noch weitere Zeit in die Entspannung investieren wollen, empfehlen wir Übungen aus der Grundstufe des „Autogenen Trainings".	**3'-12'**
	Vier Stufen des „Autogenen Trainings" nach SCHULZ: Bleiben Sie in der Rückenlage. An die bewusste Atmung schließen Sie jetzt in vier Schritten die Grundstufe des „Autogenen Trainings" an. Von Ruhe- über Schwere- und Wärme-Übung kommen Sie zur Atemübung. Die letzte Stufe ist die Rücknahme. Eine Kurzanleitung steht nach den Stretchingübungen.	**2'-3'**
	Umfang der Trainingseinheit	**55'-95'**

3. Harmonisieren Sie die Dehnung mit der Atmung. Atmen Sie beim „In-die-Dehnung-gehen" bewusst und langsam aus und reduzieren Sie die Dehnspannung bei der Einatmung.
4. Stretching ist kein Wettkampf mit anderen, sondern ein Erfahren des eigenen Körpers.
5. Orientieren Sie Sich bei Ihrem Beweglichkeitstraining an „drei Dehnintensitäten ...:
   a) Dehnen an der Dehnschwelle, definiert als „deutlich spürbares Dehngefühl in der gedehnten Muskulatur", klassifiziert als submaximales, weiches Dehnen,
   b) Dehnen an der Dehngrenze, definiert als „unangenehmes, aber noch aushaltbares Dehngefühl in der gedehnten Muskulatur", klassifiziert als submaximales Dehnen und
   c) maximale Dehnung, definiert als „größtmögliches Dehngefühl, welches sofort nach Erreichen wieder aufgelöst werden muss", klassifiziert als maximales Dehnen" (vgl. MARSCHALL 1999).

Das Übungsprgramm zur Stretchingeinheit

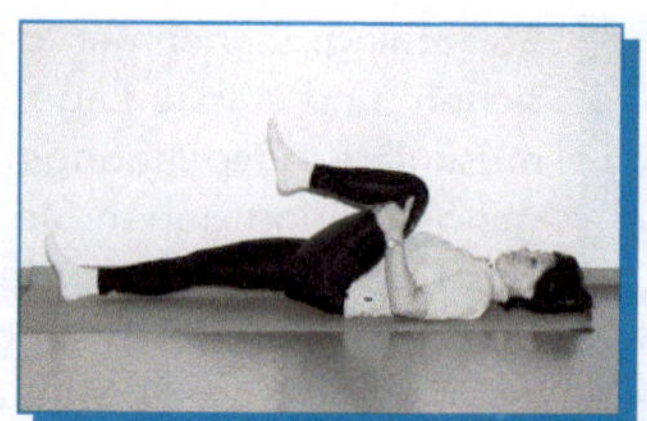

1. Übung: Gesäß und hintere Oberschenkelmuskulatur 1

Dehnposition: Rückenlage, ein Bein mit beiden Händen am Oberschenkel fassen und zum Körper ziehen. Die Dehnung ist vom Gesäß bis zur Oberschenkelhinterseite spürbar.

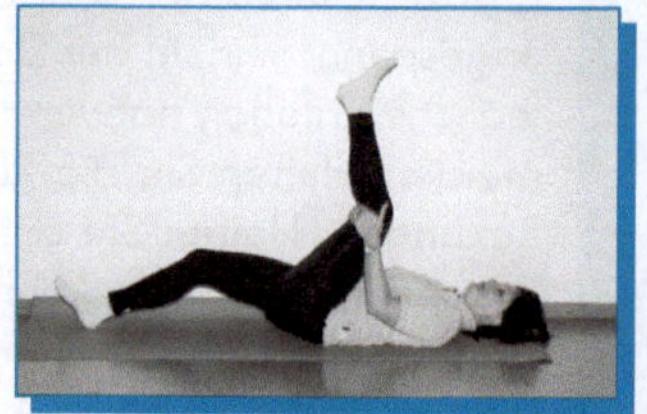

2. Übung: Gesäß und hintere Oberschenkelmuskulatur 2

Dehnposition: Ausgangsposition wie oben, das Bein durchstrecken, die Ferse zeigt nach oben. Das gestreckte Bein in Richtung Kopf ziehen, das bodennahe Bein ist locker auf der Ferse aufgestellt.

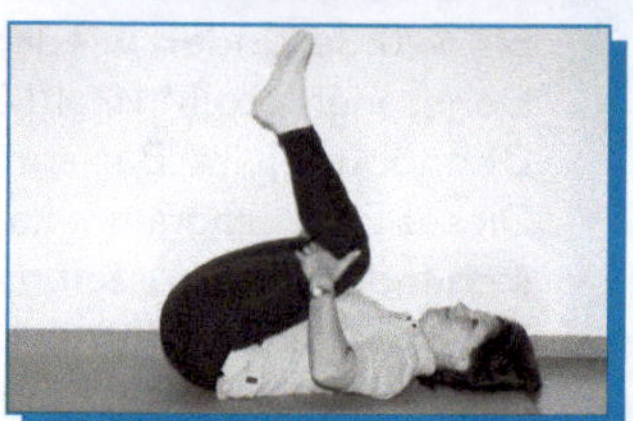

3. Übung: Gesäß und hintere Oberschenkelmuskulatur 3

Dehnposition: Ausgangsposition wie oben, beide Knie Zur Brust ziehen, die Arme werden in den Kniekehlen verschränkt. Dabei dehnen Sie den Gesäßmuskel und die Muskulatur im unteren Rückenbereich.

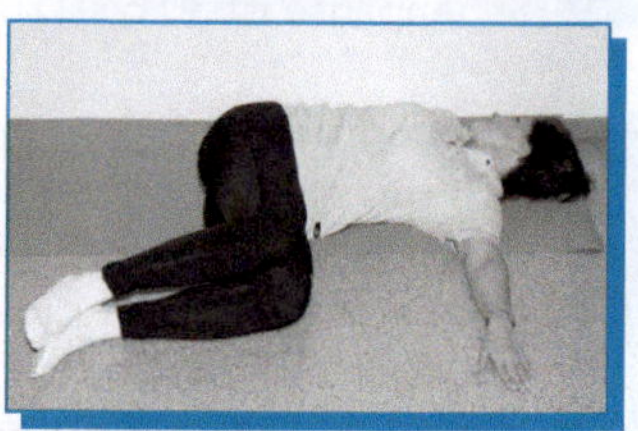

4. Übung: Seitliche Rumpfmuskulatur

Dehnposition: Rückenlage, die Beine abgewinkelt zur Seite legen, beide Schultern bleiben am Boden liegen, ein Arm wir zur Seite ausgestreckt, der Kopf wird von den Beinen weggedreht.

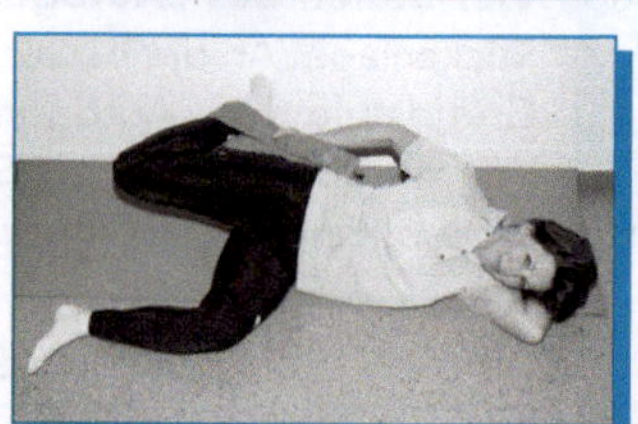

5. Übung: Oberschenkelvorderseite

Dehnposition: Seitenlage, bodennahes Bein anwinkeln, das andere Bein leicht anheben bis zur Waagrechten und Knöchel fassen, den Unterschenkel an den Oberschenkel heranziehen, beachten Sie, dass die Hüfte gestreckt bleibt.

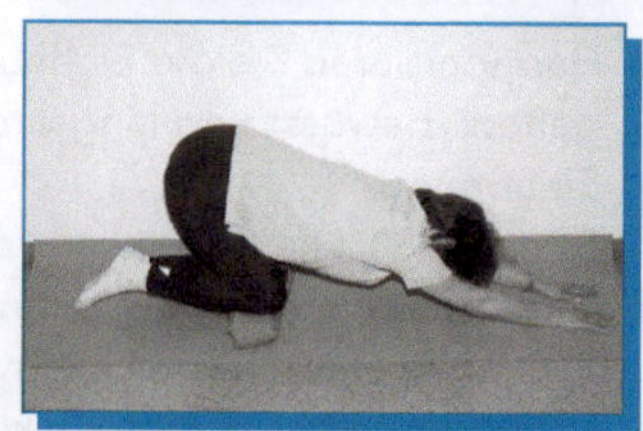

6. Übung: Brust- und Schultermuskulatur

Dehnposition: Kniestand, das Gesäß nach hinten in Richtung der Fersen verlagern, während die Hände am Boden so weit wie möglich nach vorne greifen. Blick auf die Matte und die Hände schulterbreit halten.

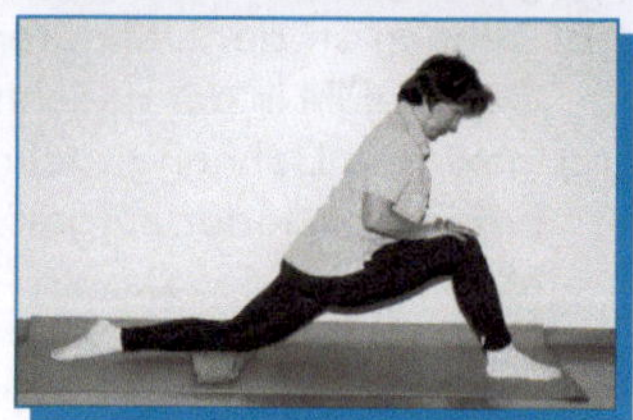

7. Übung: Hüftbeugemuskulatur

Dehnposition: großer Ausfallschritt, das vordere Bein ist im Knie rechtwinkelig gebeugt, die Ferse steht unter dem Knie, das hintere Bein wird auf dem Knie abgestützt. Das Becken zieht nun Richtung Boden und der Oberkörper steht in Verlängerung des hinteren Oberschenkels.

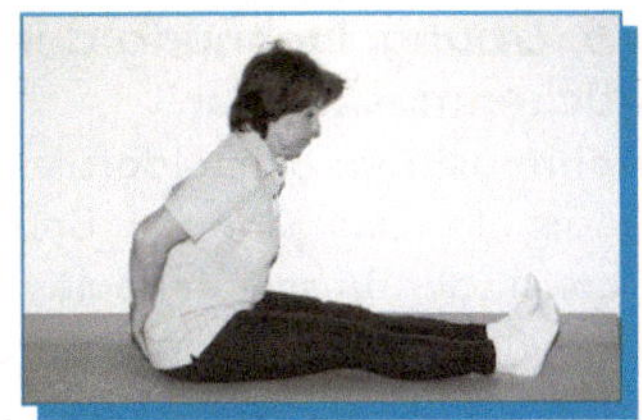

8. *Übung:* Oberschenkelrückseite und Wade
Dehnposition: Langsitz, Beine gestreckt am Boden, die Zehenspitzen ziehen zum Körper, die Hände stützen rechts und links vom Becken, der Rücken ist gerade, den Oberkörper bei geraden Rücken nach vorne neigen.

9. *Übung:* Oberschenkelinnenseite
Dehnposition: Sitz mit gegrätschten, aufgestellten und im Knie angewinkelten Beinen. Aufrechter Oberkörper und gerader Rücken. Die Fersen liegen aneinander. Griff mit den Händen an den Füssen. Mit dem Ellbogen werden die Knie nach außen und unten gedrückt.

10. *Übung:* Oberarm und Schultermuskulatur 1
Dehnposition: Beine locker kreuzen im Schneidersitz oder Langsitz mit aufgestellten Beinen. Rücken gerade, auf Schulterhöhe wird er Ellbogen eines Armes zur gegenüberliegenden Schulter gezogen. Gedehnt wird die Muskulatur an der Rückseite des Oberarms.

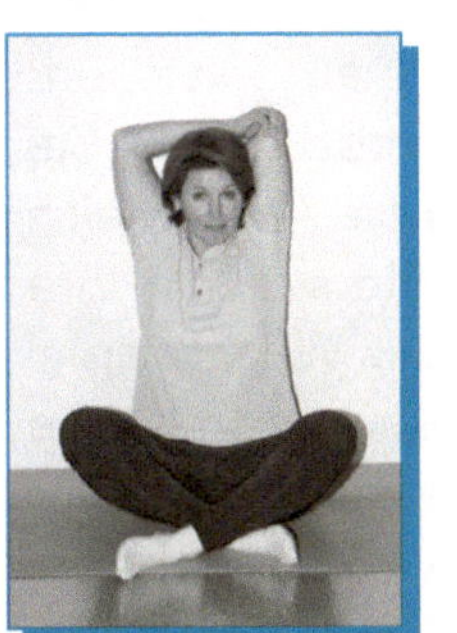

11. *Übung:* Oberarm und Schultermuskulatur 2
Dehnposition: Sitzposition wie oben. Ein Arm wird nach oben gestreckt und im Ellbogen gebeugt. Der andere Arm zieht am Ellbogen hinter dem Kopf vorbei.

12. *Übung:* Oberarm und Schultermuskulatur 3
Dehnposition: Schneidersitz mit geradem Rücken. Arme hoch strekken und nach oben ziehen. Aus der Hüfte, dem Rücken und den Schultern heraus ganz lang machen.

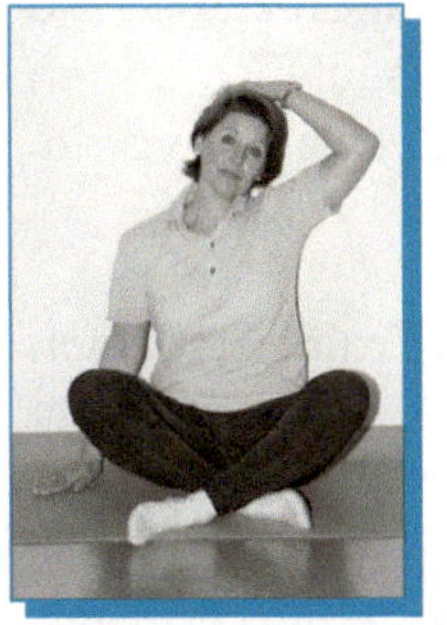

13. *Übung:* Dehnung der Hals- und Nackenmuskulatur 1
Dehnposition: Schneidersitz oder Langsitz mit aufgestellten Beinen und mit geradem Rücken. Mit der rechten Hand über dem Kopf auf das linke Ohr greifen und den Kopf sanft nach rechts ziehen. Die linke Schulter zieht zum Boden und verstärkt somit die Dehnung der seitlichen Halsmuskulatur.

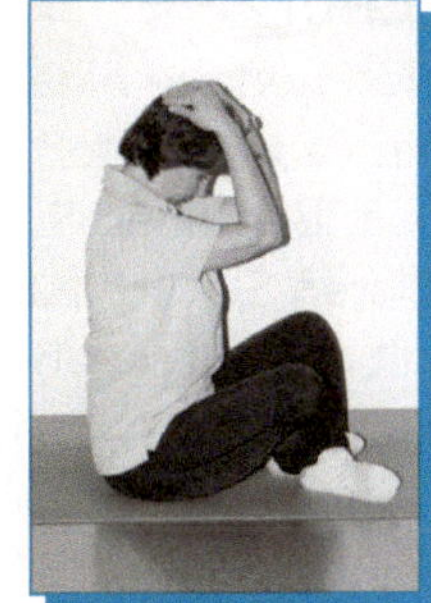

14. *Übung:* Dehnung der Hals- und Nackenmuskulatur 2
Dehnposition: Sitzposition wie oben. Beide Hände am Hinterkopf verschränken und den Kopf sanft in Richtung Brust ziehen, der Rücken bleibt gerade und der Körper aufgerichtet.

15. Übung: Dehnung der oberen Rückenmuskulatur

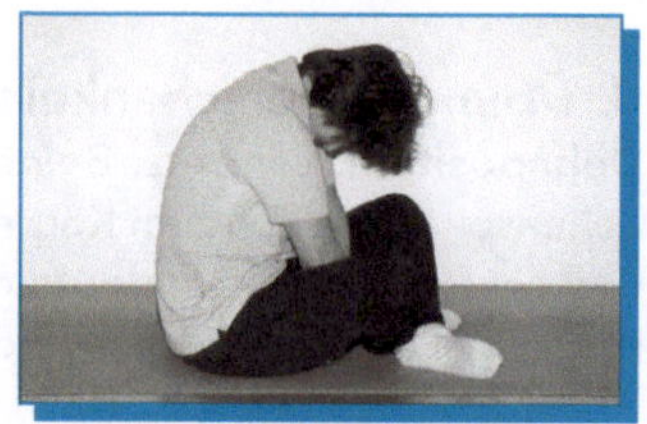

Dehnposition: Schneidersitz, die Hände fassen an den Knöcheln. Das Kinn zur Brust ziehen, den Rücken im Bereich der Brustwirbelsäule rund machen und nach hinten hinausdrücken. Dabei die Schulterblätter auseinander ziehen.

16. Übung: Dehnung der unteren Rückenmuskulatur

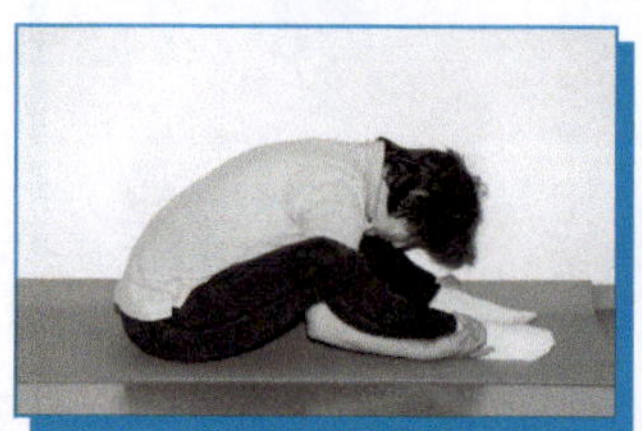

Dehnposition: Langsitz mit leicht angewinkelten Beinen. Den Oberkörper nach vorne beugen, mit den Händen unter den Beinen durch- und von außen auf die Knöchel greifen. Unter sanften Zug der Armmuskulatur den Rücken im Lendenwirbelbereich dehnen.

Kurzanleitung: Mit Atemübungen zur Ruhe und Entspannung

Nehmen Sie eine bequeme Rückenlage auf einer Matte ein. Die Fußsohlen sind aufgestellt, die Beine sind gestreckt und die Knie werden ausbalanciert. Die Arme liegen am Körper und der Blick ist zur Decke gerichtet. Gehen Sie jetzt alle Gliedmassen durch und spüren Sie, ob die Beine und die Arme gleich aufliegen und gleich ausgerichtet sind. Jetzt konzentrieren Sie sich auf Ihre Atmung, die ansonst unbewusst fließt. Die Atmung wird jetzt als Wechselspiel von Atemphasen mit Einatmung, Innehalten, Ausatmen und Atempause bewusst erspürt. Verlangsamen Sie Ihren Atemrhythmus bewusst, verlängern Sie alle vier Atemphasen. Atmen Sie durch die Nase ein und durch Mund und Nase aus. Zuletzt konzentrieren Sie sich auf die Bauchatmung. Legen Sie dabei die Hände auf den Bauch direkt über dem Nabel. Bei der Einatmung hebt sich der Bauch und Sie atmen tief und lang in den Bauch. Dabei spannt sich Ihr Zwerchfell und die Lunge füllt sich mit Luft. Nach einem Innehalten ziehen Sie den Bauch bewusst ein und der Nabel geht in Richtung Wirbelsäule, so atmen Sie lang und intensiv aus. Nach einer Atempause beginnt der Zyklus von vorne. Spüren Sie wie die Atmung Sie beruhigt und entspannt.

Kurzanleitung: Vier Stufen der Grundstufe des „Autogenen Trainings" nach SCHULZ

Nehmen Sie eine bequeme Lage im Sitzen oder Liegen ein. Nehmen Sie sich ein Paar Minuten für Übungen aus den vier Stufen des „Autogenen Trainings" Zeit. Beginnen Sie mit der Ruhe-Übung. Schließen Sie die Augen und konzentrieren Sie sich zuerst auf die Formel: Ich bin ganz ruhig. Führen Sie die Übung mit der anschließenden Schwere-Übung weiter. Nehmen Sie die Formel: Mein rechter (linker, beide) Arm ist schwer. In der zweiten Stufe kommt die Wärme-Übung. Bauen Sie auf dem Vorigen auf und nehmen Sie die Formel: Ruhe,

Schwere und mein rechter (linker, beide) Arm ist warm. Nun schließen Sie in der dritten Stufe mit der Atmung an. Die Formel lautet jetzt: Ruhe, Schwere, Wärme und es atmet in mir. Dann kommt die vierte und letzte Stufe, die Rücknahmen. Jetzt nehmen Sie die Formel: Arme fest! Tief ein- und ausatmen! Augen auf!

5.4.2.2. Mobilisation

Ebenso wie Stretching wird auch die Mobilisation im Alltag und im Sport an verschiedenen Plätzen eingesetzt. Wenn Sie wegen einseitiger Arbeitsbelastung im Alltag verspannt und gelenkssteif sind, ist eine »Bewegte-Pausen« mit Mobilisationsübungen genau das Richtige, um den Gelenkstoffwechsel in Gang zu bringen und um die das Gelenk bewegende Muskulatur zu aktivieren. Weiters ist die Gelenksmobilisation ein wichtiger Bestandteil eines umfassenden Aufwärmprogramms, um optimal vorbereitet in den Hauptteil zu gehen. Für **ältere Menschen** sind die Mobilität der Gelenke und ein klagloses Gleiten der Nerven im umliegenden Gewebe jedoch von entscheidender Bedeutung für Vitalität, Agilität, Befindlichkeit und letztlich für ein Mehr an Lebensqualität. Wir empfehlen daher unseren älteren Lesern einmal pro Woche eine Mobilisationseinheit durchzuführen. Probieren Sie es über 4 bis 6 Wochen aus, damit bei Bewegung und Sport im sprichwörtlichen Sinn „alles wie geschmiert läuft". Wie auch bei den vorigen Trainingsmodellen wird zuerst der Ablauf beschrieben und dann werden die Übungen in Wort und Bild vorgestellt.

	Mobilisation Trainingsinhalt	Umfang in Min.
Einleitung	**Aktivieren:** Gehen am Stand mit niedrigem Kniehub, Schritte zur Seite, nach vorne und auch nach hinten. Bewegen Sie die Arme zum Rhythmus der Beine mit. Steigern Sie die Intensität der Anforderung von sehr gering bis zu moderat, so dass Sie leicht ins Schwitzen kommen, die Herzfrequenz ansteigt und die Atmung sich vertieft. Steigern Sie das Aktivieren bis zum flotten Walking. Gehen Sie dann zu Aerobic-Übungen und zu Tanzschritten über. Wenn Sie mit einem Partner oder in einer Gruppe trainieren passen jetzt kleine Bewegungsspiele hervorragend.	**5'-10'**
	Koordinationsübungen: Imitieren Sie Tierbewegungen auf einem Bein, um das Gleichgewicht zu schulen. Schließen Sie dabei auch die Augen, dann sind die Anforderungen deutlich erhöht. Wenn Sie mit Partner trainieren, imitieren Sie seine Bewegungen. Zuerst stehen Sie ihm Gegenüber und machen alles „gespiegelt" nach, dann machen Sie exakt dieselben Bewegungen. Diese Bewegungsimitation wird auch im Gehen durchgeführt. Dann wenden Sie sich der Orientierung zu und versuchen mit geschlossenen Augen Gegenstände im Raum zu finden und zu berühren. Ihre Reaktionsfähigkeit können Sie bei Fangspielen mit kleinen Softbällen oder mit Stoffkugeln verbessern.	**5'-10'**

Hauptteil	**Gelenksmobilisation:** Durchgeführt werden Pendel-, Dreh- und Beuge-/Streckbewegungen in einem oder mehreren hintereinander liegenden Gelenken, um die Gelenksflächen aufeinander gleiten zu lassen, um die haltenden Bänder in den vorgesehen Bahnen zu führen und um die beteiligten Muskeln im Hinblick auf die Gelenksführung zu koordinieren. Absolvieren Sie die erste Mobilisationsübung mit 15 bis 25 Wiederholungen über den schmerzfreien Bewegungsraum des Gelenks. Beachten Sie, dass mit jeder Übungswiederholung der Bewegungsspielraum („Range of Motion") geringfügig erweitert wird. Suchen Sie zu jeder Mobilisationsübung eine sichere Übungsposition und vor allem eine Stellung, bei der möglichst wenig Gewicht und Druck auf den bewegten Gelenken lastet. Konzentrieren Sie sich im höchsten Grad auf eine korrekte Bewegungsführung in der Gelenksbahn. Nach den ersten 15 bis 25 Wiederholungen der ersten Serie können Sie je nach Körpergefühl nach einer 30 bis 60 Sekunden dauernden Serienpause die Mobilisationsübung wiederholen oder Sie gehen zur zweiten Übungsstation über. Die Übungspositionen werden nachfolgend beschrieben. Anschließend: **Nervenmobilisation:** Unmittelbar an die Gelenksmobilisation fahren Sie mit den Grundübungen zur Nervenmobilisation fort. Die Übungen werden so durchgeführt, dass die Nerven, die sich nicht dehnen lassen, im umliegenden Gewebe hin- und hergleiten. Dies geschieht, indem dem Nerv während der Mobilisationsübung auf der einen Nervenstrecke Länge gegeben wird und auf der anderen Nervenstrecke Länge abverlangt wird. Beachten Sie daher die nachfolgenden illustrierten Übungsanweisungen sehr genau. Nur bei exakter Bewegungsführung erfüllen Sie die Aufgabenstellung. Es dürfen keine Schmerzen auftreten. Führen Sie langsame Streck-, Beuge- und Drehbewegungen über alle Gelenke im schmerzfreien Bereich bis zu einem deutlichen „Ziehen" 8 bis 12 Wiederholungen durch. Absolvieren Sie 1 bis 2 Serien mit einer ca. 1minütigen Serienpause nach jeder Übung.	**30'-45'**
Abschluss	**Progressive Muskelrelaxation nach JACOBSON:** Legen Sie sich in Rückenlage auf eine weiche Matte. Im nachfolgenden Programm entspannen Sie Ihre Muskeln, indem Sie diese 5 bis 10 Sekunden intensiv anspannen, die Spannung schlagartig lösen und 15 bis 30 Sekunden bewusst entspannen. Eine Kurzanleitung folgt nach den Mobilisationsübungen.	**10'-20'**
	Umfang der Trainingseinheit	**30'-85'**

Trainingstipps zur Mobilisation:

1. Das oben vorgestellte Trainingsmodell ist ein „Komplettprogramm". Sie können nach einem kurzen Aktivieren nur die für Sie wichtigen Mobilisationsübungen herausnehmen und sind so in 15 Minuten fertig.
2. Die ausgewählten Mobilisationsübungen sollen jedoch konzentriert und mit den empfohlenen Kennziffern absolviert werden. Wenn Sie unter Zeitdruck stehen, lassen Sie ruhig einige Übungen aus.
3. Die Koordinationsübungen vor der Mobilisation „schärfen" Ihre Bewegungssinne, erhöhen die Körperwahrnehmung und das Körperempfinden.

Das Übungsprogramm zur Gelenksmobilisation

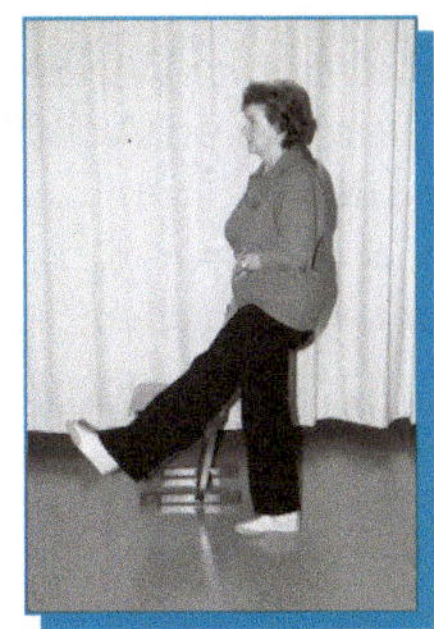

1. Übung: Beinpendel

Position: Einbeinstand mit aufrechtem Oberkörper und geradem Rücken. Sicherung des Gleichgewichts durch Anhalten. Vor- und Rückpendeln des Spielbeins bei gestrecktem Knie. Der Fuß wird stets exakt in der Pendelrichtung gehalten. Die Bewegung aus der Hüfte führen, den Oberkörper ohne Ausgleichsbewegung halten.

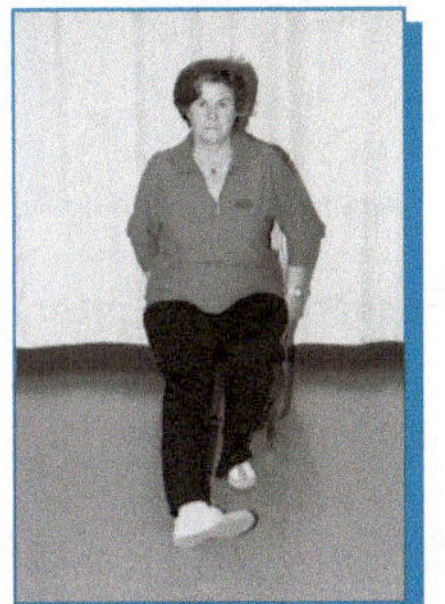

2. Übung: Beinrotation

Position: Sitz mit geradem Oberkörper auf einer Stuhlkante, ein Bein ist gebeugt, das Mobilisationsbein ist gestreckt, die Ferse steht am Boden. Bei einer scheibenwischerartigen Bewegung wird die Hüfte mobilisiert.

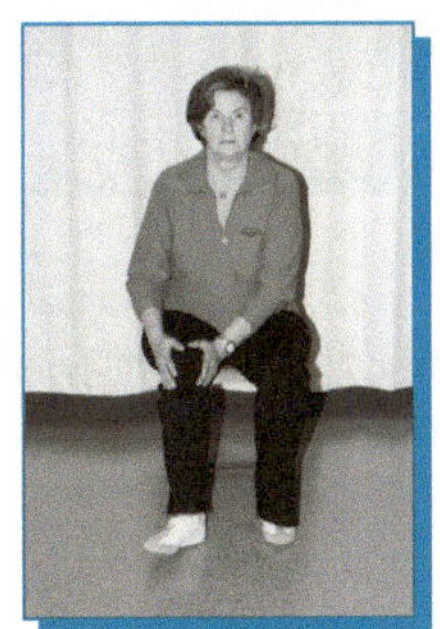

3. Übung: Beinpendel mit Rotation

Position: Stand wie bei Übung 1. Zusätzlich zu einer geraden Pendelbewegung in Blickrichtung nach vorne wird der Fuß vorne aus- und hinten eingedreht. Achten Sie, dass das Bein nicht zur Seite geführt wird.

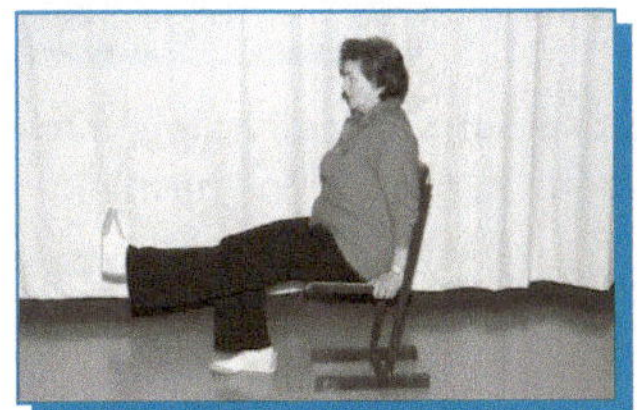

4. Übung: Kniemobilisation in der Streckung

Position: Aufrechter Sitz auf einem Stuhl. Ein Bein ist gebeugt und die Ferse steht unter dem Knie am Boden. Das Mobilisationsbein wird im Knie gestreckt und gebeugt.

5. Übung: Kniemobilisation in der Drehung

Position: Sitz wie oben. Das Mobilisationsbein steht leicht aufgesetzt auf der Ferse. Mit den Händen wird das Knie fixiert. Zur Mobilisation wird der Fuß auf der Ferse wie ein Scheibenwischer bewegt.

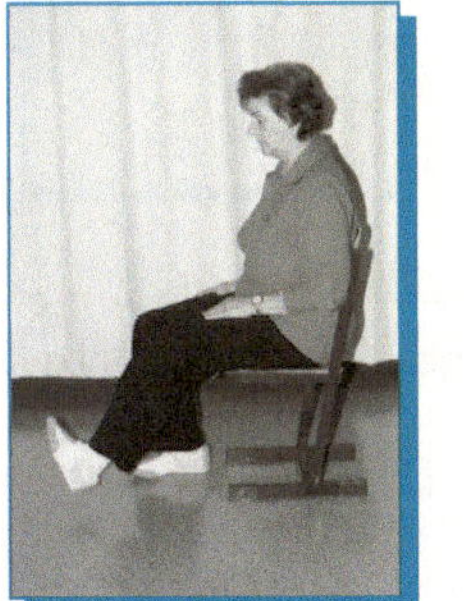

6. Übung: Fußgelenksmobilisation

Position: Sitz wie oben. Der Fuß wird im oberen Sprunggelenk zum Schienbein gezogen und zu einem geraden Rist gestreckt.

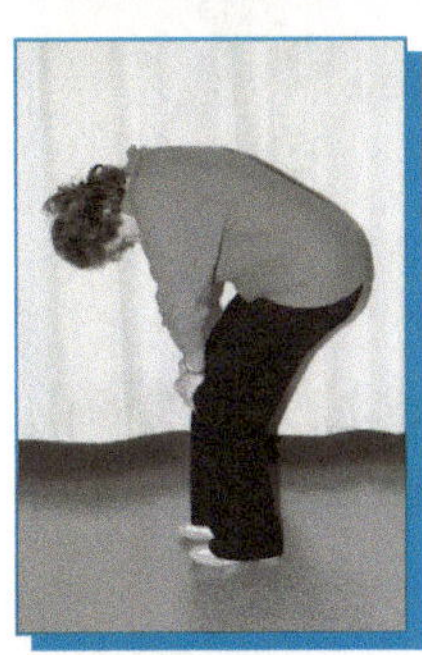

7. Übung: Wirbelsäulenmobilisation zum „Katzenbuckel"

Position: Beidbeinstand, die Knie sind gebeugt, und der Oberkörper ist in der Hüfte 45° nach vorne gebeugt. Die Hände sind am Knie gestützt und tragen das Hauptgewicht des Oberkörpers. Die Mobilisation ist ein Wechsel zwischen einem geraden Rücken und einem runden Rücken wie ein Katzenbuckel. Der Kopf folgt der Wirbelsäulenlinie.

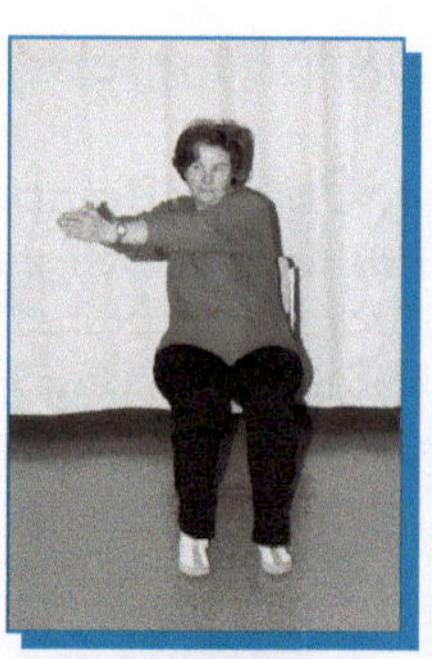

8. Übung: Wirbelsäulenmobilisation mit der „liegenden Acht"

Position: Sitz mit hüftbreiten Beinen, aufgerichtetem Oberkörper und geradem Rücken. Die Arme werden nach vorne gestreckt und gefaltet. Zeichen Sie mit den Händen eine flache „liegende Acht" vor der Brust in die Luft. Der Kopf bleibt immer nach vorne gerichtet.

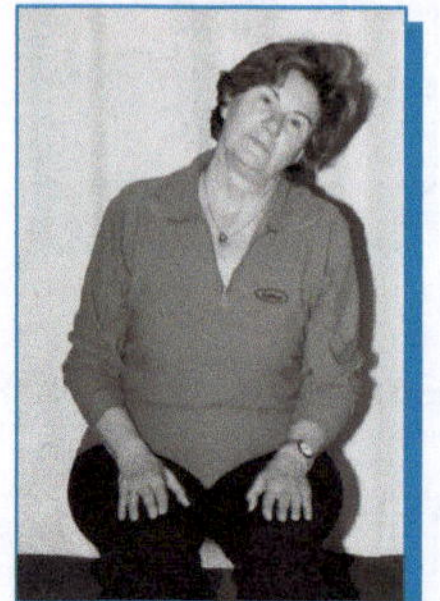

9. Übung: Kopfmobilisation zur Seitenneigung

Position: Sitz mit hüftbreit aufgestellten Füssen, aufrechter Oberkörper, gerader Rücken. Die Schultern sind tief gezogen, der Kopf wird mit einer leichten Pendelbewegung bei gerade ausgerichtetem Blick zur Seite geführt.

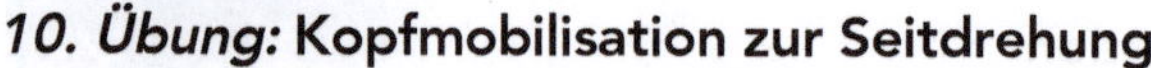

10. Übung: Kopfmobilisation zur Seitdrehung

Position: Sitz wie oben. Ohne Schulterbewegung wird der Kopf wie eine Schwingtür zu den Seiten gedreht.

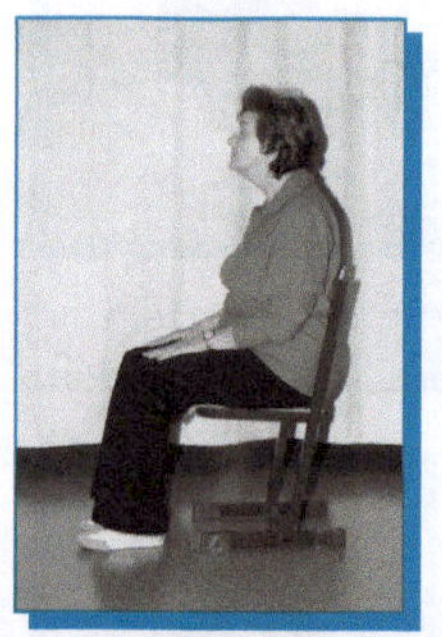

11. Übung: Kopfmobilisation zum „Doppelkinn"

Position: Sitz wie oben. Bei geradem Rücken und ohne Nicken wird der Kopf zu einem langen Kinn und zu einem „Doppelkinn" nach hinten gezogen.

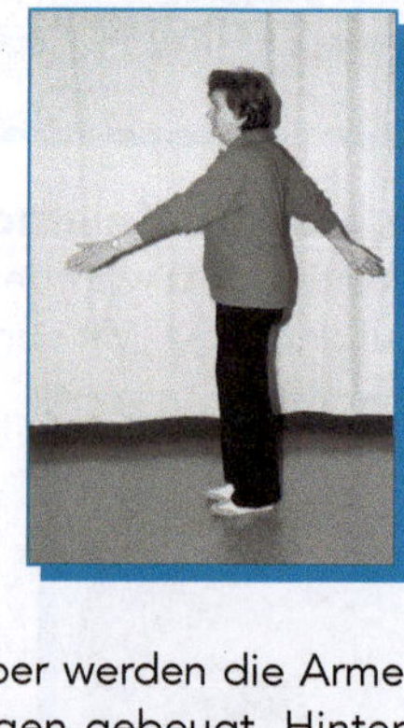

12. Übung: Armpendel

Position: Hüftbreiter Beidbeinstand mit gerade ausgerichteten Füssen, die Knie sind leicht gebeugt, die Hüfte gestreckt, der Oberkörper gerade. Aus entspannt nach unten gezogenen Schultern werden die gestreckten Arme in der Standrichtung vor und zurück geschwungen. Die Handflächen schneiden durch die Luft und werden nicht gedreht.

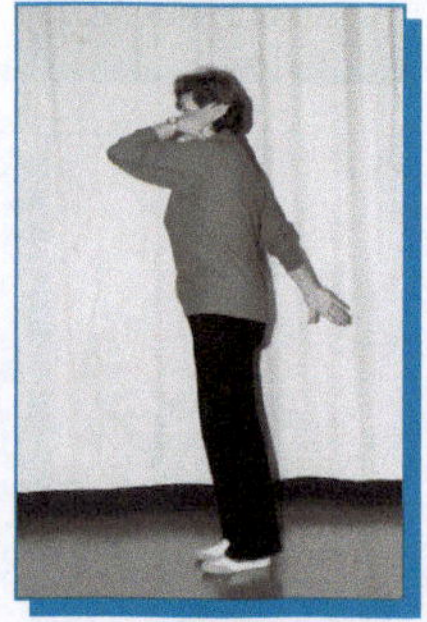

13. Übung: „Soldat"

Position: Stand wie oben. Vorne vor dem Körper werden die Arme bis in die Waagrechte gehoben und im Ellbogen gebeugt. Hinter dem Körper werden die Arme gestreckt.

14. Übung: „Spiegelblick"

Position: Stand wie oben. Der vordere Arm wird im Ellbogen gebeugt und die Daumen nach außen gedreht. Der hintere Arm wird gestreckt und die Daumen einwärts gedreht.

15. Übung: „Diagonalziehen"

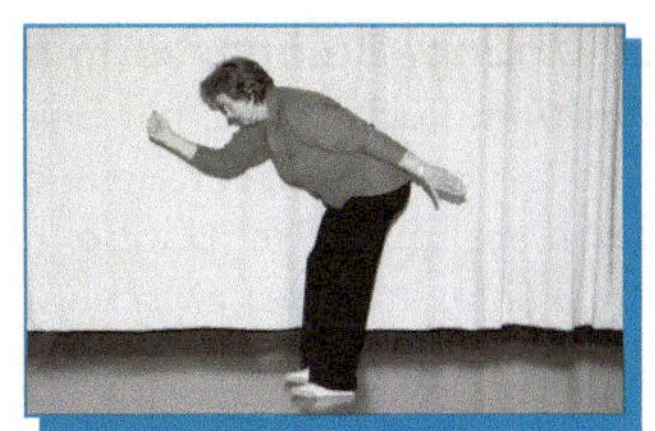

Position: Beidbeinstand, leicht gebeugte Knie, in der Hüfte deutlich bei geradem Rücken nach vorne gebeugt. Wie beim Diagonalschritt im Skilanglaufen ist der Arm nach vorne und die Hand zur Faust gebeugt, hinten ist der Arm gestreckt und die Hand geöffnet.

16. Übung: Schultermobilisation 1

Position: Beidbeinstand, leicht gebeugte Knie, gestreckte Hüfte, gerader Rücken. Die Schultern werden hoch und tief gezogen.

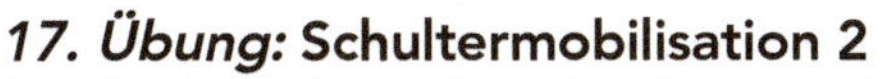

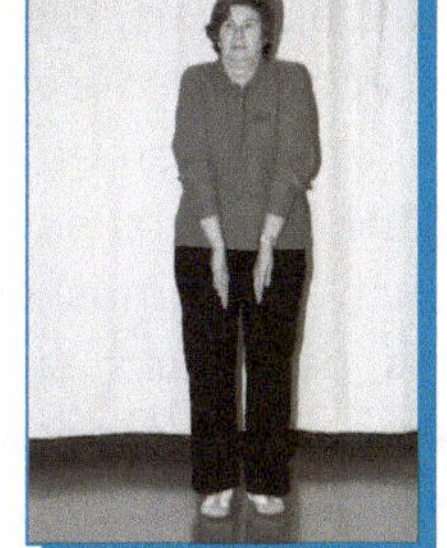

17. Übung: Schultermobilisation 2

Position: Stand wie oben. Die Arme werden nach vorne gestreckt, im Ellbogen gebeugt und die Unterarme zusammengeführt. Aus dieser Position werden die Arme bei senkrecht bleibenden Unterarmen geöffnet.

Das Übungsprogramm zur Nervenmobilisation

1. Übung: Armnervenmobilisation 1

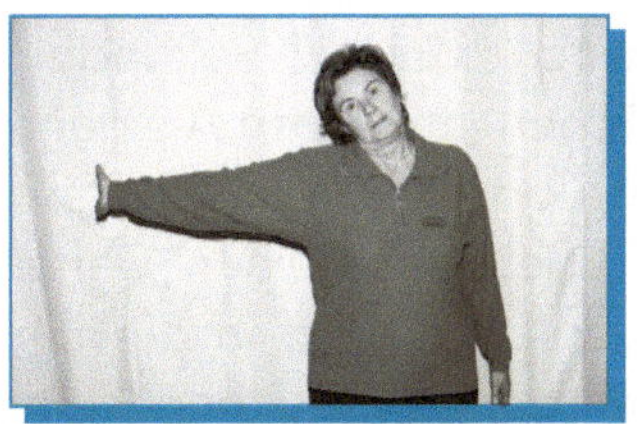

Position: Hüftbreiter Beidbeinstand mit gerade ausgerichteten Füssen, die Knie sind leicht gebeugt, die Hüfte gestreckt, der Oberkörper gerade. Ein Arm gestreckt zur Seite, die Daumen zeigen nach oben und die Handflächen zeigen weg vom Körper. Der Kopf ist zur Seite des gestreckten Arms gebeugt. Die Nervenmobilisation passiert durch Beugung im Handgelenk und Fingerbeugung sowie gleichzeitiger Kopfneigung zur Seite des hängenden Arms. Diese „Doppelbewegung" wird jetzt 8- bis 12-mal wiederholt.

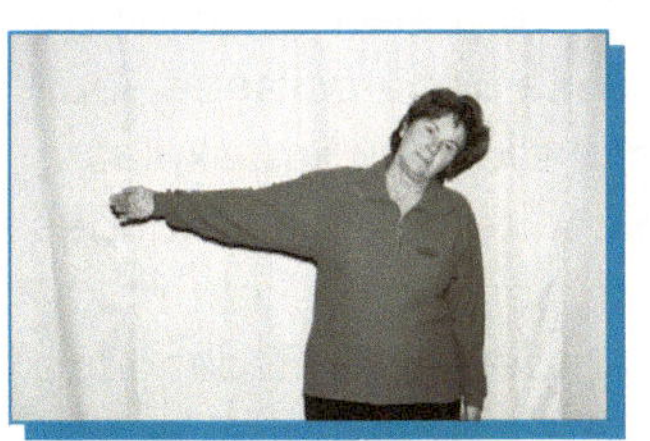

2. Übung: Armnervenmobilisation 2

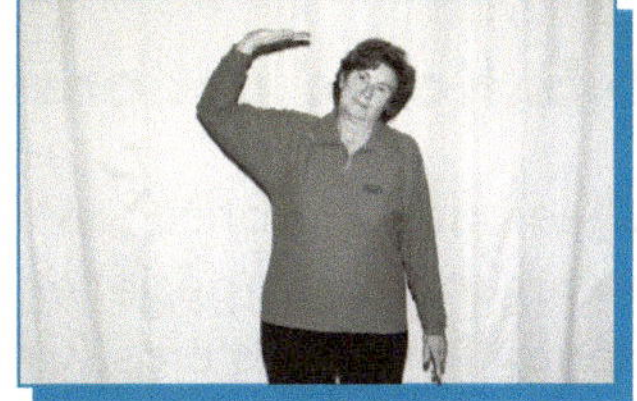

Position: Stand wie oben. Ein Arm ist zur Seite gehoben und im Ellbogen gebeugt. Die Handfläche zeigt nach oben, der Daumen nach vorn. Der Kopf ist zur Seite des hängenden Arms geneigt. Zur Mobilisation Streckung im Handgelenk weg vom Körper ohne Handdrehung und gleichzeitiges Neigen des Kopfes zur Seite des gehobene Arms.

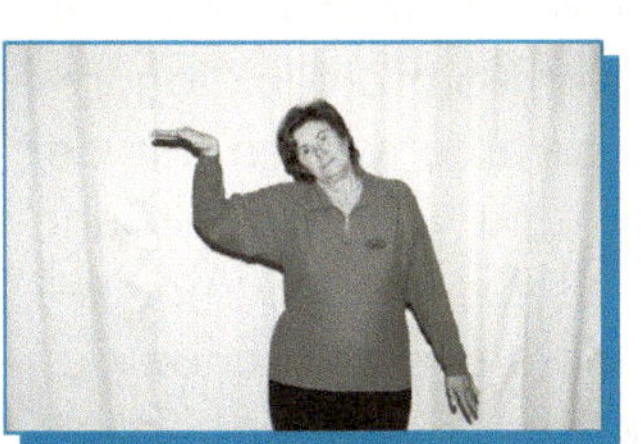

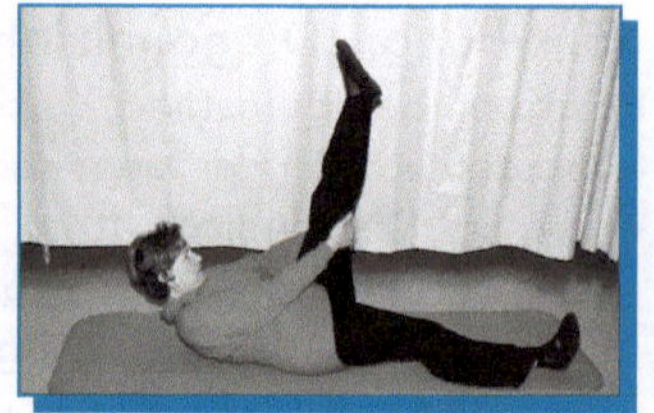

3. Übung: Beinnervenmobilisation

Position: Rückenlage, ein Bein liegt am Boden und eines wird bei gestrecktem Knie in der Hüfte gebeugt und nach oben geführt. Die Hände halten das Bein unter der Kniekehle. Wechsel zwischen Fußstrecken und „Kopf zur Brust ziehen" in der einen Position und Fußbeugen sowie „Kopf ablegen" in der anderen Position.

Kurzanleitung: Progressive Muskelrelaxation nach JACOBSON

Legen Sie sich in Rückenlage auf eine weiche Matte. Die Füße und Knie sind ausbalanciert, die Beine leicht geöffnet. Die Arme liegen seitlich neben dem Körper und die Augen sind geschlossen. Die erste Phase dient dem Finden einer bequemen Liegeposition und des Einstellens einer ruhigen und tiefen Atmung. Jetzt sind Sie bereit für das folgende Entspannungstraining, welches auch Tiefenmuskelentspannung genannt wird. Dieses beruht auf der Erkenntnis, dass durch starkes Anspannen und plötzliches Entspannen der Muskulatur eine tiefe körperliche Entspannung erzielt werden kann. Wer körperlich entspannt ist, kann auch geistig loslassen, wird ruhiger und gelassener. Was Sie tun müssen, ist die nachfolgend angeführten Muskeln und Muskelgruppen über 5 bis 10 Sekunden intensiv anspannen und die Spannung dann schlagartig wieder zu lösen. Die bewusste Entspannung der jeweiligen Muskulatur wird 15 bis 30 Sekunden praktiziert. Dann wenden Sie sich mit einer neuerlichen intensiven Anspannung und schlagartigen Lösung der nächsten Muskelgruppen zu. Wir empfehlen folgende Muskelabfolge vom Fuß bis zum Kopf: Füße fest zu einer „Zehenfaust" anspannen und lösen, Zehen spreizen, Füße „spitzen" und in die Länge ziehen, Fuß anziehen, Unterschenkelrückseite anspannen, weiter nach oben zur Oberschenkelvorderseite und -rückseite, jetzt rund um das Becken zuerst die Gesäßmuskeln und dann die Bauchmuskulatur, es folgt die Rückenmuskulatur, die Muskeln der Schulter, Arme und des Gesichts. Schlussendlich spannen Sie alle durchgenommenen Muskeln nochmals für 5 bis 10 Sekunden an, um dann 15 bis 30 Sekunden die Entspannung zu spüren.

5.5. Koordinationstraining im Alter

Unter der motorischen Fähigkeit der Koordination versteht man die Abstimmung eines gezielten Bewegungsablaufes unter der Kontrollfunktion des Zentralnervensystems (Gehirn und Rückenmark) in Zusammenwirken mit der Skelettmuskulatur als Ausführungsorgan. Die Abstimmung von Muskeln und Nervensystem erfolgt einerseits innerhalb eines Muskels zwischen den einzelnen Muskelfasern (**intramuskuläre Koordination**), andererseits zwischen den einzelnen Muskelgruppen (**intermuskuläre Koordination**). Dabei ermöglicht

uns die Koordination das Erlernen von Bewegungen, das Steuern von Bewegungen und das Anpassen von Bewegungen. Um Bewegungen exakt auf ein Bewegungsziel hin zu steuern oder anzupassen, benötigt das Zentralnervensystem als Steuerorgan viele Informationen aus der Umwelt, in der die Bewegung stattfindet und vom Körper, der die Bewegung ausführt. Diese Informationen gibt ein Fühler- oder Rezeptorensystem. Die wichtigsten Fühlersysteme für die Bewegungssteuerung finden sich einerseits im Kopf und anderseits über den Bewegungsapparat verteilt.
Wichtige Fühlersysteme zur Bewegungssteuerung im Kopf:

- Optisches System: Kontrolliert die Stellung des Kopfes im Raum
- Gleichgewichtsorgan: Beschleunigungsbewegungen des Kopfes
- Gehör: Akustische Zuordnung und spezifische Raumwahrnehmung

Weitere Fühlersysteme zur Bewegungssteuerung über den Bewegungsapparat verteilt:

- Muskelspindeln: Messen die Muskellänge und Muskelspannung
- Sehnenorgane: Registrieren die Spannung der Sehnen
- Gelenkrezeptoren: Erfassen die Stellung der Gelenke
- Hautrezeptoren: Registrieren Berührung, Druck und Schmerz

Die einlaufenden Informationen werden im Zentralnervensystem unterschiedlich bearbeitet. Auf Rückenmarksebene werden Meldungen aus der Peripherie vorwiegend über Reflexmuster beantwortet. Im Gehirn können dagegen einerseits genetisch vorgegebene Bewegungsprogramme, andererseits auch erlernte und gespeicherte Bewegungsabläufe abgerufen werden. Die anatomische Reifung der koordinativen Systeme ist bis zum 13. Lebensjahr abgeschlossen. Bis dahin, insbesondere im Alter zwischen 6 und 12 Jahren entwickelt sich bei genetischer Vorgabe von Reflex- und Bewegungsprogramm-Grundlagen die Qualität des koordinativen Systems um so höher, je größer die gestellten Anforderungen sind. Mit zunehmendem Alter fällt dann die organismische Bereitschaft zur Neuerlernung koordinativer Aufgaben langsam ab (vgl. GEIGER, 1999). Grundsätzlich bleibt die Trainierbarkeit der koordinativen Fähigkeiten jedoch bis ins Alter bestehen.

Im Fitness- und Gesundheitstraining liegt die **Bedeutung** der koordinativen Fähigkeiten im Wesentlichen in zwei Bereichen:

- Ökonomisierung der Bewegungsabläufe, daraus resultieren
  - eine geringere Ermüdbarkeit im Alltag und beim Sport
  - verminderte Krafteinsätze bei Alltagsbewegungen
  - verminderter Energieaufwand und Schonung der Leistungsreserven
- Verminderung der Verletzungsgefahr, dies bezieht sich im Alter insbesondere auf
  - Sturzvorbeugung, vor allem Verminderung der Sturzgefahr im Alltag
  - Verminderung der Unfallgefahr zuhause und unterwegs

Ein weiterer positiver Effekt des koordinativen Trainings und einer guten Koordination ist die Erhöhung der konzentrativen Leistungsfähigkeit. Denn die vielen Informationsreize und die intensive Informationsverarbeitung bei der Bewegungssteuerung führen über Hirnstamm- und Mittelhirnareale zu einem erhöhten Aktivierungsgrad der Großhirnrinde. Es gilt die Formel: »Koordinationstraining schärft die Sinne« (vgl. GEIGER, 1999). Im **zunehmenden Alter** ist das Koordinationstraining eine der **wichtigsten Säulen** des Fitnesstrainings.

Die fundamentalen koordinativen Fähigkeiten
Die Koordination basiert auf fünf fundamentalen Fähigkeiten, die auch im Koordinationstraining in dieser Differenzierung Eingang finden.

- ✔ Orientierungsfähigkeit: Fähigkeit, sich im Raum zielorientiert zu bewegen und bei Bewegungen im Bezug auf Raum und Zeit die Orientierung zu behalten. Besonders gefordert z. B. beim Gehen in der Dunkelheit, beim Greifen nach dem Treppengeländer nach einem Stolperer, beim Aufspringen auf einen fahrenden Bus, beim Betreten einer Rolltreppe, beim Fangen und Schlagen von Bällen.
- ✔ Differenzierungsfähigkeit: Fähigkeit, einen Bewegungsablauf genau und fein abgestimmt mit dem passenden Krafteinsatz durchzuführen. Besonders gefordert z. B. bei Bewegungen in der Dunkelheit, bei der Bewegungsabstimmung auf verschiedene Gewichte, Größen, Höhen sowie beim Gehen auf verschiedenen Untergründen.
- ✔ Gleichgewichtsfähigkeit: Fähigkeit, den Körper im Gleichgewicht zu halten oder das Gleichgewicht wiederherzustellen. Besonders gefordert z. B. beim Stehen auf beweglicher Unterstützungsfläche, beim Gehen auf schmalen Wegen, beim Ausbalancieren eines Stoßes, beim Rollen und Radfahren, beim Gleiten und Rutschen.
- ✔ Reaktionsfähigkeit: Schnelles und zweckgerichtetes Handeln auf Signale oder überraschende Bewegungen. Besonders gefordert z. B. im Straßenverkehr beim Ausweichen und Gegensteuern, beim Fangen von herunterfallenden Gegenständen und bei der Vermeidung von Unfällen wegen Fremdeinwirkung.
- ✔ Rhythmisierungsfähigkeit: Fähigkeit, Bewegungsabläufe zeitlich-dynamisch zu gliedern, die zeitliche Struktur von Bewegungen zu erfassen, speichern und umzusetzen. Besonders gefordert z. B. beim Gehen in Gruppen, beim Erlernen zyklischer Sportarten wie Nordic Walking oder Skilanglauf, bei Bewegungen mit Taktvorgabe.

5.5.1. Methodik des Koordinationstrainings

Methodische Grundsätze sollen helfen, ein sicheres, verletzungsfreies und wirksames Training zu gestalten und gesetzte Trainingsziele schnell und direkt zu erreichen. Die Grundsätze des motorischen Lernens haben auch im Bereich des Koordinationstrainings Gültigkeit. Die wichtigsten sind: Vom Sicheren zum

Unsicheren, vom Bekannten zum Unbekannten, vom Leichten zum Schweren, vom Einfachen zum Komplexen, vom Notwendigen zum Attraktiven.
Das im Alter wichtige Training der Koordination sollte im Fitnesstraining im **Einleitungsteil** vieler Sport- oder Trainingseinheiten eingeplant werden. Daneben ist ein Koordinationsblock im Fitnesstraining sehr gut als ein Schwerpunkt neben der Beweglichkeit, Ausdauer oder Kraft in den **Hauptteil** einer Trainingseinheit einzubauen. Es sollte in solch einem Fall unmittelbar an den Einleitungsteil anschließend als erster Schwerpunkt des Hauptteils eingeplant werden. In einer Trainingsgruppe, aber auch allein mit geeigneten Trainingsgeräten, sollte ein Koordinationstraining auch als eigenständige **Trainingseinheit** am Programm stehen.

Trainingshinweise und methodische Kennziffern

- Koordinationstraining bedeutet grundsätzlich, sich mit ständiger, bewusster Bewegungssteuerung, mit noch nicht beherrschten Bewegungen oder mit unsicher ausgeführten Bewegungen auseinanderzusetzen. Die Lernchancen und ein Schlüssel zum Trainingserfolg beim Koordinationstraining liegen im Übergang von der fehlerhaften zur richtigen Bewegungsausführung, **am Weg vom Scheitern zum Erfolg**.
- Gliedern Sie Ihr Koordinationstraining in Trainingsserien an Übungsstationen. Bauen Sie beispielsweise einen Gleichgewichtsparcours mit den vier Übungsstationen Kippbrett, Balanceblock, Drehscheibe und Schaukelsitz auf. An jeder Übungsstation trainieren Sie 15 bis 30 Sekunden oder 15 bis 30 Wiederholungen. Nach einer Trainingserie setzen Sie eine ein- bis zweiminütige Pause. Absolvieren Sie so eine bis zu sechs Serien. Dann gehen Sie zur nächsten Übungsstation. Die genannten **Trainingskennziffern** sind als grobe Orientierung für Ihr Training zu verstehen.
- Planen Sie als Dauer des Koordinationstrainings 5 bis 45 Minuten ein. In dieser **Trainingszeit** wird ein stetiger Wechsel von bewusster Bewegungsausführung und körperlicher sowie mentaler Erholung vollzogen.
- Halten Sie sich beim Aufbau Ihres Koordinationstrainings an die oben genannten methodischen **Grundsätze**.
- Achten Sie beim Training auf eine regelmäßige Atmung und korrekte **Körperhaltung**. Bei Schmerzen und Unwohlsein ist das Training zu unter- oder abzubrechen.
- Führen Sie alle Bewegungen konzentriert und bewusst durch. Schaffen Sie dazu passende Rahmenbedingungen wie Ruhe und entspannte Atmosphäre.

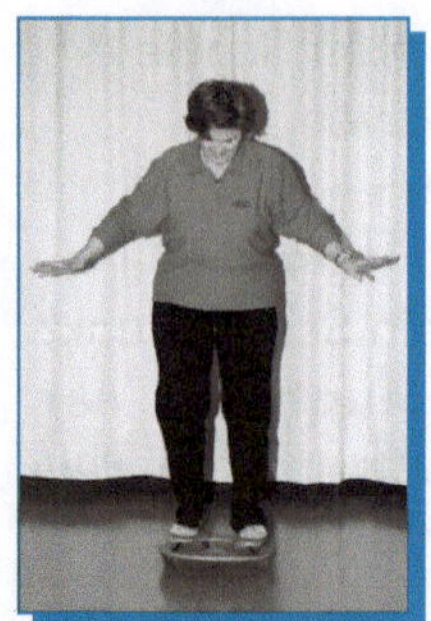

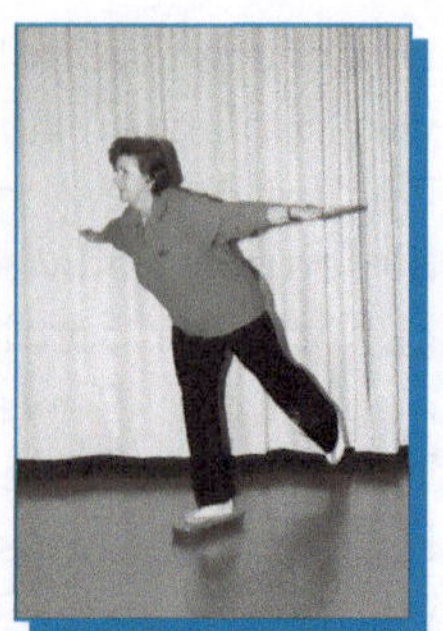

5.5.2. Trainingsbeispiele zum Koordinationstraining

Eine vielfältige Auswahl von **speziellen Trainingsgeräten** für das Koordinationstraining wird im Fachhandel angeboten. Die Palette reicht von Fit- und Sitzbälle, über Kippbretter- und Drehscheiben, Jonglierbällen und -tücher bis zu Gleit- und Rollbretter. Daneben eignet sich jeder Ball, vom Tischtennis bis zum Basketball zum Koordinationstraining. Bewegungen im Wasser, am Eis und im Schnee fördern Ihre koordinativen Fähigkeiten.

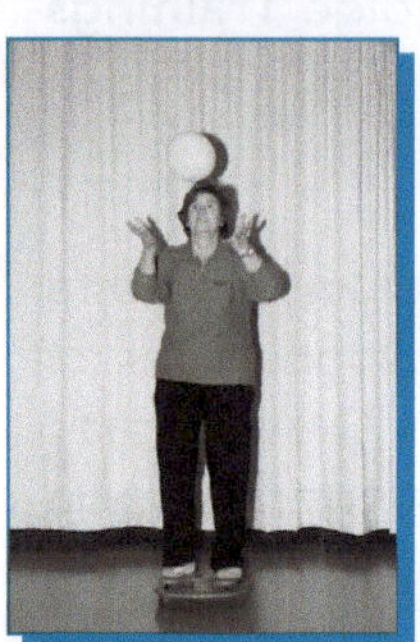

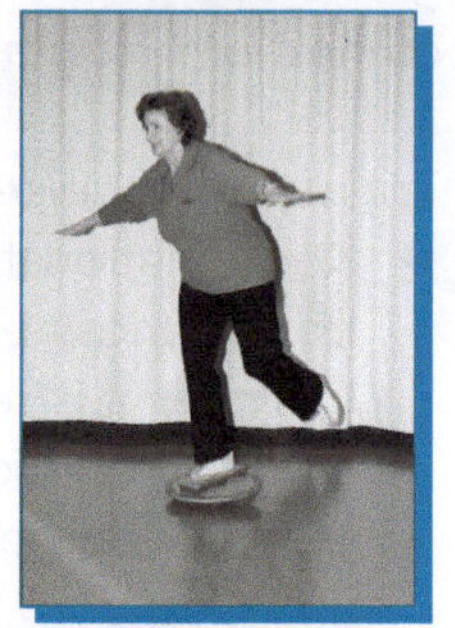

Dann kommen da noch die **Spiele**. Prellball, Korbball, Tchoukball, Völkerball, Indiaca, Ultimate-Frisbee, Softballspiele mit dem Fuß und der Hand, Hockeyspiele, Rückschlagspiele, Merkspiele, Kreativitätsspiele, Geschicklichkeitsspiele, Fangspiele, Wurfspiele und viele mehr – sich stets ändernde Bedingungen, Bewegungen der Mitspieler fordern Sie und fördern Ihre Koordination.

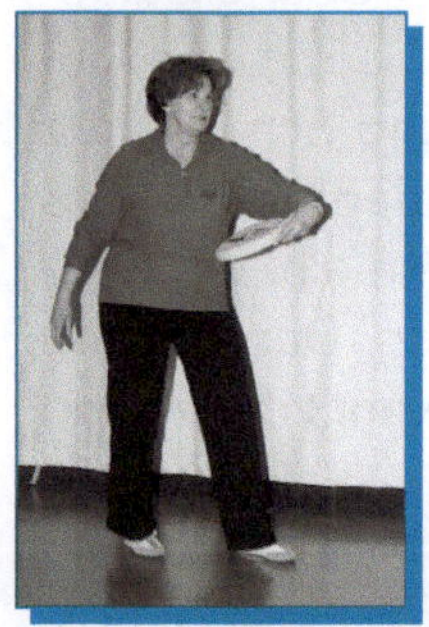

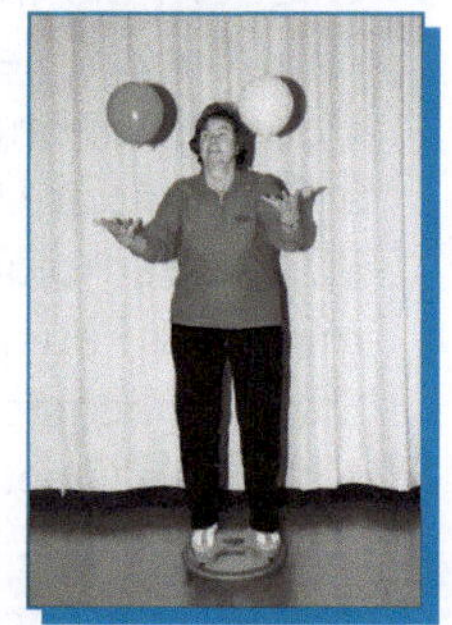

Am Schluss wird das wohl altersgerechteste Koordinationstraining angeführt. Es ist **Tanzen** in fast allen Formen und Variationen. Ob Sie mit Freunden einen Volkstanz einstudieren, mit Ihrer Partnerin oder Ihrem Partner bei guter Musik eine neuen Gesellschaftstanz lernen, eine Solotanznummer neu einstudieren – die Koordination tanzt mit!

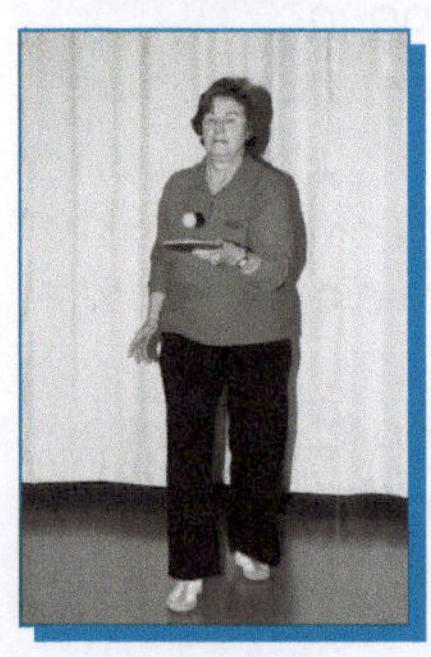

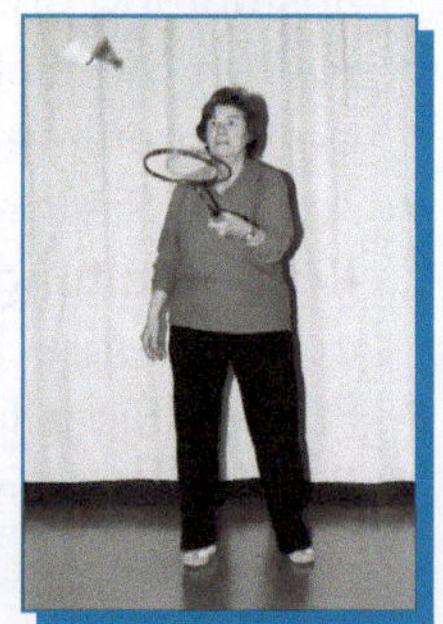

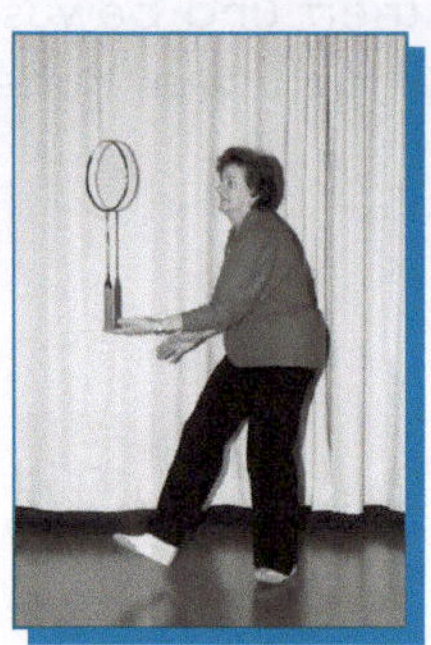

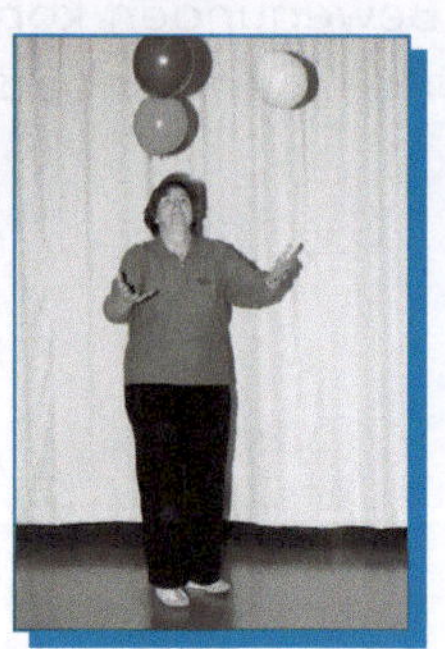

6. Trainingsplanung für ältere Sporteinsteiger

Eine Trainingsplanung ist für Sie ein Thema, wenn Sie neben der Lust an der Bewegung auch an einer systematischen Verbesserung oder Erhaltung Ihrer sportlichen Leistungsfähigkeit und Fitness interessiert sind. Den Weg zur Fitnessverbesserung zeichnet die Trainingsplanung vor. Lassen Sie sich durch eine Planung nicht in ein Korsett schnüren. In die Trainingsplanung soll Systematik, Regelmäßigkeit und Langfristigkeit eingehen. Lassen Sie auch Platz für Spontanität und Flexibilität. Die Trainingsplanung führt Sie zu Ihren Zielen. Diese sollen realistisch, attraktiv, herausfordernd und überprüfbar sein. Versuchen Sie es einmal mit einer auf Sie zugeschnittenen Trainingsplanung. Sie werden feststellen, dass Sie sich von Woche zu Woche verbessern und dass Ihnen viele Dinge des Alltags wieder leicht fallen.

In einer Trainingsplanung wird angegeben

- Was Sie trainieren sollen – **Trainingsfaktor:** Hier wird entschieden, ob Sie Ausdauer, Kraft, Schnelligkeit, Beweglichkeit oder Koordination trainieren.
- Womit Sie trainieren sollen – **Trainingsmittel:** Geklärt wird, ob Sie laufen, walken mit oder ohne Stöcke, Skilanglaufen, mit dem Thera-Band ein Krafttraining absolvieren oder mit Softbällen die Koordination verbessern.
- Wie Sie trainieren sollen – **Trainingsmethode:** Ob nach der Dauer-, Wechsel-, Fahrtspiel- und Intervallmethode trainiert wird, steht in der Trainingsplanung.
- Wie lange und wie oft Sie trainieren sollen – **Trainingssteuergrößen:** Die Belastungs- und Pausendauer, der Trainingsumfang (Angabe der gesamten Trainingszeit), die Trainingsintensität in Relation Ihrer maximalen Möglichkeiten, die Trainingshäufigkeit (Anzahl der zu absolvierenden Trainingseinheiten) werden angegeben.

Die Trainingswissenschaften unterscheiden unter dem Gesichtspunkt der zeitlichen Ordnung verschiedene Typen von Trainingsplänen. Von Einheiten- über Wochen-, Mehrwochen- Jahres- bis zu Mehrjahrespläne spannt sich der Bogen. Unter dem Aspekt der Langfristigkeit und Angemessenheit wird die klassische Mehrjahresplanung im Leistungssport in Trainingsstufen unterteilt. Nach einer sportlichen Basisausbildung mit Vielseitigkeit und unspezifischem Training in mehreren Sportarten, beginnt das sportartspezifische Training. Innerhalb von idealtypisch zwei bis vier Jahren werden je Sportart und Rahmenbedingungen zumeist fünf Trainingsstufen bis zum individuellen Leistungshöhepunkt durchschritten. Dem Grundlagentraining folgt die Stufe des Aufbau-, Leistungs-, Anschluss- und schlussendlich des Hochleistungstrainings. Dieses Konzept hat Tradition und ist vielfach erprobt. Die Autoren haben ein vergleichbares Trainingsstufenkonzept für Einsteiger ins Fitnesstraining zusammengestellt. Die Zielsetzungen und Inhalte der Planung innerhalb der vier vorgestellten

Trainingsstufen vom Trainingseinstieg bis in die Trainingsstufe des Leistungserhalts, werden in den nächsten Abschnitten vorgestellt.

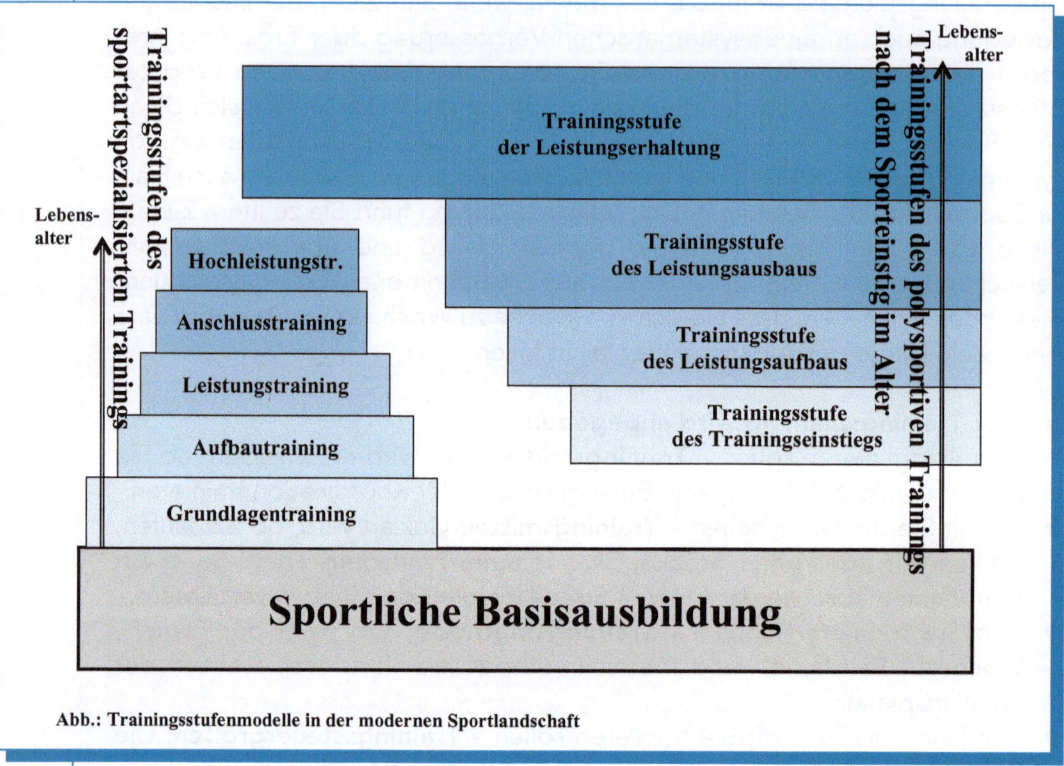

Abb. 63: Modell der Mehrjahresplanung mit den Trainingsstufen im sportartspezialisierten Training und im Fitnesstraining speziell für Sporteinsteiger.

6.1. Die erste Trainingsstufe – der Trainingseinstieg

Wenn Sie als Untrainierter und Sportanfänger mit einem regelmäßigen sportlichen Training beginnen, bezeichnen wir Sie als **Neu-Einsteiger.** Für Sie wird – egal, ob alt oder jung, ob Frau oder Mann – die erste Stufe unseres Vierstufen-Trainingsplans vorgestellt. Am Wochenprogramm eines Neu-Einsteigers stehen Techniktraining sowie Kraft- und Ausdauertraining. Drei bis vier Trainingseinheiten von ca. 40 Minuten Dauer stehen am Wochenprogramm, wobei die Dauer jede Woche um fünf Minuten verlängert wird. Die vierte Woche ist eine Erholungswoche, in der die Trainingszeit deutlich reduziert wird.

Die sportlichen Ziele in der ersten Stufe sind der Erwerb sportlicher Grundtechniken in ausgewählten Ausdauersportarten, das Durchhalten einer 30-minütigen Dauerbelastung im Trainingsbereich A-1 in zumindest einer

Ausdauersportart, die Bewältigung von 30 Wiederholungen in zumindest fünf Grundübungen des Muskelfunktionstrainings. Die Dauer der ersten Trainingsstufe wird idealtypisch mit vier bis zwölf Trainingswochen (TW) veranschlagt. In der ersten Stufe ist eine Trainingsbetreuung durch einen Übungsleiter oder Trainer sinnvoll und hilfreich. Vergessen Sie keinesfalls, vor Ihrem Trainingseinstieg die sportliche Eignung und Belastbarkeit bei einer sportmedizinischen Untersuchung abzuklären.

	Erste Trainingsstufe – Trainingseinstieg	**Trainingsumfang**			
		1. Tw	2. Tw	3. Tw	4. Tw
1. Tag	**Techniktraining – „Walking oder Nordic Walking":** Nach dem Aufwärmen mit Aktivieren, Mobilisieren und Koordination werden Bewegungsaufgaben wie „gerader Fußaufsatz", „Abrollen von der Ferse", „diagonaler Armeinsatz" ca. 30 Sekunden lang konzentriert ausgeführt. Ideal ist die Rückmeldung zur Qualität der Bewegungsausführung durch einen Betreuer.	0:20	0:22	0:24	frei
	Dem 20-minütigen Techniktraining folgt unmittelbar ein **Ausdauertraining** in **A-1:** Einminütige Belastungen in A-1 wechseln mit Erholungspausen im langsamen Gehen über 1 Minute ab. In der 1. Woche absolvieren Sie 12 Intervalle. Steigern Sie die Intervall-Belastungsdauer pro Woche um jeweils eine Minute auf 2 und 3 Minuten, bei gleicher Pausenlänge.	0:20	0:22	0:24	frei
2. Tag	**Trainingsfrei**				
3. Tag	**Krafttraining – „Muskelfunktionstraining ohne Geräte"** in **K-1** (30 bis 45% der Maximalkraft): 12 ausgewählte Muskelfunktions-Übungen des im Kapitel *Krafttraining* beschriebenen Trainingsmodells stehen am Programm. Sit-ups gerade, Unterarmbeugen aus der Bankstellung, Kniebeugen, Standstütz-Rücklings, Beckenlift aus der Rückenlage, Sit-ups schräg, Diagonalstrecken aus der Unterarmbankstellung, Beinabspreizen, Beinanziehen aus der Seitlage, Schrittbeugen aus dem Stand, Beinheben aus der Unterarmbankstellung. 25 Wiederholungen mit 2 Serien pro Übungsstation. Anschließend Stretching.	0:40	0:45	0:50	0:30
4. Tag	**Trainingsfrei**				
5. Tag	**Techniktraining – „Radergometer, Cross-Ergometer oder Rad":** An den Indoor-Ausdauertrainingsgeräten oder am Rad im Freien werden die richtigen Trainingspositionen eingestellt. Danach Aufwärmen mit Aktivieren, Mobilisieren und Koordination. Beim Techniktraining	0:20	0:22	0:24	0:15

Erste Trainingsstufe – Trainingseinstieg		Trainingsumfang 1. Tw	2. Tw	3. Tw	4. Tw
	werden die Bewegungsaufgaben wie „Einbein-Tritt", „Rückwärts-Tritt" und „Stehend-Treten" ca. 30 Sekunden lang konzentriert ausgeführt. Unmittelbar folgend wird ein **Ausdauertraining** in **A-1** nach der Dauermethode absolviert. Steuern Sie die Belastung mit der Herzfrequenz. Anschließend Abwärmen und eventuell Sauna.	0:26	0:29	0:32	0:15
6. Tag	**Trainingsfrei**				
7. Tag	**Koordinations-, Beweglichkeitstraining und Entspannung:** Kleine Spiele mit Bällen, Imitations- und Gleichgewichtsübungen zur Koordinationsverbesserung. Dann Mobilisieren: 25 langsame Schwünge in den großen Gelenken im schmerzfreien Gelenksspielraum. Anschließend Dehnen: 3 x 20 Sek. Stretching der Hauptmuskelgruppen bis an die Dehngrenze. Abschließend entspannen.	0:30	0:35	0:40	0:20
	Trainingsumfang pro Woche (hh:mm)	**2:40**	**3:00**	**3:20**	**1:20**

6.2. Die zweite Trainingsstufe – der Leistungsaufbau

Wenn Sie Neu-Einsteiger waren und die Ziele der ersten Stufe erreicht haben, geht es in die zweite Trainingsstufe. Haben Sie in früheren Jahren regelmäßig Sport betrieben und wollen jetzt wieder mit dem Ausdauertraining beginnen, können Sie als **Wieder-Einsteiger** gleich auf dieser Stufe beginnen. Trainingsschwerpunkt ist die Entwicklung der aeroben Ausdauerleistungsfähigkeit und Kraftausdauer. Drei bis fünf Trainingseinheiten stehen am Wochenplan. Die sportlichen Ziele in der zweiten Stufe sind das Durchhalten von 45 Minuten ohne Unterbrechung im Trainingsbereich A-1 und zwölf Minuten in A-2 in zumindest einer Ausdauersportart sowie die Steigerung der Kraftausdauer der Muskulatur. Für diese Stufe sind idealtypisch 8 bis 16 Wochen vorgesehen.

Zweite Trainingsstufe – Leistungsaufbau		Trainingsumfang 1. Tw	2. Tw	3. Tw	4. Tw
1. Tag	**Ausdauer-Wechseltraining** von **A-1** nach **A-2:** Nach dem Aufwärmen mit Aktivieren, Mobilisation und Koordination wird über 30 Minuten eine Belastung in A-1 absolviert. Ohne Unterbrechung steigern Sie die Belastung in den Bereich A-2 und halten diese über 20 Minuten. Alle Ausdauersportarten wie Radfahren, Walking, Nordic-	1:00	1:05	1:10	0:40

	Walking, Lauf, Stepp-Ergometer, deren sportliche Techniken beherrscht werden, stehen zur Auswahl. Abschließend abwärmen.				
2. Tag	**Trainingsfrei**				
3. Tag	**Kraftausdauertraining mit dem „Thera-Band"** in **K-2** (45 bis 60% der Maximalkraft)**:** Wählen Sie ein für Sie passendes Band (gelb, rot, grün, ...) und trainieren Sie an 12 Stationen alle großen Muskelgruppen durch. Die Spannung des Bandes wird so gewählt, dass Sie in der 1. Woche 25 Wiederholungen bis zur Muskelermüdung absolvieren. Steigern Sie wöchentlich um jeweils 2 Wiederholungen. Eine mögliche Übungsabfolge: Armzug, „Butterfly" vorwärts, „Butterfly" rückwärts, Standrudern, Sit-ups gerade, Kniebeugen, Armheben, Latissimus-Ziehen im Liegen, Sit-ups schräg, Bizeps-Curle, Trizeps-Drücken, Doppelstockschub.	0:50	0:55	1:00	frei
4. Tag	**Trainingsfrei**				
5. Tag	**Ausdauer-Dauertraining** im Trainingsbereich **A-1:** Nach der Einleitung mit Aufwärmen, Mobilisation und Koordination steht ein Dauertraining mit Walking, Nordic-Walking, Lauf oder Rad am Programm. Beginnen Sie in der 1. Trainingswoche mit 30 Minuten Training im Fettstoffwechselbereich A-1. Steigern Sie 5 Minuten pro Woche auf 35 und 40 Minuten. Trinken Sie ca. einen ¾ Liter eines Sportgetränkes oder Tee. Abschließend abwärmen und dehnen.	1:00	1:05	1:10	0:40
6. Tag	**Trainingsfrei**				
7. Tag	**Koordinations-, Beweglichkeitstraining und Entspannung:** Rückschlagspiele wie Tischtennis oder Badminton, Jonglierübungen mit Bällen und Tüchern, Gleichgewichtsübungen am Wippbrett zur Koordinationsverbesserung. Dann Mobilisieren: 25 langsame Schwünge in den großen Gelenken im schmerzfreien Gelenksspielraum. Es folgt ein Stretchingprogramm: 3 x 20 Sek. Dehnen der Hauptmuskelgruppen bis an die Dehngrenze. Abschließend Atemübungen in bequemer Rückenlage auf einer weichen Matte und dann Entspannen.	0:30	0:35	0:40	0:20
	Trainingsumfang pro Woche (hh:mm)	**3:20**	**3:40**	**4:00**	**1:40**

6.3. Die dritte Trainingsstufe – der Leistungsausbau

Wenn Sie als Einsteiger die beiden ersten Trainingsstufen absolviert und Ihre Ziele erreicht haben, sind Sie bereit für einen Leistungsausbau in der dritten Trainingsstufe. Am Programm stehen jetzt drei Ausdauereinheiten, davon eine längere Ausdauereinheit im Fettstoffwechselbereich A-1 und eine Einheit im Bereich A-2 zur Verbesserung der Herz-Kreislaufleistung. Wenn Sie Defizite im Kraftbereich haben oder wenn Sie an Ihrer Köperkomposition arbeiten wollen, empfehlen wir in dieser Trainingsstufe ein Muskelaufbautraining. Zur Verbesserung der Koordination sollte Tanz, Aerobic, eine Rückspielsportart ins Programm aufgenommen werden. Mit Stretching wird die Beweglichkeit erhalten oder sogar verbessert. Beim Trainingsumfang beginnen Sie mit vier Stunden pro Woche dort, wo Sie in der zweiten Trainingsstufe aufgehört haben.
Wenn Sie als Fortgeschrittener in dem vorgestellten Stufen-Plan einsteigen wollen, können Sie als **Quer-Einsteiger** gleich auf der dritten Stufe beginnen. Die sportlichen Ziele in der dritten Trainingsstufe sind 60 Minuten im Trainingsbereich A-1, 30 Minuten in A-2 in zumindest zwei Ausdauersportarten ohne Unterbrechung durchzuhalten sowie neben dem Kraftaufbau ein Zugewinn an Muskelmasse. Idealtypisch trainieren Sie acht bis 16 Wochen in dieser Trainingsstufe.

	Dritte Trainingsstufe – Leistungsausbau	**Trainingsumfang** 1. Tw	2. Tw	3. Tw	4. Tw
1. Tag	**Ausdauer-Wechseltraining** zwischen **A-1** und **A-2:** Aufwärmen mit Aktivieren, Mobilisation und Koordination. Im Hauptteil der Einheit steht ein Wechseltraining am Programm: Von 10 Minuten in A-1 wechseln Sie die Belastung zu 5 Minuten in A-2. Wiederholen Sie den 15-Minuten Block 3-mal. Geben Sie pro Woche im Bereich A-2 jeweils 1 Minute dazu. Abwärmen.	0:50	0:55	1:00	frei
2. Tag	**Koordinationstraining** mit Spiel und Spaß: Tanz, Aerobic, Rückschlag- (Badminton, Tennis, Tischtennis, …) oder Mannschaftsspiele (Basketball, Handball, Fußball, …), New-Games oder Koordinationsparcours für Lauf oder Rad, ...	0:20	0:20	0:20	frei
	Unmittelbar anschließend ein **Ausdauer-Dauertraining** in **A-1:** Achten Sie auf die passende Herzfrequenz und trinken Sie ausreichend.	0:40	0:45	0:50	0:30
3. Tag	**Trainingsfrei**				
4. Tag	**Kraft – Muskelaufbautraining** im Trainingsbereich **K-3** (60 bis 80% der Maximalkraft): An den Kraftgeräten	0:50	1:00	1:10	0:40

	wählen Sie den Widerstand so, dass Sie 15 bis 20 Wiederholungen gerade noch schaffen. Trainieren Sie an jeder von 10 Übungsstationen 3 Serien mit der maximal möglichen Wiederholungszahl und korrekter Übungsausführung. Vor jeder Kraftserie an jeder Station absolvieren Sie jeweils 2 Aufwärmserien mit 15 Wiederholungen bei geringem Widerstand von ca. 30% der jeweiligen Maximallast. Anschließend Sauna oder Dampfbad.				
5. Tag	**Beweglichkeitstraining, Entspannung:** Stretching mit 3x 30 Sek. dehnen. Entspannung mit Qi-Gong, Tai-Qi, Yoga, progressiver Muskelrelaxation, Visualisierung von Ruhebildern, Grundstufe des Autogenen Trainings, ...	0:20	0:20	0:20	0:20
6. Tag	**Ausdauer-Dauertraining** in **A-1:** Nach der Einleitung mit Aufwärmen, Mobilisation und Koordination wird ein gleichmäßiges Dauertraining im Fettstoffwechselbereich durchgeführt. Trinken Sie dabei ca. einen Liter eines Sportgetränks. Abschließend abwärmen und dehnen.	1:00	1:10	1:20	0:30
7. Tag	**Trainingsfrei**				
	Trainingsumfang pro Woche (hh:mm)	**4:00**	**4:30**	**5:00**	**2:00**

6.4. Die vierte Trainingsstufe – der Leistungserhalt

Am Ausdauersektor haben Sie das angestrebte Leistungsniveau erreicht. Sie laufen, skaten oder walken mit Stöcken 60 Minuten im Trainingsbereich A-1 und 30 Minuten in A-2. Dabei halten Sie ein beträchtliches Tempo in den jeweiligen Trainingsbereichen ein. Sie haben eine gute Kraftfähigkeit entwickelt. Die Muskulatur ist gestrafft und eventuell haben Sie sogar an Muskelmasse dazu gewonnen. Auch koordinativ sind Sie bereits gut trainiert. Sie beherrschen die sportlichen Techniken mehrerer Sportarten und wechseln das Terrain nach Lust, Laune und Trainingszielsetzung. Jetzt gilt es das Erreichte abzusichern. Sie können die Trainingsumfänge reduzieren und sich mehr Zeit für Erholung und Entspannung nehmen. Neben der Fitness fördert das Programm auch Ihre Gesundheit. Die gute Ausdauerleistungsfähigkeit wird erhalten oder noch leicht ausgebaut. Wenn Sie noch weiter an Ihrer Köperkomposition arbeiten wollen, empfehlen wir beim Muskelaufbautraining zu bleiben. Reicht die Muskelmasse aus und soll die Muskulatur gestrafft werden, gehen Sie zum Kraftausdauertraining über. Wollen Sie das muskuläre Gleichgewicht erhalten, können Sie sogar zum Muskelfunktionstraining zurückwechseln. Trainieren Sie in dieser Stufe so lange, bis Sie mit neuen Zielsetzungen wieder in die Stufe des Leistungsaufbaus eintreten.

	Vierte Trainingsstufe – Leistungserhalt	**Trainingsumfang** 1. Tw	2. Tw	3. Tw	4. Tw
1. Tag	**Aktiver Tagesbeginn: Atemgymnastik und Mobilisation**				
	„Koppeltraining": Kraftausdauertraining in **K-2 mit Wasserkanister:** 8 Stationen, 2 Serien, 30 Wiederholungen. → **Ausdauertraining** im Trainingsbereich **A-1:** Ein Dauertraining steht am Programm. Nach dem Kraftausdauertraining läuft der Fettstoffwechsel optimal. Abwärmen.	0:30 → 0:40	0:30 → 0:45	0:30 → 1:00	frei → 0:40
2. Tag	**Koordinationstraining** mit Spiel und Spaß: Rückschlagspiele (Badminton, Tennis, Tischtennis, …), Volkstanzen in der Gruppe, Teamspiele; Koordinationsparcours im Lauf oder am Rad, kleine Spiele mit den Enkeln, … **Regeneration:** Kneippgüsse, Kneippbäder, Vollbad, Wärmepackungen, …	0:40	0:45	0:50	frei
3. Tag	**Aktiver Tagesbeginn: Koordination, Differenzierung, Zentrierung**				
	Ausdauertraining im Trainingsbereich **A-1:** Nach der Einleitung mit Aufwärmen, Mobilisation und Koordination wird ein gleichmäßiges Dauertraining im Fettstoffwechselbereich durchgeführt. Trinken Sie dabei ein Elektrolytgetränk. Abschließend abwärmen und dehnen.	1:00	1:20	1:30	0:45
4. Tag	**Koordinations- und Beweglichkeitstraining:** Koordination mit Tanz, Pantomime; Seilen, Wippbrettern, Jonglieren. Stretching mit 3x30 Sek. dehnen. **Entspannung:** Qi-Gong, Tai-Qi, Yoga, Autogenes Training, progressive Muskelrelaxation, Detonisierung, Visualisierung von Ruhebildern, Körperreise, ..	1:00	1:00	1:00	0:45
5. Tag	**Krafttraining** im Trainingsbereich **K-2 und K-3** (45 – 60% und 60 – 80% der Maximalkraft): **Kraftausdauer- und Muskelaufbautraining an Kraftgeräten:** Bodystyling und Körperkomposition nach individueller Ist- und Soll-Zustandanalyse. Einige Muskeln werden mit hoher Wiederholungszahl gestrafft, andere werden mit hoher Intensität aufgebaut. **Regeneration:** Sauna, Dampfbad, Wechselbäder, Wärmepackungen, Kneippanwendungen.	1:00	1:05	1:10	0:20

6. Tag	**Aktiver Tagesbeginn: Atemgymnastik und Mobilisation**				
	Ausdauertraining im Trainingsbereich **A-2:** Nach dem Aufwärmen mit Aktivieren, Mobilisation und Koordination wird ein gleichmäßiges Dauertraining zwischen 70% und 80% der Herzfrequenzreserve durchgeführt. Alle Ausdauersportarten wie Nordic Walking, Lauf, Rad, Mountainbike stehen zur Auswahl. Abschließend abwärmen, dehnen und entspannen mit Ruhebildern.	0:50	0:55	1:00	frei
7. Tag	**Trainingsfrei**				
	Trainingsumfang pro Woche (hh:mm)	**5:45**	**6:25**	**7:00**	**2:30**

Die vorgeschlagenen Wochenpläne beanspruchen Ihr Zeitbudget von 2 Stunden und 40 Minuten bis zu 7 Stunden. Bei 168 Wochenstunden sind das zwischen 1,5% und 4,2 % Ihres wöchentlichen Zeitkontos. Wenn Sie bedenken, wie viel Fitness und Wohlbefinden Sie mit diesem geringen Zeitaufwand erlangen können, steht einem Trainingsbeginn nichts mehr im Weg – nicht einmal die viel gehörte Aussage „Ich habe keine Zeit!". Denn es ist nur wenig Zeit notwendig, um viel zu erreichen. Beginnen Sie jetzt und in wenigen Wochen werden Sie den Erfolg ernten!

Die My Way Active Aging Ernährung

Essen und Trinken als Jungbrunnen: Die Ernährung in der zweiten Lebenshälfte

Der Wunschtraum, Gesundheit und Vitalität bis ins hohe Alter zu erhalten, hängt auch eng mit einer angemessenen Ernährung, also der altersentsprechenden Versorgung des Körpers mit den notwendigen Haupt- und Begleitnährstoffen in einer dem Bedarf entsprechenden Quantität und Qualität ab. Wie regelmäßige körperliche Aktivität, Sport und Training ist auch die Ernährung ein mächtiger Einflussfaktor auf Lebensqualität und Gesundheit. Wenn auch erbliche Veranlagung vielfach schicksalhaft ist, zeigen neue epidemiologische Untersuchungen, dass durch Lebensstil-Veränderungen manche Risikofaktoren zu einem hohen Prozentsatz „overruled" werden können. Unsere Gene sind flexibler als wir glauben! Da Sie Umweltfaktoren zum Teil nicht beeinflussen können, da nicht jedermann seinen Arbeitsplatz bzw. Wohnsitz so bestimmen bzw. verändern kann, dass bestimmte Risikofaktoren wie Lärm, Verschmutzung, Strahlung, etc. zu einem hohen Prozentsatz ausschaltbar sind, liegt zumindest ein Drittel aller Maßnahmen zur Gesundheitserhaltung in der eigenen Verantwortlichkeit hinsichtlich des Lebensstils, in dem die Ernährung eine nachhaltige Rolle spielt.

Wissenswerte ernährungsphysiologische Fakten
Physiologischer Brennwert: Diese Maßzahl definiert jene Energiemenge, die pro Gramm Energiesubstrat gewonnen werden kann:
1 g Kohlenhydrate = 17,2 kJoule = 4,1 kcal
1 g Fett = 38,9 kJoule = 9,3 kcal
1 g Eiweiß = 17,2 kJoule = 4,1 kcal
1 g Alkohol = 30 kJoule = 7,1 kcal

Umsatzgrößen

Der Energiebedarf des Menschen ist von vier Faktoren abhängig:
1. Grundumsatz (50–70 %)
2. Spezifisch dynamische Wirkung der Makronährstoffe (–10 %)
3. Verdauungsverluste (5 – 10 %)
4. Leistungsumsatz (20–40 % [bei Schwerstarbeit oder Leistungssport bis zu 100 %])
5. Erholungsumsatz

Unter **Grundumsatz** können Sie denjenigen Energieumsatz verstehen, der unter folgenden Bedingungen erfasst wird: morgens, in Ruhe liegend, nüchtern, ohne zusätzlichen Aufwand für Thermoregulation (zu heiße oder zu kalte Außentemperatur), normale Körpertemperatur.

Beim gesunden Menschen ist der Grundumsatz vom Alter, vom Geschlecht, von Körpergröße, Körpergewicht, Menge der Gesamtmuskulatur (und damit auch vom jeweiligen Trainingsprozess) abhängig. Der höhere Gesamtgrundumsatz von Menschen, die regelmäßig aktiv sind/Sport betreiben, ist die Folge einer erhöhten Muskelmasse sowie verschiedener regenerativer und biochemischer Prozesse; der Grundumsatz beträgt für Männer ca. 1 kcal/Stunde/kg Körpergewicht, bei Frauen ist er um etwa 10 % niedriger, da Frauen weniger Muskelmasse besitzen und auf Grund des höheren Unterhautfettanteils weniger Wärme an die Umgebung abgeben.

Spezifisch dynamische Wirkung der Makronährstoffe: Unter diesem Begriff wird jener erhöhte Energieumsatz bezeichnet, der zur Verstoffwechselung der aufgenommenen Nahrung notwendig ist. Bei normaler Mischkost beträgt dieser Energieumsatz und daher Energieverlust über die spezifisch dynamische Wirkung der Grundnährstoffe ca. 10 % vom Grundumsatz; bei eiweißreicher Kost steigt dieser Wert (Auf-, Um- und Abbauprozesse der Proteine) bis auf 20 % an, bei fettreicher Kost ist er am niedrigsten.

Verdauungsverluste: Darunter wird jener Energieumsatz – Energieverlust bezeichnet, der durch die Verdauungsarbeit verbraucht wird; üblicherweise beträgt er etwa bis zu 10 % der durch die Nahrung aufgenommenen Energie.

Leistungsumsatz: Unter Leistungsumsatz wird jener Energieumsatz bestimmter körperlicher Aktivitäten als Vielfaches einer metabolischen Einheit = „Ruhestoffwechsel" bezeichnet. Eine metabolische Einheit (1 MET oder 1 Energieäquivalent) entspricht einer Sauerstoffaufnahme von 3,5 VO_2 $ml.kg^{-1}.min^{-1}$ gemessen bei einer erwachsenen Person im Sitzen entsprechend einem Energieaufwand von etwa 1,014 kcal/kg Körpergewicht. Für die einfache Umrechnung wird der Wert einer MET mit einem einer kcal pro kg und Stunde angegeben. Eine körperliche Aktivität mit 4 MET entspricht daher dem vierfachen Energieaufwand einer erwachsenen Person im Sitzen, also bei 70 kg Körpergewicht 4 $kcal.kg^{-1}.h^{-1}$ oder 280 $kcal.h^{-1}$.

Beispiele für den Leistungsumsatz: Kapitel 4.2.

Regenerations-Energieumsatz (Erholungs-Energieumsatz)

Nach körperlichen Belastungen, insbesondere bei längerer Dauer und höherer Intensität, kehrt Ihr Stoffwechsel nicht unmittelbar nach Ende der körperlichen Aktivität zum Ruheumsatz zurück. Diese Phase eines langsamen Rückganges kann je nach Intensität und Zeitdauer der Belastung zwischen 4 – 8 Stunden betragen und benötigt einen zusätzlichen Energieverbrauch zwischen 5 – 20 % des Ruheumsatzes, da Stoffwechselendprodukte abgebaut werden müssen sowie verschiedene belastete Strukturen regenerieren müssen und damit eine höhere Energieversorgung benötigen. Darüber hinaus ist auch bekannt, dass körperliche Aktivität vor oder auch nach Mahlzeiten die Thermogenese über das übliche Ausmaß für einige Stunden erhöhen kann. Gesamt gesehen ist dieser zusätzliche Kalorienverbrauch zwar nicht sehr hoch, wenn Sie allerdings regelmäßig, ein oder zwei Mal pro Tag körperlich aktiv sind bzw. über längere Zeit trainieren, kann dieser Beitrag zur Gewichtsstabilisation bzw. -reduktion durchaus mit eine Rolle spielen.

Alternsbedingte Funktionseinschränkungen von Organen und Organsystemen, welche Einfluss auf die Ernährung bzw. Aufnahme von Nährstoffen und den Stoffwechsel haben:

- Die Sauerstoffversorgung der Zellen lässt nach.
- Die Zellen der Bauchspeicheldrüse werden funktionsschwächer – schlechtere Aufnahme des Blutzuckers.
- Funktionen von Leber und Nieren lassen nach.
- Nährstoffe, vor allem Vitamine, werden nicht mehr so gut aufgenommen.
- Die Verdauungstätigkeit lässt nach, die Gefahr von Verstopfung steigt.
- Häufig besteht eine Tendenz zur Erhöhung des Fett-, Cholesterin- und Harnsäuregehaltes im Blut.
- Kauschwierigkeiten treten auf, da mitunter gewählte Lösungen der „Zahnprothetik" oft nicht so funktionstüchtig sind wie erwartet.
- Schluckstörungen, Entzündungen der Speiseröhre oder des Magens können die Nahrungsaufnahme behindern.
- Durst, Hunger und Appetit lassen nach

Wichtige Einflussfaktoren in der Interaktion Gesundheit und Ernährung im Alter

Wasserhaushalt

Im Alternsgang nimmt der Wassergehalt der Zellen ab, der Mensch „schrumpft". Der Anteil des Körperwassers sinkt von etwa 65 – 70 % auf 55 %. Einige Folgen: Die Elastizität Ihrer Bandscheiben lässt nach, Ihre Haut wird faltiger, Organfunktionen werden eingeschränkt. Dazu kommt, dass das Durstgefühl im Alter nachlässt, wodurch die Flüssigkeitsaufnahme reduziert ist. Bei Einnahme von Abführmitteln (mit zunehmendem Alter tritt oft Verstopfung auf) erhöht sich der Wasserverlust zusätzlich!!! Konsequenzen für die Praxis: Trinken Sie täglich mindestens eineinhalb Liter Flüssigkeit, im Sommer bis zu zweieinhalb Liter Flüssigkeit (möglichst kalorienarme Getränke!!!). Dazu eignen sich

Mineralwässer, Kräutertees sowie Kaffee oder Tee in geringen Mengen. Ernährungsexperten empfehlen Tee und Kaffee nicht zu den Hauptmahlzeiten, da Gerbstoffe in diesen Getränken die Aufnahme der Mineralstoffe in der Nahrung vermindern können. Wenn Sie Obstsäfte trinken, dann ist es günstig, diese mit Wasser bzw. Mineralwasser zu verdünnen, um eine geringere Energiedichte zu erzielen. Molkegetränke sind auf Grund ihrer hohen Nährstoffdichte empfehlenswert, insbesondere bei vermehrter körperlicher Aktivität. Eine weitere Flüssigkeitszufuhr können Sie durch wasserreiche Lebensmittel wie Blattsalate, Gurken, Tomaten, Zucchini sowie verschiedene Obstsorten wie Birnen, Melonen, Weintrauben und Äpfel erzielen.

Im Alter ändert sich der Geschmack

Geschmack und Geruch spielen eine Schlüsselrolle für die Akzeptanz von Speisen, der Nahrungsauswahl und des Appetits. Im Alter reduziert sich die Anzahl der Geschmacksknospen deutlich, wodurch die Schwellenwerte für viele Geschmacksqualitäten verschoben sind. Dies bedeutet, dass viele Speisen daher als „gleich" und normal gewürzte Gerichte als „fad" schmeckend empfunden werden. Als Folge dieser alternsbedingten Veränderungen wird häufig zu stark gewürzt, vor allem mit Salz. Allerdings fördert zu hoher Salzkonsum den Bluthochdruck und sollte deshalb vermieden werden. Würzen Sie mit Kräutern, wodurch nicht nur eine gute Geschmackskomponente, sondern oft auch günstige Auswirkungen auf den Stoffwechsel erreicht werden (z.B. hilft Kümmel bei Blähungen). Als Gewürze haben sich besonders Basilikum, Curry, Dill, Muskat, Paprika, Pfeffer, Thymian, Oregano bewährt.

Die Kauproblematik im Alter

Zahnverlust, schlecht sitzende Prothesen und andere Kaubeschwerden sind mit zunehmendem Alter weit verbreitet und spielen bei etwa 15 – 25 % der Menschen jenseits des 70. Lebensjahrs eine wichtige Rolle, wodurch Vollkornprodukte oder andere kauintensive oder fasrige Lebensmittel gemieden werden. Dazu kommt, dass eine gründliche Zerkleinerung der Nahrung unterbleibt, wodurch die weitere Aufspaltung der Nährstoffe erschwert wird. Dies geht Hand in Hand mit der Tatsache, dass viele ältere Menschen über mangelnde Speichelbildung, Mundtrockenheit und Schluckbeschwerden klagen, was zusätzlich wiederum den Appetit reduziert. Die wichtigste Konsequenz für den älteren Menschen besteht in der grundlegenden Behandlung von Zahnproblemen, also regelmäßige Kontrollen und allfällige Behandlungen durch den Zahnarzt. Zur Überbrückung solch einer Situation können Sie sich leicht helfen, indem Sie Obst und Gemüse fein raffeln bzw. andere Produkte pürieren, z.B. Kartoffelpüree. Weiters können Sie Obst- und Gemüsesäfte bzw.

Molkegetränke konsumieren. Auch Müsliflocken mit Milch bzw. Vollkorngetreide in breiiger Form sind zu empfehlende Alternativen.

Die Behandlung von Zahnproblemen ist für Sie umso wichtiger, wenn – wie erwähnt – Zahnverlust und Kaubeschwerden mit Mundtrockenheit und Schluckbeschwerden zusammen auftreten. Als Folge werden oft nur kleine Portionen oder kleine Mengen an Nahrungsmitteln gegessen, wodurch die Magendehnung vermindert bzw. verlangsamt wird. Dies kann eine frühzeitige Bildung von Sättigungssignalen zur Folge haben, wodurch die Portionen eher noch kleiner werden. Das zusätzliche Nachlassen der Verdauungsfunktionen führt schließlich dazu, dass verschiedene Lebensmittel nicht vollständig aufgeschlossen werden können, wodurch essentielle Nährstoffe nicht gut absorbiert werden können und daher in nicht ausreichendem Maße für den Stoffwechsel zur Verfügung stehen.

Wiewohl körperliche Aktivität und Sport darauf keine direkten Wirkungen haben, sollten Sie die indirekten Wirkungen nicht unterschätzen. Körperliche Aktivität bedarf eines „Energienachschubs“ und verstärkt auch durch den Energieverbrauch das Hungergefühl. Betreiben Sie Sport in Gruppen bzw. mit Freunden, dann ist das positive soziale Umfeld (Gemeinschaft) ebenfalls Anreiz für die Nahrungsaufnahme in geselliger Umgebung nach der Sportausübung. In diesem Zusammenhang ist nochmals die Wichtigkeit eines entsprechenden Flüssigkeitsverlusts nach Sportausübung (ca. 0,5 – 1,5 l Schweißverlust pro Stunde), insbesondere bei hohen Außentemperaturen, zu erwähnen!

Obstipation und Altern

Als häufigste Ursache für die Obstipation (Verstopfung) gelten Bewegungsmangel, zu wenig Ballaststoffe in der Nahrung sowie zu geringe Flüssigkeitszufuhr. Die Folge ist in vielen Fällen ein übermäßiger Gebrauch von Abführmitteln (= Laxantienabusus!). Die Gegenmaßnahmen sind einfach: regelmäßige körperliche Aktivität, auch Walken oder Nordic Walken oder schnelles Spazierengehen, bzw. Kraft-Ausdauertraining oder Gymnastik täglich können Wunder wirken! (Die regelmäßige Kontraktion der Bauchmuskulatur fördert die Peristaltik!) Dazu sollten Sie vermehrt Ballaststoffe wie z.B. Vollkornprodukte, Gemüse und Obst in den Speiseplan einbauen! Und noch ein Vorteil: Eine kurze Transitzeit des Speisebreies (also täglicher Stuhlgang) kann auch zu einer Senkung des Risikos beitragen, an Darmkrebs zu erkranken.

Auf die Knochennahrung nicht vergessen!

Die Knochenmasse nimmt ab dem 30. Lebensjahr um etwa 25 – 30 % bis zum 80. Lebensjahr ab. Ein besonders hohes Risiko besteht bei Frauen nach der Menopause durch den Östrogenmangel. Weiters kann eine Langzeiteinnahme von Kortisonpräparaten den Knochenabbau beschleunigen. Als Mitfaktoren können Bettlägrigkeit, bestimmte Schilddrüsenerkrankungen sowie Aufnahmeeinschränkungen von Mineralstoffen über die Darmschleimhaut zur Entwicklung einer Osteoporose beitragen. Als einer der wichtigsten Risikofaktoren gilt langjährige körperliche Inaktivität!

Als vorbeugende Maßnahme im Alternsgang sollten Sie auf einen vermehrten Verzehr von kalziumreichen Lebensmitteln, insbesondere mageren Milchprodukten, achten. Neben dieser die Ernährung betreffende Maßnahme sollten Sie sich viel im Freien, insbesondere in der Sonne, aufhalten. Nur durch Einwirkung von Sonnenlicht wird im Körper Vitamin D gebildet, welches für die Einlagerung von Kalzium im Knochen wichtig ist. Also machen Sie Bewegung und Sport in der freien Natur, nicht nur im Hinblick auf die Unterstützung des Knochenstoffwechsels, sondern auch dazu, um durch äußere Zug-, Druck- und Stoßreize bzw. Kraftbelastungen den Knochenstoffwechsel, insbesondere den Knochenaufbau anzuregen bzw. den Knochenabbau hintanzuhalten.

Vertragen Sie Milchprodukte nicht gut, – in vielen Fällen ist dafür der Milchzucker verantwortlich, der zu Durchfall, Blähungen oder auch Bauchschmerzen führen kann – bevorzugen Sie Sauermilchprodukte, insbesondere Joghurt. Ergänzen Sie noch mit kalziumreichen Mineralwässern (mindestens 120 - 150 mg Kalzium pro Liter) sowie kalziumreiche Gemüse wie z.B. Lauchgemüse oder Brokkoli den Speiseplan.

Häufige Auswirkungen einer Fehl- und Mangelernährung mit zunehmendem Alter

Die erwähnten alternsbedingten Funktionseinschränkungen im Verdauungssystem und im Stoffwechsel bzw. einer chronischen Fehlernährung und Mangelversorgung an bestimmten Haupt- und Begleitnährstoffen können eine erhöhte Bereitschaft für Müdigkeit, Antriebslosigkeit, motorische Einschränkungen, Konzentrationsstörungen, Frustration und depressive Stimmungslage (Aussehen – Bewegungs- und Mobilitätseinschränkung), Infektanfälligkeit und Erkrankungsbereitschaft (zunehmendes gleichzeitiges Bestehen von mehreren Krankheiten!) verursachen. Dies kann bei Untergewicht, aber auch bei Übergewicht zutreffen.

Folgende Gefährdungen müsen Ihnen bewusst sein:

- wenig Obst: Vitamin-C-Mangel
- wenig Gemüse: Vitamin-C-Mangel, Karotinmangel, Folsäuremangel, Ballaststoffmangel
- wenig Milch und Milchprodukte: Kalziummangel, Vitamin-B2-Mangel
- wenig Vollkornprodukte: Vitamin-B1-, B2-, B6-Mangel, Magnesiummangel, Ballaststoffmangel
- wenig Fisch: Jodmangel, Eiweißmangel

- kein Fleisch, wenig Milchprodukte: Mangel an Kalzium, Eisen, Zink, Vitamin B12 und Eiweiß.
- Flüssigkeitsmangel (besonders in den Sommermonaten)

Neben den Ernährungsgewohnheiten spielen noch andere Faktoren eine negative Rolle hinsichtlich möglicher Mangelzustände:
- Nikotinabusus: Mangel von Vitamin C, E und Selen
- Übermäßiger Alkoholkonsum: Mangel an Vitamin B1, Kalzium, Karotin, Magnesium, Vitamin C
- Wenig Bewegung im Freien: Vitamin-D-Mangel

Bei Auftreten der erwähnten Symptome ist nach Rücksprache mit Ihrem Hausarzt bzw. Fachärzten und nach allfälliger diagnostischer Abklärung eine Substitution, also eine länger dauernde Einnahme von Nahrungsergänzungsmitteln sinnvoll und notwendig. Dazu zählen Vitamine und Mineralstoffpräparate, Hefeprodukte wie Hefeflocken, Eiweißkonzentrate, zum Teil verdauungsfördernde Präparate wie Leinsamen, Kleie oder Milchzucker, bzw. natürliche Vitamin- und Mineralstoffprodukte wie diverse Gemüse- und Obstsäfte bzw. Sirups, u.a.

Entstehung bzw. Zunahme von Übergewicht:

Wenn vielfach behauptet wird, „die Welt wird immer runder", ist damit der prozentuell steigende Anteil an Übergewicht und Fettleibigkeit bei allen Altersstufen in den hoch industrialisierten Ländern gemeint. Wenngleich dieses Phänomen etwa in den Vereinigten Staaten von Amerika bzw. Großbritannien stärker ausgeprägt ist als in vielen anderen europäischen Ländern, ist auch Österreich zunehmend davon betroffen. Überdies zeigen neue Studien aus dem asiatischen Raum die fatale Dimension dieser Problematik, da beispielsweise in Japan und China mit dem Einzug so genannter „westlicher Ernährungsformen" (insbesondere „Fast food") eine dramatische Zunahme an Übergewicht und den entsprechenden Krankheitsfolgen in diesen Bevölkerungsteilen zu beobachten ist.

Statistische Ergebnisse belegen, dass in den mitteleuropäischen Ländern etwa jedes vierte Kind beim Schuleintritt übergewichtig ist und ca. 25 – 30 % der Erwachsenen (auch in Österreich) einen Body-Mass-Index über 25 haben. Diese Daten weisen auf die „Zeitbombe" eines weiter steigenden Übergewichts ab dem mittleren Lebensalter deutlich hin. Dafür sind folgende Fakten verantwortlich:
- In Österreich sind nur etwa 18 – 24 % der 30 – 50-Jährigen regelmäßig mehrmals pro Woche körperlich aktiv, bzw. betreiben Sport oder trainieren.
- Die regelmäßige körperliche Aktivität nimmt bei über 70-Jährigen auf etwa

8 – 14 % ab!

- Auf Grund der geringen körperlichen Aktivität nach Ende der Berufstätigkeit und mit zunehmendem Alter schwindet (neben der allgemeinen Leistungsfähigkeit) die Muskelmasse dramatisch, wodurch der Grundumsatz und der tägliche Energiebedarf deutlich absinken.
- Da sich vielfach die Ernährungsgewohnheiten nicht ändern, nimmt das Körpergewicht zu bzw. das Übergewicht steigt weiter an.

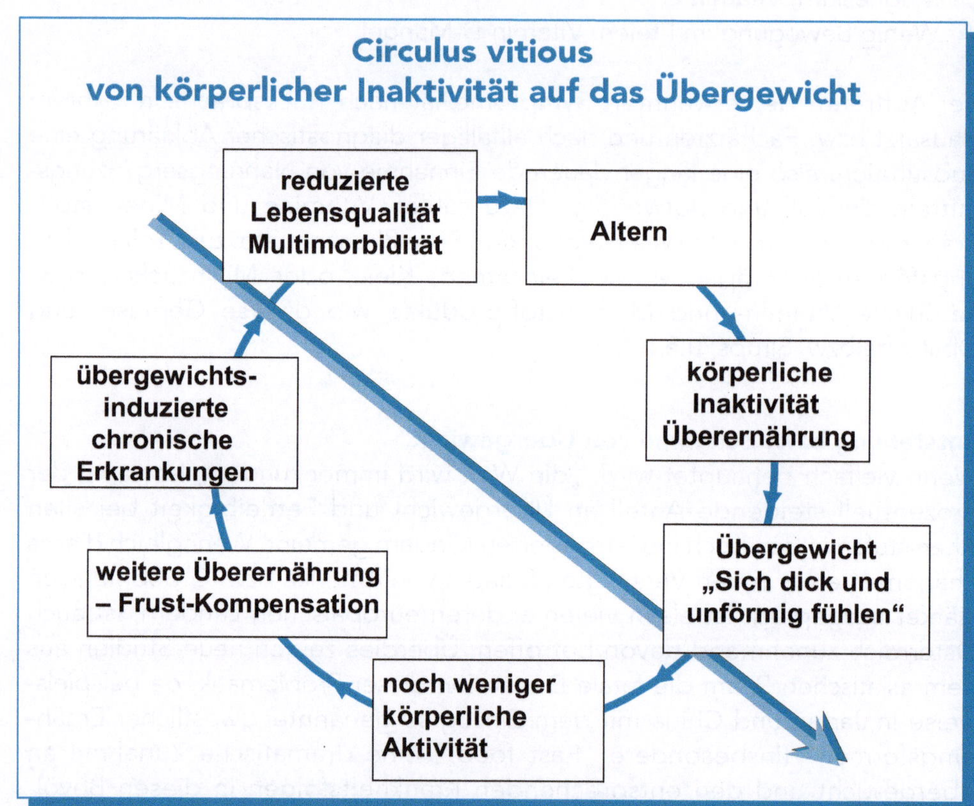

Abb. 64: Modell der Mehrjahresplanung mit den Trainingsstufen im sportartspezialisierten Training und im Fitnesstraining speziell für Sporteinsteiger.

DIE MY WAY ACTIVE AGING ERNÄHRUNG

Das Anforderungsprofil: Ihre Ernährung soll

1. im Alternsprozess die Gesundheit erhalten bzw. verbessern.
2. die physische und die psychische Leistungsfähigkeit stärken.
3. dem Körpergewicht bzw. der Zielvorstellung einer notwendigen Gewichtsreduktion unter Berücksichtigung von körperlicher Aktivität, Sport und Training angepasst sein.
4. qualitativ besonders hochwertig sein, um mit zunehmendem Alter den Eiweiß-Stoffwechsel, die körpereigene Abwehr – das Immunsystem und das Hormonsystem zu stimulieren. (Stoffwechsel anregend – anabol)
5. Organfunktionen unterstützen bzw. eingeschränkte Funktionen berücksichtigen.
6. auf die Individualität und die jeweilige Lebenssituation des Menschen abgestimmt sein.
7. gut schmecken, verträglich sein und Verdauungsvorgänge fördern.
8. einfach und praktikabel anwendbar sein.
9. in einem vernünftigen Kosten-Nutzen-Verhältnis stehen.

Die Umsetzungsstrategie

1. Quantität und Qualität der Ernährung müssen dem Alter und der jeweiligen Lebenssituation (körperliche Aktivität, Sport, Training, Freizeit, etc.) angepasst werden.
2. Die Nahrungsaufnahme soll auf 3 (bis 5 bei körperlicher Aktivität, Sport und Training) Mahlzeiten verteilt werden.
3. Wichtig ist es, dass Sie sich ausreichend Zeit zum Essen nehmen, bewusst essen und gründlich kauen (gut gekaut ist halb verdaut).
4. Ihr Essen sollte appetitlich angerichtet sein: „Man isst mit den Augen" – offensichtlicher Genuss regt den Appetit an.
5: Eine warme Mahlzeit pro Tag, Suppen bzw. eine Tasse Tee zu einer kalten Mahlzeit sind günstig.
6. Auch im „Single-Haushalt" gilt: Für Gesundheit, Wohlbefinden und Erhalt der Leistungsfähigkeit lohnt es sich, bedarfsgerecht auch für eine Person zu kochen.
7. Die Verwendung von Tiefkühlprodukten bzw. Kochen auf Vorrat und portionsweises Einfrieren hilft im Alltag und trägt zur Mobilität bei. Tiefkühlprodukte enthalten nahezu so viele Inhaltsstoffe wie Frischware (insbesondere bei Tiefkühlgemüse).
8. Lebensmittel mit hoher Nährstoffdichte sollen verwendet werden wie z.B. Gemüse, Obst, Hülsenfrüchte, magere Fisch- und Fleischprodukte, Milch und Vollkornprodukte, Kartoffeln.

Hinweise zur altersentsprechenden Ernährungsquantität

Input-Output-Bilanz oder die Kalorienfalle

Prinzipiell ist der Energiebedarf des Menschen altersabhängig. Mit zunehmendem Alter werden deutlich weniger Kalorien benötigt: Eine Faustregel besagt, dass der Kalorienbedarf zwischen dem 30. und dem 50. Lebensjahr um etwa 10 %, zwischen dem 51. und dem 70. Lebensjahr um etwa 12–15 % und ab dem 71. Lebensjahr um weitere 7–10 % niedriger ist.

Die Gründe für den abnehmenden Kalorienbedarf mit zunehmendem Alter liegen in der Reduktion der Stoffwechselaktivität vieler Organe unseres Körpers, insbesondere jedoch in der Abnahme der Muskelmasse, welche bis zum 70. Lebensjahr um etwa 25 – 30 % und mehr betragen kann. Da die Muskulatur ein äußerst stoffwechselaktives Gewebe ist, und daher viel Energie benötigt, um ihre Ruhe- und Arbeitsfunktionen aufrecht zu erhalten, nimmt bei geringerer Muskelmasse auch der Grundumsatz, also der Kalorienbedarf für 24 Stunden, ab.

Tabelle 19: Ergänzt nach Dietary Guidlines for Americans 2005, U.S. Department of Health and Human Services, U.S. Department of Agriculture (Die Richtlinien der Deutschen Gesellschaft für Ernährungsforschung liegen höher – entsprechend unserer vorwiegend sitzenden Lebensweise wahrscheinlich zu hoch!)

		Körperliche Aktivität		
	Alter	inaktiv	körperlich mäßig aktiv	körperlich hoch aktiv
weiblich	19 – 30	2000	2000 – 2200	2400
(60 – 62 kg)	31 – 50	1800	2000	2200
	51 – 70	1600	1800	2000 – 2200
	71 -	1450	1600	1800
männlich	19 – 30	2400	2600 – 2800	3000
(78 - 80 kg)	31 – 50	2200	2400 – 2600	2800 – 3000
	51 – 70	2000	2200 – 2400	2600 – 2800
	71 -	1800	2000 - 2200	2200 - 2400

Inaktiv: Alltagsleben, ohne zusätzliche körperliche Aktivität
Mäßig aktiv: Täglich körperliche Aktivität im Äquivalent (Gegenwert) von 200–250 kcal z.B. entsprechend 3–5 km Gehen/Walken mit einer mittleren

Geschwindigkeit von 5–6,5 km/h (im Alter über 70 sind diese Walkinggeschwindigkeiten manchmal schwer möglich, daher längere Dauer notwendig!)
Hoch aktiv: täglich körperliche Aktivität im Äquivalent von 400 – 500 kcal, z.B. 5–8 km Walken oder 2 Stunden Tennis, u.a. (siehe Tabelle)

Sie ersehen aus der obigen Ausführung, dass mit zunehmendem Alter ein trainings- bzw. bewegungsbedingter Erhalt der Muskelmasse bzw. eine geringere Abnahme der Muskelmasse nicht nur funktionelle Vorteile für den Bewegungsapparat nach sich zieht, sondern auch zur Erhaltung eines höheren Grundumsatzes und damit als Maßnahme zur Erhaltung des Körpergewichtes bzw. auch zur Abnahme des Körpergewichtes sinnvoll eingesetzt werden kann.

Während in den letzten Jahrzehnten vor allem Ausdauerbelastungen in den Mittelpunkt präventiver Überlegungen gestellt wurden, zeigt sich nach neuesten wissenschaftlichen Erkenntnissen der Sport- und Präventivmedizin ein Wandel: Mit zunehmendem Alter sollten Sie neben dem Ausdauertraining auch regelmäßiges Krafttraining sowie Koordinations- und Gleichgewichtstraining in den Tagesablauf einbauen, um einem zu starken Abbau der Muskelmasse entgegen zu wirken und damit die Voraussetzung für die Sportausübung sowie die Mobilität im Alltag zu garantieren. Darüber hinaus werden Sie im Zuge dieses Trainings und Sport auch merken, dass Sie sich an kulinarischen Genüssen freuen können, da ein zusätzlicher Kalorienverbrauch durch sportliche Betätigung in der Energiebilanz eines Tages bzw. einer Woche natürlich eine wesentliche Rolle spielt:

Verbinden Sie im „My Way Active Aging Konzept" – Genuss und Gesundheit!!

Anhand der Beispiele in Tabelle 1 sehen Sie den beeindruckenden Unterschied des Kalorienbedarfs – und daher auch der möglichen Kalorienaufnahme – zwischen Inaktiven und körperlich Aktiven in verschiedenen Altersstufen.
Ein weiteres Beispiel zur Gewichtsabnahme: Wenn Sie täglich 250 kcal bei der Nahrungsaufnahme einsparen und täglich 250 kcal motorisch verbrauchen, bedeutet dies eine Gewichtsabnahme von ca. 0,5–0,6 kg pro Woche. Daraus folgt, dass Sport und Bewegung sehr wohl zur Erhaltung des Gewichts bzw. Gewichtsabnahme eingesetzt werden können, aber nur dann, wenn tatsächlich ein entsprechender Kalorienverbrauch durch körperliche Bewegung stattfindet und gleichzeitig bei der Energieaufnahme nicht gesündigt wird! Daher muss eine „festliche Mahlzeit" mit vier bis sechs Gängen und verschiedenen alkoholischen Getränken im Gegenwert von etwa 1800–2400 kcal bewusst in den nächsten Tagen ausgeglichen werden. Dies kann allerdings nur durch eine deutliche Senkung der Energieaufnahme zusammen mit einem höheren motorischen Kalorienverbrauch bewältigt werden. Dazu hilft Ihnen die so genannte

3:1-Regel, welche besagt, dass nach „**einmal** sündigen" **drei** Tage bewusst gegengesteuert werden muss!
Ein Beispiel: 60-jährige Frau, Tageskalorienbedarf runde 1600 kcal, festliches Abendessen: Ein Plus von 2000 kcal:
Drei Tage Reduktionskostform (Diät) mit ca. je 1200 kcal bedeutet eine Einsparung von ca. 3 mal 400 = 1200 kcal, drei Tage je eine Stunde Nordic Walken einen zusätzlichen motorischen Kalorienverbrauch von 3 x 350 = 1050 kcal, (ergibt zusammen eine „Negativbilanz" von ca. 2200 kcal, womit eine „größere Sünde" mehr als ausgeglichen werden kann!)
Auf Wunder dürfen Sie nicht warten!! Allerdings lassen sich Genuss und Mangel gezielt im „My Way Active Aging Konzept" kombinieren.

Noch ein Hinweis: Es gibt eine Unzahl von Diäten und Reduktionskostformen, ob kohlenhydratbetont, ob eiweißbetont, ob Diäten mit Fruchtsäften, Obst, Getreidebrei und ähnlichem, von denen Sie sicher schon gehört haben. Die meisten Übergewichtigen suchen und finden „die Diät" als Patentlösung für ihr Problem. Sie vermindern Kalorien, sparen Fett ein, zählen jede einzelne Kalorie und teilen die Warenwelt in „gute und schlechte Lebensmittel" ein. Faktum ist, dass etwa 90 % der Menschen, welche einseitige Diäten befolgen und damit ihr Gewicht reduzieren, in weniger als einem Jahr ihr Ausgangsgewicht teilweise oder wieder zur Gänze erreicht haben. Wird nämlich nach Beendigung der Diät die frühere Kostform wieder aufgenommen, ergibt sich daraus unweigerlich eine rasche Gewichtszunahme, die vorwiegend das Speicherfett und natürlich nicht die Muskelsubstanz betrifft. Als Ergebnis solcher Fastenkuren, insbesondere wenn sie immer wieder durchgeführt werden, sieht man oft die so genannten „schlanken Fette", die ein Normalgewicht bzw. einen BMI an der oberen Grenze mit einem hohen Fettanteil und geringem Muskelanteil aufweisen. (siehe Abb. 30)

Zusammenfassend kann festgehalten werden, dass die meisten Diäten nicht das Papier wert sind, auf dem sie stehen, wenn nicht gleichzeitig regelmäßig trainiert wird, bzw. körperliche Aktivität erfolgt. Zwar würde es Ihnen gelingen, auch ohne Bewegung, zumeist am Beginn einer Diät, eine deutliche Gewichtsabnahme zu erzielen, aber dann wäre plötzlich ein Stillstand gegeben. Der Grund dafür liegt darin, dass bei einer Reduktionskostform ohne Bewegung auch Muskulatur (Muskeleiweiß) abgebaut wird (und zwar dramatisch schnell: 1–2 kg Muskelmasse bei 2- bis 3-wöchiger Fastenkur), wodurch der Grundumsatz sinkt und folglich kaum mehr eine weitere Gewichtsabnahme zu erzielen ist. Abgesehen vom Jo-Jo-Effekt (welcher ein gravierendes Problem bei allen einseitigen und schnellen Crash-Diäten darstellt), abgesehen von möglichen Mangelerscheinungen bei lang dauernden und einseitigen Diäten und abgesehen von depressiven Verstimmungen, die entstehen können, wenn es nicht gelingt, das Wunschgewicht zu erreichen und man sich als Versager fühlt, werden Sie auch noch leistungsschwächer!

Wenn Sie hingegen ausgewogen bilanzierte Reduktionskostformen mit körperlicher Aktivität, Sport und Training verbinden, bleibt die Muskelmasse erhalten, da hauptsächlich Unterhautfett für den notwendigen Energiebedarf herangezogen wird. Gleichzeitig bewirkt der Erhalt oder eine trainingsbedingte Zunahme der Muskelmasse auch ein Gleichbleiben oder sogar Ansteigen des Grundumsatzes, was sich wiederum in der täglichen Kalorienbilanz positiv auswirkt.

Die Abb. 65 demonstriert die Wichtigkeit der erwähnten Kombination zwischen körperlicher Aktivität, Sport und Training und einer Reduktionskostform: Bei reiner Diät (also körperlich inaktiv) verliert man viel Körpergewicht und Fett, aber auch erheblich fettfreie Körpermasse (Muskulatur!). Körperliche Aktivität ohne Diät führt trendhaft zu einer Gewichtszunahme, vor allem aufgrund einer etwas erhöhten Muskelmasse, während hingegen der Körperfettanteil nur wenig abnimmt. Den höchsten Prozentsatz an Körperfett verlieren Sie, wenn Sie regelmäßige körperliche Aktivität und Sport mit Diät kombinieren. Körpergewicht und Fettmasse sinken beachtlich, außerdem wird zusätzlich Muskelmasse aufgebaut.

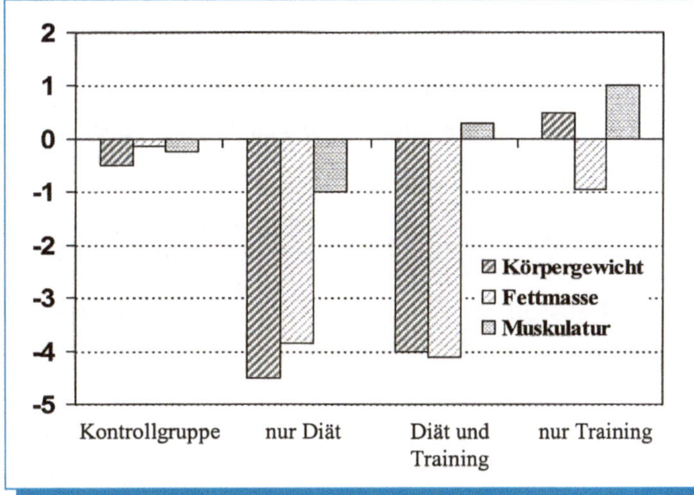

Abb. 65: verschiedene Kombinationen von Diät und Training; nach Ballor et al., 1988

Nochmals zur Erinnerung: Eine Verringerung des motorischen Energieumsatzes von 100 kcal pro Tag – wie es mit zunehmendem Alter aus falsch verstandener Bequemlichkeit oft passiert - bedeutet eine Zunahme des Körperfetts um 3,8 kg pro Jahr bei gleichen Ernährungsgewohnheiten. Wenn also Ihr Körpergewicht stetig weiter ansteigt, haben Sie neben allen anderen Risken noch ein weiteres Problem, welches den Teufelskreis zwischen Übergewicht und Inaktivität und Immobilität (Unbeweglichkeit) (Abb. 16) noch weiter verstärkt: Übergewichtige haben in Folge der Wärme regulierenden Wirkung des Fetts einen bis zu 15 % niedrigeren Grundumsatz als normalgewichtige Personen (Fett vermindert die Wärmeabstrahlung nach außen, da es „isoliert"). Bei gleicher Aufnahme von Nahrungsenergie gibt ein Schlanker 200 – 300 kcal pro Tag mehr an Wärme ab als ein Übergewichtiger. Auch das ist im Rahmen einer Tageskalorienbilanz wichtig, um nicht in den erwähnten Teufelskreis einzutreten!

In diesem Sinn bzw. als zusätzliche Argumentation, nicht in diesen „Teufelskreis" einzutreten, sondern ganz im Gegensatz die Risikofaktoren gegen Zivilisationserkrankungen zu minimieren und „gesund zu altern", können Sie in nachfolgender Zusammenstellung einige wichtige Effekte einer langfristigen Gewichtsabnahme von 10 kg erkennen:

Sterblichkeit: 10 – 25 % Abnahme der Gesamtsterblichkeit
30 – 40 % Abnahme von Diabetes bedingten Todesfällen
40 – 50 % Abnahme von Fettsucht bedingten Todesfällen

Blutdruck: Senkung um bis zu 20 mm hg systolischen RR
Senkung um bis zu 10 mm hg diastolischen RR

koronare Herzkrankheit: bis 90 % Abnahme der Symptomatik von Angina pectoris
bis 33 % Zunahme der Belastbarkeit

Fettstoffwechsel: bis 10 % Abnahme des Cholesterinspiegels
bis 15 % Abnahme des LDL-Cholesterins
bis 30 % Abnahme der Triglyzeride
bis 8 – 10 % Zunahme des HDL-Cholesterins

Diabetes mellitus Typ 2: bis 50 %ige Abnahme des Risikos, an Diabetes mellitus Typ 2 zu erkranken
30 – 50 % Abnahme des Ruheblutzuckerspiegels
bis 15 % Abnahme von HbA1C

Hinweise zur altersentsprechenden Ernährungsqualität

Der Ernährungsqualität, also der richtigen Verteilung von den Hauptnährstoffen Eiweißen, Kohlenhydraten und Fetten sowie von den Begleitnährstoffen, auch Wirkstoffen, d.h. Vitaminen, Mineralstoffen, Spurenelementen und diversen anderen Pflanzeninhaltsstoffen kommt besonders im mittleren bis höheren Lebensalter eine wesentliche Bedeutung zu.

Hauptnährstoffe

Proteine: Die Proteine, welche man auch als Eiweiße bezeichnet, und die aus Aminosäuren bestehen, sind wesentliche Bestandteile unserer Zellen. Man unterscheidet zwischen nicht essentiellen und essentiellen Aminosäuren, wobei letztere vom Organismus nicht synthetisiert werden können und daher mit der Nahrung zugeführt werden müssen. Die Wertigkeit des Eiweißes, das wir mit der Nahrung aufnehmen, hängt somit vor allem vom Anteil der essentiellen Aminosäuren ab.

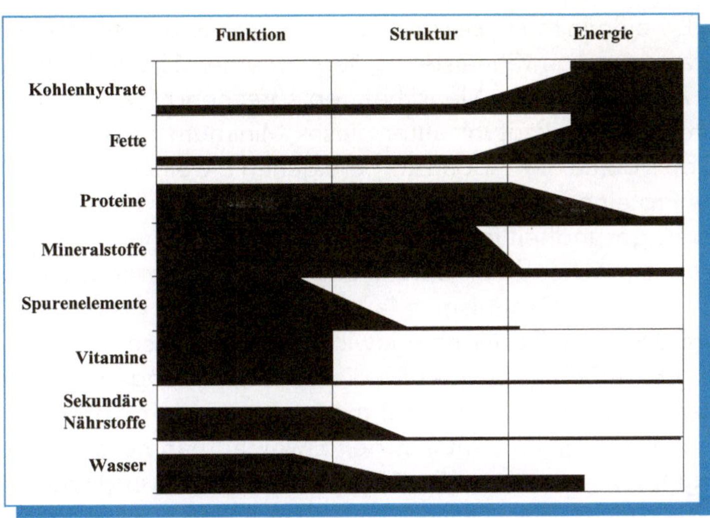

Abb. 66: Funktionelle Bedeutung der Nahrungsmittel (nach J.Keul 1996)

Proteine, von denen es in unserem Körper rund 10.000 verschiedene gibt, sind Baustoffe in jeder Zelle, womit sie in allen Funktionsabläufen im Organismus beteiligt sind.

- Die Membranen der Zellen enthalten Eiweiße, die im Wesentlichen für die Struktur der Zelle sowie den Stoffaustausch in die und aus der Zelle verantwortlich sind.
- Alle Enzyme, welche chemische Veränderungen im Körper steuern, bestehen aus Proteinen – Biokatalysatoren
- Proteine haben wichtige Transportfunktionen: Fette werden im Blut als Fett-Eiweißkörper transportiert, der rote Blutfarbstoff, der Sauerstoff bindet, besteht aus Proteinen, und auch das Eisen wird durch den Eiweißkörper Transferrin in der Blutbahn transportiert (= Transportproteine).
- An diverse Proteinstrukturen im Gehirn sind intellektuelle Leistungen gekoppelt, alle Nervenimpulse laufen über verschiedene Proteine in den Nervenzellen.
- Proteine sind wichtige Bestandteile von Hormonen – Stoffwechselregulatoren
- Um Krankheitserreger abzuwehren, bildet unser Körper Antikörper, welche aus Proteinen bestehen – Schutzproteine
- Jede Bewegung wird dadurch ermöglicht, dass sich hoch spezialisierte Proteine (=kontraktile Proteine) in der Muskulatur verkürzen (Kontraktion) und anschließend wieder erschlaffen (Relaxation)
- Damit die in den Muskeln entwickelte Kraft auf den Bewegungsapparat übertragen werden kann, sind Sehnen notwendig, welche ebenfalls Proteine enthalten.

Das tägliche Eiweißminimum, bei dem der Bau- und Betriebsstoffwechsel unter geringen Belastungen gewährleistet ist, liegt zwischen 15 und 20 g pro Tag bei einem etwa 70 kg schweren Menschen, entsprechend 0,2–0,3 g/kg Körpergewicht. Wird die Eiweißzufuhr unter dieses Minimum beschränkt, muss der Organismus dies durch den Abbau körpereigenen Eiweißes ausgleichen, wofür er besonders Proteine aus der Muskulatur und der Leber heranzieht, wodurch es zu schweren gesundheitlichen Schäden kommen kann. Um eine normale Belastbarkeit entsprechend den Berufs- und Freizeitanforderungen zu erfüllen, benötigt der alternde Organismus laut DGE etwa 0,8 g/kg, nach anderen Quellen etwa 0,9–1,1 g/kg Normalgewicht und Tag. also etwa 45 – 60 bzw. etwa 50 –70 g Eiweiß/Tag. Da gemäß diesen Empfehlungen (Tabelle 20) der Einweißbedarf (und nicht nur dieser!) mit zunehmendem Lebensalter gleich bleibt, kann daher der Prozentsatz der Eiweißaufnahme an der täglichen Gesamtenergiezufuhr von etwa 10 – 15 % auf bis zu 20 % und mehr ansteigen.

Tabelle 20a: Empfohlene Nährstoffzufuhr pro Tag (DGE - Deutsche Gesellschaft für Ernährung 2003) – aus D. Baron & A. Berg 2004

Alter	Protein g/kg[1] m/w	Protein g m/w	Calcium mg m/w	Magnesium mg m/w	Eisen mg m/w	Zink mg
19-24,9	0,8	59/48	1000	350/300	10/15	10/7
25-50,9	0,8	59/47	1000	350/310	10/15	10/7
51-64,9	0,8	58/46	1000	350/300	10/10	10/7
65 +	0,8	54/44	1000	350/300	10/10	10/7

1) g/kg Sollgewicht und Tag

Tabelle 20b: Empfohlene Nährstoffzufuhr pro Tag (Deutsche Gesellschaft für Ernährung 2003) – aus D. Baron & A. Berg 2004

Alter	Vit. A mg m/w	Vit.D µg	Vit.E mg	Vit.K µg m/w	Thiamin (B_1) mg m/w	Riboflavin mg m/w	Vit.B_6 mg	Vit.B_{12} µg	Vit.C mg
19-24,9	1,0/0,8	5	15	70/60	1,3/1,0	1,5/1,2	1,5/1,2	3,0	100
25-50,9	1,0/0,8	5	14	70/60	1,2/1,0	1,4/1,2	1,5/1,2	3,0	100
51-64,9	1,0/0,8	5	13	80/65	1,1/1,0	1,3/1,2	1,5/1,2	3,0	100
65 +	1,0/0,8	10	12	80/65	1,0/1,0	1,2/1,2	1,4/1,2	3,0	100

Wichtig ist es, dass Sie möglichst hochwertiges Eiweiß mit vielen essentiellen Aminosäuren aufnehmen. Sinnvoll ist daher eine Kombination von tierischem und pflanzlichem Eiweiß, wobei Sie beim tierischen Eiweiß hauptsächlich

Magerprodukte bevorzugen sollten, um den Cholesteringehalt gering zu halten. Dies bedeutet, dass mageres Fleisch, Geflügel, Fisch, Meeresfrüchte, Eier, magere Milchprodukte, Hülsenfrüchte und Nüsse mehr Platz auf Ihrem Teller einnehmen sollten. Durch eine leicht erhöhte Eiweißzufuhr ergibt sich ein weiterer positiver Effekt: Wenn die Eiweißversorgung erhöht und gleichzeitig die Zufuhr von Kohlenhydraten mit niedrigem glykämischen Index etwas reduziert wird, steigt Ihr Blutzuckerspiegel nach den Mahlzeiten nicht so hoch an, wodurch einerseits eine geringere Fettspeicherrate resultiert und andererseits ein neuerliches Hungergefühl unterdrückt wird. Eiweißprodukte haben im Übrigen den besten Sättigungseffekt und helfen damit auch, Übergewicht vorzubeugen. Vielfach sind eiweißreiche Produkte in den Verruf geraten, den Körper zu übersäuern, was unter Umständen ein Auftreten bzw. Fortschreiten von Osteoporose beschleunigen könnte. Dies trifft aber nur dann zu, wenn Säuren und Basen nicht im Gleichgewicht sind. Dies können Sie auf einfache Art vermeiden, indem Fleisch-, Gemüse-, Fisch- und Käsemahlzeiten grundsätzlich von großen Portionen Salat oder Gemüse begleitet werden und zwischendurch viel Obst gegessen wird. Es gibt Hinweise, dass unter diesen Voraussetzungen eine erhöhte Eiweißzufuhr auf bis zu 20 % der Kost sogar günstige Effekte auf die Stärkung der Knochen, also Knochengesundheit, besitzt. Darüber hinaus ist anzumerken, dass es bisher keine Hinweise darauf gibt, dass gesunde Nieren durch einen etwas höheren Eiweißkonsum geschädigt werden können. Personen mit Nierenerkrankungen, mit einer deutlich eingeschränkten Nierenfunktion müssen allerdings aufpassen. In diesem Fall ist eine Beratung beim Haus- oder entsprechenden Facharzt sinnvoll und notwendig.

Auch das Gichtrisiko wird durch einen etwas höheren Eiweißanteil im Rahmen der Ernährung nicht höher. Normalerweise werden überschüssige Purine zu Harnsäure abgebaut, welche dann hauptsächlich über die Nieren ausgeschieden werden. Nur wenn der Harnsäurespiegel im Blut dauerhaft zu hoch ist, stellt dies ein Gesundheitsrisiko dar, da sich Harnsäurekristalle bilden, die in bestimmten Organen, vor allem aber in Gelenken abgelagert werden und zu schmerzhaften Reizungen, Entzündungen bzw. zum Gichtanfall führen können. Dass es allerdings so weit kommt, bedarf mehrerer zusammenspielender Faktoren. Einerseits eine gewisse genetische Veranlagung, vor allem aber lang dauernde Über- und Fehlernährung mit Fettansatz am Oberkörper zusammen mit Bewegungsmangel und regelmäßig hohem Alkoholkonsum. Wenn Senioren hingegen nicht an Übergewicht leiden, regelmäßig körperlich aktiv sind und Sport betreiben, sowie nicht übermäßig Alkohol genießen, erhöht die erwähnte Kostform das Gichtrisiko nicht. Darüber hinaus ist anzumerken, dass niedrigere Insulinspiegel als Folge der Kombination von Normalgewicht, entsprechender Ernährungsweise und körperlicher Aktivität die Harnsäureausscheidung über die Niere fördern.

So schließt sich eigentlich der Kreis: Bei einer leichten Einschränkung der Kohlenhydrate (Kohlenhydrate – soviel wie notwendig! siehe später), einem etwas erhöhten Eiweißanteil sowie ausreichend Gemüse, Hülsenfrüchte und Obst ist die Ernährung angemessen, um die Altersveränderung im Stoffwechsel auszugleichen.

Eiweißmangel – ein Alternsproblem

Aus vielen Untersuchungen ist bekannt, dass bei vielen Menschen, speziell über dem 70. Lebensjahr, die Eiweißaufnahme so mangelhaft wird, dass gravierende funktionelle Störungen im Hormonsystem, im Immunsystem, bei den Strukturen des aktiven und passiven Bewegungsapparates (Sehnen, Bänder und Muskulatur) sowie bei diversen Stoffwechselprozessen gegeben sind. Die Ursachen dafür liegen in einem falschen Essverhalten, das durch die erwähnten Problemkreise bedingt sein kann. Wenn Sie die angemessene Eiweißzufuhr mit den essenziellen Aminosäuren beachten, wird es Ihnen gelingen, den Bau- und Funktionsstoffwechsel des Organismus zu unterstützen und damit Vitalität und Leistungsfähigkeit zu erhalten.

Daraus ergeben sich für Sie folgende Vorteile:

- Leistungssteigerung und höhere Belastbarkeit
- Minimierung eines Muskelabbaus
- Verbesserung der Trainierbarkeit
- Verkürzung der Erholungsphase
- Verminderung der leistungsmindernden Infekthäufigkeit (Grippe, Verkühlung)
- Erhöhung aller motorischen Funktionen
- Verbesserung des psychoemotionalen Zustandes

Empfohlene Eiweißprodukte:

- mageres Fleisch und magerer Fisch,
- Milch und Milchprodukte, z.B. fettarme Milch, Joghurt, Kefir, Molke, Topfen, Hüttenkäse, magere Käsesorten,
- Sojaprodukte wie Tofu,
- Hülsenfrüchte und Kartoffeln in Kombination mit Eiern.

Zusätzlich lassen sich leicht Lebensmittelkombinationen zusammenstellen, welche gut schmecken, leicht bekömmlich sind und hochwertiges Eiweiß liefern:

- Getreide + Milchprodukte, wie z.B. Haferflockenbrei, Milchreis, Käsebrot, Hirseauflauf;
- Hülsenfrüchte und Milchprodukte, wie z.B. Bohneneintopf, Hüttenkäse mit Obst als Dessert
- Milchprodukte und Kartoffeln, wie z.B. Kartoffelpürree oder Kartoffelauflauf mit Gemüse und Käse überbacken;
- Ei mit Kartoffeln, wie z.B. Kartoffeln mit Rührei bzw. Spiegelei und Spinat oder Bauernomelette;

Kohlenhydrate

Kohlenhydrate sind lebenswichtig, aber nur in einer Menge, die der Organismus tatsächlich benötigt!
Kohlenhydrate sind in allen pflanzlichen Lebensmitteln enthalten, u.a. als Stärkeprodukte in verschiedenen Getreidesorten und Getreideprodukten, Kartoffeln, Reis, Gemüse und Obst bzw. in Form von Zucker in Süßigkeiten, Getränken, Kuchen und Gebäck. Kohlenhydrate können als Einfachzucker, als Zweifachzucker und Mehrfachzucker ausgebildet sein. Kohlenhydrate dienen im Wesentlichen als Energiequelle für alle Körperzellen. Unser Organismus, also unter anderem das Gehirn und das Nervensystem, die Muskeln, auch der Herzmuskel und alle anderen Organe sind auf Kohlenhydrate in Form von Traubenzucker angewiesen. Fruchtzucker muss erst in der Leber in Traubenzucker umgewandelt und dann über den Bluttransport den anderen Organen zugeführt werden.

Die glykämische Last – ein wichtiges Phänomen im Kohlenhydratstoffwechsel

Reiner Traubenzucker als Einfachzucker mit der Nahrung zugeführt, wird schnell in das Blut aufgenommen und führt kurzfristig zu einem hohen Blutzuckerspiegel, was wiederum eine starke Insulinreaktion der Bauchspeicheldrüse nach sich zieht. Bei Zweifachzuckern, insbesondere aber bei Mehrfachzuckern, also Stärkeprodukten, werden die Zuckermoleküle langsamer freigesetzt und verzögert resorbiert, so dass keine Blutzuckerspitzen entstehen. Daher ist auch eine nicht so deutliche Insulinreaktion seitens der Bauspeicheldrüse notwendig. In allen Ernährungsrichtlinien werden deshalb bevorzugt Vollkornprodukte, Gemüse und bestimmte Obstsorten als „Kohlenhydratspender" empfohlen, zumal durch diese Nahrungsmittel auch noch andere Vorteile gegeben sind. Sie sind reich an Ballaststoffen und Begleitnährstoffen wie Vitaminen, Mineralstoffen, Spurenelementen und Geschmackstoffen, so dass gerade im Altern und bei körperlicher Aktivität und Sportausübung im Allgemeinen eine ausreichende Versorgung möglich ist.

Die „Kohlenhydratfalle Nr. 1"

Da im Alter die Funktion der Bauchspeicheldrüse abnimmt, ist das „Insulin-Spar-Phänomen" besonders wichtig: Wenn hohe Blutzuckerspitzen ausbleiben, muss weniger Insulin produziert werden! Wenn hingegen große Mengen Traubenzucker aufgenommen und schnell resorbiert werden, entstehen hohe Blutzuckerspitzen, welche eine überdeutliche Insulinreaktion bewirken. Als Folge sinkt der Blutzuckerspiegel wieder ab, meistens jedoch übermäßig, also unter die physiologisch normale Schwelle. Dieser niedrige Blutzuckerspiegel löst sofort wieder Appetit und Hunger aus. Greift man daraufhin wieder zu einem „Snack" mit Kohlenhydraten, beginnt das „Blutzucker-Zick-Zack-Spiel" von neuem. Damit verbunden ist nicht nur eine permanente Belastung der Bauchspeicheldrüse gegeben, sondern auch eine hohe, in vielen Fällen zu hohe Energiezufuhr.

Die „Kohlenhydratfalle Nr. 2"

Das in der Bauchspeicheldrüse gebildete Insulin besitzt eine wichtige Schlüsselfunktion, nämlich den Zuckermolekülen die Einschleusung in die Körperzellen zu ermöglichen. Eine gesunde Bauchspeicheldrüse wird immer und je nach Bedarf genügend Insulin produzieren und in die Blutbahn ausschütten, damit diese Funktionsabläufe stattfinden können. Je höher der Kohlenhydratverzehr, desto höher ist allerdings auch der Insulinbedarf und daher die Insulinausschüttung aus der Bauchspeicheldrüse. Deren Kapazität – die an sich mit zunehmendem Alter nachlässt – kann durch andauernde Überproduktion von Insulin auf Grund exzessiver und einseitiger Kohlenhydraternährung mit der Zeit erschöpfen, wodurch die Insulinproduktion auf ein eher niedriges Niveau gedrosselt wird. Dies kann auch als Grundstein für den Diabetes mellitus Typ 2 („Altersdiabetes") bezeichnet werden. Wie schon erwähnt, sind überhöhte Blutzuckerspiegel bzw. überhöhte Insulinspiegel und in Folge ein langsames Versagen der Bauchspeicheldrüse wesentliche Risikofaktoren zur Entstehung des metabolischen Syndroms, wodurch das Risiko für Gefäßkrankheiten wie Herzinfarkt oder Schlaganfall um 30–50 % gesteigert wird.

Die „Kohlenhydratfalle Nr. 3"

Insulin hat noch eine weitere wesentliche Funktion: Es ist auch ein „Speicherhormon". Wenn die Glukosekonzentration im Blut hoch ist, bewirkt Insulin, dass die Fettsäuren, die als potentielle Energieträger ebenfalls im Blut kreisen, vermehrt in ihre Depots, also das Unterhautfett eingelagert werden. In anderen Worten: Für den normalen Zellstoffwechsel werden keine Fettsäuren aus den Fettzellen zur Energiegewinnung freigesetzt, solange genug Glukose zur Verfügung steht. Neben der Fettbildung hat eine dauerhaft erhöhte Kohlenhydrataufnahme auch einen negativen Einfluss auf die Erhöhung der Blutfette, besonders der Triglyzeride, der VLDL-Cholesterine und der LDL-Cholesterine, alles „Fette mit hoher athrogener Potenz". Gleichzeitig sinkt der Blutspiegel des HDL-Cholesterins, welches als Schutzfaktor gegen Arteriosklerose bezeichnet werden kann. Bei höheren Konzentrationen von Blutfetten sind darüber hinaus negative Einflüsse auf die Blutgerinnung gegeben, wodurch die Thromboseneigung steigt. Damit sind gleichzeitig viele Risikofaktoren für die Entstehung von Herz-Kreislauferkrankungen gegeben. Die vorhin erwähnte Konstellation ist umso mehr bei Bewegungsarmut bzw. lang dauerndem Bewegungsmangel und bei Übergewicht im Sinne eines „Aufschaukeleffekts" gefährlich, da bei Bestehen einer erhöhten Insulinresistenz eine ständig gesteigerte Ausschüttung von Insulin die Folge ist, wodurch der vorhin erwähnte Effekt, also eine Beeinflussung der Blutfettwerte in negativer Sicht, in umso stärkerem Maße gegeben ist.

Die My Way Active Aging Auswege aus den „Kohlenhydratfallen"

1. Schränken Sie den auf die notwendige Menge ein, und achten Sie auf regelmäßige, also tägliche, Bewegung. Körperliche Aktivität, Sport und Training können den Teufelskreis zwischen hohem Kohlenhydratspiegel und Insulinausschüttung durchbrechen, da die Insulinsensibilität der Zellrezeptoren sofort nach Bewegungsbeginn erhöht wird und über einen Zeitraum zwischen 16–24 Stunden auch erhöht bleibt, wodurch der Blutzucker leichter in die Zellen eintreten kann und dafür auch weniger Insulin benötigt wird. Dies führt wiederum zu einer „Schonung" der Bauchspeicheldrüse, was speziell mit zunehmendem Alter von wesentlicher Bedeutung ist. Zusätzlich verbessert die körperliche Aktivität auf Grund verschiedener Veränderungen in den Mitochondrien der Muskulatur die Möglichkeiten der Fettverwertung bei submaximaler Belastung, wodurch eine vermehrte Energiebereitstellung aus den Fettdepots für das Sporttreiben gegeben und damit auch ein positiver Einfluss auf den Erhalt bzw. die Verminderung des Körpergewichts möglich ist. Daher sollte der Anteil der Kohlenhydrate an der Energieaufnahme pro Tag etwa nur 50 (bis 55 %) betragen, insbesondere dann, wenn Sie an diesem Tag keine größeren körperlichen Belastungen vorhaben. Planen Sie allerdings stundenlange Bergtouren, Radtouren oder andere sportliche Aktivitäten, dann müssen Sie sehr wohl dem jeweiligen Energiebedarf der einzelnen Tätigkeiten entsprechend Kohlenhydrate zuführen, da sie als Nährstoffsubstrat mit hoher Energieausbeute für die Leistungskonstanz während der Belastung eine sehr hohe Bedeutung besitzen (siehe Tabelle der motorischen Energieäquivalente Seite 142 ff.

2. Neben körperlicher Aktivität, Sport und Training, neben der Einhaltung einer Kohlenhydrataufnahme von etwa 50 % der Tageskalorien spielen im Alternsprozess – gerade zum Erhalt oder zur Reduktion des Körpergewichts – noch weitere Faktoren eine wesentliche Rolle: Mehrere Studien weisen darauf hin, dass es günstig ist, etwa nach 17:00 Uhr keine Kohlenhydrate, besonders mit mittlerem und hohem glykämischen Index, aufzunehmen, insbesondere jedoch nicht bei späten Abendmahlzeiten nach 20 oder 21 Uhr. Auf Grund der notwendigen Insulinreaktion sowie auf Grund des Zusammenspiels verschiedener anderer Hormone werden durch ein „kohlenhydratreiches Essverhalten" die Wirkungen der Wachstumshormone beeinträchtigt, welche in der nächtlichen Ruhephase auf Grund ihres „anabolen Charakters"

(aufbauenden) die entsprechenden Regenerations- und Restitutionsmaßnahmen des Organismus bewirken. Dieses Phänomen verstärkt ausnützend, wird auch das so genannte „dinner-cancelling" empfohlen, um damit durch die Entlastung des Stoffwechsels eine umso bessere Erholungs- und Aufbauphase während der Nachtstunden zu ermöglichen und damit auch indirekt einen Beitrag zur Gewichtsreduktion zu leisten.

Zusammengefasst: Kohlenhydrate sind lebensnotwendig, sie sollen aber nur in dem Maße aufgenommen werden, in dem der Organismus sie benötigt! Viele Experten sind der Auffassung, dass das Wissen um den so genannten glykämischen Index helfen kann, die Kohlenhydrate auf vernünftige und gesundheitsfördernde Art einzuteilen. Prinzipiell sollten Sie Kohlenhydrate mit einem niedrigen glykämischen Index bevorzugen. Der glykämische Index (unter 55 gilt als niedrig, zwischen 55 und 70 als mittel und über 70 als hoch) charakterisiert die Blutzuckerwirkung von Nahrungsmitteln.

Viele Diäten, z.B. auch die „Glyx"-Diät, benützen nun diese Tatsache, um zu argumentieren, dass die Ursache der Entstehung von Übergewicht durch die Zufuhr von „falschen" Kohlenhydraten, sprich Zucker und Nahrungsmitteln mit hohem GI (wie Kartoffeln, Reis usw.) bedingt ist. Nach wie vor füllen Anleitungen zur „Glyx-Diät" unzählige Seiten populärwissenschaftlicher Veröffentlichungen, die in einer Ernährung mit niedrigem glykämischen Index *das* diätetische Erfolgskonzept schlechthin für eine effektive Gewichtsabnahme bis zur Vorbeugung von Herz-Kreislauf-Erkrankungen sehen.

Aber hält die "Glyx"-Diät alles, was sie verspricht bzw. ihre Fürsprecher behaupten? Nämlich, dass Sie durch die Zufuhr von Kohlenhydraten mit niedrigem GI erstens weniger Hungergefühl haben und zweitens die Entstehung von Übergewicht vermeiden können? Eine gegenwärtig im *American Journal of Clinical Nutrition* erschienene Studie untersuchte in diesem Kontext die Langzeiteffekte einer 10-wöchigen fettreduzierten und kohlenhydratreichen Diät mit hohem oder niedrigem GI bei gesunden, übergewichtigen Personen zwischen 20 und 40 Jahren (BMI 27,6 kg/m^2). Die Messparameter umfassten nach Bedarf Energieaufnahme, Körpergewicht, Körperzusammensetzung und Risikomarker für Typ-2-Diabetes und Herzerkrankungen, die durch Durchblutungsstörungen bedingt sind. Beide Gruppen verloren an Gewicht. Allerdings muss gesagt werden, dass im Bezug auf die Gewichtsabnahme kein bedeutender Unterschied zwischen der Diätgruppe mit hohem GI und jener mit niedrigem GI festgestellt werden konnte. Entsprechend dazu waren auch die Änderung der Körperfettmasse, der fettfreien Körpermasse, des Ruhepulses, des Blutdrucks und der Risikomarker für Typ-2-Diabetes (Nüchtern-Insulinkonzentration, relative Insulinsensitivität, β-Zellfunktion ohne statistische Auffälligkeit. Die Analyse der Blutfettwerte zeigte nur beim LDL-Cholesterin eine signifikante Senkung um 10%, wohingegen Triglyzeride und HDL-Cholesterin unbeeinflusst blieben.

Fazit vorliegender Arbeit ist, dass in Bezug auf Appetit- und Körpergewichtskontrolle sowie bezüglich Vorbeugung von Diabetes eine kohlenhydratreiche und fettarme Diät mit niedrigem GI keine Vorteile gegenüber einer gleich strukturierten, also auch kohlenhydratreichen Ernährung mit hohem GI zu bieten hat! Der wesentliche Befund der allgemeinen, vom GI unabhängigen Gewichtsabnahme lässt sich laut Studienautoren wohl eher auf den höheren Sättigungsgrad der kohlenhydrat- und ballaststoffreicheren Interventionsdiäten zurückführen, womit u. a. die restriktivere ad libitum Gesamt-Energieaufnahme der übergewichtigen Teilnehmer erklärt werden kann. Allein die beobachtete Senkung des LDL-Cholesterins um 10 % in der Diätgruppe mit niedrigem GI könnte als kardioprotektiver Benefit einer derartigen Diät gewertet werden. Ob sich dies Ergebnisse bewahrheiten, erfordert allerdings die Durchführung weiterer Langzeitstudien über mindestens 6 bis 12 Monate.

Beispiele für den glykämischen Index und „L O G I – I n d e x" (glykämische Last pro 100 g) aus N.Worm, 2003

ausführliche Tabellen finden Sie in: N. Worm Glücklich und Schlank – Logi-Methode, Verlag Systemed, 2003

	Glykäm. Index	Glykäm. Last pro 100 g	Glyk. Last pro Portion/ 1 Portion in g (übliche Verzehrsmenge
Brot und Brötchen			
Pumpernickel	50	21	8/40g
Roggenvollkornbrot	58	27	14/50g
Hamburgerbrötchen	61	31	9/30g
Weizenvollkornbrotbrot	71	31	15/50g
Weissbrot	70	33	10/30g
Reis, gegart			
Langkorn-Wildreis-Mischung	54	13	28/180g
Naturreis, parboiled	64	15	28/180g
Risotto	69	24	61/250g
Sonstiges Getreide			
Gerstengraupen	25	07	11/150g
Grießbrei	55	04	8/200g
Haferbrei aus Instantflocken	66	07	17/250g
Hirse, gegart	71	17	26/150g

Frühstücksflocken und Müsli			
Weizenkleie mit Vollmilch	27	01	3/250g
Müslimischung (im Durchschnitt)	49	33	16/50g
Haferflocken	59	36	22/60g
Haferflocken (Instant)	82	46	28/60g
Nudeln			
Makkaroni	47	13	25/200g
Nudeln (eiweißreich)	28	10	10/100g
Vollkornspaghetti	37	09	17/200g
Reisnudeln	61	13	26/200g
Maisnudeln	78	18	36/200g
Kartoffeln und Kartoffelprodukte			
Kartoffelknödeln	52	16	31/200g
Heurige Kartoffeln	57	8	16/200g
Ofenkartoffeln mit Schale	60	12	24/200g
Gnocchi	68	18	33/180g
Pellkartoffeln	78	11	22/200g
Pommes frites	75	15	29/200g
Gemüse			
Erbsen, grün	48	4	6/150g
Karotten roh	47	4	5/150g
Karotten, geschält und gegart	49	3	5/150g
Rote Rüben	64	6	8/150g
Süßkartoffeln	61	11	17/150g
Kürbis	75	4	6/150g
Obst und Früchte			
Erdbeeren	40	1	1/125g
Pflaumen	39	4	5/125g
Birne	38	3	4/125g
Apfel	38	5	6/125g
Banane	52	10	13/125g
Ananas	59	6	8/125g
Feige, getrocknet	61	26	16/60g
Honigmelone	65	3	4/125g
Dattel, getrocknet	103	69	41/60g
Wassermelone	72	4	5/125g
Weintrauben, hell	46	7	9/125g
Weintrauben, dunkel	59	9	11/125g
Pfirsich	42	4	4/115g

Hülsenfrüchte			
Bohnen weiß, gegart	38	8	12/150g
Kichererbsen, gegart	28	6	8/150g
Linsen	29	3	5/150g
Sojabohnen, getrocknet, gegart	18	1	1/150g
Saubohnen	79	7	11/150g
Produkte aus Hülsenfrüchten			
Kichererbsenpüree	6	1	0/30g
Sojadrink	44	3	4/150g
Soja-Fruchtjoghurt	50	6	8/125g
Sojasprossen, Tofu[1)]	—	—	—/12g
Milch und Milchprodukte			
Buttermilch, natur[2)]	—	—	—/150g
Creme fraiche[3)]	—	—	—/25g
Joghurt, natur	36	2	2/150g
Milch, vollfett	27	1	2/150g
Probiotischer Drink	46	8	6/65g
Pudding aus Puddingpulver und Vollmilch	44	7	14/200g
Eiscreme	61	16	12/75g
Kondensmilch, gezuckert	61	33	5/15g
Nüsse und Samen[3)]			
Cashewnüsse	22	60	3/60g
Erdnüsse	14	100	2/100g
Alkoholfreie Getränke			
Apfelsaft	44	05	11/200ml
Orangensaft	50	05	10/200ml
Gemüsesaft	43	02	3/200ml
Colagetränk	58	06	30/500ml
Orangenlimonade	68	09	46/500ml
Gatorade	78	05	23/500ml
Isostar	70	05	25/500ml
Fertigprodukte			
Brühe mit Nudeln	1	0	0/250g
Gemüsesuppe	39	03	7/250g
Grüne-Erbsen-Suppe	66	11	27/250g
Fischstäbchen	38	07	11/150g
Chicken Nuggets (TK)	46	07	7/100g

Pizza mit Käse	60	16	41/250g
Schweinelende mit Gemüse und Kartoffelbrei	66	10	35/360g
Hühnchen mit Gemüse u. weißem Reis	73	15	55/360g
Pommes frites	75	15	29/200g
Süsses und Snacks			
Snacks und Knabbereien			
Cashewnüsse (gesalzen)	22	06	3/50g
Kartoffelchips	54	23	11/50g
Taco-Chips	68	41	20/50g
Popcorn	72	40	20/50g
Schokolade und Naschereien			
Milchschokolade	43	24	5/20g
Müsliriegel (Früchte)	61	43	11/25g
Desserts, Kuchen, Gebäck			
Eiscreme, fett- und zuckerreduziert	50	06	5/75g
Eiscreme	61	16	12/75g
Biskuitkuchen	46	26	26/100g
Schokoladenkekse (Prinzenrolle)	52	35	16/45g
Croissant	67	31	21/70g
Kipferl	92	29	9/30g
Reiscracker	82	73	36/50g
Brotaufstriche			
Nutella	33	20	5/25g
Erdbeerkonfitüre	51	34	9/25g
Zum Süßen			
Ahornsirup	54	40	8/20g
Milchzucker (Laktose)	46	46	2/5g
Fruchtzucker	19	19	1/5g
Haushaltszucker	68	68	3/5g
Traubenzucker (Glukose)	99	99	5/5g

1) Für diese Lebensmittel liegen keine gemessenen GI-Werte vor. Aufgrund ihres niedrigen Anteils an Kohlenhydraten liegen der GI und die GL vermutlich im niedrigen Bereich (wie bei den Sojabohnen).

2) Für diese Milchprodukte liegen keine gemessenen GI-Werte vor: Ihr Kohlenhydratanteil ist jedoch so gering, dass ihr GI und ihre GL sehr wahrscheinlich im niedrigen Bereich liegen. Ausnahmen bilden gezuckerte Milchprodukte, hier können GI und GL höher sein.

3) Es liegen nur für Cashew- und Erdnüsse Werte zu GI und die GL vor. Da alle anderen Nüsse und Samen eine ähnliche Zusammensetzung aufweisen wie Cashew- und Erdnüsse und der Kohlenhydratgehalt sehr gering ist, ist anzunehmen, dass ihr GI und die GL ebenfalls im niedrigen Bereich liegen (Ausnahme: Edelkastanie).

Obwohl das „Glyxkonzept" eine durchaus nachvollziehbare physiologische Basis hat, wird von verschiedenen Ernährungsexperten massive Kritik geäußert, da die Menge der verzehrten Lebensmittel und damit die Menge der enthaltenen Kohlenhydrate nicht entsprechend berücksichtigt werden. Ein Beispiel: Zur Messung des glykämischen Indexes werden Lebensmittelportionen verglichen, die jeweils 50 g Kohlenhydrate enthalten, also z.B. 50 g Traubenzucker mit 800 g Wassermelone, 600 g Karotten, 130 g Vollkornbrot oder 100 g Weißbrot (F. Mangiameli & N. Worm, 2004). Während 100 g Weißbrot oder 130 g Vollkornbrot eine alltagsübliche Verzehrsmenge darstellt, sind 600 g Karotten pro Mahlzeit eher ungewöhnlich!

Um daher eine Orientierung am glykämischen Index in der Praxis zu ermöglichen, haben Ernährungswissenschaftler der Harvard-Universität (siehe auch N. Worm: Glücklich und schlank – die Logi-Methode) den Begriff der glykämischen Last (GL) definiert, der sich an dem glykämischen Index und dem Kohlenhydratgehalt der tatsächlich verzehrten Portion des jeweiligen Lebensmittels orientiert (D. Ludwig 2002, 2003). Die Autoren interpretieren den Begriff der glykämischen Last als einen Index, welcher den relativen Bedarf an Insulin pro Portion dieses Lebensmittels ausdrückt, also jener Insulinmenge, die die Bauchspeicheldrüse produzieren muss, um die zu Glukose abgebauten Kohlenhydrate aus dieser Portion des entsprechenden Lebensmittels in die Körperzellen zu transportieren. Die Autoren argumentieren, dass die glykämische Last deshalb die tatsächliche Blutzucker- und Insulinwirkung realistischer wieder gibt. Sie definieren einen Index bis 10 als niedrige glykämische Last, einen Index zwischen 11 und 19 als mittlere glykämische Last und einen Index über 19 als hohe glykämische Last eines Lebensmittels. Als Tagesempfehlung sollte die glykämische Last unter 80 pro Tag liegen, von einer hohen glykämischen Last wird bei einem Wert über 120 gesprochen.

Zur praktischen Umsetzung dieses Konzepts wurde die „Logi-Pyramide" geschaffen (D. Ludwig, N. Worm, 2003), die – nach Aussage der Autoren „die bisherigen Ernährungsempfehlungen auf den Kopf stellt".

- Die Basis der Pyramide bilden Gemüse, Obst und hochwertige Öle. F. Die Autoren empfehlen mindestens fünf Portionen Gemüse und Obst pro Tag, z.B. zwei Portionen Obst und drei Portionen Gemüse. Salate und Gemüse, wie auch Fisch und Fleisch aus der zweiten Ebene sollen mit hochwertigen Ölen verfeinert werden (siehe nächstes Kapitel).
- Auf der zweiten Ebene der Logi-Pyramide finden sich Eiweißlieferanten wie fettarmes Fleisch, Geflügel, Fische, Milch und Milchprodukte, Nüsse und Zitrusfrüchte. Diese eiweißreichen Lebensmittel führen zu einer guten und lange anhaltenden Sättigung und erhöhen den Energieverbrauch (spezif. dynamische Wirkung).
- Auf der dritten Ebene sind kohlenhydratreiche Lebensmittel anzutreffen, wie Vollkornprodukte, Nudeln oder Reis, welche täglich, aber nur in geringeren Mengen zu verzehren sind.

- An der obersten Stufe der Logi-Pyramide stehen Weißbrot, Kuchen, Kekse, Zucker und Kartoffeln, die selten, sparsam und bewusst genossen werden sollen.

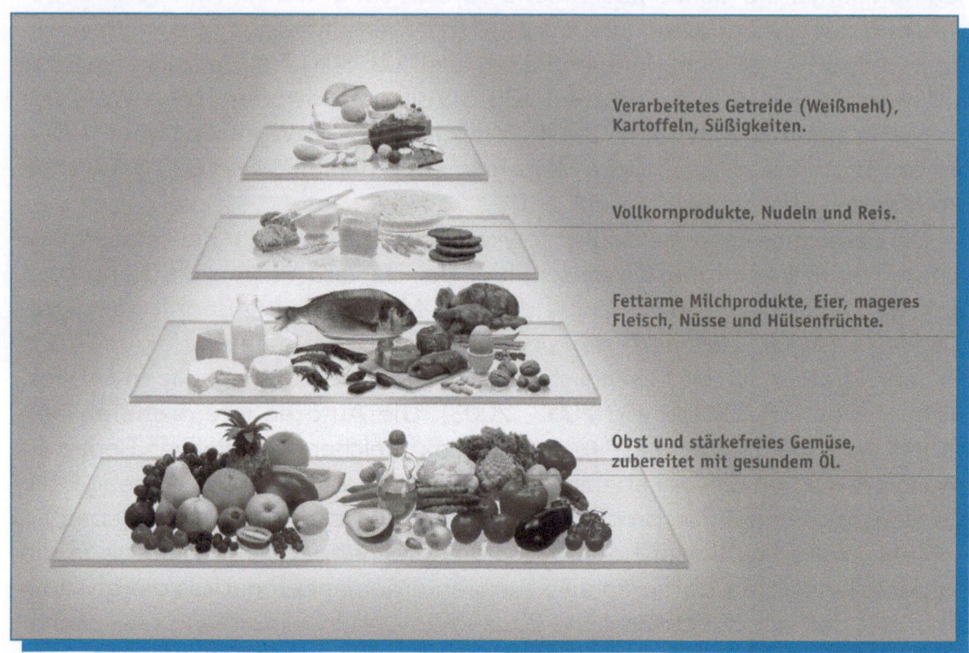

Abb. 67: Die Logi-Pyramide *Quelle: Nicolai Worm, Logi-Methode, 2003*
© Systemed Verlag, Lünen

Allerdings ist auch die Logi-Methode kein Freibrief für uneingeschränkten Kalorienkonsum. Auch bei dieser Ernährungsform ist die Kalorienbilanz: Input – Output wichtig.

Zusammengefasst: Essen Sie täglich reichlich Gemüse und Obst, bevorzugen Sie hochwertige Eiweißlieferanten und Öle und achten Sie auf eine bewusst bedarfsgerechte Kohlenhydrataufnahme. Dem Wesen nach wie mediterrane (Kreta) Kostformen, welche ernährungsphysiologisch schon seit langem als positiv angesehen werden (der steigende Prozentsatz an Übergewichtigen in mediterranen Ländern ist auch hier durch Änderungen dieser klassischen Ernährungsformen zu mehr Fast Food bedingt.).

Fit und fett – schließen einander aus, allerdings sollen Fette nicht „verteufelt" werden!

Fette haben wichtige Aufgaben im menschlichen Organismus zu erfüllen. Sie sind Bestandteile von Zellmembranen, Ausgangssubstanzen für die Bildung von biologisch wirksamen Substanzen und dienen als Energiespeicher bzw. zur Energieversorgung im menschlichen Organismus. Fette können in einfache Lipide, also Neutralfette, bestehend aus Glycerin und Fettsäuren sowie in komplexe Lipide, also fettähnliche Substanzen wie z.B. Karotinoide und Steroide (u.a. Cholesterin) unterteilt werden. Den Fetten gemeinsam ist ihre Unlöslichkeit im Wasser bzw. die Löslichkeit in organischen Substanzen. Den klassischen Ernährungsrichtlinien entsprechend sollte die Kost maximal 30 (bis 35) Energieprozente Fett enthalten, wobei davon die gesättigten Fettsäuren (keine Doppelbindung) maximal 10 %, mehrfach ungesättigte Fettsäuren (mehrere Doppelbindungen) 7–10 % und einfach ungesättigte Fettsäuren (eine Doppelbindung) etwa 10–13 % der Gesamtenergie ausmachen sollten. Vereinfacht zusammengefasst kann festgehalten werden, dass Butter- und Milchfett, Schweineschmalz und Kokosfett besonders reich an gesättigten Fettsäuren sind, Olivenöl, Rapsöl und Erdnussöl reich an einfach ungesättigten Fettsäuren und Maiskeimöl, Sojaöl, Sonnenblumenöl und Distelöl reich an mehrfach ungesättigten Fettsäuren sind.

Im Rahmen des Alternsgangs sollten Sie zwei Maßnahmen besonders beachten:
1. Der tägliche Fettverzehr muss entsprechend der empfohlenen Menge von 30 (– 35) % des Gesamtenergiebedarfes richtig angepasst werden:
30-jähriger Inaktiver: Tagesenergiebedarf 2400 kcal, 30 (– 35) % Fett = etwa 80 (– 82) g Fett pro Tag
30-jähriger körperlich hoch Aktiver: Tagesenergiebedarf 3000 kcal, etwa 90 g Fett
77-jähriger Inaktiver: Tagesenergiebedarf: 1800 kcal 30 (– 35) % Fett = etwa 60 (– 62) g Fett pro Tag
77-jähriger körperlich hoch Aktiver: 2200 kcal, 70 g Fett pro Tag

2. Ein weiterer, mit zunehmendem Lebensalter umso wichtigerer Aspekt ist ein ausgewogenes Verhältnis der so genannten Omega-3- und Omega-6-Fettsäuren. Diese beiden Fettsäuren sind Gegenspieler im Stoffwechsel und sollen in einem bestimmten Verhältnis, vornehmlich etwa 1:1 bis 4:1 Omega-6:Omega-3-Fettsäuren im Organismus vorliegen. (Die Muttermilch enthält beispielsweise ein hervorragendes Verhältnis dieser beiden Fettsäuren.) In den letzten Jahrzehnten hat sich durch die kostengünstig zu produzierenden Öle aus Getreide, Mais und Sonnenblumen das Gleichgewicht in Richtung einer Dominanz der Omega-6-Fettsäuren verschoben, was für eine ausgeglichene Fettzufuhr ungünstig ist. Als praktische Empfehlung zur Umsetzung empfehlen Ernährungsexperten, dass Fette mit hohem Anteil an Omega-6-Fettsäuren wie etwa Sonnenblumen-, Maiskeim-, Weizenkeim-, Distel- und Traubenkernöl bzw. daraus hergestellte Margarinen eher nur dazu verwendet werden sollten, um Salate anzurichten, während hingegen Fleischprodukte mit Rapsöl und Fischprodukte mit Olivenöl gebraten werden

sollten. Die besten Quellen für Omega-3-Fettsäuren sind Seefisch, Wild, mageres Fleisch aus artgerechter Haltung, Rapsöl, Walnüsse und Leinsamen bzw. daraus hergestellte Öle.

Ratschlag des „My Way Active Aging Ernährungskonzepts für die Praxis: Vermeiden Sie im Rahmen der täglich notwendigen Fettzufuhr bewusst die sichtbaren Fette, verzehren Sie vorwiegend Fische bzw. fettarmes Fleisch, bzw. entfernen Sie von fetten Teilstücken möglichst viel sichtbares Fett, um bei den Beilagen, also Gemüse und Salat die entsprechenden Öle einsetzen zu können. Von den Gemüsen enthalten vor allem grüne Blattgemüse wie Spinat oder Mangold einen guten Anteil an Omega-3-Fettsäuren. Kalt gepresste Pflanzenöle (Olivenöl, Sonnenblumenöl, Distelöl) sind vor allem für Salate ideal oder um Gemüse zu dünsten.

Gerade im Alternsgang ist es wichtig, sich einerseits nicht vor dem Fett zu fürchten, andererseits die Fettaufnahme dem jeweiligen Alter und dem bewegungs- und sportabhängigen Tageskalorienbedarf anzupassen sowie vor allem die Fettqualität zu verbessern. Regelmäßig Fisch, insbesondere Seefisch, und magere Fleischsorten, vor allem Rind, Wild, Lamm, Geflügel, sind für Sie nicht verboten, sondern können gezielt in den Tagesablauf eingebaut werden, zumal diese Produkte neben Eiweiß auch wichtige Lieferanten für Begleitnährstoffe wie Eisen, Zink, Kobalt, Vitamin B12 u.a. sind. Diese Begleitnährstoffe sind für den älteren Menschen von besonders hoher Bedeutung für den Zellstoffwechsel, ihr Mangel besonders kritisch!

Auf den Titel dieses Kapitels bezogen heißt dies, Fitness und Fettleibigkeit schließen einander aus, aber für Gesundheit, Lebensqualität und Leistungsbereitschaft ist ein adäquater und richtig zusammengesetzter Fettverzehr von großer Bedeutung!

Wirkstoffe „bewirken..."

Vitamine, Mineralstoffe, Spurenelemente und andere so genannte „Vitalstoffe" sind lebenswichtig, da sie an zahlreichen Körperfunktionen und verschiedenen Stoffwechselprozessen beteiligt sind. Ein länger dauernder Mangel äußert sich unter anderem in erhöhter Infektanfälligkeit, Veränderungen von Haut und Schleimhäuten, brüchigen Nägeln, Müdigkeit und Antriebslosigkeit bis hin zu Muskelkrämpfen und Leistungsschwäche. Aus vielen Untersuchungen ist bekannt, dass insbesondere die Vitamine aus der B-Gruppe, Vitamin C und D sowie Magnesium, Kalzium, Kalium, Jod, Eisen, Zink und Magnesium bei älteren Menschen oft in zu geringer Wirkstoffkonzentration vorhanden sind. (siehe Tabelle 20a.)
Folgende kleine Übersicht gibt Ihnen einige Hinweise, über welche Nahrungsmittel einige Wirkstoffe leicht im Rahmen des Speiseplans zugeführt werden können:

Vitamin B1: Vollkornbrot, Haferflocken, Schweinefleisch, Hefeprodukte, Hülsenfrüchte
Vitamin B2: Vollkornprodukte, grünes Gemüse, Milch und Milchprodukte, Hefeprodukte, Kartoffeln
Vitamin B6: Vollkornbrot, Gemüse, Fisch, Walnüsse, Kartoffeln
Vitamin B12: Makrele, Hering, Lachs, Kalbsleber, Rindfleisch, Camembert
Vitamin C: In allen Obst- und Gemüsesorten, besonders Zitrusfrüchten, Kiwi, Paprika und Petersilie
Vitamin D: Milch, Käse, Fisch
Kalzium: Milch und Milchprodukte, Sesam, Brokkoli
Kalium: Hülsenfrüchte, Gemüse, Bananen, Obst, Trockenfrüchte, Kartoffeln
Magnesium: Vollkornprodukte, Hülsenfrüchte, Sojabohnen, Gemüse, Milch, Leber, Geflügel, Fisch
Eisen: Fleisch, Vollkornprodukte, Gemüse, Hülsenfrüchte
Jod: Seefisch, Milch und Milchprodukte, Jodsalz

Von vielen Ernährungsexperten wird die Feststellung getroffen, dass eine ausgewogene Ernährung die notwendige Menge an Haupt- und Begleitnährstoffen abdecken sollte. Dies trifft prinzipiell auch beim Altern zu, allerdings dann nicht, wenn Reduktionskostformen (insbesondere einseitige) erfolgen, wenn Reduktionskostformen mit erhöhter körperlicher Aktivität verbunden sind, wenn über längere Zeit eine einseitige Nahrungsaufnahme (Angebote einer Gemeinschaftsverpflegung werden nicht angenommen) gegeben ist, bzw. wenn durch die erwähnten Veränderungen im Bereich des Stoffwechsels (Magenacidität nimmt ab, Hungergefühl nimmt ab, etc.) bzw. durch nicht sanierte Dentalproblematik Defizite bei den notwendigen Nährstoffen entstehen. Zusammen mit den Bemühungen, den potentiellen Schädigungsmöglichkeiten der „Freien Radikale", die für einen beschleunigten Alterungsprozess mit verantwortlich sind, entgegen zu wirken, kann sich daher mit zunehmendem Alter doch die Notwendigkeit einer – zumindest intermittierenden – Substitution ableiten.

Antioxidantien

Bei verschiedenen Stoffwechselprozessen entstehen im Körper die so genannten Freien Radikale. Freie Radikale sind in der Hauptsache Sauerstoffradikale, d.h. Sauerstoffverbindungen mit einem Elektronendefizit. Da diese Freien Radikale versuchen, Elektronen von anderen Substanzen abzuspalten, um sich selber in einen stabilen Zustand zu bringen, sind sie daher imstande, sehr rasch mit körpereigenen Strukturen zu reagieren und bestimmte Schäden in verschiedenen biologischen Substanzen zu setzen. Freie Radikale entstehen sowohl im Organismus, also durch die Atmung, (= Zellatmung = Oxidation) sowie durch bestimmte Abwehrzellen, als durch äußere Faktoren, wie z.B.

durch Rauchen, UV-Strahlung, Radioaktivität, ionisierte Strahlung von Fernsehgeräten, Computern, Handys, Smog, Ozon, Alkohol und bestimmte Arzneistoffe. Im Verlauf der Lebensevolution war unser Organismus im Stande, gegen die Gefahren der Freien Radikale in seinem Stoffwechsel Abwehrmaßnahmen zu entwickeln. Eines der effektivsten Enzyme, welche die Freien Radikale abfangen und ihre schädlichen Aktivitäten entschärfen kann, ist die Superoxid-Dysmutase. Gleichzeitig werden durch die Ernährung natürliche Antioxidantien, insbes. Vitamin A, C, E, Beta-Carotin, schwefelhältige Verbindungen, Selen und diverse Phytochemicals zugeführt, welche ebenfalls Sauerstoffradikale zu neutralisieren im Stande sind. Wichtig ist zu beachten, dass neben den durch die Ernährung zugeführten Antioxidantien auch die körpereigene Superoxid-Dysmutase wie andere schützende Enzyme von einer entsprechenden Zink-, Mangan-, Selen- und Kupferaufnahme abhängig ist. Wichtig ist es, antioxidativ wirksame Mikronährstoffe in Kombinationen aufzunehmen, wie es z.B. in der mediterranen Küche (italienische Küche, Kreta-Küche, südfranzösische Küche) der Fall ist. Dies trifft auch bei einer allfälligen Einnahme von Nahrungsergänzungsmitteln zu. Erhöhte Einzelgaben einzelner Antioxidantien sind zum Teil nicht in dem Maße wirksam, wie wenn sie in einer Art „Antioxidantien-Cocktail" verabreicht werden, in dem sie sich gegenseitig ergänzen können.

Schädliche Wirkungen der Freien Radikale

- Genetisches Material: Schäden können sowohl in der DNA und RNA des Zellkerns wie auch in den Mitochondrien auftreten.
- Gewebe, in denen Fette, bzw. fettähnliche Substanzen enthalten sind (wie z.B. Zellmembranen, Hormone, LDL-Cholesterin, Nervenscheiden, Augenpigmente, u.a.)
- Schäden an Geweben, welche Eiweiße enthalten, wie z.B. verschiedene Strukturproteine, Eiweißverbindungen des Bindegewebes, der Augenlinse, der Gefäßwände Blutzellen, Enzymen und andere.

Daraus ist abzuleiten, dass Freie Radikale bei verschiedenen Erkrankungen (insbesondere bei der Entstehung der Arteriosklerose) und damit bei Herz-Kreislauferkrankungen, rheumatischen Erkrankungen, Diabetes, Asthma, Krebs, Alzheimer-Krankheit ursächlich mitverantwortlich sind.

Folgende Bedingungen verstärken die Belastung mit Sauerstoffradikalen: Überhöhte Kalorienzufuhr (auch Kalorienmangel), Konservierungsmittel und Farbstoffe als Lebensmittelzusätze, Rauchen, Sonneneinstrahlung, kosmische Strahlung, Umweltgifte wie bestimmte Pflanzenschutzmittel, Ozon, chronische Entzündungen, medikamentöse Therapien, übermäßiger Stress, Überforderung, Schlafmangel sowie Extremsport (Hochleistungssport). Daher ist in vielen Fällen – auch mit zunehmendem Lebensalter – eine Einnahme von Nahrungsergänzungsmitteln, welche Antioxidantien enthalten, sinnvoll und notwendig.

Körperliche Aktivität, Sport und Training – und „Nahrungsergänzungsmittel"

Speziell mit zunehmendem Alter wird die wechselseitige Beziehung zwischen körperlicher Aktivität, Sport, Training und Ernährung immer enger. Ursachen dafür sind einerseits ein relativ höheres Beanspruchungsniveau bestimmter sportlicher Tätigkeiten auf den alternden Organismus, andererseits Einschränkungen in der Aufnahme von Nährstoffen im Zellstoff- bzw. Intermediärstoffwechsel. Konsequenz: Der ältere Sporttreibende sollte die Ernährung bewusst gestalten, um sowohl belastungsbedingte Ermüdungsphasen schneller kompensieren und besser ausgleichen zu können als auch den trainingsbedingten Leistungszuwachs zu garantieren und daher Gesundheit und Wohlbefinden zu stabilisieren. Das bedeutet: Je älter, je sportlich aktiver, desto hochqualitativer sollte Ihre Ernährung sein, (Nahrungsmittel mit hoher Nährstoffdichte, insbesondere Gemüse, Obst, Hülsenfrüchte, Kartoffeln, Milch und Vollkornprodukte sowie magere Fisch- und Fleischprodukte) und desto genauer sollte sie auch an den Energiebedarf Ihrer jeweiligen sportlichen Aktivität angepasst sein.

Ergänzen Sie mit „intelligenten Präparaten":

In Phasen von erhöhten physischen, psychischen bzw. psychophysischen Belastungen ist eine Einnahme von Nahrungsergänzungsmitteln sinnvoll und notwendig. Nahrungsergänzungsprodukte, welche den Stoffwechselbedingungen des mittleren bzw. höheren Lebensalters angepasst sind, sollen neben diversen Mikronährstoffen auch Aminosäuren enthalten, welche anabole (also Eiweiß) aufbauende Stoffwechselprozesse im Organismus fördern. Solche Präparate werden in den nächsten Jahren eine wesentlich bedeutendere Rolle spielen, besonders für ältere Sporttreibende. Aus vielen Untersuchungen ist nachweisbar, dass durch regelmäßige körperliche Aktivität, und zwar aus einem Mix zwischen Kraft- und Ausdauerbelastungen ein positiver Einfluss auf die Ausscheidung aufbauender Hormone, insbesondere auf das Wachstumshormon und das IGF-I, gegeben sind. Nicht umsonst gelten daher körperliche Aktivität und Sport als „jünger erhaltend", da sie nicht nur – wie erwähnt – die Funktionstüchtigkeit verschiedener Organe und Organsysteme bzw. des Gesamtorganismus erhalten, sondern darüber hinaus auch auf Grund der hormonellen Beeinflussungen positive Wirkungen auf den Zellstoffwechsel verschiedener Organsysteme haben. Wenn es Ihnen gelingt, diese Wirkungen durch von außen zugeführte Substanzen (insbesondere Aminosäuregemische mit Vitaminen, Spurenelementen, Antioxidantien und anderen biologisch wirksamen Substanzen) zu unterstützen, ist eine uneingeschränkt positive „Doppelwirkung" im Sinne des Wunsches „biologisch jünger zu bleiben" gegeben.

Was Sie noch beachten sollten

Nahrungsergänzungsmittel für körperlich Aktive im mittleren und höheren Lebensalter im Sinne des „My Way Active Aging Konzepts" und deren Interaktion zur Bewegung und Sport

- Phytochemicals: Obst, Gemüse, Beeren, Früchte, Olivenöl, Wein (bes. Rotwein), Nüsse, etc.
  Sulphoraphan: Abwehr von krebserregenden Sunstanzen; Vorkommen: besonders Brokkoli.
  Genistein: Hemmt die Bildung von feinsten Gefäßen im Krebsgeschwür; Vorkommen: vor allem Sojabohne.
  Capsiazin: Schützt die DNA im Zellkern; Vorkommen: Pfeffer
  Resveratrol: Schutz vor Arteriosklerose; Vorkommen: vor allem Olivenöl und Rotwein.
- Polyphenole: Dazu zählen vor allem Flavone, Flavonole, Katechine, Stilbene und Anthocyanine, welche vor allem in Gemüse, Obst, Zwiebel, Soja, Wein, Tee und Schokolade vorkommen. Die Polyphenole sind insgesamt sehr wirksame Antioxidantien, welche als Radikalfänger wirken, die LDL-Oxidation hemmen und die endotheliale NO-Wirkung positiv beeinflussen. Nach bisherigen Untersuchungen könnten sie den Alterungsprozess der Gefäßwand hinausschieben.
- Pflanzliche Sterole: Dazu gehören insbesondere Xalane und verschiedene Sitosterole, welche sich in verschiedenen Pflanzenölen, insbesondere im Olivenöl befinden. Ihre Wirkung besteht in einem Cholesterin senkenden und antiarteriosklerotischen Mechanismus durch Hemmung der Aufnahme von Cholesterin.
- Schwefelverbindungen: Pflanzliche Schwefelverbindungen kommen vor allem in Zwiebeln, wie auch im Knoblauch (Knoblauchöl) vor und spielen im Ernährungskonzept im Alternsgang eine wesentliche Rolle. Sie sind im Stande, den Cholesterinspiegel durch Synthesehemmung zu senken, das Zusammenballen von Blutplättchen zu verringern und auch den Blutdruck zu senken.
- Phytoöstrogene: Phytoöstrogene finden sich in Sojamehl, Getreide, Leinsamen, Brokkoli, Karotten, Rotklee, Johannisbeeren und anderen. Phytoöstrogene sind im Stande, den typischen Veränderungen des weiblichen Körpers im Alternsgang entgegen zu wirken (nach dem Wechsel und Absinken des körpereigenen Östrogenspiegels), insbesondere der Austrocknung von Haut und Schleimhäuten, dem Schütterwerden des Haares, wie auch der Osteoporose- und Arthroseneigung. Sie sind aber auch im Stande, Alltagsbeschwerden, wie Kopfschmerzen, Hitzewallungen, Schlaflosigkeit, Schweißausbrüche und andere positiv zu beeinflussen.
- Vitamine A, C, E, Beta-Carotin, Selen, schwefelhältige Verbindungen, Phytochemicals, insbesondere Isoflavone und Resveratrol, sind auch wirksame Antioxidantien.

Generelle Unterstützung und Stärkung der antioxidativen Kapazität: Durch **regelmäßige körperliche Aktivität und Sport** entsteht eine bessere vegetative Ruhelage, weniger Sympathikotonie und Stressbelastung und daher auch geringere Bildung von freien Radikalen

- Unterstützung der „Endothel-Funktion" in den Gefäßen; dabei spielen die Antioxidantien, insbesondere Vitamin A, (Betacarotin) Vitamin C, Vitamin E, Niacin, Vitamin B2, Selen, Zink, Mangan, Kupfer, Bioflavonoide, Anthocyane, Karotinoide, Co-Enzym Q10, die Aminosäure Arginin und Phytochemicals eine wichtige Rolle. **Maßvolle körperliche Aktivität und Sport**, speziell **Ausdauerbelastungen**, helfen ebenfalls zur Erhaltung einer guten Endothelfunktion! (Scherkräfte → NO- (Stickoxyd-Freisetzung)
- Unterstützung des Immunsystems: Glutaminsäure, Selen, Zink, Phytochemicals und ungesättigte Fettsäuren. **Maßvolles Ausdauertraining** unterstützt die Funktion des Immunsystems, übermäßige Belastungen bzw. Anstrengungen haben allerdings einen gegenteiligen Effekt. Nach solchen Belastungen kann die Infektanfälligkeit deutlich erhöht sein!
- Unterstützung von „Entgiftungsreaktionen": Phytochemicals, Selen, Alpha-Liponsäure sowie einer bestimmten Form des Metionins.
- Unterstützung und Aktivierung des Gehirnstoffwechsels: Verschiedene Aminosäuren, insbesondere Valin, Leucin, Isoleucin, Threonin, Phenylalanin, Tryptophan, Arginin, Taurin, welche zum Teil Vorstufen von Neurotransmittern darstellen. **Körperliche Aktivität (Ausdauerbelastung)** erhöht die Gehirndurchblutung, fördert die Bildung von neuen Synapsen (Verbindungen zwischen verschiedenen Neuronen, z.B. zur Koordinationsverbesserung) und verbessert verschiedene Stoffwechselvorgänge des Gehirns, insbesondere die Bildung und die Ausschüttung von Botenstoffen.
- Unterstützung des Kohlenhydrat- und Energiestoffwechsels: B-Vitamine, Magnesium, Chrom, Zink, Mangan und L-Carnitin (unterstützt die Energiegewinnung aus Fett), neben Nahrungsmitteln wie Vollkorngetreideprodukte, Gemüse, Obst, Nüsse, Milchprodukte.
- Verhinderung einer chronischen Übersäuerung des Organismus: Viele Stoffwechselzwischen- und -endprodukte sind sauer. Hinzu kommt, dass bei körperlicher Aktivität, Sport und Training Stoffwechselendprodukte gebildet werden, welche Säuren, bzw. Salze von Säuren sind (z.B. Milchsäure). Hohe Konzentrationen an Milchsäure im Körper sind nicht nur für die Ermüdung bei oder nach "Muskelarbeit" verantwortlich, sondern bewirken durch eine höhere Aktivierung des Sympathischen Nervensystems bei intensiven Belastungen eine erhöhte Ausschüttung von Stresshormonen, beeinflussen das Immunsystem negativ und können vor allem bei wiederholter Einwirkung negative Einflüsse auf das Bindegewebe und die Regeneration haben. Ernährungsbedingt führt auch eine erhöhte Eiweißzufuhr zu einer vermehrten Säureproduktion. Sind nicht genug Puffer

vorhanden, um diese Säuren abzufangen bzw. auszugleichen, kann daraus eine raschere Ermüdung des Gesamtorganismus resultieren.
Als Ausgleich zur Verhinderung einer chronischen Übersäuerung, insbesondere bei regelmäßiger körperlicher Aktivität, Sport und Training, sind daher Inhaltsstoffe bzw. Lebensmittel mit basischen Nährstoffen, insbesondere Kalium, Magnesium, Kalzium, Zink, Polyphenolen, Biotin, L-Carnitin, Omega-6-Fettsäuren zu empfehlen, welche besonders in Gemüsen, Salaten, Kartoffeln, sowie diversen Kräutertees enthalten sind. Zusätzlich ist auf das richtige **Belastungs-Pausen-Verhältnis** und **Erholungstage** im Rahmen eines **Wochentrainingsplanes** zu achten.

- Unterstützung der Regeneration und Verletzungsvorbeugung: Alle Zellen des menschlichen Körpers sind von Zellwänden umgeben. Die Zellwand dient der Stabilisation der Zellform, der Abgrenzung und dem Schutz nach außen, und reguliert überdies als sogenannte Biomembran den Stoffaustausch. Fettsäuren und Phospholipide sind wichtige Bestandteile dieser Zellmembranen. Daher sind Mikronährstoffe wie Omega-3- und Omega-6-Fettsäuren sowie Phospholipide wichtig zur Zellstabilisierung und zur Erhaltung der Zellfunktion während Belastung und in der Regeneration. Überdies sind im Rahmen des Belastungs- und des Erholungsstoffwechsels viele Aminosäuren notwendig, insbesondere jene, die im Körper nicht synthetisiert werden können, also die so genannten essentiellen Aminosäuren. Eine der wichtigsten Aminosäuren ist Arginin, welche folgende Stoffwechselprozesse unterstützt: Arginin stimuliert die Ausschüttung von Insulin, Glukagon, Katecholaminen, Wachstumshormon sowie IGF-I. Wie schon erwähnt, haben die Wachstumshormone eine anabole Wirkung auf die Proteinbildung und hemmen die Lipidsynthese. Anabole Prozesse sind gerade im Alternsprozess für die Muskulatur bzw. für das Funktionieren des Gesamtorganismus (Zellwiederherstellung, Regeneration) von hervorragender Bedeutung. Ferner unterstützt Arginin bestimmte Zellen des Immunsystems, insbesondere die Lymphozyten und die Makrophagen, stimuliert und fördert zusammen mit Prolin, Hydroxyprolin und Glycin die Kollagensynthese (Bindegewebe, erhöhter Umsatz nach operativer Belastung) und Wundheilung und kann nach verschiedenen Studien auch zur Senkung des LDL-Cholesterins beitragen. Darüber hinaus unterstützt Arginin auch den Stickstoff- (NO) Stoffwechsel, wodurch eine gefäßerweiternde Wirkung von Stickoxid gegeben ist (siehe auch Unterstützung der Endothel-Funktion). Auch die Aminosäuren Glycin, Zystein und Glutamin spielen im Rahmen der Redox-Systeme zur Abwehr von oxidativem Stress eine wichtige Rolle und haben darüber hinaus großen Einfluss auf das Immunsystem, indem sie bei älteren Menschen die Immunantwort verbessern. Ornithin ist eine wichtige Aminosäure, welche verschiedene reparative Prozesse wie auch das Immunsystem unterstützt. Die Aminosäure Lysin ist für die Knochenbildung, d.h. den Knochenstoffwechsel sowie für das Immunsystem wichtig und spielt ebenfalls bei der Bildung und Ausschüttung von Wachstumshormonen eine wichtige Rolle. Über Einflüsse auf die Thymusdrüse ist sie überdies in die Infektabwehr und Reparationsprozesse eingebunden.

- Verhinderung des Proteinabbaues der Muskulatur während und nach intensiven körperlichen Belastungen: Wie schon erwähnt ist es ein vordringliches Gebot im Alternsprozess, die in der Jugend erworbene Muskelmasse zu erhalten, bzw. nach langer Bewegungspause eine entsprechende Muskelmasse wieder aufzubauen. Dazu sind **verschiedene Sportarten und ein effektives Krafttraining wichtig und notwendig**. Während des Trainingsprozesses kommt es sowohl zu hormonellen Veränderungen als auch zu Veränderungen der Proteinbildung in der Muskulatur. Während der Trainingsbelastung ist die Proteinsynthese eher unterdrückt, während hingegen der Proteinabbau in den beanspruchten Strukturen erhöht ist. Verbunden damit ist ein Anstieg des Wachstumshormons und des Cortisols (eines der sogenannten Stresshormone) sowie eher ein Abfall der Blutkonzentrationen von Androgenen. Hingegen kommt es in der Regenerationsphase nach der Belastung zu einer erhöhten Proteinbildung, während der Proteinabbau niedrig ist. Hand in Hand damit erhöhen sich die Blutspiegel androgener Hormone, während das Kortisol abfällt. Dies bedeutet, dass besonders bei und nach intensiven und lang dauernden Belastungen eine Ergänzung mit Aminosäurengemischen, verbunden mit Vitaminen und Spurenelementen, angezeigt ist, um den Erholungsprozess zu beschleunigen und eine länger dauernde katabole (abbauende) Stoffwechsellage zu verhindern. Verschiedene Untersuchungen weisen darauf hin, dass diese Ergänzung sehr bald nach Belastungen erfolgen soll, da in dieser Zeit die Bluthormonspiegel von anabol wirksamen Hormonen noch hoch sind. Daraus läßt sich ableiten, dass gerade bei älteren Sporttreibenden mit einer Verlangsamung von Stoffwechselprozessen eine derartige Ergänzung sinnvoll ist, um den Regenerationsprozess zu beschleunigen, beeinträchtigte Zellstrukturen wieder aufzubauen und den beim Eiweiß-Stoffwechsel entstandenen Ammoniak schneller abzubauen. Generell ist es daher für den älteren Sporttreibenden sinnvoll, nicht nur Kohlenhydrate zur raschen Wiederauffüllung der Glykogenreserven, sondern auch hochwertige Eiweißprodukte, wie sie in Kombinationen mit Milch, Vollkornprodukten, Ei und diversen pflanzlichen Produkten sowie in speziellen Nahrungsergänzungsmitteln enthalten sind, anzubieten. Insbesondere die Aminosäuren Isoleucin, Leucin und Valin sind in diesem Zusammenhang zu erwähnen. Hinsichtlich einer spezifischen Supplementierung (Ergänzung zur verstärkten Wirkung) sei auf die ärztliche Beratung hingewiesen.
- Anregung der Wachstumshormonausscheidung: Diese Wirkung lässt sich durch bestimmte Aminosäuren, u.a. Arginin, Phenylalanin und Ornithin erzielen, gleichzeitig aber auch durch „Dinner-Cancelling" bzw. auch durch

ein Vermeiden der Kohlenhydrataufnahme (Kohlenhydrate mit hohem und mittlerem glykämischen Index) nach 17:00 Uhr. Allerdings sind die entscheidendsten Faktoren für die Anregung des Wachstumshormons und anderer Hormone mit aufbauender Wirkung (wie z.B. IGF-I, Testosteron, MGF) **körperliche Aktivitäten** bzw. **Sportausübung und Training höherer Intensität und Dauer, vor allem das Kraft- bzw. Kraft-Ausdauertraining.** So konnte z.B. nachgewiesen werden, dass auch für das anabol wirksame IGF-I (Insulin like Growth-Faktor I) nicht nur ein trainingsabhängiger Zusammenhang besteht, sondern auch erhöhte Basalspiegel bei einer besseren Leistungsfähigkeit (Fitness) gegeben sind. Neue Forschungsergebnisse weisen darauf hin, dass auch der Mechanical Growth Factor (MGF), welcher nur in der Muskulatur gebildet wird und einen der besten Regenerations- und Repair- sowie Aufbaufaktoren für die Muskulatur darstellt, durch Training – auch im Alter – vermehrt freigesetzt werden kann. Dieses Phänomen spielt gerade beim älteren Menschen bzw. im Alternsgang zum Erhalt der Muskulatur und der Mobilität eine entscheidende Rolle. Die Kombination von Training, Ernährung und Substitution ist daher eine der Hauptsäulen des „My Way Active Aging Konzepts".

- Verbesserung der Stresstoleranz mit günstigen Effekten auf die Psyche: Auch dabei spielen verschiedene Aminosäuren (Isoleucin, Leucin, Valin, Phenylalanin und Tryphtophan als z.B. Vorstufe von Serotonin) und Magnesium als Botenstoff-modulierende (-veränderende) Substanzen eine wesentliche Rolle. Diese Aminosäuren werden auch als „Stressaminosäuren" bezeichnet, die antidepressiv wirken können, positive Grundstimmung, Kreativität und Motivation fördern, Angst vermindern und die Stresstoleranz steigern. Auch **regelmäßige körperliche Aktivität, Sport und Training**, insbesondere **Ausdauerbelastungen**, tragen zur Verbesserung der Stresstoleranz bei, da sie eine erhöhte Vagotonie, also eine bessere Ruhelage des vegetativen Nervensystems sowie eine geringere Inanspruchnahme und Ausschüttung von Stresshormonen während submaximaler Belastungen bewirken. Das bedeutet, ein trainierter Organismus arbeitet ökonomischer und bei gleichen Belastungen „niedrigtouriger" als ein untrainierter!

In diesem Sinn ist auch der präventive Aspekt von körperlicher Aktivität, Sport und Training als Gegenspieler zur Entstehung psychosomatischer Erkrankungen zu verstehen. Psychosomatische Erkrankungen können als Folge von lang dauernden, bzw. immer wieder auftretenden Stressbelastungen, Ärger, nicht bewältigten Schicksalsschlägen, etc entstehen, wobei funktionelle Veränderungen zu krankhaften Organmanifestationen führen können.

Dieser Weg lässt sich allerdings auch in die andere Richtung, als „Somatopsychische Bewegungswirkung", beschreiten. Durch regelmäßige körperliche Aktivität, Sport und Training ist neben einer Veränderung der Gehirndurchblutung auch eine verbesserte Ausschüttung und Freisetzung von

Botenstoffen gegeben, die sowohl den Gehirnstoffwechsel positiv beeinflussen als auch positive Stimmung erzeugen (das Glücksgefühl der Läufer durch die so genannten Endorphine ist ein Beispiel dafür). Diese positive Stimmung geht Hand in Hand mit der Zufriedenheit „etwas geleistet zu haben, sich bestätigt zu haben" bzw. mit Freunden und Bekannten schöne Stunden verbracht zu haben. Dies ist wiederum ein positiver Anreiz für die Funktionsoptimierung der „psycho-neuro-immunologischen Achse" mit positiven Auswirkungen auf das hormonelle und das vegetative System, das Immunsystem und auf den Gesamtorganismus.

Einige abschließende Hinweise zum „My Way Active Aging"-Ernährungskonzept

Viele Experten gehen davon aus, dass sich vier Faktoren wesentlich auf die geistige Leistungsfähigkeit im Altern auswirken, nämlich „Brain Sports", „Brain Jogging", „Brain Food" und „Brain-Relaxing".
„Brain Jogging" weist auf die unbedingt notwendige Herausforderung hin, das Gehirn durch lebenslanges Lernen, durch Herausforderungen, durch Neugierde am Neuen funktionstüchtig zu erhalten. Der Name soll darauf hinweisen, dass, wie bei allen anderen Organen, eine regelmäßige Inanspruchnahme die intellektuelle Funktion erhält. Der „wohlverdiente Ruhestand" ist intellektuell - psychisch wie physisch – als „Lebensmaxime" in der Pension kategorisch abzulehnen!
„Brain Sports" weist darauf hin, dass auch regelmäßige körperliche Aktivität, Sport und Training nur positive Einflüsse auf das alternde Gehirn hat. Wie schon erwähnt, wird die Durchblutung des Gehirns gesteigert, was eine verbesserte Sauerstoffversorgung und Stoffwechselaktivität bewirkt, darüber hinaus werden durch Bewegungsreize mehr Neurotransmitter gebildet und ausgeschüttet, welche sowohl für die Funktion, wie auch für positiv psychische Effekte verantwortlich sind. Darüber hinaus fördert die sportliche Betätigung (wie auch intellektuelle Herausforderung) die Bildung bzw. den Erhalt von Synapsen zwischen den Neuronen, was zur Beibehaltung einer guten Koordination mit zunehmendem Alter wichtig und notwendig ist. Ferner ist bekannt, dass bei Sportausübung niedriger Intensität durch diese Effekte auch gedankliche Blockaden gelöst werden können, indem sich festgefahrene neuronale Kreisläufe auflösen und sich neue Assoziationen bilden können.

„Brain Food":

Obwohl unser Gehirn von Zucker und Sauerstoff lebt und daher theoretisch keine Notwendigkeit für weitere spezielle Mikronährstoffe besteht, spielt die Ernährung bzw. Ergänzung mit Mikronährstoffen und Aminosäuren doch eine wichtige Rolle. Zum einen um im Alternsgang arteriosklerotische Gefäßveränderungen auch bei Gehirngefäßen zu vermeiden, zum anderen um die komplexen Stoffwechselprozesse im Bereich der Hormon- und Botenstoffbildung durch die entsprechenden Mikronährstoffe zu unterstützen. Nicht zu vergessen ist eine reichliche Flüssigkeitszufuhr (ältere Menschen trinken oft über lange Perioden zu wenig!!!), um die normale Funktion der Gehirnleistung zu gewährleisten.

„Brain Relaxing":
Sie wissen sicher, dass permanenter Zeitmangel, Hektik und zu viel Stress unter anderem auch die Gedächtnisleistung reduziert. Dazu zählen berufliche Überlastung genau so wie ungelöste Partnerschaftsprobleme oder Streitsituationen in der näheren und ferneren Umgebung (Nachbarschaft). Der Wirkungsmechanismus dieser Effekte scheint über eine hohe Kortisolausschüttung zu funktionieren, welche über das Blut diverse hormonelle Reaktionen des Gehirns, unter anderem auch die wichtige Interaktion mit dem DHEA (ein Gegenspieler des Kortisols) beeinflusst. Neurologen stellten durch Experimente fest, dass bei überhöhtem Stress, Zeitmangel, Anspannung und Hektik die Kapazität (Aufnahmefähigkeit) des Gehirns – oft nicht bewusst – so belegt ist, dass die Aufmerksamkeit, die Konzentration auf Neues, leidet. Deshalb ist es wichtig, dass Sie psychische Spannungsfelder orten und abbauen (My Way Active Aging Ratschlag), wobei auch auf die permanente Reizüberflutung zu achten ist. Da im Altern die Gehirnleistung schicksalhaft abnimmt, sollten Sie eine Überlastung der verfügbaren Kapazität durch Reizüberflutung und übermäßige Anspannung und Stress vermeiden. Methoden wie einfache Atemübungen, „Gedankenhygiene", das „Loslassen-Können" bis hin zu meditativen Techniken können Ihnen wesentlich helfen, Ihr Gehirn bis ins hohe Alter leistungsfähig und aufnahmebereit zu erhalten.

Dinner cancelling

Tierversuche konnten nachweisen, dass eine langfristige niederkalorische Ernährung die Anfälligkeit für alternsbedingte Erkrankungen senkt und die Lebenserwartung erhöht. Die theoretischen „Überlegungen" dahinter besagen, dass ein geringerer Energieumsatz auch eine geringere Belastung durch Sauerstoffradikale mit sich bringt, welche besonders bei oxidativem Stoffwechsel, also bei der Verbrennung der Nährstoffe, entstehen. Viele Experten sind der Meinung, dass durch den niedrigeren oxidativen Stress die Reparaturmechanismen des Organismus effektiver wären. Dies entspräche einem so genannten hypometabolischen Zustand (verminderter Stoffwechsel), bei dem auch die Insulinsensitivität höher und die Bildung von Glukose-Protein-Komplexen geringer sind. Auch das Vermeiden zu hoher Raumtemperaturen im Winter, also dauerhaft erhöhtem Energieumsatz zur Thermoregulation, wird in diesem Zusammenhang als wichtiger Mitfaktor diskutiert.

Nach den bisherigen Erkenntnissen dürften diese tierexperimentellen Ergebnisse auch auf den Menschen übertragbar sein, zumal das beschriebene Phänomen bei bestimmten Bevölkerungskollektiven mit niederkalorischer Ernährung bekannt ist. Nach den vorliegenden Erfahrungen scheint eine gezielte Kaloriensenkung über 15–16 Stunden besonders effektiv zu sein („Dinner Cancelling"), was bedeutet, dass Sie auf eine Nahrungsaufnahme nach 17.00 Uhr verzichten sollten. Die dafür verantwortlichen Mechanismen liegen wahrscheinlich in einer hormonell-neuroendokrinen Funktionsoptimierung, welche sowohl die Ausscheidungsraten wie auch die Rezeptorensensibilität betrifft. Dieser Effekt soll besonders auf die Ausscheidung von Wachstumshormonen und Melatonin zutreffen. Allerdings bestehen auch gegenteilige Meinungen zur Wirksamkeit dieser Maßnahme. Jedenfalls sollen sich daraus offensichtlich eine verbesserte Zellregeneration während der Schlafphase bzw. verbesserte Repair-Mechanismen zur Stabilisierung des Erbguts ergeben (Abwehr fehlgeteilter Zellen). Daher empfehlen viele Experten, die sich mit Ernährung im Alternsgang beschäftigen, ein „Dinner Cancelling" an zwei Tagen pro Woche, bzw. bewusst kleine und kohlenhydratarme bzw. -freie (insbesondere Nahrungsmittel mit hohem und mittlerem glykämischen Index) Mahlzeiten an den verbleibenden Wochentagen. Realistischerweise ist dies für viele Berufstätige nicht leicht einzuhalten, trotzdem ist es empfehlenswert. Leichter können die Vorteile des Dinner Cancellings auf jeden Fall nach der Pensionierung genützt werden, wobei als Umsetzungsstrategie empfohlen wird, das Abendessen jeden Abend um fünf bis zehn Minuten früher einzunehmen, wodurch der Organismus die Umstellung nicht so deutlich merkt und das befürchtete abendliche Hungergefühl ausbleibt. Gerade in der Pension könnten Sie dies auch durch andere Freizeitaktivitäten wie Sport oder kulturelle Events hilfreich unterstützen.

Wein – „die Milch des Alters"?!

Wein, insbesondere Rotwein, hat eine erwiesene kardioprotektive (herzschützend) Wirkung. Viele Studien bestätigen, dass regelmäßiger Genuss mäßiger Mengen von Wein die Erkrankungs- und die Sterblichkeitsrate durch Herz- und Gefäßkrankheiten senken und damit die Lebenserwartung erhöhen kann. Neben anderen Inhaltsstoffen dürfte für diese Wirkungen Resveratrol hauptverantwortlich sein, welches, wie schon erwähnt, günstige Wirkungen auf den Cholesterinspiegel, die Endothelfunktion, sowie auf die Dünnflüssigkeit des Blutes hat und darüber hinaus auch anti-entzündlich wirken kann. Allerdings muss betont werden, dass zusätzlich andere Inhaltsstoffe, wie Tannine und Polyphenole, die durch die Lagerung des Weins in Eichenfässern in den Wein extrahiert werden, Schwefelverbindungen sowie der Alkohol selbst für die positive Gesamtwirkung mitverantwortlich sein dürften. Wiewohl durch mehrere Studien in verschiedenen Ländern positive Aspekte von mäßigem Alkoholgenuss festgestellt wurden und auch Statistiken in mediterranen Ländern, in denen ein mäßiger (insbesondere Rot-) Weingenuss an der Tagesordnung ist, diese Ergebnisse untermauern, ist die Gefahr des Alkoholmissbrauchs in vielen Ländern gegeben, zumal auch schon Jugendliche durch exzessiven Alkoholgenuss gefährdet sind. So sehr daher vor Alkoholmissbrauch zu warnen ist, so sehr sollte aber auch keine Verteufelung der positiven Wirkungen von Alkohol, insbesondere von Wein, aber auch von Bier – besonders in der Erholungsphase nach Belastungen – erfolgen! Der Vergleich verschiedenster Guidelines aus verschiedenen Ländern (weltweit) ergibt, dass als Tagesdosis Wein etwa 0,3 l für Frauen und bis zu 0,4 l für Männer festzusetzen seien. Dies entspricht bei den durchschnittlichen mitteleuropäischen Weinen der Empfehlung von 24 g bei Frauen bzw. 32 g Alkohol bei Männern. Eine andere Empfehlung weist auf so genannte „Trinkeinheiten" hin, wobei jede Trinkeinheit etwa zwischen 10 – 12 g Alkohol anzusetzen ist. Umgelegt auf den durchschnittlichen Wein mit etwa 12 Volumsprozenten Alkohol bedeutet dies etwa 1 (bis 2) Gläser (1/8 l) Wein für die Frau und etwa 2 (bis 3) Gläser (1/8 l) für den Mann. Dies entspricht auch der Praxis in vielen Partnerschaften, wo zusammen eine Flasche Wein getrunken wird, wobei der Mann meist mehr, also etwa 0,4 l und die Frau etwa 0,3 l im Laufe des Abendessens, des Abends, konsumiert. Hinzu zu fügen ist, dass diese Richtwerte deutlich unter den oberen Grenzwerten, also den gerade noch unbedenklichen Mengen liegen. Hervorzuheben ist aber auch, dass die empfohlenen Mengen nur dann gelten, wenn Sie gesund sind und nicht an Leber-, bestimmten Stoffwechsel- bzw. Herz-Kreislauferkrankungen leiden. Im Zweifelsfall lassen Sie sich von Ihrem Hausarzt beraten.

Das My Way Active Aging Konzept – kurz zusammengefasst

Ihnen als aufmerksamen Leser wird bewusst geworden sein, dass die Empfehlungen für Makro- und Mikronährstoffe im Alternsgang besonders gut mittels einer mediterranen Diät durch ihre ausgewogene Produktpalette an Meeresfischen, Olivenöl, Gemüsen, Salaten, Obst, Früchten und Nüssen gewährleistet ist. In Untersuchungen hat es sich erwiesen, dass diese Diät in der Lage ist, die Herz-Kreislauf-Erkrankungsrate und -sterblichkeit, aber auch die Gesamtsterblichkeit zu senken. Zur Umsetzung ist es notwendig, vor allem sichtbare tierische Fette und Nahrungsmittel mit verdeckten Fetten zu meiden und dafür mehr Hülsenfrüchte und Obst, Seefische, magere Fleischprodukte und Gemüse, zubereitet mit Olivenöl bzw. Rapsöl, zu verzehren. Eine Beachtung dieser Grundsätze zusammen mit einer bewussten und umsatzentsprechenden Kohlenhydrataufnahme ist neben der „Gesundheitswirkung" darüber hinaus im Stande, ein Halten des Gewichts bzw. auch eine Gewichtsabnahme zu ermöglichen. Nochmals sei erwähnt, dass deutliches Übergewicht bzw. Adipositas bis hin zum metabolischen Syndrom mit allen Herz- und Gefäß-Folgeerkrankungen, zu Gelenksproblemen und gestörten Bewegungsabläufen, beeinträchtigter körperlicher und geistiger Leistungsfähigkeit und zu einer eingeschränkten Immunabwehr mit einem erhöhten Risiko für bestimmte maligne Tumorerkrankungen führen kann. Dem gegenüber stehen die positiven Auswirkungen einer Gewichtsreduktion von etwa fünf bis zehn Kilogramm, welche bewirken können, dass die Sterblichkeit durch Herz- und Gefäßkrankheiten bedingt, um etwa 10 %, die Gesamtsterblichkeit um etwa 20 %, die durch Krebs bedingte Sterblichkeit um etwa 35 % sinkt und die Zahl jener, die an Diabetes sterben, um etwa 25 % sinkt!

Das „My Way Active Aging Konzept" vermittelt Ihnen somit Genuss, allerdings mit Maß und Ziel! Wenn Sie mediterrane Ernährungsformen wählen, und Lebensmittel mit hohem und mittlerem glykämischem Index, bzw. niedriger Glykämischer Last vermeiden, haben Sie einfache Instrumentarien zur Gewichtsreduktion und zur Erhaltung der Gesundheit in Händen. Bei regelmäßiger Sportausübung bzw. Training, ist überdies auf die notwendige Zufuhr von Kohlenhydraten für einen entsprechenden Energiestoffwechsel unter Belastung zu achten. Dazu müssen Sie nicht „Kalorien klauben" oder „Kalorien zählen". Sie sollten allerdings den Kalorienverbrauch bestimmter motorischer Tätigkeiten, sowie den Energiegehalt verschiedener Lebensmittel bzw. deren glykämischen Index/Logi-Index abschätzen können. Dann sind Sie gerüstet, um auch mit zunehmendem Alter Gesundheitsstabilität und Leistungsfähigkeit zu gewährleisten.

Sportmedizinische Untersuchungs- und Trainingsmöglichkeiten für Ihr „My Way Active Aging" Konzept

Österreichisches Institut für Sportmedizin
Auf der Schmelz 6
1150 Wien
Tel +43(1)4277/28701
Fax +43(1)4277/9287
www.sportmedizin.or.at
Email: info@sportmedizin.or.at

Alpen Therme Gastein
Sen-W.Wilflingplatz 1
5630 Bad Hofgastein, Österreich
Tel: +43(0)6432/8293-0
Fax: +43(0)6432/8293-14
E-Mail: info@alpentherme.com

Literatur

BACHL N, BARON R, TSCHAN H, KOZLOVSKAYA I, MOSSAHEB M, BUMBA W, HILDEBRAND F, KNAUF M, WITT M, ALBRECHT R, CHARITONOV N (1993) Grundlagen der muskulären Leistungsfähigkeit unter Bedingungen der Schwerelosigkeit. In: Wien Med Wochenschr 142 (23-24):588–610

BANDLER R, GRINDER J (2001) Struktur der Magie 2. Kommunikation und Veränderung. Junfermann, Paderborn

BARON DK, BERG A (2004) Optimale Ernährung des Sportlers. Hirzel, Stuttgart-Leipzig

BECKMAN KB, AMES BN (1998) The free radical theory of Aging matures. Physiological Reviews 78:547–581

BIESALSKI et al (1999) Ernährungsmedizin. Georg Thieme, Stuttgart

BIRKNER HA, ROSCHINSKY J (1999) Handbuch für Aquajogging. Meyer & Meyer, Aachen

BÖHM M, JOCKENHÖVEL F, WEIDNER W (2004) Männersprechstunde. SpringerWien NewYork

BOOTH FW, GORDON SE, CARLSON CJ, HAMILTON MT (2000) Waging war on chronic diseases: primary prevention through exercise biology. J Appl Physiol 88:774–787

BOOTH FW, CHAKRAVARTHY MV, GORDON SE, SPANGENBURG EE (2002) Waging war on physical inactivity: using modern molecular ammunition against an ancient enemy. J Appl Physiol 93

BORG G (2004) Anstrengungsempfinden und körperliche Aktivität. In: Deutsches Ärzteblatt 101/2004

BRAUN R (2005) Führen ohne Drama. Linde, Wien

CAVANAGH PR (1990) Biomechanics of Distance Running. Champaign IL: Human Kinetics Books.

COVEY SR (2000) Die sieben Wege zur Effektivität. Heyne, München

DAMASIO A (1997) Descartes' Irrtum. dtv, München

DAMASIO A (1999) Ich fühle, also bin ich. List, München

DeMARÉES H (2002) Sportphysiologie. Sport & Buch, 9. Aufl. Strauß, Köln

DIRKS A, LEEUWENBURGH C (2005) Der Einfluss von Alter und Training auf die Apoptose im Skelettmuskel. In: Deutsche Zeitschrift für Sportmedizin, Jg 56(3)

FRANKL VE (1994) Logotherapie und Existenzanalyse. Quintessenz, München

GARDNER H (2001) Good work. Klett Kotta, Stuttgart

GIEHRL J, HAHN M (2004) Richtig Schwimmen. BLV Verlagsgesellschaft, München

ENGELHARD M, NEUMANN G (1994) Sportmedizin. BLV Verlagsgesellschaft, München

FRÖHNER G (1993) Die Belastbarkeit als zentrale Größe im Nachwuchstraining. Philippka Sportverlag, Münster

FREY G, HILDENBRANDT E (1994) Einführung in die Trainingslehre. Teil 1: Grundlagen. Karl Hoffmann, Schorndorf

FREY G, HILDENBRANDT E (1995) Einführung in die Trainingslehre. Teil 2: Anwendungsfelder. Karl Hoffmann, Schorndorf

FRONTERA et al (2000) Aging of skeletal muscle: a 12-year longitudinal study. In: J Appl Physiol 88

GASSER R (Hrsg)(2004) Angewandte Anti-Aging-Medizin. Verlagshaus der Ärzte, Wien

GOLDSPINK G, YANG SY (2004) The soelicing of the IGF-I gene to yield different muscle growth factors. Adv Genet 52:23–49

GOLDSPINK G (2004) Age-related muscle loss and progressive dysfunction in mechanosensitive growth factor signalling. Ann NY Acad Sci 1019:294–8

HAMEED M, LANGE KHW, ANDERSEN JL, SCHJERLING P, KJAER M, HARRIDGE SDR, GOLDSPINK G (2003) The effect of recombinant human growth hormone and resistance training on IGF-I mRNA expression in the muscles of elderly men. J Appl Physiol 15(555):231–240

HOLLMANN/HETTINGER (2000) Sportmedizin, 4. Aufl. Schattauer, Stuttgart

HUBER J (2004) Grundlagen der Altersprävention. Maudrich, Wien – München – Bern

JORDAN A, SCHWICHTENBERGER M (2005) Kräftigen und Dehnen.Meyer & Meyer, Aachen

KEUL J, HANN N (1998) Die richtige Fitnessernährung. Unschau Braus, Heidelberg

KNEISSLER M (2005) Welcher Sportler muss am meisten schuften? In: P.M.-Magazin. Heft 2

KUHN K, NÜSSER S, PLATEN P, VAFA R (2004) Richtig Ausdauertraining. BLV Verlagsgesellschaft, München

KONOPKA P (2001) Radsport. BLV Verlagsgesellschaft, München

LINDNER W (1998) Radsporttraining. BLV Verlagsgesellschaft, München

LÖLLGEN H (2004) Das Anstrengungsempfinden. In: Deutsche Zeitschrift für Sportmedizin. Jg 55(11)

LUHMANN N (2001) Soziale Systeme. Suhrkamp, Frankfurt/Main

LUNDIN SC (2000) Fish. Mosaik, München

MARTIN D, CARL K, LEHNERTZ K (1991) Handbuch Trainingslehre. Karl Hoffmann, Schorndorf

McARDLE WD, KATCH FI, KATCH VL (1996) Exercise Physiology, 4. ed. Williams & Wilkins, Baltimore

MEINEL K, SCHNABEL G (1998) Bewegungslehre – Sportmotorik. Sportverlag Berlin, Berlin

MERKER K, SIEMS W, GRUNE T (2002) Alterungstheorien. Lebenslange Attacke tötet Zellen. Govi, Eschborn

NEUMANN G, HOTTENROTT K (2002) Das große Buch vom Laufen. Meyer & Meyer, Aachen

PAUL G, SCHUBA V (2001) Aktiv kontra Osteoporose. Meyer & Meyer, Aachen

PLATONOV VN (1999) Belastung – Ermüdung – Leistung. Philippka Sportverlag, Münster

PROKOP L, BACHL N (0000) Alterssportmedizin. SpringerWienNewYork

REITZ M (2004) Prinzip Uhr Gen. Hirzel, Stuttgart – Leipzig

RIEDER A, LOHFT B (Hrsg)(2004) Gender Medizin. SpringerWienNewYork

ROSENBERG M (2001) Gewaltfreie Kommunikation. Junfermann, Paderborn

RUDOLPH KL, CHANG S, LEE HW, BLACSO M, GOTTLIEB GJ, GREIDER C, DePINHO R (1999) Longevity stress response and cancer in aging telomerase-deficient mice. Cell Vol 96:701–712

RÜHL J, SCHUBA V (2003) Funktionelles Fitnesskrafttraining. Meyer & Meyer, Aachen

SAINT EXUPERY DE A (1956) Der kleine Prinz. Karl Rauch, Düsseldorf

SCHLICHT W, SCHWENKMEZGER P (1995) Gesundheitsverhalten und Bewegung. Karl Hoffmann, Schorndorf

SCHNABEL G, HARRE D, BORDE A (Hrsg) (1994) Trainingswissenschaft: Leistung – Training – Wettkampf. Sportverlag Berlin, Berlin

SCHÖTTLER B (2002) Bewegungsspiele 50 Plus. Meyer & Meyer, Aachen

SCHOLZ M (2004) Chronobiologie – Rhythmus des Lebens. In: Anti-Aging news. Heft 02/2004

SERVAN-SCHREIBER D (2004) Die neue Medizin der Emotionen. Kunstmann, München

SINAKI et al (2001) In: J Phys Med Rehab 80:5, S 330–338

SPIRIDUSO WW (1995) Physical dimensions of Aging. Human Kinetics, Champaign

SPRING H et al (1986) Dehn- und Kräftigungsgymnastik. Georg Thieme, Stuttgart

THIENES G (2000) Beweglichkeitstraining. BLV Verlagsgesellschaft, München

TOKARSKI W, EUTENEUER-TREPTOW K, WAGNER-HAUTHAL B (2002) Ein Leben lang in Schwung. Band 1. Meyer & Meyer, Aachen

TOKARSKI W, EUTENEUER-TREPTOW K, WAGNER-HAUTHAL B (2002) Ein Leben lang in Schwung. Band 2. Meyer & Meyer, Aachen

VEIGA S, MELCANGI RC, DONCARLOS LL, GARCIA-SEGURA LM, AZCOITIA I (2004) Sex hormones and brain aging. Experimental Gerontology Vol 39(11-12):1623–1631

VFED eV (Hrsg)(2002) Praxis der Diätethik und Ernährungsberatung. Hippokrates, Stuttgart

WATZLAWICK P (1976) Wie wirklich ist die Wirklichkeit? Piper, München

WEINECK J (2000) Optimales Training. Spitta, Erlangen

WEINECK J (2004) Sportbiologie, 9. Aufl. Spitta, Erlangen

Weineck J (2004) Optimales Training – leistungsphysiologische Trainingslehre unter besonderer Berücksichtigung des Kindes- und Jugendtrainings. Spitta, Erlangen

WEISS O (2000) Sport und Gesundheit. Die Auswirkungen des Sports auf die Gesundheit – eine sozio-ökonomische Analyse. BSO Eigenverlag, Wien

WILMORE JH, COSTILL DL (1994) Physiology of Sport and Excercise. Human Kinetics, Champaign

WORM N (2000) Syndrom X oder ein Mammut auf dem Teller. Hallwag, Bern

WORM N (2001) Täglich Fleisch. Hallwag, Bern

WORM N (2002) Täglich Wein. Hallwag, Bern

WORM N (2003) Glücklich und schlank – Logi-Methode. Systemed, Lünen

ZWICK H (Hrsg)(2004) Bewegung als Therapie. SpringerWienNewYork

Glossar

Aerob
Wenn die Energiebereitstellung für die Muskelarbeit durch Sauerstoff abgedeckt ist, spricht man von aerober Stoffwechselarbeit. Anaerob bedeutet hingegen, dass die Energiebereitstellung ohne Sauerstoff erfolgt.

Akkomodationsfähigkeit
Anpassungsfähigkeit

Aktive Belastungskompensation
Ausgleich von Ermüdung und Erschöpfung, die im Training zustande kommt, durch moderat dosierte Bewegung, wie z. B. langsames Auslaufen, lockeres Austreten am Rad, Ausschwimmen in einem warmen Pool oder auch Dehnen nach einer Belastungseinheit

Alpha-Liponsäure
Fettsäure die die Empfindlichkeit der Insulin-Rezeptoren verbessert; starkes Antioxidant; bekämpft freie Radikale

Alpha-Lipoproteinfraktion (HDL)
Alpha-Lipoprotein ist ein je zur Hälfte aus Fett und aus Eiweiß bestehendes Molekül mit hoher Dichte (high density lipoprotein). Wird in der Leber und in der Darmschleimhaut gebildet und dient zum Transport von Cholesterin aus peripheren Zellen in die Leber

Gruppe der Lipoproteine die in der Elektrophorese (Trennungsverfahren von Proteinen) mit den Alpha-1-Globulinen wandert und den High density Lipoproteins (HDL) entspricht

Anabole Prozesse
Aufbauende Prozesse; Gegenteil katabol - abbauend

Anthocyane
Pflanzenfarbstoffe

Antidepressivum
Arzneimittel, die gegen Depressionen helfen

Antioxidantien
Zusätze bei Lebensmitteln, die die Oxidation (unter Energieentwicklung stattfindende Reaktion meist mit Sauerstoffbeteiligung, bei der ein Elektron an den Reaktionspartner abgegeben wird) verhindert. Sind sog. Radikalfänger. Verhindern z. B. auch, das ranzig Werden von Butter und Ölen.

Arteriellen Sauerstoffdruck
Der Sauerstoffdruck in den Blutgefäßen, die den Sauerstoff transportieren

Arteriovenöse Sauerstoffdifferenz
Der Unterschied des Sauerstoffgehalts zwischen Arterien und Venen.

Arthrose
Gelenkserkrankung, die vorwiegend bei einem Missverhältnis zwischen Beanspruchung (Belastung) und Beschaffenheit bzw. Belastbarkeit der einzelnen Gelenksanteile, insbesondere der Knorpelstrukturen, entsteht.

ATP (Adenosin-Triphosphat)
Wichtigster Energielieferant innerhalb der Zellen

Atrophie
Rückbildung eines Organs bzw. Gewebes

Basalspiegel
Grundspiegel

Bewegungsamplitude
Größter Umfang eines Bewegungsablaufs, in einem oder mehreren Gelenken, z.B. Arme ganz ausstrecken

Bioelektrische Impedanzanalyse/Bioimpedanzanalyse
Untersuchung zur Bestimmung des Körperfettanteils bzw. der „aktiven" Körpermasse und weiterer Bestandteile mittels elektrischer Wechselstromimpulse

Bioflavonoide
Pflanzenfarbstoffe; siehe auch Anthocyane

Biokatalysatoren
Stoffe, die in kleinsten Mengen bei Lebewesen biochemische Vorgänge beeinflussen, wie z. B. Vitamine, Hormone,

Biologische Vitalitätsparameter
Messbare Werte, wie z. B. Blutdruck und andere Blutparameter, mit denen die Lebenskraft (Gesundheitsstabilität) bestimmt werden kann

Blutsenkung
Blutkörperchensenkung. Bezeichnung für die Geschwindigkeit, mit der sich rote Blutkörperchen innerhalb einer bestimmten Zeit absenken.

Borg-Skala
Die Erfassung des Leistungsempfindens nach Borg stellt eine Möglichkeit dar, wo ohne Messinstrumente eine einordnende Aussage über die eigene subjektiv empfundene Leistung gemacht werden kann. Es existieren eine alte Skala welche von 6 bis 20 läuft, sowie eine neue Skala welche von 1–10 geht.

Brain Recreation
„Erholung" für das Gehirn, z.B. durch Entspannungstraining

CD4/CD8-Quotient
Verhältnis der Helferzellen zu den Suppressorzellen (spezielle Immunzellen). Maßzahl, um die Qualität des Immunsystems festzustellen. Wird auch dafür verwendet, den Verlauf einer HIV-Erkrankung besser zu beobachten.

Chassidismus
Religiöse Bewegung des Judentums, die der strengen Gesetzeslehre eine lebendige Frömmigkeit entgegensetzt

C-reaktives Protein
Ein in der Leber gebildetes Eiweiß, dessen Konzentration bei bestimmten entzündlichen Prozessen ansteigt

CRH-Antwort
Stimulationstest zur funktionellen Untersuchung des Hypophysenvorderlappens

Differenziallymphozytogramm
Isolierte Auftrennung der Lymphozyten (Abwehrzellen) in verschiedene Untergruppen

DNA
(Desoxyribonucleinsäure) Informationsspeicher, der die gesamte genetische Information beinhaltet.

Elektronendefizit
bezeichnet das Fehlen eines Elektrons, Moleküle wollen sich dieses Elektron zurückholen und sind deshalb hoch reaktiv. Vgl. Freie Radikale

Endogene Depression
Depression, deren Ursache von „innen, aus dem Organismus heraus" kommt, ohne erkennbare körperliche Ursachen; vgl. exogene Depression, die als Folge körperlicher Erkrankungen (z. B. Tumor) auftreten.

Endothel-Funktion
Das Endothel ist die oberste Zellschicht, die die Innenfläche der Blut- und Lymphgefäße auskleidet; sie ist für manche Stoffe durchlässig und für andere nicht.

Essentielle Aminosäuren
lebenswichtige Eiweißbestandteile, die der Körper nicht selber bilden kann und die deshalb von außen zugefügt werden müssen, z. B. Leucin

Fette mit hoher atherogener Potenz
Fette, die die Blutgefäßveränderung stark fördern

FEV und FEV1
Jene Menge Luft, die nach tiefer Einatmung in 1 sec. bzw. zur Gänze (FEV) schnell ausgeatmet werden kann (heißt auch Tiffeneau-Test)

Fibrinogenspiegel
Fibrinogen ist ein Blutgerinnungsfaktor, der wesentlich für Blutstillung und Blutgerinnung verantwortlich ist. Der Fibrinogenspiegel bezeichnet die Konzentration an Fibrinogen im Blut, ein erhöhter Fibrinogenspiegel kann einen Risikofaktor für den Herzinfarkt darstellen.

Flow-Forscher
Flow ist ein von Mihaly Csikszentmihalyi geprägter Begriff, der den Zustand des Glücks und wie man ihn erreicht, beschreibt.

Freie Radikale
Sind Bruchstücke von Molekülen, denen ein Elektron fehlt. Reagieren sehr heftig und wollen fehlendes Elektron zurückbekommen, können auch Kettenreaktionen auslösen.

Gerinnungsneigung
Gibt die Fähigkeit an, mit der das Blut gerinnen kann; wenn die Gerinnungsneigung erhöht ist, kann es zu Thrombosebildung (Blutgerinnsel, das die Arterien verstopft) kommen.

Gerontologen/ Gerontologie
Altersforschung; beschäftigt sich mit den biologischen, sozialen und psychischen Ursachen des Alterns.

Glykämischer Index/Logi Index
Mit Hilfe des so genannten glykämischen Index einer Nahrung sollen stärkehaltige Lebensmittel entsprechend ihrer Wirkung auf den Blutzucker beurteilt werden. Der glykämische Index wurde Anfang 1980 als eine neue Methode in der Ernährungsberatung von Menschen mit Diabetes mellitus eingeführt.

Glykogendepots
Glykogen ist die Speicherform für Kohlenhydrate im Körper, in besonders hoher Konzentration kommt Glykogen in der Leber und im Muskelgewebe vor.

HBA1c
Kontrollparameter zur Verlaufskontrolle der Blutzuckereinstellung

Homozystein
Schwefelhaltiges Stoffwechselprodukt, das beim Abbau von Aminosäuren entsteht, es kann die Einlagerungen von Fetten in den Gefäßwänden beschleunigen

Hypermobilität
Gesteigerte, bisweilen übersteigerte, Beweglichkeit

Hyperplasie
Vergrößerung eines Organs oder eines Gewebes durch Zunahme der Zellzahl bei gleich bleibender Zellgröße, wird durch funktionelle Belastungen hervorgerufen

Hyperthrophie
Vergrößerung von Geweben und Organen aufgrund einer Zunahme des Zellvolumens bei gleich bleibender Zellzahl

Hypometabolischer Zustand
Physiologischer Zustand mit verringertem Stoffwechsel

Hypomobilität
Verringerte Beweglichkeit

IGF-I
Insulin like growth faktor; ist ein Wachstumsfaktor (wirkt ähnlich dem Wachstumshormon)

Indikation
Grund zur Anwendung eines bestimmten diagnostischen oder therapeutischen Verfahrens im Krankheitsfall, es werden zwingende Gründe (absolute I., vitale I., relative I.) unterschieden.

Infrarotreflektometrie
Bildgebendes Verfahren

Innervation
Versorgung eines Körperteils mit Nerven

Insulinrezeptoren
Bindungsstellen an den Zellen für das Insulin, hier entfaltet das Insulin seine Wirkung.

Insulinresistenz
Veränderte (gestörte) Wirkung von Insulin am Insulinrezeptor, z. B. durch einen Fehler am Rezeptor. Stoffwechselzustand mit hohen Insulinwerten bei normaler od. erhöhter Blutzuckerkonzentration.

Insulinsensibilität
Empfindlichkeit des Insulinrezeptors gegenüber Insulin

Insulinspiegel
Konzentration von Insulin im Blut.

Intermediärstoffwechsel
Zwischenstoffwechsel, der Teil des Zellstoffwechsels, in dem Zucker, Fette, und Aminosäuren umgesetzt werden.

Interventionsdiäten
Spezielle Diätformen zu bestimmten therapeutischen Zwecken

Isoflavone
Bezeichnung für Pflanzenstoffe, zu ihnen gehören auch die Phystoöstrogene.

Kardioprotektiv
Schützend für Herz und Kreislauf

Karotinoide
Pflanzenfarbstoffe, die u. a. die Karotte orange machen

Katabole Stoffwechsellage
Abbau von Körper- und/oder Muskelsubstanz

Katecholamine
Stresshormone. Die Katecholamine (u. a. Adrenalin, Noradrenalin, Dopamin) werden bei physischen, psychischen und psychophysischen Belastungen, bzw. in Krisenzeiten vermehrt freigesetzt, um die Leistung des Organismus zu steigern.

Kognitive Fähigkeiten
Unter kognitiven Fähigkeiten versteht man die Fähigkeit zur Wahrnehmung von Informationen, daraus Erkenntnisse abzuleiten und Verhaltensänderungen durchzuführen sowie die Speicherung von Erinnerungen.

Kontraindikationen
Umstände, die die Anwendung eines Arzneimittels oder einer diagnostischen oder therapeutischen Maßnahme verbieten (es gibt absolute Kontraindikationen und relative K.)

Kooperation im Zellverband
Wechselseitige Beeinflussung von Körperzellen

Kybernetiker
Wissenschafter, der die Wissenschaft von der Struktur komplexer Systeme, Steuerungs- und Regelungsvorgänge in Technik, Soziologie und Biologie betreibt.

Laktat
Salz der Milchsäure; Endprodukt des anaeroben Abbaus von Glykogen (Speicherform des Zuckers). Kann im Muskel bzw. im Blut gemessen werden (Laktatwert)

Laktatproduktion
Die Menge an Laktat, die bei anaerober Muskelarbeit gebildet wird

Laktatkompensation
Die Menge an Laktat, die im Organismus – auch während einer Belastung – abgebaut, kompensiert, bzw. ausgeschieden werden kann

Laktattoleranz
Widerstandsfähigkeit des arbeitenden Organismus gegenüber der durch die Laktatproduktion ansteigenden Übersäuerung.

Lipoprotein a
Molekül das aus einem Eiweiß und einem Fettanteil besteht, es wird in der Leber und in der Darmwand gebildet. Die Hauptaufgabe von Lipoproteinen ist der Transport von Cholesterin, Fetten und fettlöslichen Vitaminen im Blut.

Maligne Tumorerkrankungen
Bösartige Tumorerkrankungen

Mechanical Growth Factor (MGF)
Ein nur in der belasteten Muskulatur gebildeter, dem IGF-I ähnlicher Wachstumsfaktor

Membranen der Zellen
Außenwand der Zellen, bietet einen Schutz für die Zelle, bestimmte Substanzen können die Membran passieren.

Methionin
Eine der essentiellen Aminosäuren. Methionin hat Schwefel gebunden. Besonders in Fisch ist viel Methionin enthalten.

Mitochondrien/Mitochondrialer Apparat
„Kraftwerk" der Zelle, dort findet die Energiegewinnung in der Zelle statt.

Motorische Energieäquivalente
Energieverbrauchseinheiten in Abhängigkeit verschiedener motorischer Tätigkeiten (z.B. Arbeit, Sport, etc.)

Mukopolysaccharide
Sind wichtig für den Aufbau von Knorpel, Sehnen und Bänder und spielen auch eine wichtige Rolle bei bestimmten Organfunktionen.

Muskuläre Dysbalancen
Ungleichgewicht zwischen verschiedenen Muskelgruppen (Bewegungsmuskeln und Haltemuskulatur); können Fehlhaltungen und Verspannungen auslösen

Natural Killercell-Aktivität (NK-Zellen)
Bedeutet die Fähigkeit von T-Lymphozyten (Zellen des Immunsystems), ohne vorherigen Antigenkontakt Zellen angreifen und auflösen zu können.

Neuroendokrines System
Alle Strukturen, die an der Bildung und Ausschüttung von Neurohormonen beteiligt sind, das sind u.a. Hypothalamus, Hypophyse

Neuronal
Die Neuronen betreffend

Neuronen
Nervenzellen mit Fortsätzen

Niedergang-Theorie
Siehe Abnützungstheorie im Kapital „Alterungstheorien", S.

Obstipation
Verstopfung

Oxidationsstatus
Zustand des Oxidations-Reduktionsniveaus

Oxidativer Stoffwechsel
Energieentwicklung unter Beteiligung von Sauierstoff

Oxidativer Prozess
Vorgang, bei dem eine chemische Substanz ein Elektron an eine andere Substanz abgibt; Oxidation-Reduktion-Vorgänge.

Pathologischer oraler Glukosetoleranztest
Wird auch Zuckerbelastungstest genannt. Mit ihm soll die Funktionsfähigkeit und die Reaktion der Insulin produzierenden ß-Zellen der Bauchspeicheldrüse überprüft werden.

Periphere arterielle Verschlusskrankheit (PAVK)
Durchblutungsstörungen in den Beinarterien, zu ihnen zählt z. B. das „Raucherbein. Sie entstehen durch eine fortschreitende Verkalkung der Sauerstoff transportierenden Schlagadern (z.B. in den Beinarterien). Dies führt zur Unterversorgung der betroffenen Gebiete, was sich besonders bei Anstrengungen, später auch in Ruhe, bemerkbar machen und bis zum Absterben von Geweben (Nekrose) führen kann.

Phasische Muskulatur
Bewegungsmuskulatur

Phospholipide
Fettähnliche Bausteine der Zellmembranen

Phytochemicals
Sekundäre Pflanzeninhaltsstoffe, die möglicherweise das Risiko von Krebs, Herzkrankheiten und Bluthochdruck reduzieren.

Phytoöstrogene
Weibliche Hormone aus Pflanzen gewonnen

Phytosterole
Pflanzliche Fettbegleitstoffe, die dem Cholesterin sehr ähnlich sind.

Polyphenole
Gruppe der Pflanzenfarbstoffe zu denen Bioflavonoide und Anthocyane gehören; chemisch bestehen sie meist aus einer ringförmigen Struktur.

Progressive Muskelentspannung
Therapie, die von dem Amerikaner Edmund Jacobson erfunden wurde, bei der abwechselnd bestimmte Muskeln angespannt und dann gelockert werden. Diese Therapie kann bei Haltungsschäden und Muskelverspannungen helfen.

Propriozeptoren
Rezeptoren, die auf mechanische Sinneseindrücke reagieren und die die momentane Lage des Körpers im Raum bestimmen.

Psychosomatische Medizin
Eine Richtung der Medizin, die die seelisch-körperliche Wechselwirkungen mit einbezieht

Pulsatile Variabilität
Unregelmäßigkeit bestimmter Körperfunktionen, z.B. Puls, Hormonausschüttung, u.a.

Purine
Chemische Bausteine vieler Verbindungen; werden Purine abgebaut entsteht Harnsäure.

Radikalfänger
„entschärfen" die Freien Radikale. Antioxidantien sind Radikalfänger.

Redox-Systeme
Systeme bei denen Reduktions- und Oxidationsprozesse stattfinden

Regenerationstraining
Training mit sehr niedriger Intensität und längerer Dauer, welches im Leistungssport zur Verbesserung der Wiederherstellung angewendet werden kann

Resveratrol
Pflanzenwirkstoff, der die Abwehrkräfte stärken kann; wirkt auch antioxidativ

Rezeptorensensibilität
Empfindlichkeit von Rezeptoren bestimmter „Botenstoffe" (z.B. Hormonen gegenüber); siehe Insulin

RNA
(Ribonukleinsäure) Kleine Schwester der DNA, die wichtige Informationen zur Proteinherstellung bereithält.

Rotes und weißes Blutbild
Rote (Erythrozyten) und weiße (Leukozyten) Blutkörperchen werden gezählt und mit „Referenzwerten" verglichen.

Rating of Perceived Exertion (RPE)
Skalierung des subjektiven Belastungsempfindens (wie es jeder selbst wahrnimmt); siehe Borg Skala

Sauerstoffradikale
Hoch reaktive Freie Radikale, die verschiedene Zellstrukturen, unter anderem die weißen Blutkörperchen, schädigen können.

Schilddrüsenhormone
Die Hormone Thyroxin, Triiodthyronin und Cacitonin werden in der Schilddrüse gebildet, sie aktivieren den Stoffwechsel und wirken wachstumsfördernd.

Stammzellen
Sind Zellen, die sich noch nicht auf eine bestimmte Zellart (z. B. Nervenzelle) spezialisiert haben und fähig sind, jede beliebige Zelle zu bilden.

Steroide
Chemische Verbindungen, die eine definierte Struktur haben, zu ihnen zählen u. a. Cholesterin und Vitamin D.

Substrat-Oxidation
Verbrennung von Kohlenhydraten, Fetten und Eiweissen im Rahmen des Stoffwechsels

Superoxid-Dysmutase
In roten Blutkörperchen vorhandenes Enzym, das Sauerstoffradikale abbauen kann

Supplementierung
Ergänzung zur verstärkten Wirkung

Sympathikotonie
Erhöhte Erregbarkeit des sympathischen Nervensystems, führt u. a. zu vermehrtem Schwitzen, zur Erhöhung der Herzfrequenz und des Blutdrucks, Verminderung der Magen-Darm-Peristaltik, u.a.

Das sympathische Nervensystem bewirkt eine Leistungssteigerung des Organismus und bereitet ihn auf Angriff, Flucht oder andere außergewöhnliche Anstrengungen vor (siehe Katecholamine).

Synapsen
Schaltzentralen in den Nervenbahnen, hier werden Informationen von einer Nervenzelle auf die andere weitergegeben.

Synovialflüssigkeit
Gelenksflüssigkeit, befindet sich im Gelenksspalt und versorgt die Gelenksknorpel mit Nährstoffen und transportiert Abbauprodukte ab. Die Synovialflüssigkeit kann je nach Beanspruchung ihre Fließeigenschaften ändern.

Syntheserate
Geschwindigkeit mit der ein bestimmtes Produkt auf- oder abgebaut wird

Tannine
Gerbstoffe, die besonders in Rotwein enthalten sind. Sie können den Blutzuckerspiegel senken.

Telomere
Endstücke der Chromosomen

Thermogenese
Wärmebildung

Tiffeneau
Siehe FEV und FEV 1

T-Lymphozytem
Sind die wichtigsten Zellen der spezifischen zellulären Abwehr, sie gehören zu der Klasse der weißen Blutkörperchen.

Transferrin
Ist das Protein im Blut mit dem Eisen transportiert wird.

Transkriptionsfaktoren
Proteine, die auf der DNA liegen, wo Enzyme ansetzen, um die Transkription (Erstellen einer Matrize der DNA) einzuleiten.

Triglyzeridspiegel
Die Konzentration von Triglyzeriden (organisch chemische Verbindung, die aus einem Molekül Glyzerin und drei Fettsäuren) im Blut. Ein erhöhter Triglyzeridspiegel führt zu Bluthochdruck.

Vagotonie
Die Vagotonie bezeichnet eine erhöhte Erregbarkeit des parasympathisches Nervensystems. Es führt zu Pulsverlangsamung, niedrigem Blutdruck und Neigung zu kalten Händen und Füßen.

Waist-hip-ratio (WHR)
Der Taille-Hüft-Quotient gibt das Verhältnis des Körperumfangs in Taillenhöhe zum Körperumfang in Hüfthöhe an. So lässt sich feststellen, ob die Fettverteilung mehr dem Apfel-Typ entspricht (um den Bauch herum) oder eher dem Birnen-Typ (an der Hüfte). Die Fettverteilung beim Typ Apfel gilt dabei als gesundheitsschädlicher. Ergibt sich bei Männern ein Quotient von über

1,0 (Fettspeicherung am Bauch) besteht bereits ein erhöhtes Gesundheitsrisiko (Herz-Kreislauf-Erkrankungen). Bei Frauen wird dieser Wert bei 0,8 angesetzt.

Zellrezeptoren
Strukturen in einer Zelle an denen bestimmte Botenstoffe ansetzen können, um so ihre Wirkung zu entfalten.

β-Zellfunktion
β-Zellen bilden Insulin und kommen in den Langerhans-Inseln der Bauchspeicheldrüse vor.

SpringerMedizin

Erika Folkes, Gerald Gatterer

Generation 50 plus

Ratgeber für Menschen in den besten Jahren

2006. X, 196 Seiten.
Broschiert **EUR 19,90**, sFr 34,–
ISBN 3-211-25537-0

Noch vor gar nicht allzu langer Zeit galt ein Mensch jenseits der 60 als „alt". Heute wissen wir, dass mit „66 noch lange nicht Schluss" ist. Dank immer neuer Erkenntnisse der modernen Medizin ist es den meisten Menschen vergönnt, sich mit den kleinen und größeren Beschwerden des Alterns anzufreunden und das Leben bei zufriedenstellender Gesundheit zu genießen. Das geht freilich nicht ohne entsprechende Information.

Dieser Ratgeber zeigt sehr anschaulich, wie wir lernen können mit den unablässig voranschreitenden körperlichen und seelischen Veränderungen umzugehen und dabei unser Wohlbefinden bis ins höchste Alter zu erhalten. Anleitungen zur Selbsthilfe, ein Überblick über marktgängige Artikel, Fitness-Angebote und Pharmaka, sowie aktuelle Themen, wie Liebe und Sexualität im Alter, Hormonersatztherapie oder Schönheitsoperationen werden ebenso ausführlich vorgestellt. Ein Buch für einen unbeschwerten Lesegenuss mit vielen Informationen aus erster Hand.

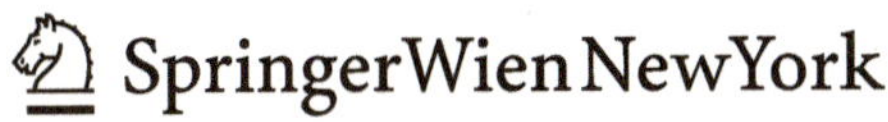

P.O. Box 89, Sachsenplatz 4–6, 1201 Wien, Österreich, Fax +43.1.330 24 26, books@springer.at, **springer.at**
Haberstraße 7, 69126 Heidelberg, Deutschland, Fax +49.6221.345-4229, SDC-bookorder@springer-sbm.com, springeronline.com
P.O. Box 2485, Secaucus, NJ 07096-2485, USA, Fax +1.201.348-4505, orders@springer-ny.com, springeronline.com
Eastern Book Service, 3–13, Hongo 3-chome, Bunkyo-ku, Tokyo 113, Japan, Fax +81.3.38 18 08 64, orders@svt-ebs.co.jp
Preisänderungen und Irrtümer vorbehalten.

SpringerMedizin

Paul Haber

Leitfaden zur medizinischen Trainingsberatung

Rehabilitation bis Leistungssport

Zweite, aktualisierte und erweiterte Auflage.
2005. XXII, 472 Seiten. 24 farbige Abbildungen.
Broschiert **EUR 54,80**, sFr 90,50
ISBN 3-211-21105-5

Die zweite Auflage bleibt dem bewährten Konzept treu und wendet sich wieder an Ärzte, Trainer und Sportwissenschaftler, die Trainierende leistungsmedizinisch beraten. Die wesentlichen Methoden werden physiologisch begründet und wissenschaftlich unter Berücksichtigung von aktueller Literatur systematisch dargestellt. Ergänzt wurden die Kapitel im Physiologischen Teil, indem z.B. auf die Höhenproblematik, den Tauchsport sowie auf molekulare Grundlagen der Muskelkonktraktion eingegangen wird.

Das Kapitel über die Ernährung wird um den Regelkreis des Flüssigkeitshaushaltes, die Wärmeregulation sowie Nahrungsergänzungsmittel erweitert. Mit Hilfe der vorgestellten Regeln kann der Mediziner, auf Basis leistungsdiagnostischer Daten, dem Sportler konkrete Trainingsrichtlinien anbieten: vom mehrwöchigen Rehabilitationsprogramm bis hin zum mehrjährigen, leistungssportlichen Aufbautraining.

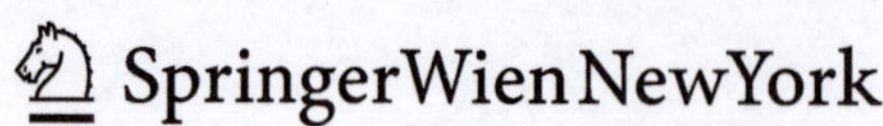

P.O. Box 89, Sachsenplatz 4–6, 1201 Wien, Österreich, Fax +43.1.330 24 26, books@springer.at, **springer.at**
Haberstraße 7, 69126 Heidelberg, Deutschland, Fax +49.6221.345-4229, SDC-bookorder@springer-sbm.com, springeronline.com
P.O. Box 2485, Secaucus, NJ 07096-2485, USA, Fax +1.201.348-4505, orders@springer-ny.com, springeronline.com
Eastern Book Service, 3–13, Hongo 3-chome, Bunkyo-ku, Tokyo 113, Japan, Fax +81.3.38 18 08 64, orders@svt-ebs.co.jp
Preisänderungen und Irrtümer vorbehalten.

SpringerMedizin

Paul Haber, Josef Tomasits

Medizinische Trainingstherapie

Anleitungen für die Praxis

2006. Etwa 150 Seiten. Etwa 50 großteils farbige Abbildungen.
Gebunden **EUR 49,80**, sFr 85,–
ISBN 3-211-23522-1
Erscheint Dezember 2005

Dieses Buch richtet sich an alle Berufsgruppen, wie Mediziner, Physiotherapeuten oder Trainer, die im Bereich Rehabilitation und Gesundheitsprävention tätig sind, und die Training als hochwirksames therapeutisches Mittel einsetzen wollen. Der Schwerpunkt liegt dabei weniger auf den physiologischen Grundlagen und den allgemeinen Regeln des Trainings, die im „Leitfaden zur medizinischen Trainingsberatung" ausführlich behandelt werden, sondern in der konkreten Umsetzung des praktischen Trainings der motorischen Grundfähigkeiten Ausdauer und Kraft, wie sie in der Rehabilitation und Prävention anfallen.

Das Training mit den jeweiligen Übungsformen wird dabei bis ins kleinste Detail ausführlich erklärt und durch Fotos begleitend veranschaulicht. Häufig auftauchende Fragen und Probleme aus der Praxis werden ausführlich erläutert. Dieses Buch soll dem Leser helfen, die Wirksamkeit und Sicherheit der medizinischen Trainingstherapie auch in der praktischen Umsetzung zu gewährleisten.

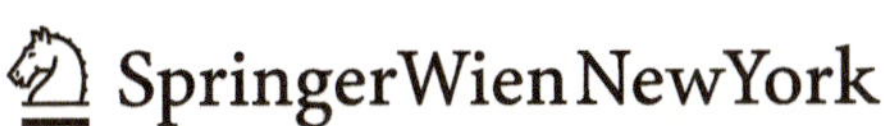

P.O. Box 89, Sachsenplatz 4–6, 1201 Wien, Österreich, Fax +43.1.330 24 26, books@springer.at, **springer.at**
Haberstraße 7, 69126 Heidelberg, Deutschland, Fax +49.6221.345-4229, SDC-bookorder@springer-sbm.com, springeronline.com
P.O. Box 2485, Secaucus, NJ 07096-2485, USA, Fax +1.201.348-4505, orders@springer-ny.com, springeronline.com
Eastern Book Service, 3–13, Hongo 3-chome, Bunkyo-ku, Tokyo 113, Japan, Fax +81.3.38 18 08 64, orders@svt-ebs.co.jp
Preisänderungen und Irrtümer vorbehalten.

SpringerMedizin

Hartmut Zwick (Hrsg.)

Bewegung als Therapie

Gezielte Schritte zum Wohlbefinden

2004. XII, 206 Seiten. 10 Abbildungen.
Broschiert **EUR 29,80**, sFr 51,–
ISBN 3-211-20153-X

Die dosierte körperliche Belastung ist mittlerweile zum festen therapeutischen Bestandteil bei zahlreichen Erkrankungen geworden, da es nur wenige medizinische Gründe für absolute Schonung und Ruhe gibt. In diesem prägnanten Handbuch wird die Bewegungstherapie als zusätzlicher therapeutischer Grundpfeiler praxisrelevant von im Sportbereich erfahrenen und tätigen Medizinern dargestellt.

Ein weiterer Schwerpunkt liegt auf der Prävention von häufigen Zivilisationskrankheiten. Nach einer kurzen Beschreibung der jeweiligen Krankheit werden häufig auftretende Fragen aus der Praxis beantwortet, wie etwa Nutzen, Dauer, Intensität oder Risiko der Bewegung. Falldiskussionen und Beispiele aus der Praxis runden die einzelnen Beiträge ab. Das Buch ist leicht verständlich geschrieben und ist somit eine interessante Lektüre für alle Personen, die an solchen typischen Zivilisationskrankheiten leiden. Zudem wendet es sich an Physiotherapeuten, Trainer und Sportmediziner.

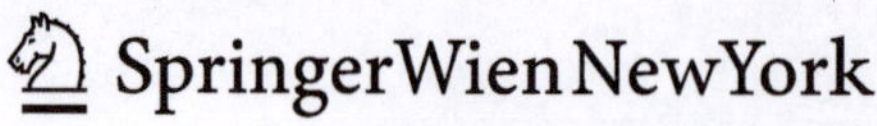

P.O. Box 89, Sachsenplatz 4–6, 1201 Wien, Österreich, Fax +43.1.330 24 26, books@springer.at, **springer.at**
Haberstraße 7, 69126 Heidelberg, Deutschland, Fax +49.6221.345-4229, SDC-bookorder@springer-sbm.com, springer.de
P.O. Box 2485, Secaucus, NJ 07096-2485, USA, Fax +1.201.348-4505, orders@springer-ny.com, springeronline.com
Eastern Book Service, 3–13, Hongo 3-chome, Bunkyo-ku, Tokyo 113, Japan, Fax +81.3.38 18 08 64, orders@svt-ebs.co.jp
Preisänderungen und Irrtümer vorbehalten.